"十二五"普通高等教育本科国家级规划教材　iCourse·教材

全国高等学校医学规划教材

（供临床、基础、预防、护理、检验、口腔、药学等专业用）

U0652446

眼 科 学

Yan ke xue

（第2版）

主　编　瞿　佳

编　者（按姓氏拼音为序）

段俊国（成都中医药大学）　范先群（上海交通大学）

刘奕志（中山大学）　　　　刘祖国（厦门大学）

吕　帆（温州医科大学）　　马志中（北京大学）

瞿　佳（温州医科大学）　　孙兴怀（复旦大学）

唐罗生（中南大学）　　　　王宁利（首都医科大学）

邢怡桥（武汉大学）　　　　徐　亮（首都医科大学）

徐国兴（福建医科大学）　　许　迅（上海交通大学）

杨培增（重庆医科大学）　　阴正勤（第三军医大学）

编写秘书　许　哲（温州医科大学）

高等教育出版社·北京

内容提要

    本书入选"十二五"普通高等教育本科国家级规划教材,由国家精品资源共享课"眼科学"课程负责人、温州医科大学瞿佳教授担任主编,全国十余所高等医学院校眼科学专家、教授共同编写而成。

    本书涵盖与眼睛相关的解剖、生理、病理及各类疾患的诊疗、保健、康复等内容;通过对眼生物和光学双重属性的准确阐述,强化眼和视觉问题的临床意义;突出眼与全身性疾病的关系,充分表达眼睛在对心血管系统疾病、免疫性疾病、肿瘤、遗传性疾病等诊疗中的价值;眼遗传性疾病和现代中医眼科理论相关内容作为独立章节进行阐述,提供综合、整体、全面的眼科学系统知识;围绕眼科学领域中新技术的发展与应用,阐述激光、光学、电脑技术、超声等的发展与对提升眼科诊断和治疗水平的作用。全书纸质内容与数字课程一体化设计,增强了学生学习过程中的形象和感性认识,使学生学习过程更为直观、形象。

    全书内容丰富、重点突出、文字精练、图表准确,注重基础与临床的结合、强化临床思维训练。

    本书可作为临床、基础、预防、护理、检验、口腔、药学等专业医学生的眼科学教材,也可作为国家执业医师资格考试、住院医师规范化培训考试参考用书,还可供眼保健工作者参考阅读。

图书在版编目(C I P)数据

    眼科学 / 瞿佳主编 . -- 2版 . -- 北京 : 高等教育出版社,2015.12(2019.12重印)
    iCourse.教材 供临床、基础、预防、护理、检验、口腔、药学等专业用
    ISBN 978-7-04-044131-4

    Ⅰ.①眼… Ⅱ.①瞿… Ⅲ.①眼科学－高等学校－教材 Ⅳ.①R77

    中国版本图书馆CIP数据核字(2015)第310206号

策划编辑 杨 兵	责任编辑 杨 兵	封面设计 张 楠	责任印制 刘思涵

出版发行 高等教育出版社	网　址	http://www.hep.edu.cn
社　址 北京市西城区德外大街4号		http://www.hep.com.cn
邮政编码 100120	网上订购	http://www.hepmall.com.cn
印　刷 山东鸿君杰文化发展有限公司		http://www.hepmall.com
开　本 889 mm×1194 mm 1/16		http://www.hepmall.cn
印　张 21	版　次	2009 年 12 月第 1 版
字　数 620 千字		2015 年 12 月第 2 版
购书热线 010-58581118	印　次	2019 年 12 月第 3 次印刷
咨询电话 400-810-0598	定　价	65.00 元

数字课程（基础版）

眼科学

（第2版）

主编　瞿　佳

"十二五"普通高等教育本科国家级规划教材

眼科学（第2版）　主编　瞿佳

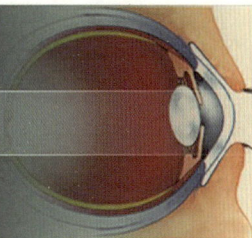

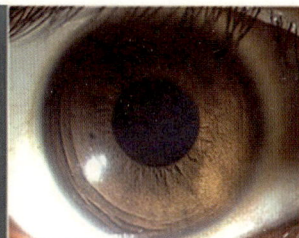

| 用户名 | 密码 | 验证码 | 9740 | 进入课程 | 注册 |

内容介绍　　纸质教材　　版权信息　　联系方式

相关教材

眼科学（第1版）
瞿　佳

眼科学（第2版）数字课程与纸质教材一体化设计，紧密配合。数字课程分微视频、拓展阅读、本章小结、自测题、教学PPT等资源。充分运用多种形式媒体资源，极大地丰富了知识的呈现形式，拓展了教材内容。在提升课程教学效果同时，为学生自主学习提供思维与探索的空间。

高等教育出版社

http://abook.hep.com.cn/44131

前 言

眼睛是一对奇妙无比的器官,它虽是人体中体积最小的独立器官,但却承载着最重要的感觉功能——视觉。通过眼睛,还可以了解人体其他器官系统的生理功能,以及心理状态正常与否。因此,眼睛是真正意义上的健康和心灵窗户。对眼睛研究越深,认识越多,就越能发现其极端的美妙与高度的复杂。

在众多的临床专业课程中,与内科学、外科学、妇产科学、儿科学等课程相比,"眼科学"就像落在水晶堆中的一颗珍珠,选择最好的角度,借助水晶的反射功能,让"小珍珠"发出耀眼光芒,既让学生对眼睛的奥秘产生兴趣与共鸣,又能有效地将眼睛的功能与全身健康、疾病和诊治紧密相连。使学生在学习过程中体会眼科学与其他临床各学科的关联性,激发学习和探索的激情,达到整体医学知识触类旁通、豁然开朗的效果,这是本书编者们的良苦用心之处。

十二五期间,教育部启动了国家精品开放课程建设项目,温州医科大学"眼科学"原国家精品课程成功转型升级,获得国家级精品资源共享课立项。并于2014年在爱课程网 (www.iCourses.cn) 上线。"iCourse·教材"为项目成果之一。由温州医科大学瞿佳教授主编的《眼科学》第2版有幸列入其中。

本教材主要针对高等院校临床医学专业学生设计,既为"通科"教材,亦可作为医学生执业医师资格考试、住院医师规范化培训考试参考用书。通过简洁、生动的表述方式,让通科医学生,包括临床医师很有兴趣地学习眼科学,是本书刻意追求的目标。

我们在内容设置上进行了大胆探索,力求站在大医学的立场上,俯视眼睛的历史和发展,紧扣临床诊疗新理念、新技术的应用和前沿进展。在"眼遗传性疾病"章节中,通过对眼遗传性疾病的阐述,展现了人类遗传病的奥秘,以及对其探索的艰难,以科学事实告诉读者:眼遗传性疾病有可能成为攻克遗传疾病的开路先锋。本书还着重聚焦眼睛作为生物器官和光学器官双重属性,将眼睛作为光学复合体而明显区别于其他器官的特点和学习要素表达得淋漓尽致。

本教材在第1版的基础上,力求文字表达简洁婉约、生动形象,插图唯美细腻、精准清晰,以帮助学生在规定的学时内提高学习效率,扎实掌握眼科学知识。在第2版教材中,每一章节设学习思考要点、关键词、思维导图,文中插入框有要点提示,章后有复习思考题等内容,突出眼科学理论知识重点,明确临床基本诊疗思路,实现眼科学立体化教学。新添加的"现代中医眼科概述"章节,将祖国传统医学与现代眼科学相结合,期待以中西医结合的视角,为广大医学生提供整体、全面的眼科学知识。此外,第2版教材充分利用网络技术平台,配有数字课程,将纸质内容与数字化资源一体化设计,数字课程包括:微视频、拓展阅读、本章小结、自测题、教学 PPT 等,使得学生在纸质内容的基础上,通过自主学习的途径,增加形象和感性的认识,以国际化眼光和水平全面巩固眼科学知识。同时,也期冀通过本教材的使用,唤起医护工作者捍卫完美视觉功能的使命感,以及人们对眼睛的珍视和爱护。

本教材编写团队为我国临床一线的中青年眼科工作者,均走过了从医学生到知名学者的求学、治学历程,积累了丰富的临床诊疗经验,沉淀着厚实的带教、执教智慧。他们为本教材的编写尽心尽力、努力工作,但我们的理想和愿望能否得以实现,还要通过实践来检验,也真诚地希望各位前辈、同道不吝赐教!

借本教材出版之际,感谢第1版编写秘书胡亮及第2版编写秘书许哲等老师,他们日夜工作帮助修订书稿细节,出谋划策,使得本书在形式上更具有简洁、清新风格;在本书的编写过程中,各编委所在的学校教学团队专业骨干,在资料采集、文字提炼、照片选择等方面做出了很大贡献,他们是:首都医科大学附属北京同仁医院王海燕医师、中南大学湘雅二医院李惠玲医师、上海交通大学附属第九人民医院贾仁兵医师、厦门大学医学院黄彩虹医师、重庆医科大学附属第一医院杜利平医师、上海交通大学附属第一人民医院郑颖医师、复旦大学附属眼耳鼻喉科医院凌志红医师、第三军医大学西南眼科医院秦伟医师、中山大学中山眼科中心罗莉霞医师、北京市眼科研究所李建军、刘丽娟医师、北京大学眼科中心冯学峰医师、福建医科大学附属第一医院徐巍医师、武汉大学人民医院陈震医师、成都中医药大学陶铮医师、温州医科大学周翔天、金子兵医师等。在第1版教材中温州医科大学郑君翊的手绘图谱广受好评,在第2版中全部保留,在此一并表示诚挚谢意。

瞿　佳

2015 年 10 月 1 日

目 录

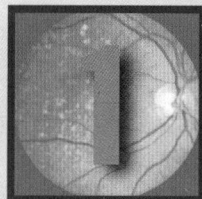

第一章

绪论：眼科与人类医学

本章学习思考要点

　　眼科学的发展是临床医学总体发展历史的缩影；在眼科学中创造奇迹的人和事，许多直接或间接贡献于医学的诸多领域；通过本章学习，可以充分理解眼睛的生物和光学属性，同时应掌握以下内容：

- 眼科学的医疗范畴及其在临床医学中的作用和地位。
- 眼科发展历史中，中西方对眼科诊治的重大贡献。
- 眼本身的结构和功能的特殊之处。
- 眼作为全身疾病的"窗口"的重要意义。
- 高新技术在眼科学中的应用及意义。

关键词

　　发展史　生物器官和光学器官的双重属性　全身健康的窗口　现代科学技术

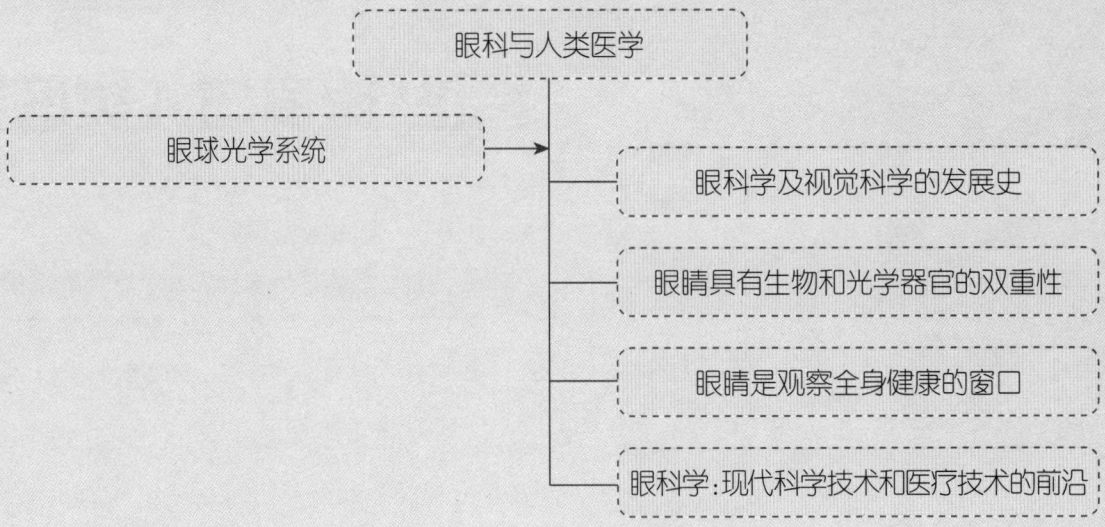

第一节　眼科学发展简史

眼科学(Ophthalmology)是临床医学的一门重要分支学科,其任务是研究视觉器官疾病的发生、发展、转归、诊断、治疗、预防和康复。由于眼睛结构及功能的复杂性和特殊性,眼科学从 19 世纪初就已发展为一门相对独立的学科。

眼科学的起源和发展经历了一个漫长的过程。在公元前 1700 多年的古巴比伦,《汉谟拉比法典(the Code of Hammurabi)》就已有对眼病治疗的记载。约公元前 1500 年,古代埃及人在莎草纸上曾记载睑缘炎、睑板腺囊肿(霰粒肿)、虹膜炎、沙眼和白内障等病名。在公元 3—4 世纪的古印度,曾经出现过长达 19 章的"眼科专论",详细讲解眼病的诊断和治疗。14—16 世纪文艺复兴后期,眼科学的雏形在欧洲初步形成。17 世纪揭示了眼的屈光成像原理。19 世纪,眼科学开始脱离外科成为一门独立的学科。1851 年,德国的 Helmholtz 看到花猫绿幽幽的眼睛时,意识到可以通过猫眼反射的光线观察其眼球内部结构,并受此启发发明了检眼镜,从而使眼科医生探视到了原一直不为人知的黑色瞳孔之后的神秘世界。检眼镜的发明是眼科学发展史上的里程碑式贡献,标志着传统眼科学开始向现代眼科学迈进,同时也成了开创鼻内镜、胃镜、肠镜和腹腔镜等内镜的先河(图 1-1)。

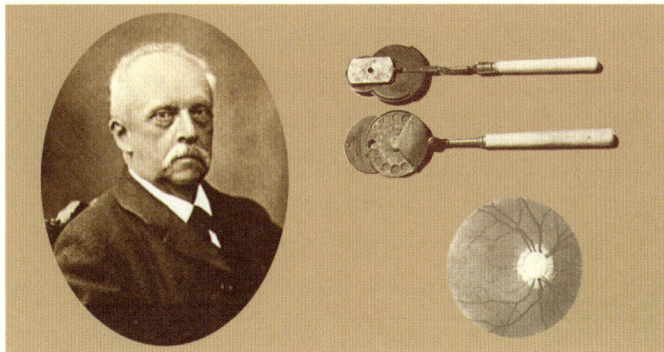

图 1-1　Helmoholtz 及其发明的检眼镜
Helmoholtz 发明了检眼镜,右下为通过检眼镜观察到的青光眼患者眼底模式图

20 世纪,随着各自然科学分科的进展和工业技术的进步,现代眼科学的发展突飞猛进。1905 年,挪威眼科医师 H Schiötz 发明了能够测量眼压的压陷式眼压计,由于该设备简便廉价,易于操作,至今仍在使用。1911 年,瑞典的眼科学家 Gullstrand Allvar 发明了裂隙灯显微镜(图 1-2),首次向人们展示了技术上的创新对医学的革命性贡献:利用光学方法,对深层组织产生光学切面,可以无任何创伤地看清从眼角膜表面到晶状体各个界面。之后,他又改进了检眼镜,使之能直接看到眼底血管和神经,这不仅开启了现代眼科学的辉煌一页,而且对人体心血管系统疾病的诊断也做出巨大贡献。正是由于其在眼屈光学等方面的杰出贡献,他本人获得了 1911 年的诺贝尔生理学或医学奖。

1922 年,Carl Zeiss 与 Holmgren 研制出世界上第一台双目手术显微镜。1946 年,Perritt 首先将显微手术应用于眼科,从此开创了眼科显微手术的新纪元。第二次世界大战期间,子弹撞击飞机舱罩时产生的碎片溅入飞行员的眼中,舱罩的材料是甲基丙烯酸甲酯,即 PMMA 材料,英国眼科医生 Ridley 在检查眼睛受伤的飞行员时发现留存于眼内的飞机舱罩碎片与眼内组织相容,由此发明了人工晶状体,并于 1949 年在白内障患者眼内实施了首枚人工晶状体植入术。1967 年,美国人 Kelman 率先实施超声乳化白内障手术,开创了白内障手术的新时代,可以认为白内障摘除联合人工晶状体植入手术是现代医学诊疗史上最成功的范例。1971 年,Machemar 设计制造了玻璃体注吸切割器,首创闭合式玻璃体切割术。20 世纪 80 年代,准分子激光屈光矫正手术更是随激光技术的进步而迅速发展。另一方面,眼科诊断技术也在飞速发展。60 年代发明了荧光素眼底造影术和眼电生理诊断技术,70 年代发明了计算机辅助的自动

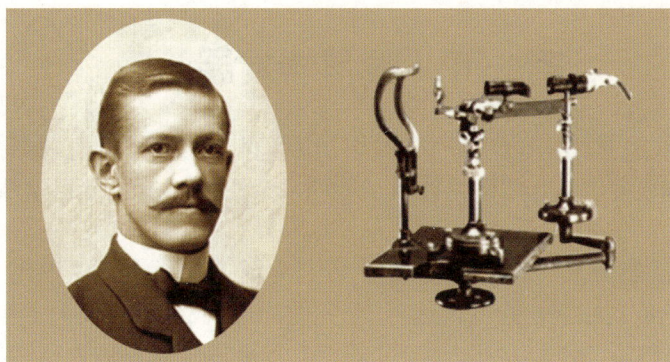

图 1-2　Gullstrand Allvar 和以其名字命名的 Gullstrand 生物裂隙
灯显微镜

视野计。90 年代开始应用图像分析技术和超声活体显微镜等。在 20 世纪末至 21 世纪初，眼科诊疗的新技术新设备更是层出不穷，更新速度进一步加快。角膜共焦生物显微镜、光学相干断层扫描技术、视网膜地形图、偏振激光扫描检测仪、眼反应分析仪等检查设备使眼科检查朝着无创、精细、定量的方向发展。

在我国，古代眼科学的历史源远流长，公元前 14 世纪的殷墟甲骨文中就有关于眼病的记载。许多医药著作中有关于眼病、眼药的记载，也有许多眼科诊疗专著流传于世，如《黄帝内经》《神农本草经》《诸病源候论》《龙树眼论》《原机启微》《审视瑶函》《目经大成》等，更有针拨白内障等眼病治疗方法等，许多治疗方法早于世界其他国家，如安置义眼。我国的现代眼科学的起步相对较晚。虽然现代眼科学早在 19 世纪已从西方传入我国，但直到新中国成立以后尤其是改革开放以后，才获得了真正的发展。后发而先至，目前眼科学已成为我国发展最快速的临床专业之一。1955 年，汤飞凡和张晓楼在世界上首次成功分离和培养了沙眼衣原体，这是唯一由中国人发现的重要衣原体。1959 年，缪天荣教授研制的标准对数视力表，以 1 分视角作为正常视力标准。视标设计采用 Snellen 翻滚 E 首次提出每行视标大小增率为 $\sqrt[10]{10}$，视力表达采用 5 分记录法，该视力表可用于远近视力检查，且记录结果便于临床工作和科学研究的统计分析，充分体现了视力表设计表达的科学性。中国眼科学历经 50 多年发展，已在全球眼科学界占有一席之地，在临床和基础研究诸多方面已达到国际领先水平。

眼科学发展至今，已在现代医学中占据极其重要的地位。在近 100 年内，除了上面提到的 Gullstrand Allvar 之外，Ragnar Granit、Haldan Keffer Hartline 和 George Wald 关于眼睛视觉过程中的生理和化学机制研究，以及 David H Hubel 和 Torsten N Wiesel 关于视觉系统的信息处理研究分别获得了 1967 年和 1981 年的诺贝尔生理学或医学奖。

拓展阅读 1-1　Harold Ridley 和人工晶状体

第二节　眼睛具有生物和光学器官的双重性

获得视觉信息的首要前提就是将外界物体反射的光线经过眼的屈光系统在视网膜上清晰成像，这也就决定了眼睛既是一个具有人体其他脏器许多共性的生物器官，同时又是一个将光作为适宜刺激的光学器官。

从光学角度来看，人眼是一个复杂而精密的光学仪器，其包含了复杂的光学原理，主要由屈光传导系统和感光成像系统组成（图 1-3）。眼球从外到内，即从角膜到眼底视网膜前的每一截面都是该复合光学系统的组成部分，类似于照相机的镜头。角膜的折射率约为 +43.50D，占了眼球总屈光力的 70% 以上。晶状体形如双凸透镜，主要通过改变其形状及与视网膜的位置从而使远近不同距离的物体都能清晰成像，它也是眼球光学系统中重要的组成部分。虹膜则类似于光学系统的孔径光阑，通过调控瞳孔的大小，限制进入眼球的光束大小。睫状肌参与眼球焦距的调节。这些光学特性的改变将直接影响视觉质量。

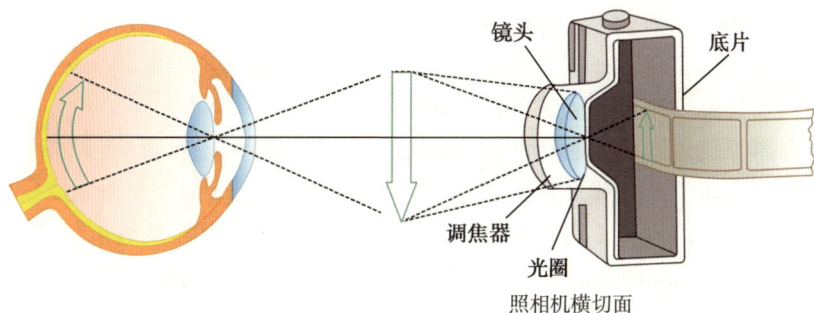

图 1-3　眼球的结构和功能与照相机类比

视网膜相当于光学仪器的感光成像系统,犹如照相机的底片,但是视网膜除了类似于照相机底片记录外界图像信息的功能外,还起着信息的传导及分析整合作用。

对视觉形成生理刺激的是来自外界 380~760 nm 的可见光。光的物理特性(光的波动性、光的量子性)中包含了外界物体的信息,是所有视觉形成的基础。外界物体的光线在视网膜上清晰成像,完成了视觉的光学过程。视网膜光感受器细胞接受光刺激后产生一系列的光化学反应,把光信号转变为电信号,通过视网膜上的神经回路逐级传递和处理,由视神经沿视觉神经通路传至视觉中枢进行加工和处理,最终形成视觉。视觉形成还需要视觉注意力(visual attention)的参与,对信息进行取舍,选择性加强,过滤或者舍弃部分信息;此外,也与个人认知水平有关。因此,视觉是超越了光学的复杂信息加工过程,同时也是一个复杂的心理物理学过程(图 1-4)。

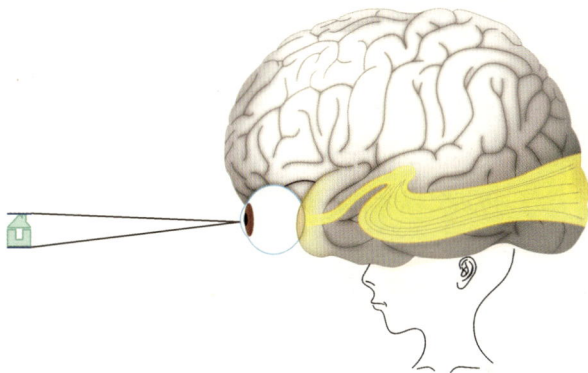

图 1-4　视觉形成和感知的复杂过程

视觉除了基本的视力外,还包含色觉、立体视觉和运动视觉等。其形成需要两个部分的功能,即视觉光学系统和视觉神经系统。视觉光学系统承载记录光线所包含的信息,视觉神经系统则负责对信息的加工、分析和处理,两者协同工作,缺一不可。人眼的构造虽然与精密的照相机相似,但其功能远较之复杂。照相机只是单纯记录外界的图像信息,本身对所记录的外界信息并无感性认识。人眼在记录外界图像信息的同时,还对外界信息进行加工和分析,形成视觉,并对此做出正确的反应,这是人最高级的认知过程,涵盖了物理、化学、解剖、生理和心理等诸多方面内容。

第三节　眼睛——观察全身健康的窗口

达·芬奇曾说,眼睛是心灵的窗户。通过眼睛,我们可以观察一个人的心理和精神状况。但在临床医学方面,人眼是机体不可分割的部分。全身各个系统的疾病都可能在眼部有所表现,有些甚至是以眼部为首发症状的部位。由于眼球解剖结构特殊,位置表浅,易于观察,是了解全身健康状况的重要窗口,也为全身性疾病的诊断、治疗和预后判断提供了帮助。

1. 人眼是全身唯一可以直接动态观察活体血管的器官

显而易见,眼睛是了解眼病和全身疾病最重要的窗口。眼球的血液供应与全身血液循环相通,特别是视网膜中央动脉系统为终末动脉,全身系统的许多疾病影响其血液供应,并在眼底有所表现。例如,糖尿病、高血压、肾炎等均会引起视网膜血管病变。

2. 眼球组织与神经系统联系紧密

尤其是司视觉的视神经属于中枢 12 对脑神经之一,第Ⅲ、Ⅳ、Ⅵ对脑神经与眼球运动相关,第Ⅴ、Ⅶ

对脑神经与眼球感觉相关，神经系统的许多疾病直接在眼部有所体现。例如，颅内高压的一个重要指征就是视盘水肿；霍纳（Horner）综合征可引起瞳孔缩小；面神经麻痹会引起眼睑闭合不全，重症肌无力等可引起眼睑下垂，展神经麻痹可引起眼球外展受限等。

此外，其他一些系统性疾病及其用药在眼部组织和结构中均会有所体现。例如甲状腺疾病可引起特征性甲状腺突眼，氯喹可引起角膜和视网膜病变等。

3. 人眼的发育是机体发育不可分割的一部分。许多全身发育性疾病也伴有眼部发育异常。例如，马方综合征（Marfan syndrome）、同型胱氨酸尿症（homocystinuria）、球形晶状体、短矮畸形综合征（Marchesani syndrome）等的主要表现之一为晶状体脱位；代谢性疾病肝豆状核病变在眼部表现为特征性的角膜后弹力层 K-F 环，晶状体呈葵花形混浊；白化病在眼部也表现为虹膜、眼底脱色素，眼球震颤改变等。

另一方面，眼部的许多疾病也会在全身系统有所体现，甚至为首发症状。例如，青光眼急性大发作可以首先表现为胃肠道症状，如果延误治疗，会引起视功能不可逆性损害。

第四节　眼科学：现代科技和医疗技术的前沿

眼科学作为医学的重要分支，其每一项进步和飞跃都有赖于人们对健康需求的提升和对先进技术应用的渴望。基础科学与相关学科的快速发展推动了眼科学的发展，眼科学的发展也促进了其他学科的发展。由于眼球解剖结构的特殊性和直观性，眼科学成为各种先进科学技术和医学技术发展中最具前景、最有望取得进展的前沿阵地之一，同时，也为有效探索某些全身疾病的形成和调控机制提供了可行有效的研究模式。

1. 眼病的基因诊断、基因治疗与干细胞再生治疗

半个世纪以来，随着分子生物学技术的快速发展，基因技术也被广泛地应用于眼科疾病的诊断和治疗研究中。尤其是当前的新一代基因测序技术的发展，不但使全基因组测序的成本急剧降低至 1 000 美元以内，也使新一代基因诊断技术广泛用于遗传眼病的精确诊断，如视网膜色素变性（诊断效率高达 60%~80%）、眼底黄色斑点症（Stargardt 病）、视锥视杆营养不良等遗传性眼底病以及遗传性角膜病和先天性白内障、先天性青光眼等。基因诊断技术的高度发展使众多眼病的精确诊断成为可能，成为促进个体化医疗发展的重要基础。

眼球作为人体的一个器官，组织结构"精巧"而"娇小"，借助现代眼科检查可实现无创、实时地观察眼内组织；基于半个世纪以来眼科显微手术的高度发展，眼内精细手术已成为常规。由于这些方面的特点和优势，眼球成为许多新兴治疗技术的优先靶器官，如基因治疗和细胞治疗。基因治疗在经历了 20 世纪 90 年代的"寒冬期"之后，在 21 世纪终于在眼科疾病上成功实现了"再崛起"，使其成为人类疾病新兴治疗的"急先锋"。通过腺相关病毒（adeno-associated virus，AAV）介导的基因治疗已在 Leber 先天性黑矇（Leber congenital amaurosis，LCA）、眼底黄色斑点症和视网膜色素变性等重大致盲眼病上通过了安全性和（或）有效性临床试验。由于其安全性和有效性，近期美国食品药品监督管理局（FDA）极大地放宽了基因治疗临床试验的审批。近年来，干细胞领域出现了一系列重大突破。首先是诱导多能干细胞（induced pluripotent stem cell，iPS）（俗称万能细胞）的发明，科学家成功将皮肤细胞转变（体外重编程）为和胚胎干细胞近乎相同的细胞。这项技术不但扫清了胚胎干细胞伦理限制的障碍，同时由于可以轻易制备个体化的 iPS 细胞而避开细胞移植的排斥反应（相当于自体细胞移植）。2014 年，首项患者自体 iPS 细胞分化视网膜色素上皮细胞移植治疗出血性年龄相关性黄斑变性（senile macular degeneration，AMD）的临床研究（试验）成功开展，揭开了 iPS 治疗新时代的大幕。与此同时，美国、中国和英国等已开展了胚胎干细胞分化视网膜色素上皮细胞移植治疗 AMD 的临床研究，初步显示出一定效果。

2. 激光技术在眼部的成功应用

激光技术始于 20 世纪 60 年代，激光技术与现代医学结合形成新兴学科——激光医学。由于眼球是一个光学器官，具有透明的屈光介质，可见光以及近红外光波长范围内的激光可以顺利通过这些组织到

达眼内的特定区域,为激光技术的应用提供了必要条件。目前,眼科已经成为临床医学中激光技术运用最成功的学科之一。例如,在诊断方面,共焦照相技术被用于青光眼、黄斑、晶状体和角膜的照相;光学相干断层扫描技术(optical coherent tomography,OCT)被用于检查黄斑部的病理性改变,角膜和前房结构改变等。在治疗方面,青光眼和眼底病是激光应用最早、最成熟的眼科领域。采用 690 nm 半导体激光的光动力疗法(photodynamic therapy,PDT)和 810 nm 半导体激光的经瞳孔温热疗法都是目前眼底病治疗的新亮点。激光在眼屈光矫正方面的应用更是广泛普及。准分子激光矫正屈光不正是眼科学领域的革命性成果。激光技术的飞速发展促使准分子激光手术经历了 PRK、LASIK、LASEK 和 TK 等阶段的发展,使手术更加安全有效。目前,飞秒激光制瓣术实现了眼科角膜手术"全程无刀",微小切口飞秒激光基质透镜切除术(small incision lenticule extraction,SMILE)减小了手术对角膜生物力学的影响,更是成为眼科激光应用的最前沿技术。

3. 其他高新技术在眼部的应用

纳米技术在眼科方面显示了广泛的应用前景,目前已被广泛应用于视神经再生修复、青光眼术后抗瘢痕、眼部药物输送、人工角膜研发和微型角膜接触镜研发等。光学成像技术的不断改进,让眼科和视光诊疗仪器的技术获得了极大改善。光学相干断层扫描技术(OCT)是集光电、计算机技术一体化的高端成像技术,已经被广泛用于眼部多种疾病的诊断。自适应光学技术被用于视网膜活体观察,测量波前像差引导角膜切削手术和自适应光学激光扫描检眼镜等。此外,其他的一些高新技术也被广泛用于眼部。例如,在视网膜脱离手术中,全氟化碳液体被用做眼内填充物,提高了手术的安全性和成功率;新型硅水凝胶材料被用于角膜接触镜,进一步拓展了其在儿童中的应用;抗血管内皮生长因子(anti-vascular endothelial growth factor,Anti-VEGF)药物的临床应用,更是推进了眼新生血管性疾病治疗进展。

眼睛与人们的生活息息相关,是人类感知世界的最主要的器官,同时也是观察人体内在的重要窗口,21 世纪是个信息的时代,信息的获得需要眼睛,因此,眼科学也被提高到了相当重要的地位,具有为人类认识世界、改造世界保驾护航的伟大意义。在 21 世纪,人们对视觉的需求已经不再满足于"看得见",更希望"看得清晰、舒适、持久"。为了顺应时代发展和社会需求,现代眼科学也在与时俱进,不断取得突破,随着光电、纳米、计算机等各种尖端科学技术在眼科学上的应用,必将促进这一前沿学科更加快速地发展,并将在未来发挥更加重要的作用。

思 考 题

1. 为什么说 Helmoholtz 发明检眼镜对医学是一个划时代的贡献?
2. 眼睛与其他生物器官的最大区别是什么?
3. 我国眼科工作者在眼科历史发展中有哪些杰出贡献?
4. 临床医学生为什么要学习眼科学?
5. 试述现代科学技术在眼科学的应用。

(瞿佳 文,郑君翊 绘图)

网上更多……

本章小结   思考题简答要点   自测题   教学 PPT

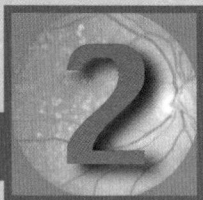

2

第二章

眼科学基础

本章学习思考要点

　　本章是全书的基础,任何一章或对任何眼部生理或功能问题的理解,都要回顾本章中眼的解剖和生理等内容,因此,在学习中,除了循序渐进逐步掌握本章内容细节外,还应该学会提炼要点和培养联系思维。基本要求有:

■　熟练眼球各层解剖结构及基本生理特征,重点掌握角膜、晶状体和视网膜的结构特征及其相关的独特功能,如角膜的屈光力、晶状体的调节变化、视网膜换能作用及其信号传递作用。

■　掌握眼附属器的解剖和生理,重点是结膜的结构特性和功能、泪腺和泪膜及其变化规律和相关影响因素;熟练 6 条眼外肌的起止点、神经支配,及其协同和拮抗作用。

■　熟悉眼的动静脉供应系统,特别是视网膜中央血管,充分认识其作为全身血液系统的重要组成部分,可以体现全身血液系统的健康状况,是通过眼了解全身性疾病的重要途径。

■　掌握神经纤维从视网膜至视皮质的走向特征,熟练瞳孔对光反应的神经支配规律。

关键词

　　眼球　视路　眼附属器　眼部血液供给　眼部神经支配　眼的胚胎发育

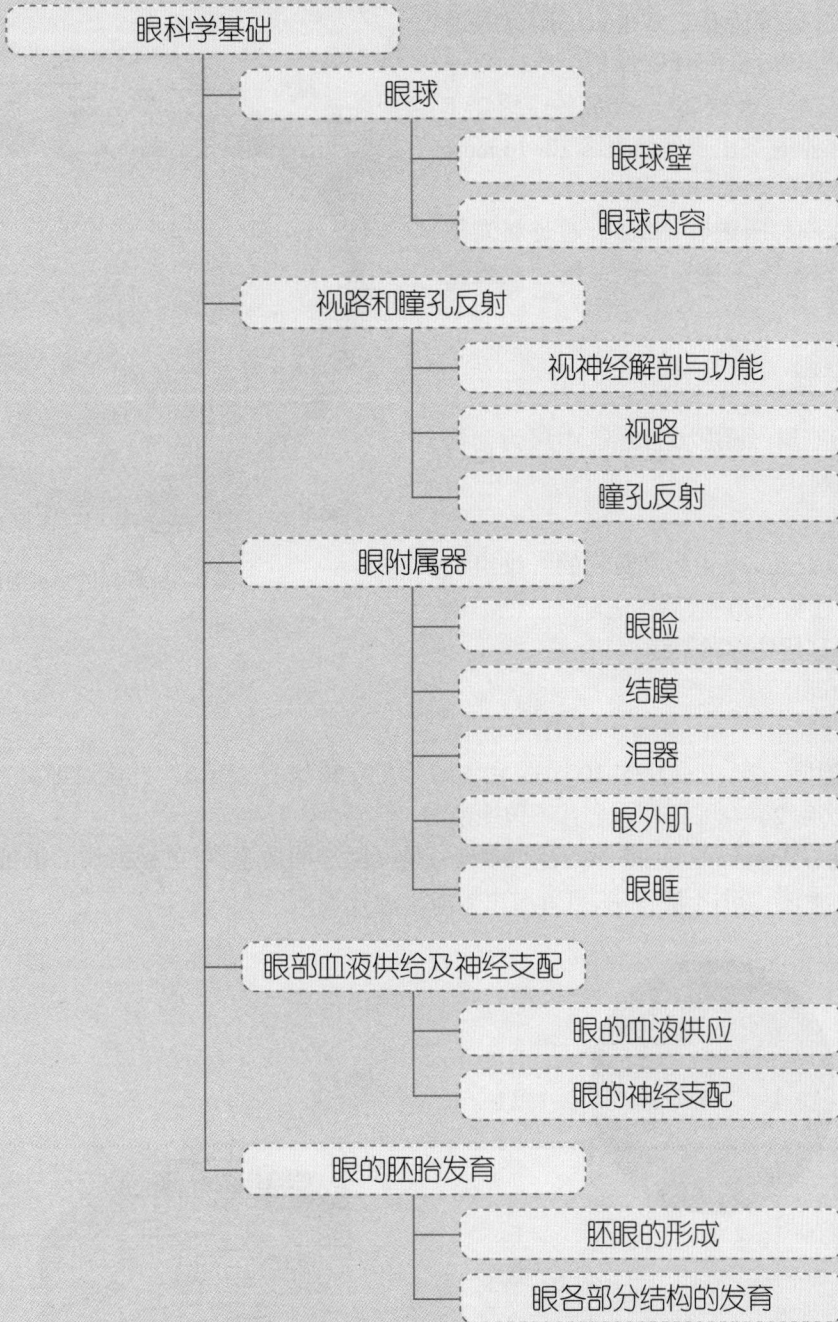

眼为视觉器官（visual organ），包括眼球、视路和附属器三部分。眼球和视路完成视觉功能，眼附属器起保护、运动等辅助作用。

第一节　眼　　球

眼球（eye ball）近似球形，位于眼眶的前部，借眶筋膜、韧带与眶壁联系，周围有眶脂肪衬垫及结缔组织和眼肌等包绕，以维持其正常位置。眼球其前有上下眼睑保护，其后受眶骨壁保护。成人眼球前后径约 24 mm，垂直径约 23 mm，水平径约 23.5 mm。眼球向前平视时突出于外侧眶缘 12~14 mm，两眼球突出度相差不超过 2mm（图 2-1）。

眼球由眼球壁和眼内容物组成，通过屈光传导系统、感光成像系统和视觉神经系统完成视觉功能。

一、眼球壁

眼球壁分为三层：外层为纤维膜，中层为葡萄膜，内层为视网膜。

（一）外层

纤维膜（fibrous tunic）由坚韧致密的纤维组织构成。前 1/6 为透明的角膜，后 5/6 为瓷白色不透明的巩膜。两者移行处称角膜缘。

1. 角膜（cornea）

组织学上，角膜由外向内分为 5 层（图 2-2，图 2-3）。

（1）上皮细胞层（epithelium）：35~100 μm，由 5~6 层复层鳞状上皮组成。此层对细菌有较强的抵抗力，再生能力强，损伤后 24~48 h 即可愈合且不留瘢痕。

（2）前弹力层（Bowman's membrane）：约 12 μm，是一层透明薄膜，对机械损伤的抵抗力较强，对化学损伤的抵抗力较弱；损伤后不能再生，愈合时由瘢痕组织代替。

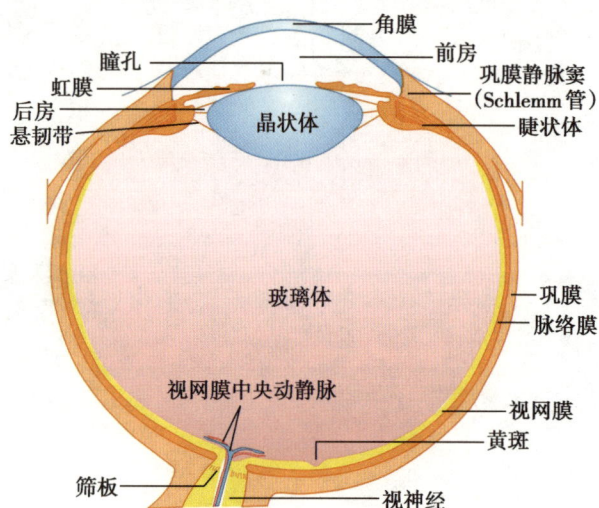

图 2-1　眼球的水平剖面

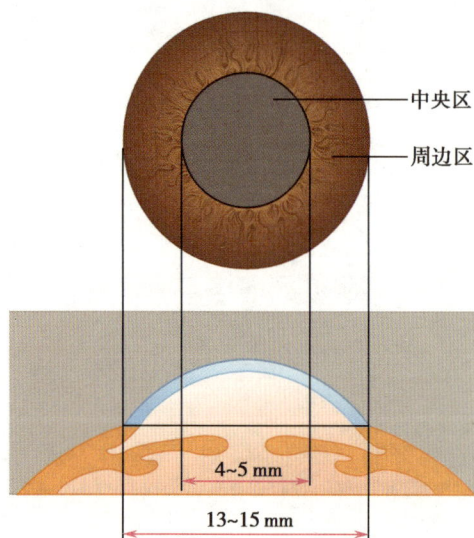

图 2-2　角膜前面及横切面示意图

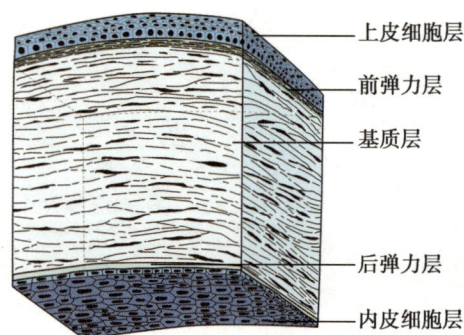

图 2-3　角膜组织结构示意图

（3）基质层（stroma）：约 500 μm，占角膜全厚的 90% 以上。有 200~250 层排列整齐的纤维薄板。板层间交错排列，与角膜表面平行，极有规则，具有相同的屈光指数。此层损伤后不能再生，由瘢痕组织代替。

（4）后弹力层（Descemet's membrane）：10~12 μm，为内皮细胞分泌的富有弹性的透明薄膜，对化学性物质（如细菌毒素）的抵抗力较强，损伤后可迅速再生。后弹力层与基质层连接不紧密，在外伤和病理的状态下，可能发生后弹力层脱离。

（5）内皮细胞层（endothelium）：约 5 μm，为贴于后弹力层后面的一层六角形细胞，具有角膜 – 房水屏障作用。内皮细胞密度随年龄增加而减低，10 岁时角膜内皮细胞密度为 3 000~4 000 个 /mm²，且损伤后不能再生，其缺损区依靠邻近的内皮细胞扩展和移行来覆盖。

角膜的特点有：①透明，无角化层、无血管、无色素细胞。②角膜的屈光指数为 1.337，具有相当于 43D 的屈光力，为眼屈光介质最重要的部分。③角膜的代谢。中央角膜主要从房水中摄取葡萄糖，泪膜中获得氧；周边角膜的营养主要来源于角膜缘血管网。④感觉神经丰富，第 V 对脑神经的眼支密布于上皮细胞之间，无髓鞘，感觉灵敏。⑤角膜上皮层易通过脂溶性物质，基质层和内皮层易通过水溶性物质，所以通过正常角膜的眼部用药制剂必须既有水溶性又有脂溶性。

角膜表面还有一层泪膜（tear film），含有电解质、IgA、溶菌酶、乳铁蛋白等成分，具有湿润角结膜，提供氧和营养物质的作用。

要点提示：

角膜的重要特征如下：
- 角膜无血管、无角化层、无色素细胞，胶原排列规律整齐。
- 角膜所占的屈光力比率高，常作为屈光手术的主要"平台"。
- 角膜上皮修复能力很强，24 h 完全再生。
- 泪膜具有保护和光学作用。

2. 巩膜

巩膜（sclera）前部与角膜相连，四周有眼外肌肌腱附着，后部与视神经交接处分为内外两层，外 2/3 移行于视神经鞘膜，内 1/3 呈网眼状，称为巩膜筛板。视神经纤维由此穿出眼球。

组织学上，巩膜分为 3 层：即表层、基质层和棕黑板层。

巩膜的生理特点有：①除表层富有血管外，深层血管、神经极少，代谢缓慢，故炎症时不如其他组织急剧，但病程迁延。②巩膜在视神经穿过的筛板处最薄弱，易受眼内压影响。

3. 角膜缘

角膜缘（limbus）是指从透明角膜到不透明巩膜之间的移行区（图 2-4），平均宽约 1.0 mm。前界起于前弹力层的止端，后缘止于后弹力层止端，即前房角的前界 Schwalbe 线。

角膜缘是内眼手术切口的标志部位，也是角膜干细胞所在之处。

（二）中层

由于此层颜色近似紫色葡萄故称葡萄膜（uvea），也因富含色素与血管又称色素膜和血管膜。具有遮光、供给眼球营养的功能。目前向后分为虹膜、睫状体和脉络膜三部分（图 2-4，图 2-5）。

1. 虹膜

虹膜（iris）位于晶状体前，周边与睫状体相连续（图 2-5）。形如圆盘状，中央有一直径为 2.5~4 mm 的圆孔，称瞳孔（pupil）。虹膜有环行瞳孔括约肌和放射状的瞳孔开大肌，受神经支配调节瞳孔的大小。

虹膜的生理特点有：

（1）根据外界光线的强弱，通过瞳孔反射通路使瞳孔扩大或缩小，从而调节进入眼内的光线，保证视网膜成像清晰。

（2）虹膜组织血管丰富且密布第 V 对脑神经纤维网，在炎症时反应严重且伴有剧烈的眼部疼痛。

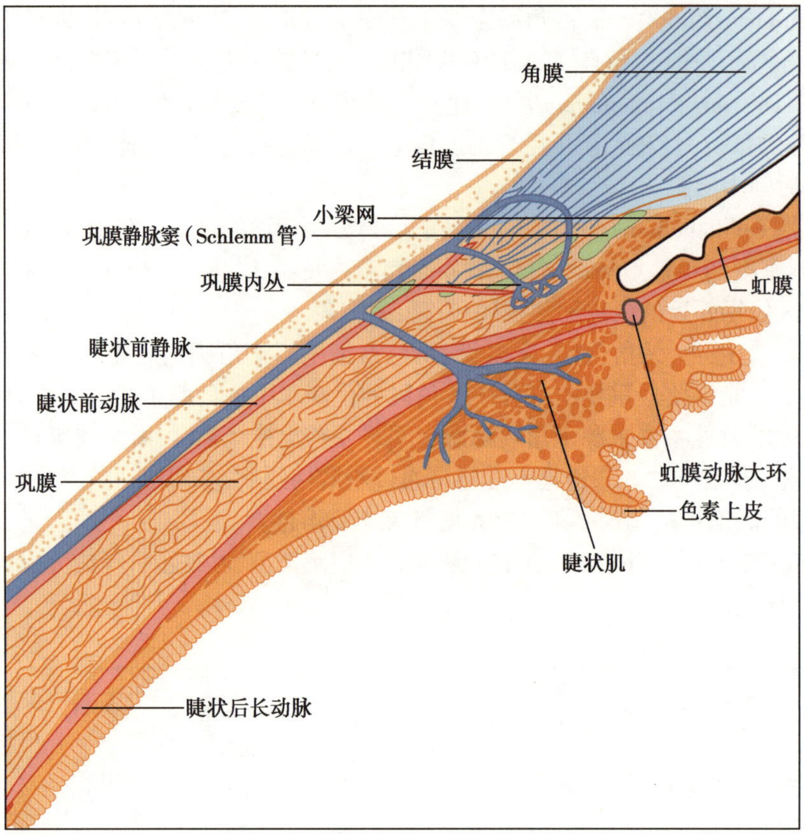

图 2-4　角膜缘和睫状体横切面示意图

2. 睫状体

睫状体（ciliary body）前接虹膜根部（图 2-4），后与脉络膜相连，宽 6~6.5 mm，矢状面为三角形，基底在前。前 1/3 肥厚，称睫状冠，其内侧面纵行放射状突起称睫状突，主要功能是产生房水；后 2/3 薄而平坦，称睫状体平坦部（或睫状环）。从睫状体至晶状体赤道部有晶状体悬韧带与晶状体联系。睫状体内有睫状肌，与虹膜中的瞳孔括约肌、瞳孔开大肌统称为眼内肌。睫状肌含有三种平滑肌纤维，即纵行肌纤维、放射状肌纤维和环形肌纤维。

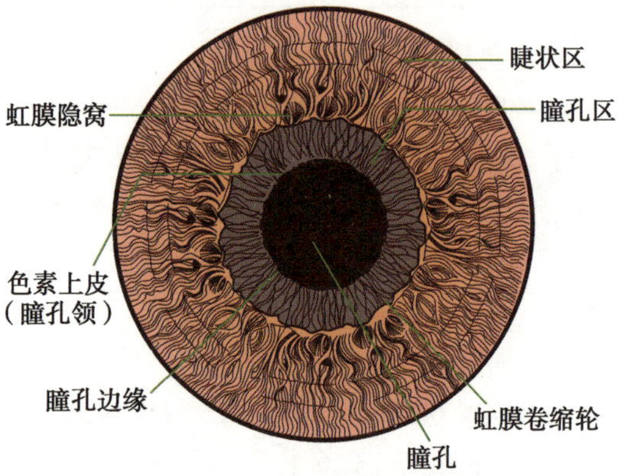

图 2-5　虹膜前面观

睫状突的上皮细胞分泌形成房水，与眼压及眼球内部组织营养代谢有关。睫状体可调节晶状体的屈光力：当睫状肌收缩时（主要是环形肌），悬韧带松弛，晶状体借助于本身的弹性变凸，屈光力增加，可看清近处的物体。睫状体富含感觉神经（三叉神经眼支）。

3. 脉络膜

脉络膜（choroid）前起于锯齿缘，和睫状体扁平部相连，后止于视盘周围。脉络膜和巩膜联系疏松，两者之间存有潜在性腔隙称为脉络膜上腔。

脉络膜组织结构由外向内主要分为：①脉络膜上组织（构成脉络膜上腔）；②血管层，包括大血管层、中血管层和毛细血管层；③玻璃膜（Bruch 膜）。

脉络膜血液供应来源于睫状后动脉，在脉络内大血管逐渐变为小血管和毛细血管。每支小动脉呈节段状划区供应。脉络膜的生理特点是：富有血管，约占眼球供血总量的 65%，供应视网膜外层。含有丰富的色素,有遮光和暗房的作用。炎症时有淋巴细胞、浆细胞渗出。

(三)内层

视网膜(retina)是一层透明的薄膜,前部止于锯齿缘,后部到视盘。视网膜是由色素上皮层和神经上皮层组成。

组织学上,视网膜由外向内可分10层,依次为:视网膜色素上皮层、光感受器层(视锥和视杆)、外界膜、外核层、外丛状层、内核层、内丛状层、神经节细胞层、神经纤维层和内界膜(图2-6)。

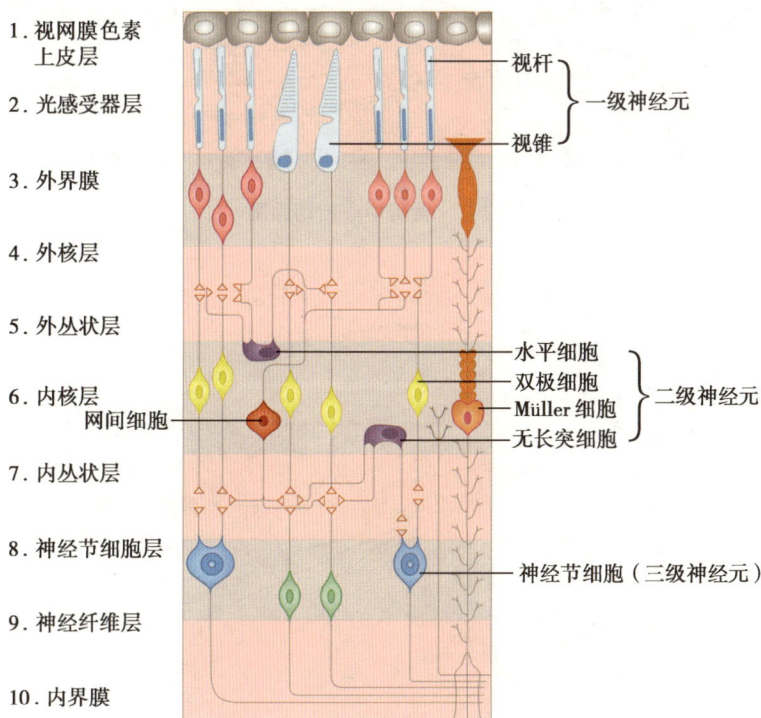

图 2-6 视网膜细胞和组织

视网膜色素上皮层与脉络膜的玻璃膜紧密相连,由排列整齐的单层六角形柱状色素上皮细胞组成。

视网膜色素上皮层(retinal pigment epithelium,RPE)具有多种生理作用:①支持光感受器细胞,贮存并传递视觉活动必需的物质(如维生素A);②吞噬、消化光感受器外节脱落的盘膜以及视网膜代谢产物;③细胞间的紧密连接作为血–视网膜外屏障(与脉络膜的Bruch膜共同组成视网膜–脉络膜屏障),维持视网膜内环境的稳定。

视网膜神经上皮层的主要作用是形成视觉神经冲动,以三级神经元传递,即光感受细胞—双极细胞—神经节细胞。最外层为第一神经元,称光感受器细胞(photoreceptor cell),是接收、转变光刺激的神经上皮细胞。光感受器细胞分两种:一是视锥细胞,主要集中在黄斑区,感强光(司明视觉)和色觉,有精细辨别力,形成中心视力;一是视杆细胞,分布在黄斑区以外的视网膜,感弱光(司暗视觉),形成周边视力(视野),无色觉。当黄斑发生病变时,视锥细胞受损,视力明显下降;当周边视网膜病变时,视杆细胞受损,则发生夜盲。

光感受器细胞接受光刺激后,其中的视色素发生化学变化产生膜电位改变,并形成神经冲动,通过双极细胞传到神经节细胞,最后通过视神经沿视路终达大脑枕叶视觉中枢产生视觉。

视盘(optic disc)也称视神经乳头,位于眼球后极偏鼻侧,直径约1.5 mm,为视神经纤维汇集穿出眼球的部位。视盘呈淡红色,其中央呈漏斗状,称视杯或生理凹陷。视盘无感光细胞,在正常视野中形成生理盲点。

黄斑(macula lutea)为视网膜后极部的椭圆形凹陷区。其直径为 1~3 mm,是视网膜最薄处,只有视锥细胞集中于此,视网膜的其他各层均向旁侧散开,呈斜坡状。黄斑区没有血管,营养主要由脉络膜毛细血管层供应。该区中央有一凹称中心凹,眼底镜检查可见中心凹反光点(图 2-7,图 2-8)。

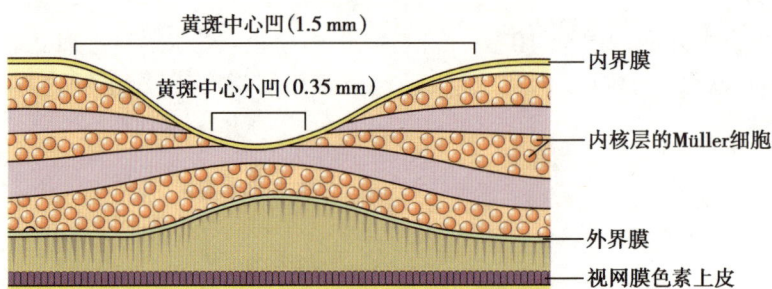

图 2-7　黄斑中心凹切面图

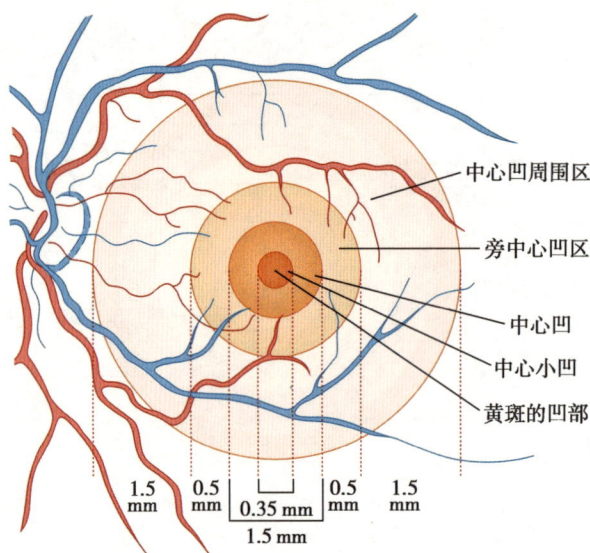

图 2-8　黄斑区的分区

要点提示:

视网膜有 10 层,结构和功能复杂:
- 视网膜色素上皮层,像暗房的遮光窗帘,在最外层。
- 感光细胞,即视锥细胞和视杆细胞,它们的信息通过神经节细胞传递。视锥细胞与节细胞是一对一传导关系,所以特别精确,主持精细视力;视杆细胞与节细胞是一对几的传导关系,因此比较粗略,主持夜间或运动视觉。
- 黄斑是视锥细胞最集中的地方,视觉最敏锐。

二、眼球内容

(一)内腔

眼内腔包括前房、后房和玻璃体腔。

1. 前房

前房是由角膜、虹膜、瞳孔区晶状体、睫状体前部共同围成的腔隙。前房内充满房水,在瞳孔处最深,最周边称为前房角。

前房角(angle of anterior chamber)前为角膜缘,后为虹膜根部,两壁在睫状体前面相遇。①前房角前壁的前界线称 Schwalbe 线,为角膜后弹力层的终止部。②巩膜突,向前房突起,为睫状肌纵行纤维的附着部。③巩膜静脉窦,即施莱姆(Schlemm)管,向外通过巩膜内静脉网或直接经房水静脉将房水运出球外,向内与前房交通。④小梁网(trabecular meshwork),为位于巩膜静脉窦内侧、Schwalbe 线和巩膜突之间的结构。⑤前房角后壁,为虹膜根部。

前房角是眼内房水排出的主要通道,与各种类型青光眼有关。

2. 后房

后房为虹膜后面、晶状体前面、晶状体赤道部、玻璃体前面、睫状体内面构成的不规则腔隙,容积约为0.06 mL。

3. 玻璃体腔

玻璃体腔前为晶状体、晶状体悬韧带和睫状体后面,后为视网膜前面,其内填充玻璃体。

(二) 眼内容物

眼内容物包括房水、晶状体和玻璃体。通常与角膜一起统称为眼的屈光介质。

1. 房水

充满前、后房的透明液体称房水(aqueous humor)。房水由睫状突上皮细胞产生,总量为0.25~0.3 mL。房水主要成分为水,含有少量无机盐、蛋白质、葡萄糖、维生素 C、尿素及一些生长调节因子等。主要功能是:①供给眼内组织(尤其是角膜、晶状体)营养和氧气,并排出其新陈代谢产物;②维持眼内压;③是屈光介质之一,其屈光指数为 1.333 6。

房水产生和排出的主要途径(见图 2-9)。

睫状突的无色素上皮以主动分泌产生房水,其所产生房水的循环途径是:

房水→后房→瞳孔→前房→前房角→小梁网→巩膜静脉窦(Schlemm 管)→经集液管和房水静脉→最后进入巩膜表层的睫状前静脉,而归入全身血液循环。

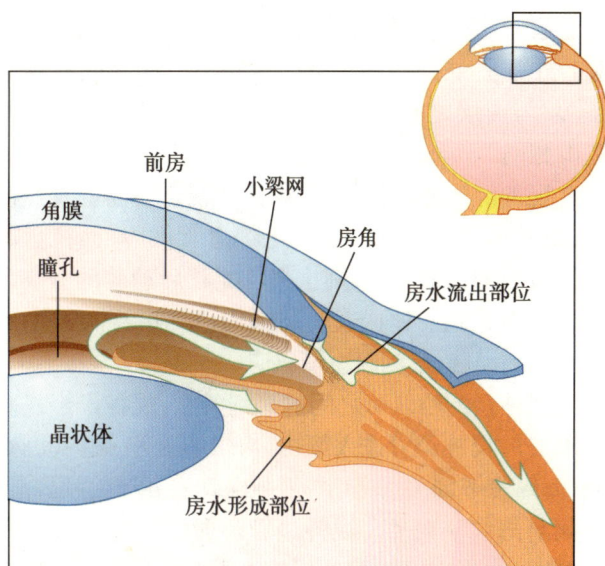

图 2-9 前房角的解剖与房水产生和流出途径

2. 晶状体

晶状体(lens)是一个双凸透镜状的弹性透明体。位于虹膜、瞳孔之后,玻璃体之前,借晶状体悬韧带与睫状体联系,是重要的屈光介质之一。晶状体分为前后两面,前后两面交界处称赤道。成人晶状体直径为 9~10 mm,厚 4~5 mm(图 2-10)。

晶状体的组织结构包括:①晶状体囊。②上皮细胞。③晶状体纤维。④晶状体悬韧带。

晶状体的功能主要有:①具屈光成像和调节焦距的功能,其屈光力约为 19D。通过晶状体凸度变化而改变屈光力,使不同距离的物体仍能在视网膜上形成清晰的图像。②可滤去部分紫外线。

3. 玻璃体

玻璃体(vitreous)主要成分是水(占 99%)和胶质,占眼球内容积的 4/5。在视盘周围、黄斑中心

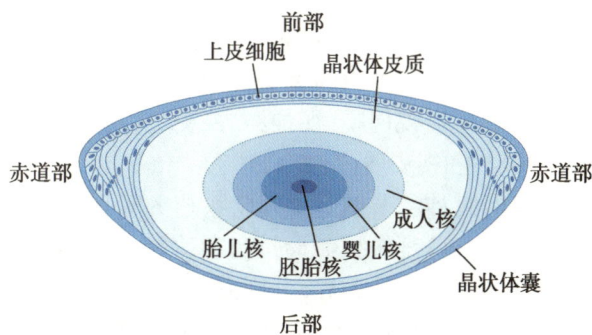

图 2-10 晶状体解剖示意图

凹和锯齿缘前 2 mm 和后 4 mm 处(玻璃体基底部)与视网膜和睫状体结合最紧密。在玻璃体中央可见密度较低的狭长漏斗状管,称玻璃体管(Cloquet 管),在胚胎时有玻璃体动脉通过。

玻璃体的主要功能有:①透光性:玻璃体无血管、无神经,主要成分是水,使玻璃体保持良好的透光性。②屈光作用:其屈光指数为 1.334 9,与房水接近。③玻璃体代谢极低,其营养来自脉络膜和房水,无再生能力,脱失后留下的空隙由房水填充。

第二节 视路和瞳孔反射

一、视神经解剖、生理功能与临床

视神经(optic nerve)是指从视盘至视交叉的一段。其传入纤维由视网膜神经节细胞的轴突汇集而成,从视盘汇聚后穿过脉络膜及巩膜筛板出眼球,经视神经管进入颅内至视交叉前角止,全长为 42~50 mm。分为眼(球)内段、眶内段、管内段和颅内段 4 部分(图 2-11)。

视神经的外面有神经鞘膜(sheath of nerve)包裹,是由三层脑膜延续而来。外层来自硬脑膜,向前移行于巩膜。中层是蛛网膜的延续。此层与外层之间有硬脑膜下隙,与内层之间有蛛网膜下隙,此两腔隙与颅内相同腔隙相通。

视神经的血液供应:眼内段及视盘表面的神经纤维层,由视网膜中央动脉来的毛细血管供应;而视盘筛板及筛板前的血液供应,则由来自睫状后动脉的分支。两者之间有沟通。眶内、管内、颅内段则由视神经中的动脉及颅内动脉、软脑膜血管供应。

视神经与筛蝶窦之间的解剖关系:视神经经蝶窦小翼围成的视神经管进入颅内,与蝶/筛窦、颈内动脉、颅底、海绵窦解剖关系密切。视神经管上方与前颅底毗连,外侧与海绵窦毗邻。视神经管一般位于蝶窦或蝶筛的外侧壁,并形成骨性隆突,称为视神经管隆突。颈内动脉的虹吸管会全部或部分在蝶窦后壁和外上壁膨出,形成颈内动脉隆突。一般情况下,视神经和颈内动脉在蝶窦外侧壁呈反"八"字形走向。这两者之间有一隐窝,称为颈内动脉管 - 视神经隐窝,是手术的重要解剖标志。

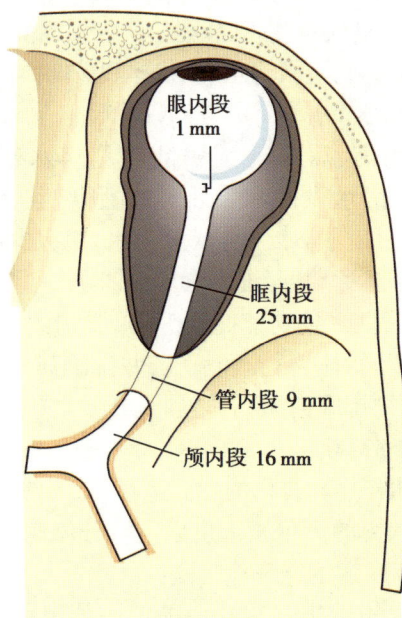

图 2-11 视神经 4 部分结构示意图

二、视路

视路(visual pathway)即视觉传导通路,是指从视网膜到大脑枕叶视中枢的有关视觉神经冲动传导的全部径路。它包括视网膜、视神经、视交叉、视束、外侧膝状体、视放射和视皮质(图 2-12)。

视网膜神经节细胞是视觉系统的起点。黄斑区发出的(乳斑束)纤维呈弧形排列到达视盘颞侧。颞侧周边部纤维以水平线为界,分别由上、下方绕过黄斑纤维而到达视盘颞侧乳斑束纤维所在的上、下方。鼻侧纤维则直接向视盘鼻侧汇集。

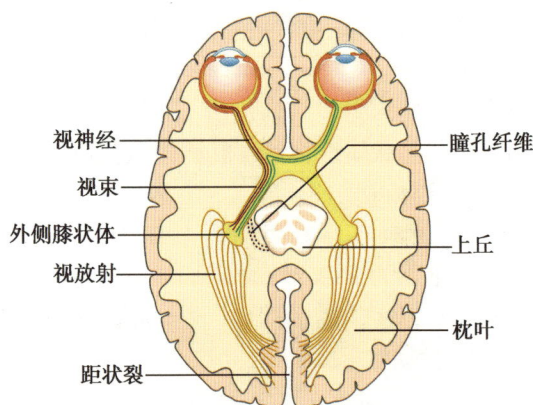

图 2-12 视觉传导径路定位图

1. 视神经

视神经分段解剖见上节。上述排列情况在视神经中一直保持到球后 10~15 mm 处。此后乳斑束纤维转入视神经中央部,颞侧周边部纤维则位于视神经颞侧,鼻侧纤维仍在鼻侧。

2. 视交叉

视交叉(optic chiasm)其形略方稍扁,外被软脑膜包围。视网膜鼻侧纤维交叉到对侧,而颞侧纤维不交叉。乳斑束纤维也分为交叉与不交叉两部分,交叉纤维在视交叉的后上方交叉至对侧,不交叉纤维进入同侧视束。

3. 视束

由视交叉向后到外侧膝状体间的视路纤维称视束(optic tract)。每一视束包括来自同侧视网膜的不交叉纤维和对侧视网膜鼻侧的交叉纤维。不交叉纤维居视束的背外侧,交叉纤维居腹内侧,乳斑束纤维居中央,后渐移至背部。

4. 外侧膝状体

外侧膝状体(lateral geniculate body)为间脑一部分,左右各一。位于大脑脚外侧,丘脑枕外下方。视束纤维在外侧膝状体有严格定位,来自黄斑区的纤维终止于外侧膝状体的背部;视网膜上象限的纤维止于腹内侧部,下象限的纤维止于腹外侧部。

5. 视放射

起自外侧膝状体的视觉纤维向上向下作扇形分散形成视放射(optic radiations),终止于大脑枕叶皮质。视放射在侧脑室外前壁分为三束:背侧束来自视网膜上方纤维,外侧束为黄斑束,此两束经颞、顶叶,终止于枕叶;腹侧束来自视网膜下方纤维,形成 Meyer 环,终止于枕叶。下方纤维同时也非常靠近内囊的感觉和运动纤维,此处的一个小的梗死即可引起对侧上方偏盲性视野缺损及对侧的轻偏瘫。

6.

纹状区(striate area)位于枕叶后部,主要在内侧面,外侧面也有所分布,为大脑皮质的 Brodmann 第17 区。系人类视觉的最高中枢。因来自视放射的有髓纤维和皮质内的联络纤维在该区皮质内第五层形成明显的白色条纹而得名纹状区。

由于视网膜不同部位的纤维在视路不同段程中有精确的排列和投射部位,视觉传导在不同部位受损会出现不同的特定视野改变,根据临床上细微的视野检查,按其缺损变化可做出相关部位病变的定位诊断(见第十三章图 13-1)。

三、瞳孔反射

(一) 对光反射

光线入眼引起瞳孔缩小,称对光反射(pupillary reaction,pupillary response),分直接、间接对光反射两种。以光照射一眼,引起被照眼瞳孔缩小称直接对光反射(direct response);引起未被照射的对侧眼瞳孔同时缩小称间接对光反射(consensual response)。

对光反射径路分传入和传出径路(图 2-13)。

1. 传入径路

光照一眼后,引起光反射传入纤维的冲动。开始光反射纤维和视觉纤维伴行入颅,经视交叉时一部分纤维交叉到对侧视束,另一部分纤维不交叉进入同侧视束。当接近外侧膝状体时,光反射传入纤维离开视束,经四叠体上丘臂进入中脑顶盖前区,终止于顶盖前核。在核内交换神经元后,一部分纤

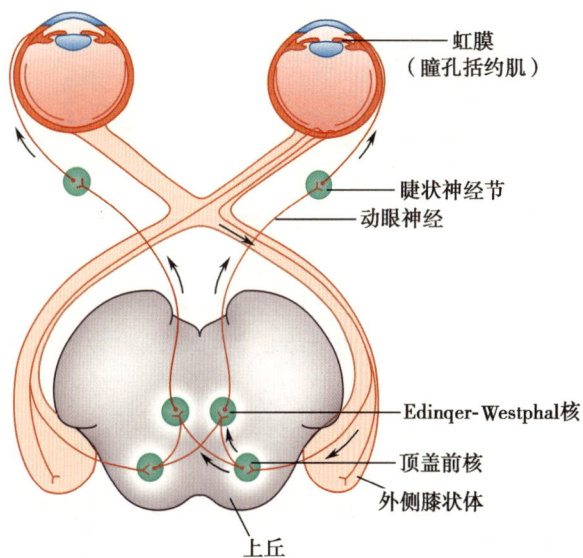

图 2-13　瞳孔反射径路

虹膜
(瞳孔括约肌)

睫状神经节
动眼神经

Edinqer-Westphal核
顶盖前核
外侧膝状体

上丘

维绕过大脑导水管,与同侧缩瞳核(Edlinger-Westphal 核,简称 E-W 核)相联系;另一部分纤维经后联合交叉到对侧,与对侧的缩瞳核联系。

2. 传出径路

光反射的传出纤维由两侧的 E-W 核发出,随同动眼神经入眶,终止于睫状神经节。在节内交换神经元后,发出节后纤维,经睫状短神经进入眼球,止于瞳孔括约肌,引起两眼同时缩瞳。

(二)近反射

当两眼同时注视近处时,两眼瞳孔同时缩小,晶状体变凸(调节)及两眼向内侧集合运动,这三种联合反射称为近反射(near response)。其目的是使外界物体成像清晰并投射在两眼的黄斑上。

第三节　眼附属器

眼附属器包括眼睑、结膜、泪器、眼外肌和眼眶。

一、眼睑

眼睑(eyelids,palpebrae)分为上睑和下睑,其游离缘称睑缘。上下眼睑之间的裂隙为睑裂。眼睑外端联合处称外眦,呈锐角。内端联合处称内眦,钝圆。眼睑分前后两唇,前唇钝圆,有排列整齐的睫毛。毛囊周围有皮脂腺(称为 Zeis 腺)及变态汗腺(称 Moll 腺),它们的排泄管开口于毛囊。后唇边缘较锐紧贴于眼球前部。两唇间皮肤与黏膜交界处形成浅灰色线,称缘间线或灰线。在灰线与后唇之间,有排成一行的细孔,为睑板腺的开口。近内眦部上下睑缘各有一乳头状隆起,中央有一小孔称上、下泪小点,为泪小管的开口。内眦与眼球之间有一弯形小凹,称为泪湖。泪湖颞侧有一半月状皱襞,称半月皱襞。泪湖鼻侧有一肉状隆起,称泪阜。

部分人上睑缘之上数毫米处有一浅沟,称重睑。

(一)眼睑的组织结构

眼睑的组织结构如图 2-14 所示。

1. 皮肤层

眼睑的皮肤层是人体最薄的皮肤之一,易滑动和形成皱褶。

2. 皮下组织

眼睑皮下组织为疏松结缔组织和少量的脂肪,易引起水肿和皮下淤血。

3. 肌肉层

眼睑的肌肉层包含三种肌肉:眼轮匝肌、提上睑肌和 Müller 肌。

(1)眼轮匝肌:肌纤维的走行是以睑裂为中心,环绕上下睑,形似一个扁环。由面神经支配,司眼睑闭合。

(2)提上睑肌:起于视神经孔周围的腱环,沿眶上壁向前至眶缘呈扇形散开,一部分止于睑板前面,另一部分穿过眼轮匝肌止于上睑皮肤下。由动眼神经支配,司上睑提起。

(3)Müller 肌:起源于提上睑肌深面的肌纤维中,向下走行于提上睑肌和结膜之间,止于睑板上缘。下睑的肌肉较小,起源于下直肌,附着于睑板下缘,该肌受交感神经支配,协助开睑,当交感神经兴奋时睑裂开大。

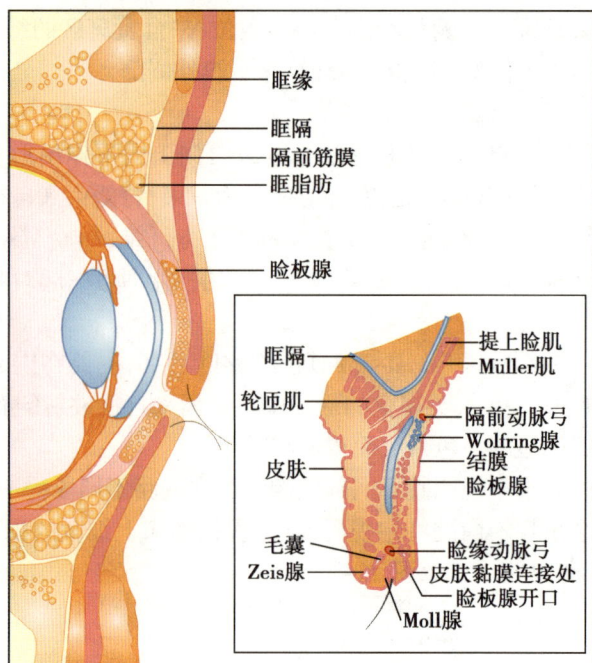

图 2-14　眼睑组织结构

4. 纤维层

眼睑的纤维层由睑板和眶隔膜两部分组成。

（1）睑板：为由致密结缔组织及弹力纤维构成的半月状结构。两端移行于内、外眦韧带上。睑板中含有与睑缘垂直、互相呈平行排列的睑板腺（Meibomian 腺），开口于睑缘后唇，分泌油脂状物。

（2）眶隔膜：由睑板向眶骨膜延伸并连续的一层很薄而富于弹性的结缔组织膜，是眼睑与眼眶的一个重要屏障。

5. 睑结膜

睑结膜紧贴睑板后面的黏膜。睑结膜与睑皮肤相会之处形成睑缘灰线。

（二）眼睑的血管

动脉血液供应分别来自于颈外动脉的分支和颈内动脉的眼动脉分支。眼睑浅部组织由动脉分支吻合形成的动脉网供应，深部组织则由这些动脉形成的眼睑动脉弓供应。眼睑的浅层静脉回流到颈内和颈外静脉，深部静脉最终汇入海绵窦。深浅静脉系统之间有吻合，在面静脉处相遇，成为整个眼睑静脉系统的汇合点。眼睑静脉无瓣膜，因此，炎症化脓时有可能蔓延到海绵窦及颅内而引起严重后果。眼睑的血液供应见图 2-15。

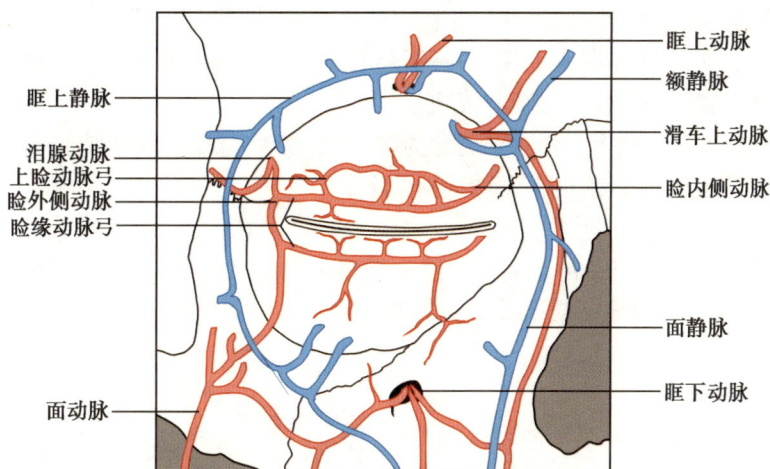

图 2-15 眼睑的血液供应

（三）眼睑的淋巴管

眼睑的淋巴分为内、外两组。内侧淋巴组引流汇入颌下淋巴结，外侧淋巴组引流汇入耳前淋巴结和腮腺淋巴结。

（四）眼睑的神经

眼睑的神经包括运动神经、感觉神经和交感神经三种（图 2-16）。

1. 运动神经

①面神经的分支（颞支和颧支）支配眼轮匝肌，司眼睑闭合。②动眼神经的分支（上支）支配提上睑肌司上睑的提升。

2. 感觉神经

三叉神经为眼睑的主要感觉神经。

3. 交感神经

眼睑交感神经来自颈交感神经的分支，主要支配 Müller 肌。

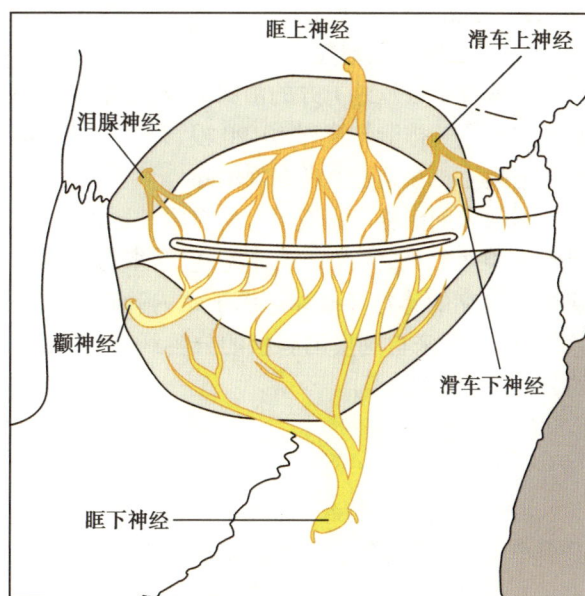

图 2-16 眼睑的神经分布

二、结膜

1. 结膜的结构

结膜(conjunctiva)为一层薄而透明的黏膜组织,覆盖在眼睑后面和眼球前面,分睑结膜、球结膜和穹隆部结膜。由结膜形成的囊状间隙称为结膜囊。睑裂相当于其开口处。

(1) 睑结膜:位于睑板之后,在距上睑缘后唇 2~3 mm 处,有一与睑缘平行的浅沟为睑板下沟,常为细小异物存留之处。

(2) 球结膜:覆盖于眼球前部的巩膜表面,止于角膜缘。在角膜缘处结膜上皮细胞移行为角膜上皮细胞。

(3) 穹隆部结膜:为球结膜和睑结膜的移行部分,多皱襞,便于眼球转动。

2. 结膜的分泌腺

结膜的分泌腺有副泪腺和杯状细胞。

3. 结膜的血管

结膜的动脉血液供应来自眼睑的动脉弓和睫状前动脉。睑缘动脉弓穿通支穿过睑板分布于睑结膜、穹隆部结膜及距角膜缘 4 mm 以外的球结膜,此血管充血称为结膜充血。睫状前动脉由眼动脉的肌支发出,在角膜缘外 3~4 mm 处一部分穿入巩膜,另一部分其末梢细支继续向前形成结膜前动脉,并在角膜缘周围形成深层血管网,此血管充血时,为睫状充血。

结膜的静脉与相应的动脉伴行,但远较动脉为多。来自睑结膜、穹隆部结膜和大部球结膜的静脉,回流至眼睑的静脉。其他结膜静脉血液,回流到眼静脉。

4. 结膜的神经

结膜的神经有感觉神经和交感神经两种。感觉神经来自三叉神经的第 1、2 分支。交感神经纤维来自眼动脉的交感神经丛,是从海绵窦交感神经丛起源的。

三、泪器

泪器(lacrimal apparatus)由分泌泪液系统和导流泪液系统(泪道)组成(图 2-17)。分泌泪液系统包括泪腺和副泪腺,导流泪液系统(泪道)包括泪小点、泪小管、泪囊和鼻泪管。

(一)泪腺和副泪腺

泪腺位于眼眶外上方的泪腺窝内,正常在眼部不可扪及。其排泄导管有 10~20 根,开口于外上穹隆部结膜处。在结膜上尚有副泪腺。

泪腺和副泪腺的血液供应来自眼动脉泪腺支。泪腺的神经复杂,为混合性神经,包括来自第Ⅴ对脑神经眼支的感觉纤维和起源于颈内动脉丛的交感纤维,以及来自脑桥泪腺核的分泌纤维,司泪液的分泌(副交感神经)。

(二)泪道

1. 泪小点

泪小点为泪道的起始部,上下各一个,分别称上泪小点和下泪小点。泪点开口面向泪湖。

2. 泪小管

泪小管始于泪小点,开始垂直于睑缘走形 1~2 mm,然后再转水平方向行向鼻侧,最后上、下泪小管汇

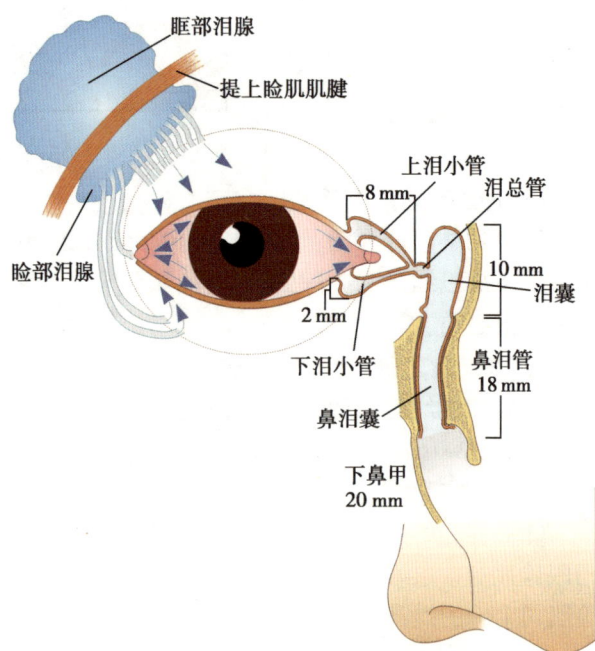

图 2-17 眼结膜囊及泪器结构图

合成泪总管,与泪囊相接。有时上、下泪小管不汇合而直接与泪囊连接。

3. 泪囊

泪囊位于内眦韧带的后面,为一囊状结构,其顶端闭合成一盲端,下端与鼻泪管相接。正常泪囊长约12 mm,管径 4~7 mm。

4. 鼻泪管

鼻泪管上与泪囊相接,向下开口于下鼻道,其下端的 Hasner 瓣膜为胚胎期的残膜。

泪液自泪腺分泌,经排泄管进入结膜囊,向内眦汇集于泪湖,而后进入泪小点,通过泪道排至鼻腔,一部分泪液则在暴露部位蒸发。泪液除具有湿润眼球作用外,还具有清洁和灭菌作用。当有异物刺激时,大量泪液分泌可冲洗和排除眼内微小异物。

在正常情况下,16 h 内可分泌泪液 0.5~0.6 mL。在睡眠状态下,泪液的分泌基本停止;在疼痛和情绪激动时则大量分泌。

四、眼外肌

眼外肌(extraocular muscles)是司眼球运动的横纹肌,每眼各有 6 条,直肌 4 条,即上、下、内、外直肌;斜肌 2 条,即上斜肌和下斜肌(图 2-18)。

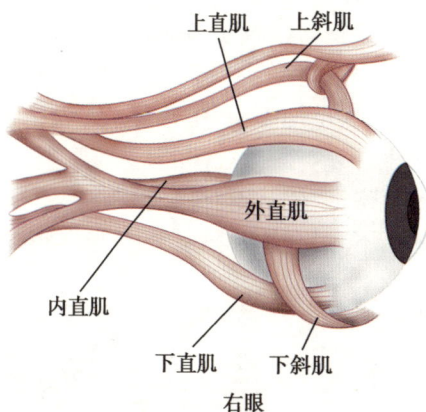

图 2-18 眼外肌之起端及止端图解

4 条直肌均起始于眶尖部视神经孔周围的总腱环。各肌的肌纤维自成一束,包围视神经分别向前展开,附着在眼球赤道前方,距角膜缘不同距离的巩膜上。内、下、外、上直肌分别附着于角膜缘后 5.5 mm、6.5 mm、6.9 mm、7.7 mm 处。

上斜肌也起始于总腱环,沿眶上壁与眶内壁交角处前行,在接近眶内上缘处变为肌腱,穿过滑车的纤维环,然后转向后外方经过上直肌的下面,到眼球赤道部后方,附着于眼球后外上部。

下斜肌起源于眶壁的内下侧,然后经下直肌与眶下壁之间,向外伸展至眼球赤道部后方,附着于眼球的后外侧。

以上各条眼外肌对眼球的作用,是指眼球向正前方时而言(见第十二章表 12-1)。当变动眼位时,各肌的作用也有所变动。眼球的每一运动,是各肌协作共同完成的,两眼的运动也必须协调一致。

眼位:第一眼位又称原在位,是头正且两眼平视正前方时的眼位。第二眼位指眼球转向正上方、正下方、左或右侧的眼位。第三眼位指转向右上、右下、左上、左下的眼位。

眼外肌的血液供应来自眼动脉的分支。

五、眼眶

眼眶(orbit)由 7 块颅骨构成,包括额骨、筛骨、泪骨、上颌骨、蝶骨、颚骨和颧骨(图 2-19)。眼眶除外侧壁比较坚固外,其他三壁骨质均菲薄。上壁及前方与额窦相邻;下壁与上颌窦相邻;内侧壁与筛窦相邻,内侧后方与蝶窦相邻。

临床上眼眶病变可能损害眼球和视神经,还可引起鼻窦和颅内病变。同样,各鼻窦及颅内的病变也可波及眶内组织。

眼眶壁上有许多孔、裂、缝隙、窝,重要的有以下几处:

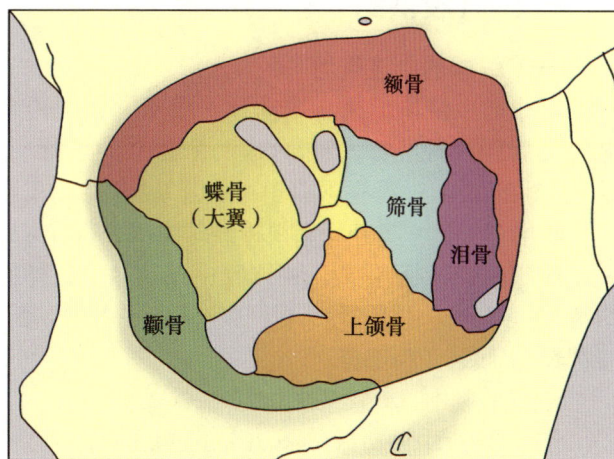

图 2-19 眼眶之前面观

1. 视神经孔

视神经孔位于眶尖部,为视神经管之眶内开口。呈垂直椭圆形,视神经由此通过进入颅中窝,并有眼动脉自颅内经此管入眶。

2. 眶上裂

眶上裂位于视神经孔外侧,眶外壁与眶上壁分界处,与颅中窝相通。动眼神经、滑车神经、展神经、三叉神经第一支(眼神经)、眼静脉及交感神经纤维等由此裂通过。此处受损伤则出现眶上裂综合征。

3. 眶下裂

眶下裂在眶外壁与眶上壁之间,有眶下神经、三叉神经第二分支、眶下动脉及眶下静脉与翼腭静脉丛的吻合支等通过。

眼眶与鼻腔、鼻窦间的毗邻解剖关系见图2-20:

眼眶至少2/3被鼻窦包围,上、下、内侧壁分别被额窦、上颌窦、筛窦及蝶窦所环绕。额窦位于眼眶前上方,底壁即眶上壁,壁薄。上颌窦位于眼眶下方,上壁即眼眶下壁,厚0.5~1.0mm。眶下神经和血管穿过上颌窦与眼眶之间的骨壁(眶下沟、管)。筛窦位于眼眶内侧,鼻腔外上方筛骨迷路内,每侧有3~19个小气房,双侧常不对称,变异很大。整个筛窦气房和眼眶之间仅以薄层筛骨眶板相隔。蝶窦腔位于筛窦的后下方,个体差异很大,且形状很少对称,中隔常偏向一侧。

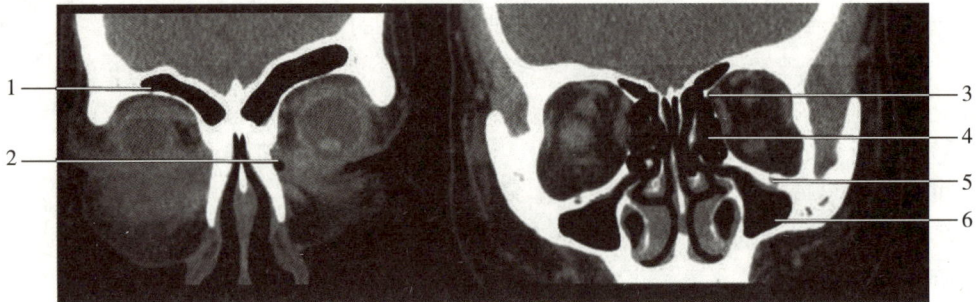

图2-20　眼眶与鼻腔解剖毗连关系
1.额窦;2.泪囊窝;3.筛前动脉孔;4.筛窦;5.眶下神经管;6.上颌窦

第四节　眼部血液供给及神经支配

一、血液供给

(一)眼球的血液供给

眼球的血液供给来自眼动脉。眼动脉自颈内动脉分出后经视神经管入眶,分成两个独立的系统(图2-21,图2-22)。一是视网膜中央血管系统,供应视网膜内数层(第二、三神经元和视神经球内部分营养);另一是睫状血管系统,供应除视网膜中央动脉供应外的眼球其他部分,包括色素膜、视网膜外层(第一神经元)、视神经、巩膜及角膜部分。

1. 视网膜中央血管系统

(1)视网膜中央动脉(central retinal artery):在眶内从眼动脉发出,于眼球后9~11mm处穿入视神经中央,从视盘穿出。多数情况下,首先在视盘上分出上、下两

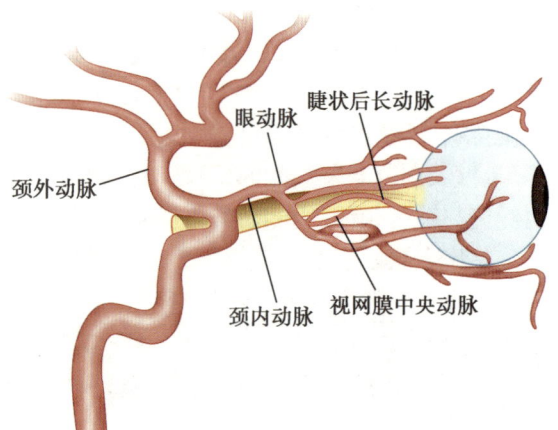

图2-21　眼球的动脉供给

支,以后每一支再分出鼻侧、颞侧分支,即形成鼻上、鼻下、颞上、颞下 4 支,属终末动脉,分布于视网膜内。内核层以外的视网膜各层及黄斑区中心凹约 0.5 mm 直径范围内为无血管区,其营养供应来自脉络膜。

(2) 视网膜中央静脉(central retinal vein):血管及分支走行大致和同名动脉相同,但不平行,和动脉交叉处有共同鞘膜,分支间互相不吻合。经眼上静脉,最后汇入海绵窦。

2. 睫状血管系统

(1) 动脉

1) 睫状后短动脉(short posterior ciliary artery):在球后视神经周围,发出 10~20 小支穿过巩膜,形成脉络血管网,供应脉络膜、视网膜外 4 层、黄斑及视神经球内部(视盘)营养。睫状后短动脉在穿过巩膜之后进入脉络膜之前,在巩膜内,邻近视盘周围互相吻合形成巩膜内血管环(称 Zinn 环或 Haller 环),营养靠近球内部的视神经。

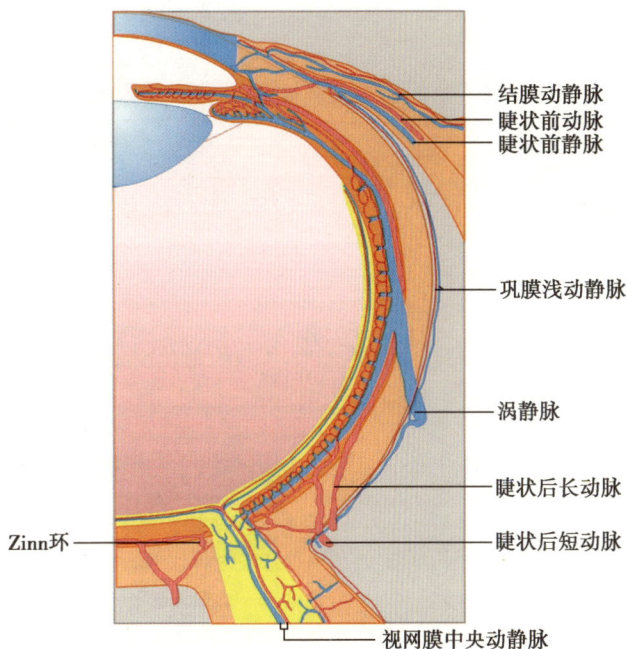

图 2-22　眼球的血液供给

（图内标注）
结膜动静脉
睫状前动脉
睫状前静脉
巩膜浅动静脉
涡静脉
睫状后长动脉
睫状后短动脉
Zinn环
视网膜中央动静脉

2) 睫状后长动脉(long posterior ciliary artery):自眼动脉分出,共 2 支,于视神经鼻侧和颞侧,斜行穿入巩膜,直达睫状体,与睫状前动脉吻合形成虹膜大环,并由此环发出分支再形成虹膜小环。主要供应虹膜、睫状体和脉络膜前部。

3) 睫状前动脉(anterior ciliary artery):是由眼动脉 4 条直肌的肌动脉而来。除外直肌仅有 1 支外,其他 3 条直肌均有 2 支肌动脉。这 7 支睫状前动脉沿巩膜表面,随直肌前行,距角膜缘 3~4 mm 处形成数个分支:参与虹膜大环的组成,以营养睫状体、虹膜;少数返回支与睫状后短动脉吻合;向巩膜表层发出回归动脉支,以营养巩膜;向前分支围绕角膜缘形成角膜缘血管网,分浅、深两层。浅层血管网分布在球结膜,营养前部球结膜及角膜前层;深层血管网在角膜、虹膜及睫状体发生炎症或眼压升高时充血,临床上称之为睫状充血。

(2) 静脉

1) 涡静脉(vortex vein):共 4~6 条,收集部分虹膜、睫状体和全部脉络膜血液后,在赤道线的稍后方斜向穿出巩膜,分别经眼上静脉、眼下静脉进入海绵窦。涡静脉干在进入巩膜前呈壶腹状扩大,外观呈旋涡状,故名涡状静脉。

2) 睫状前静脉(anterior ciliary vein):收集部分虹膜、睫状体的血液及巩膜静脉窦流出的房水,经巩膜表层静脉丛进入眼上、下静脉汇入海绵窦。睫状前静脉在临床上很重要,因其与房水的流畅有密切关系。

(二) 眼附属器的血液供给

眼附属器除由来自颈内动脉分支眼动脉供给外,尚有颈外动脉分支面动脉、颞浅动脉、眶下动脉供给。眼部血液供给见图(2-23)。

二、神经支配

眼部神经见图 2-24。

(一) 运动神经

1. 动眼神经

动眼神经支配上直肌、下直肌、内直肌、下斜肌和提上睑肌。动眼神经副交感纤维睫状神经节、睫状

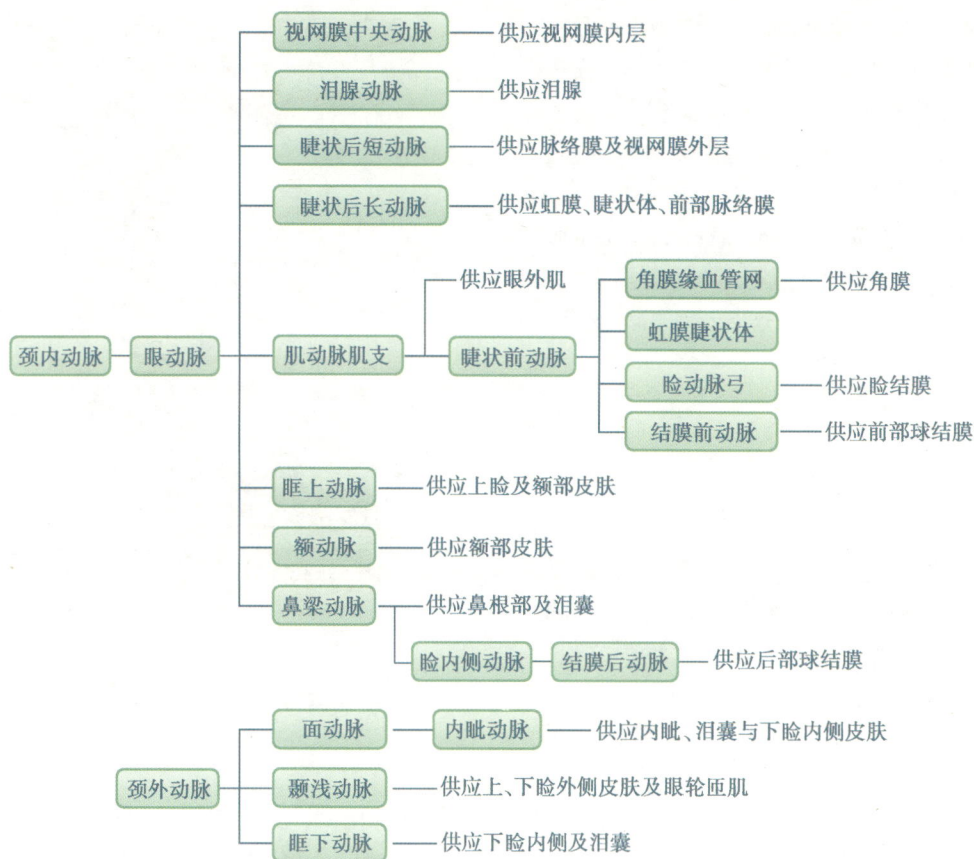

图 2-23　眼部血液供给

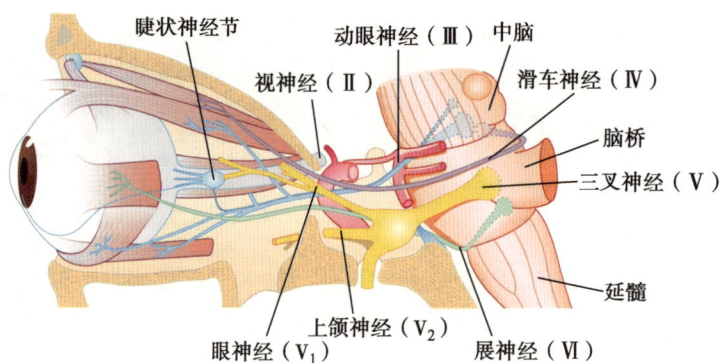

图 2-24　眼部神经

短神经支配睫状肌和瞳孔括约肌的运动。

2. 滑车神经

滑车神经支配上斜肌。

3. 展神经

展神经支配外直肌。

4. 面神经的颞支和颧支

面神经的颞支和颧支支配眼轮匝肌,以完成闭睑动作。

(二)感觉神经

1. 三叉神经第一支(眼神经),司眼球、上睑、泪腺等部感觉。

2. 三叉神经第二支(上颌神经),司下睑感觉。

眼部神经支配见图2-25。

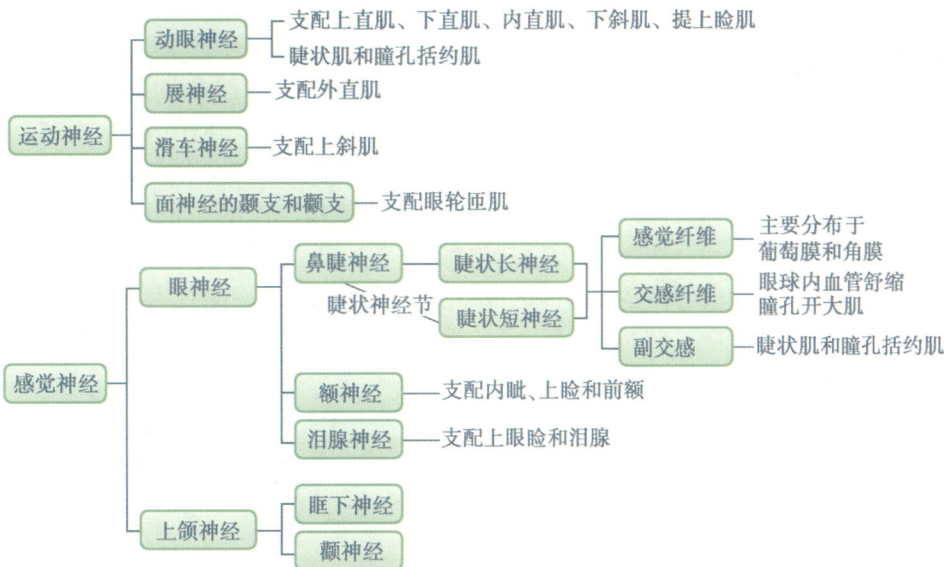

图2-25　眼部神经支配

(三)睫状神经及睫状神经节

1. 睫状神经

眼球是受睫状神经支配的。睫状神经含有感觉、交感、副交感纤维,分睫状长神经和睫状短神经。睫状长神经为三叉神经第1支眼神经的鼻睫神经分支。睫状短神经则由睫状神经节发出,共6~10条,前进中彼此间吻合,并与睫状长神经间有吻合支。睫状长神经和睫状短神经均在眼球后极部穿入巩膜,而后行走于脉络膜上腔,前行到睫状体,形成神经丛,由此发出细支支配虹膜、睫状体、角膜、巩膜和角巩膜缘部结膜的知觉,以及瞳孔开大肌、瞳孔括约肌和睫状肌的运动。

2. 睫状神经节

睫状神经节(ciliary ganglion)位于外直肌和视神经之间,呈扁平长方形,前后径2 mm,垂直径1 mm,距眶尖约10 mm。

睫状神经节的节前纤维,由3种不同来源的神经根组成。①感觉根:即长根,来自三叉神经第1支眼神经的鼻睫神经,长6~12 mm,通过神经节时不换神经元,直接通过。此根含有来自角膜、虹膜、睫状体的向心性感觉纤维,司眼球的感觉。②运动根:即短根,来自动眼神经下斜肌分支,长1~2 mm,含有副交感神经纤维,在神经节内换神经元。司瞳孔括约肌和睫状肌运动。③交感根:来自颈内动脉四周的交感神经丛,经过神经节时不换神经元。司眼内血管的舒缩和瞳孔开大肌的运动(图2-26)。

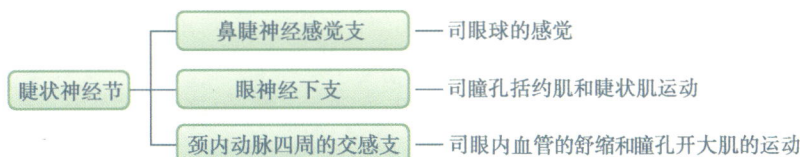

图2-26　睫状神经节及其支配功能

睫状神经节的节后纤维组成睫状短神经。睫状神经节内含有支配眼球组织的感觉纤维,临床上做眼内手术时常施行球后麻醉,以阻断此神经节,达到镇痛作用。

第五节　眼的胚胎发育

一、胚眼的形成

受精卵经卵裂形成桑葚胚,再分裂成为囊胚。囊胚经细胞繁殖分化产生出内、中、外三胚层,形成胚板。胚板呈椭圆形,头端大,尾端小,其背侧正中线的外胚层细胞受诱导增生,逐渐形成神经板。神经板内陷成神经沟,神经沟两缘高起称为神经褶,褶的两缘逐渐闭合成神经管并与原外胚层脱离,称神经外胚层。而原外胚层则覆盖胚胎的表面,称表皮外胚层。在胚胎第 3 周,当神经褶闭合形成神经管时,神经褶在头端发育成较宽的两叶,在宽大的神经褶内面出现一凹陷,即视凹(optic pits),胚眼的发育开始。

胚眼的发育和形成主要包括:胚板(embryonic plate)→神经板(neural plate)→视凹→视泡(optic vesicles)→视杯(optic cups)(图 2-27,图 2-28)。

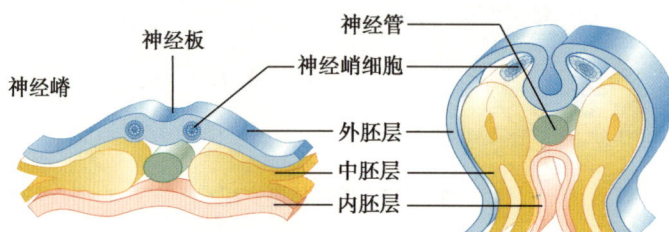

图 2-27　神经管发育模式图

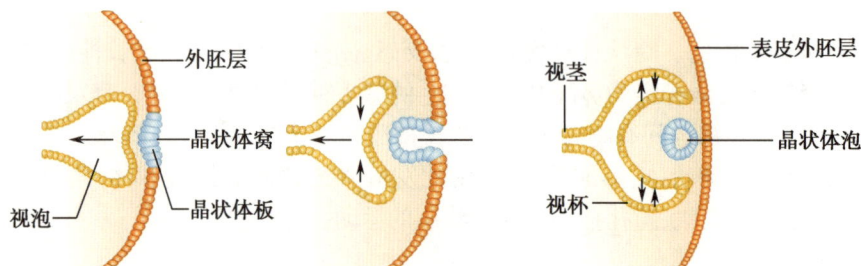

图 2-28　视杯发育模式图

二、眼各部分结构的发育

人眼的胚胎发育时间及情况见表 2-1。

1. 角膜

胚胎第 5 周开始角膜的发育。神经嵴细胞形成角膜内皮层,间充质细胞形成角膜基质层,表皮外胚叶形成角膜上皮层。在第 4 个月,后弹力层形成;在第 5 个月,前弹力层形成。

2. 巩膜

巩膜来自神经嵴细胞和中胚层,在胚胎第 2 个月末开始发育,胚胎第 5 个月发育完成。出生时由于巩膜较薄,可偏蓝色。

3. 虹膜

视杯边缘围绕晶状体生长形成虹膜。视杯前缘内、外层(神经外胚层)形成虹膜上皮层,在胚胎第 7 周,神经嵴细胞发育形成虹膜基质;胚胎 6 个月,瞳孔括约肌和开大肌自神经外胚层发育;胚胎 7 个月,虹膜血管发育。

4. 睫状体

睫状体在胚胎第 3 个月开始发育,睫状体基质和睫状肌来自神经嵴细胞,在出生后 1 年发育完成。

表 2-1　人眼的胚胎发育时间及情况

胚胎发育时间	胚胎发育情况
胚胎第 4 周	视窝凹陷形成视泡,晶状体板形成,眼外肌始基开始分化,胚胎裂形成,分化成视网膜色素上皮的细胞获得色素
胚胎第 5 周	晶状体泡形成,血管膜形成,出现原始玻璃体,眶骨样结构,角膜开始发育
胚胎第 6 周	胚胎裂闭合,视网膜色素上皮分化,视网膜神经细胞增殖,第二玻璃体形成,原始晶状体纤维形成,眼前血管发育,出现眼睑皱褶、鼻泪管及睫状神经节
胚胎第 7 周	神经节细胞向视盘移行,晶状体胚胎核形成,脉络膜血管从眼前中胚叶分化,神经嵴细胞形成角膜和小梁内皮、角膜基质、虹膜基质,出现晶状体血管膜,巩膜开始发育
胚胎第 3 个月	视杆和视锥前体分化,睫状体发育,角膜缘出现,巩膜致密,眼睑皱褶延长融合
胚胎第 4 个月	视网膜血管开始发育,玻璃体样血管开始退化,生理性视杯、筛板及虹膜大动脉环形成,虹膜括约肌、纵行睫状肌和睫状突发育,第三玻璃体及前弹力层形成,出现巩膜静脉窦,眼睑腺体和睫毛形成
胚胎第 5 个月	光感受器分化,眼睑开始分化
胚胎第 6 个月	视锥分化,黄斑部神经节细胞增厚,瞳孔开大肌分化,鼻泪管系统独立
胚胎第 7 个月	视杆分化,锯齿缘分化,神经节细胞移行形成 Henle 神经纤维,脉络膜出现色素,环行睫状肌纤维发育,视神经髓鞘形成,前房角后退,眼轮匝肌分化
胚胎第 8 个月	前房角分化完成,玻璃体样血管消退
胚胎第 9 个月	视网膜血管到达颞侧周边视网膜,瞳孔膜消失
出生后	黄斑发育

5. 脉络膜

脉络膜的发育依赖 RPE 的发育。神经嵴细胞分化形成基质,胚胎第 4~5 周,脉络膜毛细血管开始分化,第 3 个月开始形成脉络膜大血管层和中血管层,并引流入涡静脉。血管内皮来自中胚层,血管壁来自神经嵴细胞。

6. 前房角

在胚胎第 7 周,来自周边角膜的神经嵴细胞分化形成前房角;在胚胎第 4 个月,巩膜静脉窦形成;在胚胎第 7 个月,房角后退;在胚胎第 8 个月,发育完成。在出生前,小梁网出现。

7. 晶状体

在胚胎第 27 天,视泡的表皮外胚叶增厚形成晶状体板(晶状体始基),晶状体板内陷形成晶状体泡;胚胎第 5 周,晶状体泡与表皮外胚层完全分离并开始分化。晶状体泡分化过程中,其前壁细胞始终保持其上皮性质,形成晶状体前囊下的上皮细胞层;晶状体后壁上皮细胞延长移行形成原始晶状体纤维,发育形成胚胎核。在胚胎第 7 周,晶状体前壁上皮细胞移行至赤道部,增殖形成第二晶状体纤维。各层纤维末端前后相接,形成晶状体缝,核前的缝为"Y"形,核后为"人"形。在胚胎第 3 个月后,晶状体悬韧带发育(图 2-29)。

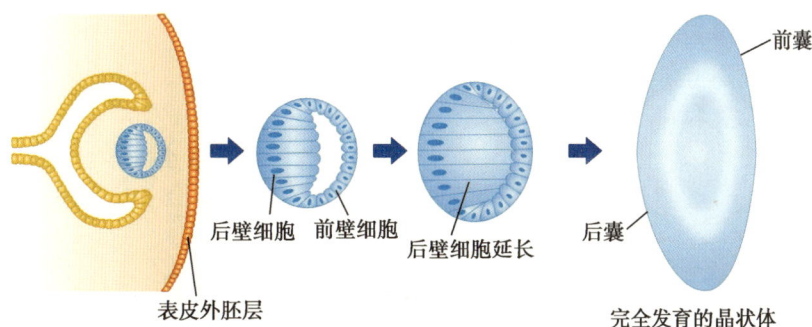

图 2-29　晶体状发育

8. 玻璃体

玻璃体发育包含 3 个阶段(图 2-30)。

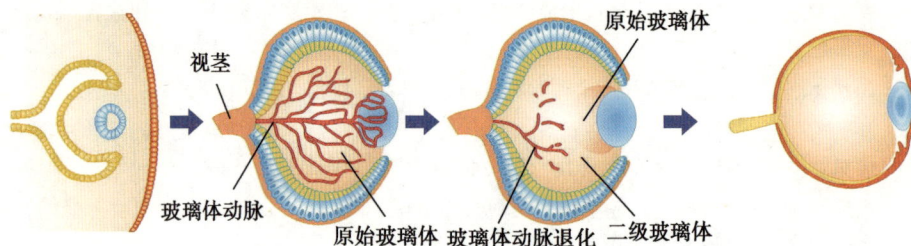

图 2-30　玻璃体发育

(1) 原始玻璃体:由视泡和晶状体泡之间存在的原生质形成。其中充满外胚层和中胚层的纤维组织混合,以此为基础形成原始玻璃体。

(2) 第二玻璃体:由视杯内层细胞分泌而来。原始玻璃体和第二玻璃体连接形成 Cloquet 管。

(3) 第三玻璃体:胚胎第 3~4 个月,第二玻璃体的胶原纤维浓缩形成第三玻璃体,逐渐发育成悬韧带,出生时完成。

9. 视网膜

视网膜来自神经外胚层。神经外胚叶外层形成视网膜色素上皮层,内层高度分化形成视网膜神经感觉层,在胚胎第 8 个月,视网膜各层基本完成。胚胎第 4 个月出现视网膜血管,在颞侧周边网膜的血管最后发育。胚胎第 3 个月,黄斑开始出现;胚胎第 7 个月形成中心凹;出生时,黄斑区锥细胞发育尚未完全,所以婴儿出生时不能固视。直到胎儿出生后 4 个月发育才完成。

10. 视神经

视神经由胚胎的视茎发育而来。胚胎第 6 周,视网膜神经节细胞轴突形成的神经纤维逐渐汇集至视茎内形成视神经;第 33 周时,达到成年人的轴突量。

11. 鼻泪管系统

在胚胎第 6 周,由表皮外胚层发育形成泪道原基;胚胎第 3 个月,形成管腔。

12. 眼睑

在胚胎第 8 周,内外侧额鼻突融合形成上睑,上颌突和内侧鼻突融合形成下睑;在胚胎第 12 周,睑(皱)褶融合;胚胎第 24 周,眼睑自鼻侧开始分离。

思　考　题

1. 从解剖角度分析,为什么屈光手术选择角膜作为"手术对象"?
2. 惊恐时,瞳孔是变大还是变小?为什么?
3. 房水是由哪里产生并如何流向的?
4. 视网膜黄斑部的解剖结构有哪些特征?
5. 视网膜色素细胞层有哪些功能?
6. 试述涡静脉的位置和特点。

(唐罗生　李惠玲　文,郑君翊　绘图)

网上更多......

本章小结　　　思考题简答要点　　　自测题　　　教学 PPT

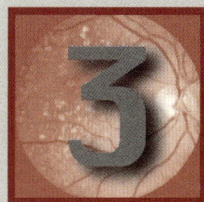

3

第三章

眼 科 检 查

本章学习思考要点

　　眼科检查是眼病诊断和病情评估的基础,通过本章学习,掌握检查技术相关原理,熟练检查流程和培养诊断逻辑思维。

- 熟悉眼科常见的症状类型,并了解与之相关的可能诱发因素。
- 熟悉眼科一般检查的内容,掌握检查的基本流程,了解流程的科学建立和实施对提高诊治效率的意义。
- 熟悉视力等眼功能检查的内容和方法。
- 熟悉从眼表至眼底检查的基本方法。
- 如何通过瞳孔检查来发现视觉神经通路的问题。
- 了解眼科特殊检查。

关键词

　　病史采集　眼科基本检查　眼科特殊检查

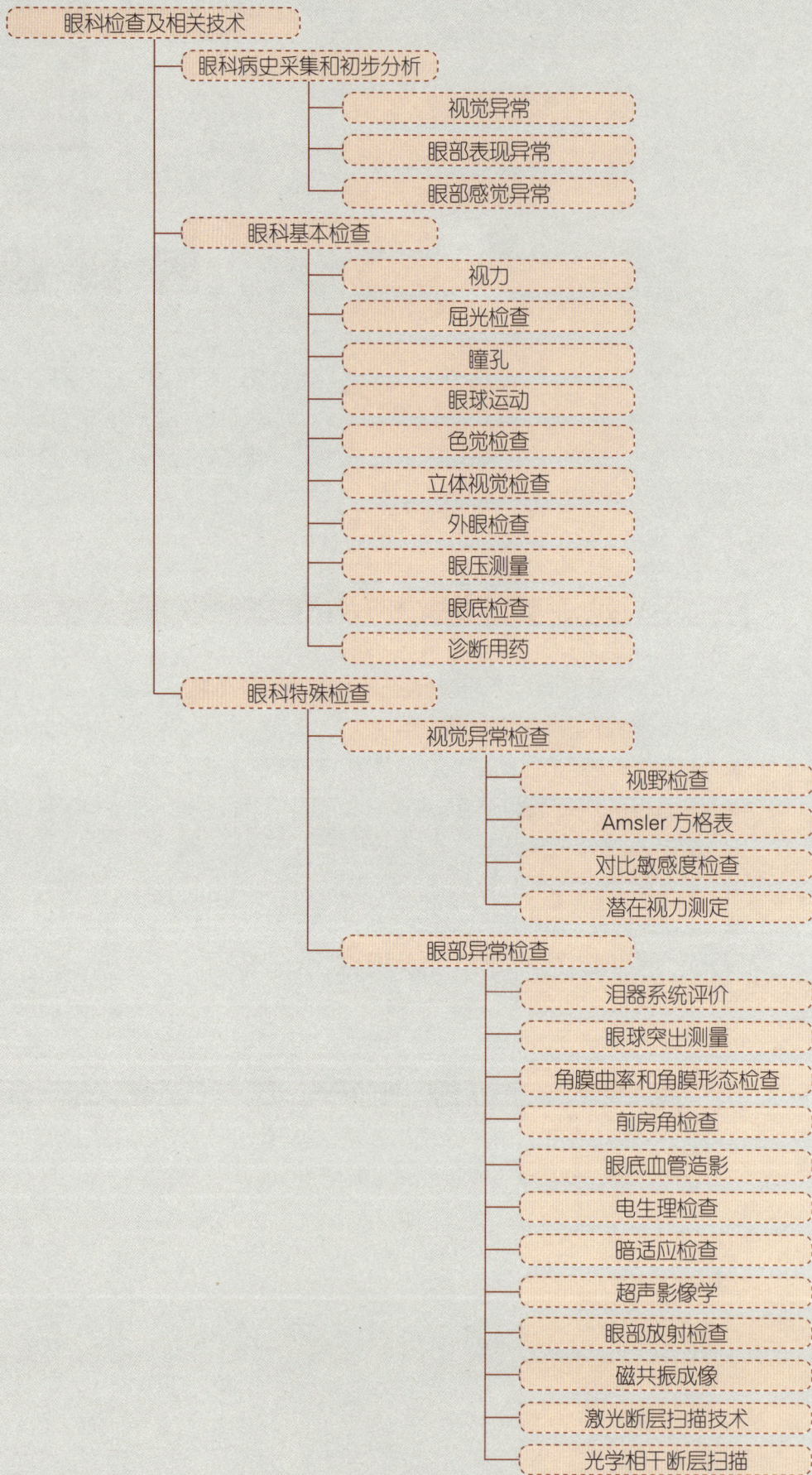

眼科检查及相关技术
- 眼科病史采集和初步分析
  - 视觉异常
  - 眼部表现异常
  - 眼部感觉异常
- 眼科基本检查
  - 视力
  - 屈光检查
  - 瞳孔
  - 眼球运动
  - 色觉检查
  - 立体视觉检查
  - 外眼检查
  - 眼压测量
  - 眼底检查
  - 诊断用药
- 眼科特殊检查
  - 视觉异常检查
    - 视野检查
    - Amsler 方格表
    - 对比敏感度检查
    - 潜在视力测定
  - 眼部异常检查
    - 泪器系统评价
    - 眼球突出测量
    - 角膜曲率和角膜形态检查
    - 前房角检查
    - 眼底血管造影
    - 电生理检查
    - 暗适应检查
    - 超声影像学
    - 眼部放射检查
    - 磁共振成像
    - 激光断层扫描技术
    - 光学相干断层扫描

眼睛既是一个极其精致的生物器官,又是一个复杂的光学系统。眼科检查需要借助许多特殊的设备,并需要特别的技巧。全面、熟练地掌握眼科检查流程和相关技巧是眼科医师在诊治过程中不可或缺的。此外,由于眼底血管和神经组织可以通过透明的屈光介质被直接观察,全身系统的问题(如早期的自身免疫性疾病、血管性疾病、内分泌疾病)也可以通过眼科检查反映出来,因此眼底检查成为常规检查的重要组成部分。

眼科检查内容分为:一般检查和特殊检查。一般检查指的是针对眼科患者所必须执行的常规项目;特殊检查指的是在一般检查的基础上,针对某特定诊断和鉴别诊断的需要而采取的检查项目。

第一节　眼科病史采集和初步分析

病史应按主诉、现病史、既往史、个人史、家族史等顺序对患者进行系统的询问和记录。

1. 主诉

主诉是患者本次就诊最主要的目的,包括症状、体征及其持续时间。

2. 现病史

现病史包括发病的诱因、时间,主要症状的性质,有无伴随症状,缓解及加重的因素,诊治经过及疗效等。

3. 既往史

既往史包括既往一般身体状况,有无类似病史,既往的眼病史、全身病史及其用药史、外伤史、手术史;食物、药物过敏史等。

4. 个人史

询问并记录可能与眼病相关的特殊嗜好、生活习惯及周围环境等。

5. 家族史

家族成员中有无类似病史等。

常见的眼部症状可分为三个基本类别:视觉异常、眼部表现异常和眼部感觉异常。了解症状时,需要仔细确定发病是单侧还是双侧,是急还是缓,明显还是隐匿,病程短暂、间歇还是持续,部位局限还是弥散。是否已经过治疗,疗效如何,既往是否有类似情况出现等。

一、视觉异常

视觉异常有很多表现,可大致将症状和可能原因归纳如表 3-1。

表 3-1　视觉异常的症状及可能原因

症状	症状描述	可能原因
视物模糊	与以往的感觉相比,视物不清或模糊一片	可以是视觉通路中的任何问题,如屈光不正、屈光介质混浊、视网膜或视神经病变等
视物变形	不规则形式的扭曲,波状或者锯齿状的线条,图像放大或缩小	偏头痛的先兆,过高度数的矫正镜片的光学扭曲,黄斑和视神经的病变等
视野缺损	单眼或双眼的暗点或偏盲	多由视觉传导通路的异常引起
复视	注视一物体时出现两个影像,可分为单眼复视和双眼复视	单眼复视可由屈光不正、屈光介质异常等引起,双眼复视可由神经肌肉功能异常或眼球旋转受限引起
眩光	因对比度下降引起的视觉不适	屈光不正、眼镜片上的划痕、过度的瞳孔散大、混浊的屈光介质
闪光感	眼前闪光样感觉	视网膜牵拉或偏头痛性闪光等
飞蚊症	眼前点状、絮状或环形暗影	玻璃体收缩或者脱离造成的玻璃体条带,病理存在的色素、出血、炎症细胞

二、眼部表现异常

（一）颜色异常

1. 眼红

眼红可表现为眼睑皮肤发红、结膜充血、睫状充血、巩膜充血、结膜下出血等。

2. 巩膜黄染

巩膜黄染是黄疸在眼部的表现。

3. 色素沉着

（二）位置、外形异常

眼部位置、外形异常常见的有眼球突出、上睑下垂、双眼瞳孔不等大、眼部新生物等。

三、眼部感觉异常

眼部疼痛或不适感可有多种表现，现将其症状及可能原因归纳如表3-2。

表 3-2 眼部疼痛或不适感的表现及可能原因

症状类型	症状描述	可能原因
眼痛	浅层：浅表的锐痛或异物感	角膜上皮损伤等
	深层：疼痛位于眼球深部，眼球常有触痛	急性青光眼、虹膜炎、眼内炎等
非特异性不适感	视疲劳、牵拉感、挤压感、发胀	双眼融像异常，眼部肌肉的紧张或疲劳造成的不适
刺激感觉	瘙痒、干燥、烧灼感、沙砾感和轻度的异物感	过敏反应、干眼症等

第二节 眼科基本检查

眼科检查的目的是评价眼的解剖生理结构和视觉功能。建立全面有序的检查流程（图3-1）、操作标准和检查技巧，对于提高眼科疾病诊断的水平有很大的帮助。

一、视力

任何眼科检查必须包括视力（visual acuity）检查。临床上常用的视力表有：Snellen 视力表、对数视力表（如 LogMAR 视力表的代表 Bailey-Lovie）；以及目前国际临床研究成人视力"金标准"的 ETDRS 视力表（early treatment of diabetic retinopathy study，ETDRS）在我国视力检查通常使用标准对数视力表（图3-2A，B，C），它由一系列按几何级数（$\sqrt[10]{10}$）变化的翻译 **E** 字母视标组成，记录方法按算术级数增减。通常远视力检查在 5 m 处分别进行双眼检查及记录，一般按先右后左的顺序。鼓励被检眼在不眯眼的前提下尽量读出尽可能小的视标。通常以分辨能力达到 1 分视角作为正常视力标准，不同视力表记录方式不同，主要有分数制、小数制和五分制，相互间可以转换。

近视力检查常在 40 cm 处进行，流程和记录方法基本同远视力检查。

被检者如不能看清视力表上的最大视标 [4.0（0.1）行]，应向视力表移近直到看清为止，记录能看清最大视标的距离，换算成远距视力。如在 1 m 处仍不能识别最大视标，应查指数（CF）并记录，如"指数/15 cm"。如眼前 5 cm 处仍不能辨认指数，则查手动（HM）并记录，如"手动/10 cm"。如眼前不能判断手动，则查光感，记录"光感"（LP）或"无光感"（NLP）。对有光感者还应检查光源定位，嘱被检者注视前方不动，检查者在距被检眼 1 m 处，上、下、左、右、左上、左下、右上、右下变换光源位置，用"+"或"−"表示光源

微视频 3-1 视力检查

图 3-1 两对比度标准对数近视力表、中文阅读视力表、儿童视力表

	视力	远视力(裸眼、戴镜) 近视力(裸眼、戴镜) 针孔视力	远/近视力表 遮盖板 半暗(远)/充分(近)照明
	眼位及眼球运动	角膜映光法、遮盖试验 眼外肌运动、集合运动	笔灯、远/近距注视视标、 棱镜排、遮盖板、充足照明
初步检查	瞳孔	直接对光反射、间接对光反射 近反射、交替灯光照射实验	笔灯、远距注视视标 昏暗照明
	视野	对照法	遮盖板、充足照明
	色觉检查	假同色图法	遮盖板、色盲本、棉签、充足照明
	立体视检查	二维视差图卡检测法	立体视检查图、配套特种眼镜、充足照明
验光	客观验光	检影验光	检影镜、试镜架、镜片箱 昏暗照明
	主觉验光	主觉验光	综合验光仪
裂隙灯显微镜检查	眼睑 结膜 角膜 房角、前房 虹膜 晶状体 前部玻璃体	6种照明法 眼睑翻转 荧光染色 特殊检查镜	荧光素染色条 房角镜(表面麻醉剂、人工泪液、昏暗照明) 三面镜(表面麻醉剂、人工泪液、散瞳药、昏暗照明)
	眼压	指压法、眼压计测量	Goldmann眼压计(裂隙灯显微镜、表面麻醉剂、荧光素染色条)非接触式眼压计
眼底检查	屈光介质 视盘 血管 黄斑 周边视网膜	直接眼底镜检查 双目间接眼底镜检查	直接眼底镜(昏暗照明) 间接眼底镜(间接前置镜、散瞳药)
	诊断治疗		

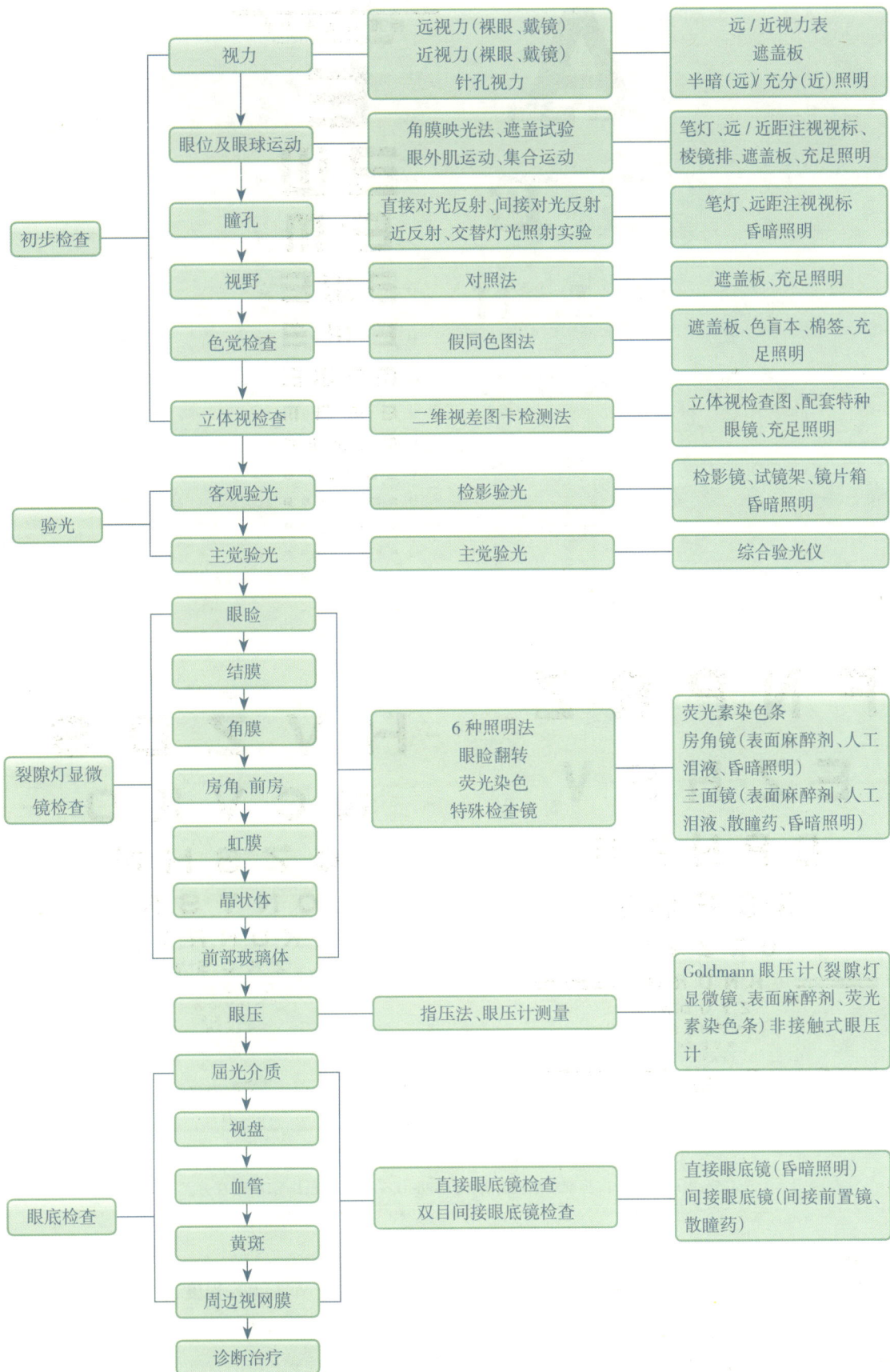

图 3-1 眼科一般检查流程图

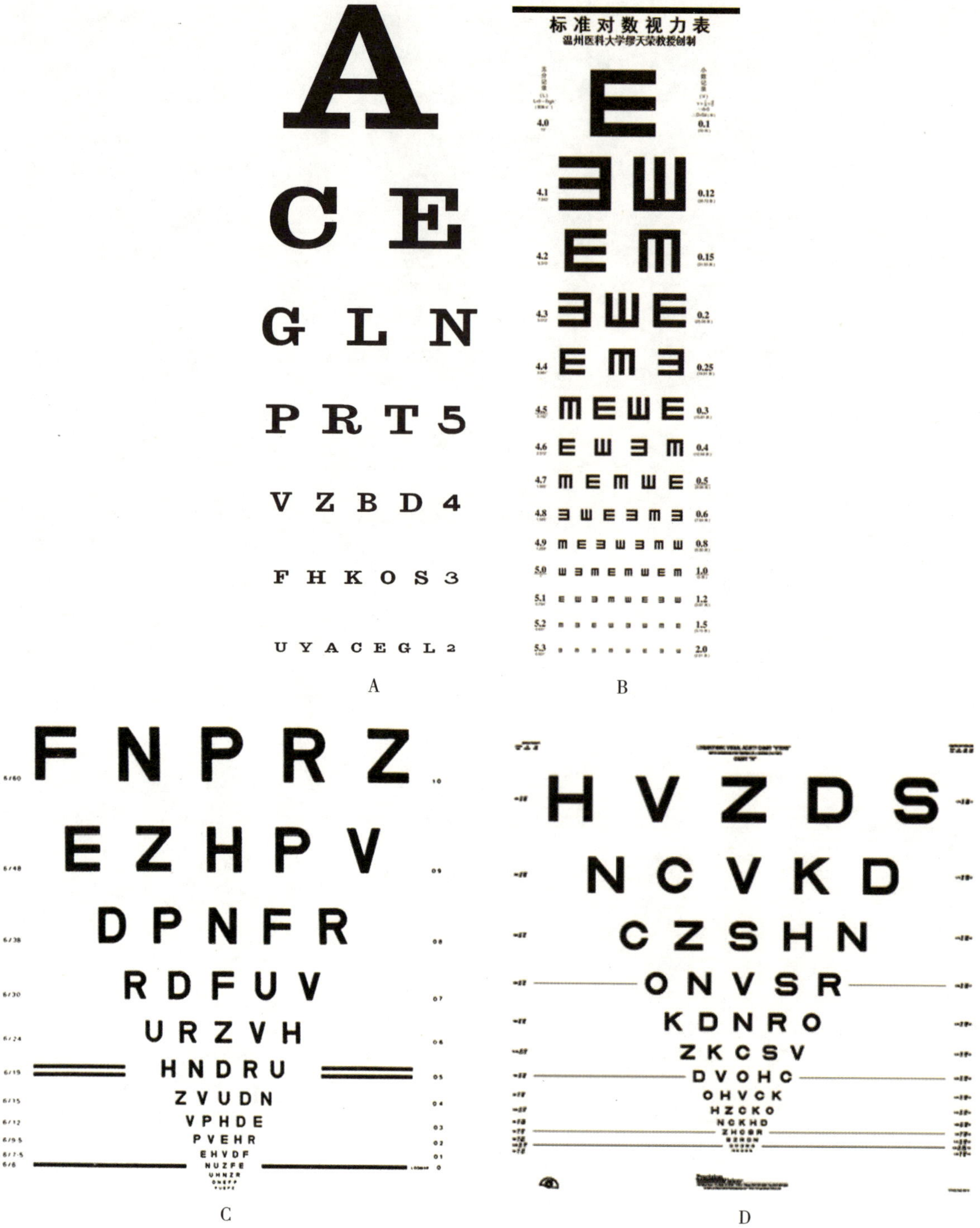

图 3-2 临床常用视力表

A. Snellen 视力表；B. 标准对数视力表；C. Bailey-Lovie 视力表；D. ETDRS 视力表

定位的"阳性"、"阴性"。

需要注意的是,若患者主诉的视力丧失程度明显重于客观检查所估计的程度,需考虑功能性视力丧失的可能性,进一步行电生理、影像学等检查来进一步明确。

二、屈光检查

远处物体通过正视眼(调节放松状态下)时通常聚焦于视网膜上,而非正视眼(即近视、远视或散光)

则需通过矫正透镜使远处物体成像于视网膜上。验光是确定眼屈光不正性质、程度,及了解验光对象对矫正视觉感受的过程(图 3-3)。

完整的验光过程包括三个阶段,即初始阶段,精确阶段和终结阶段(表 3-3)。

表 3-3　验光过程的三个阶段

阶段	内容
第一阶段(初始阶段)	主要收集有关被检眼眼部屈光状况的基本资料:病史、常规眼部检查、全身一般情况、检影验光或电脑验光、角膜曲率计检查、镜片测度仪检测等
第二阶段(精确阶段)	对从起始阶段所获得的预测资料进行精确,该阶段使用的主要仪器为综合验光仪,让被检眼对验光的每一微小变化做出反应,由于这一阶段特别强调被检眼的主观反应,所以一般又称之为主觉验光
第三阶段(终结阶段)	包括双眼平衡和试镜架试戴,终结阶段并不仅仅是一种检查或测量技能,而是经验和科学检测的有机结合

对于老视患者,需在上述基础上进行相关调节功能和近视力的检查(详见第十一章)。

三、瞳孔

(一)基本检查

应检查双侧瞳孔的大小、形状以及对称性、对光反射和近反射。

设置半暗的环境,检查瞳孔的直接对光反射时,让被检者直视前方远处并保持固视状态,检查者用笔灯照射被检眼,仔细观察该眼瞳孔收缩的幅度与速度。检查瞳孔的间接对光反射时,检查者使用笔灯照射一眼,观察对侧眼瞳孔收缩情况。检查时最好用手将光线隔开,以免光线影响另一眼,从而导致错误的结果。

检查近反射时,让被检者直视前方远处(5 m)并保持固视状态,记录其双侧瞳孔大小,然后检查者迅速在被检者右眼前约 25 cm 处竖立一个调节视标,并嘱被检者注视该视标,观察被检眼瞳孔收缩的幅度与速度。然后在左眼重复以上操作。正常人由远看近时,双侧瞳孔应缩小,并且缩小的幅度、速度相当。

瞳孔异常可由下列原因引起:①神经系统疾病。②急性眼内炎导致瞳孔括约肌痉挛或弛缓。③眼前节炎症导致虹膜粘连。④手术损伤。⑤系统或眼部药物的影响。⑥良性变异。

(二)交替灯光照射实验

交替灯光照射实验(Marcus-Gunn test)是采用光源在两瞳孔前扫射,以比较每侧瞳孔的直接和间接对光反射。直接对光反射常较间接对光反射强。瞳孔被光源直接照射时,应立即明显地缩小。笔灯照射右眼,左眼瞳孔因间接对光反射缩小;笔灯照射左眼,左侧瞳孔因直接对光反射进一步缩小;当笔灯扫射回右眼时,右侧瞳孔表现与左侧一致。

如果因疾病的影响使得左侧视神经的传入通路受损,则左侧瞳孔直接对光反射减弱,但其传出途径的间接对光反射无改变。当光源从右迅速扫射至左眼时,左

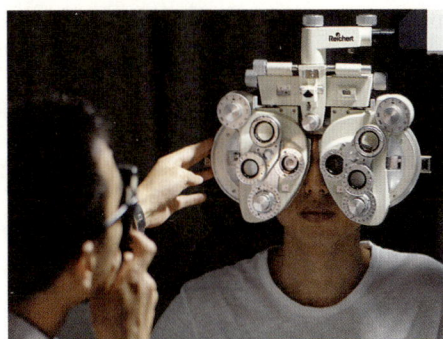

图 3-3　应用综合验光仪进行屈光检查

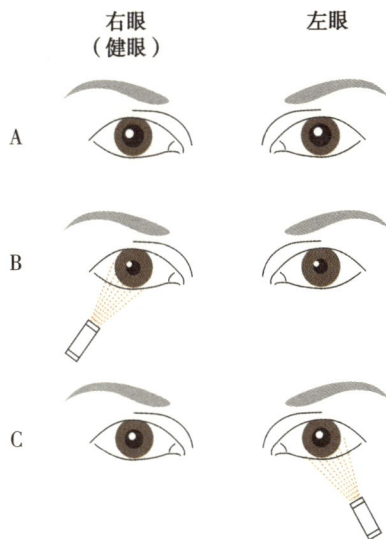

图 3-4　Marcus Gunn 瞳孔
(相对性传入性瞳孔障碍)

A:半暗的检查环境下,瞳孔半散大;B:笔灯照射健眼,双眼瞳孔缩小;C:笔灯从健眼移至患眼,患眼瞳孔异常散大

侧的瞳孔异常放大或收缩幅度小、收缩慢,这一现象被称为 Marcus Gunn 瞳孔阳性,或相对性传入性瞳孔障碍(relative afferent pupillary defect, RAPD)(图 3-4)。 RAPD 可协助球后视神经病变的诊断,提示视交叉前瞳孔传入纤维受损。

微视频 3-2　瞳孔检查

微视频 3-3　遮盖试验

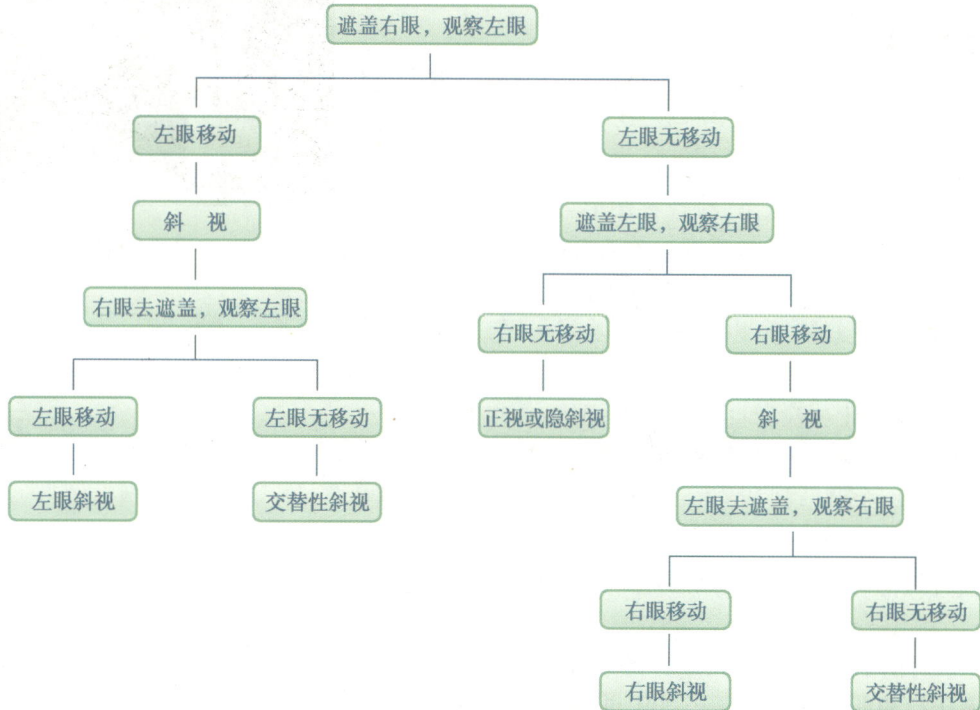

四、眼球运动

眼球运动检查用以评价眼球的运动及其协调性。

(一) 眼位检查

角膜映光法(Hirschberg test):嘱被检查者向前注视 50~100 cm 远处的笔灯。如果双眼协调直视,则角膜反光点分别位于双眼瞳孔中心。如果一眼内斜视,反光点将出现于该眼瞳孔的颞侧;如果一眼外斜视,反光点将出现于该眼瞳孔的鼻侧。此检查也可用于婴儿。

遮盖试验(cover test)分为交替遮盖试验和遮盖 – 去遮盖试验。交替遮盖试验能检查被检者的隐斜视或斜视的方向,但不能区分两者。通过交替遮盖试验时在一眼前使用棱镜排中和眼球运动,可以定量确定隐斜视或斜视的程度。遮盖 – 去遮盖试验能区分斜视与隐斜视,同时可区分斜视是交替性还是固定性的(图 3-5)。

图 3-5　遮盖 – 去遮盖试验

(二) 眼外肌运动检查

眼外肌运动检查(extraocular movement,EOM)评价被检者双眼协调运动的能力。检查过程中保持被检者头位不变,嘱其向上、下、左、右、左上、右上、左下、右下等各个诊断眼位注视,观察双眼运动的速度、范围以及稳定性和对称性。如果双眼在各个注视方向上偏移度一致,被称为“共同性”;如果不一致,被称为“非共同性”。

微视频 3-4　眼外肌运动检查

五、色觉检查

色觉(color vision)异常,常由于视锥细胞的光敏色素缺失或数量异常所致。最常见的病变“红绿色盲",出现在 5%~8% 的男性中,是一种 X- 性连锁遗传的先天异常。色觉异常也可能是某种获得性黄斑或视神经病变的敏感指标。例如,在视神经炎或视神经受压(肿瘤)时,色觉异常通常比视力下降更早出现。

最常用的检查技术是假同色盲本,如 Ishihara 或 Hardy-Rand-Rittler(图 3-6)。这些图是由主要颜色点和具有相同形状的作为背景起混淆作用的次要颜色点构成。主要颜色点排列成简单图案(数字或几何图形),色觉障碍患者不能辨认。

微视频 3-5　色觉检查

微视频 3-6　立体视检查

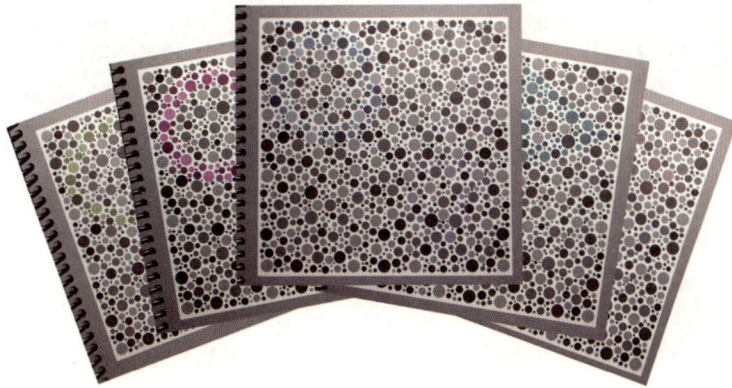

图 3-6　用于检查色觉的 Hardy-Rand-Rittler(H-R-R)假同色图

六、立体视觉检查

立体视觉(stereoscopic vision)是视觉器官对周围物体远近、深浅、高低三维空间位置的分辨感知能力,是建立在双眼同时视和融合功能基础上的独立的高级双眼视功能,其衡量单位是立体视锐度。所有的立体视觉检查都是基于双眼视差的原理,常用的检查法有 Titmus stereo test(配戴偏振光眼镜)、TNO 随机点立体图(配戴红绿眼镜)、颜少明立体视觉检查图同视机检查等。正常立体视锐度≤60"。

七、外眼检查

外眼检查是对眼附属器(眼睑和眼周区域)进行大体视诊和触诊,以发现诸如皮肤损伤、新生物和炎症征象(如红、肿、热、痛)以及眼睑位置或眼球位置异常等情况。在上睑下垂或睑退缩时,可见眼睑位置异常。测量睑裂(上、下睑缘间距离)的中心宽度可定量其不对称性。眼球位置异常(如突眼)可见于一些眼眶疾病。如怀疑眼外伤、感染或肿瘤时,应进行眼眶骨缘和周围软组织的触诊。

(一)裂隙灯显微镜检查

裂隙灯显微镜(slitlamp microscope)是带有特殊可调照明光源的双目显微镜(图 3-7)。裂隙光带照射眼球,使其呈一明亮的光学切面(图 3-8)。照明角度、裂隙光带宽度、长度和强度及放大倍率都是可调的。

检查时,被检查者头部固定于可调的下颌托和额托上,依次检查眼睑、睑缘、睫毛、结膜、泪膜、角膜、虹膜、前房、晶状体和前部玻璃体。

(二)裂隙灯显微镜辅助技术

使用裂隙灯显微镜时可应用以下各种技术辅助眼部检查。

1. 眼睑翻转

翻转眼睑可检查上眼睑内表面。疑有异物时应常规翻眼睑检查。被检者坐于裂隙灯显微镜前,嘱其向下看,检查者将示指放在上睑部的眉下凹处,拇指放在睑板前面靠近睑缘,然后两指夹住眼睑皮肤等软组织,在把眼睑向前下方牵拉的同时,示指轻轻下压,拇指将眼睑向上捻转,上睑即被翻转。

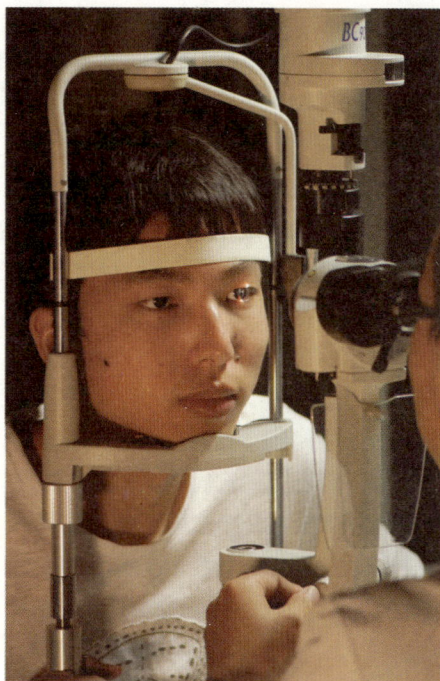

图 3-7　裂隙灯显微镜检查

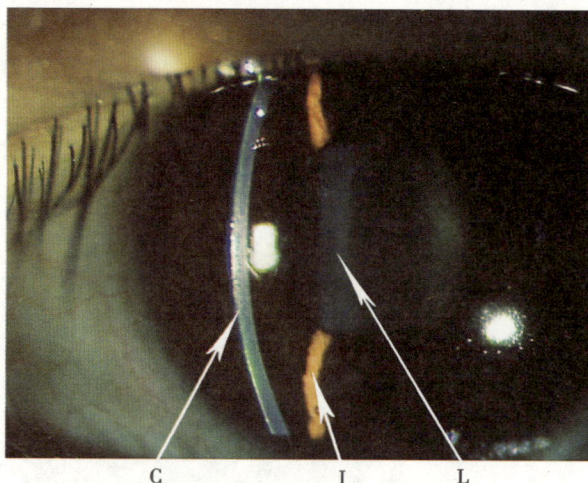

图 3-8　正常左眼的裂隙灯显微镜照片

位于左侧弯曲的裂隙光带反映的是角膜(C),位于右侧裂隙光带反映的是虹膜(I),而当后者的裂隙光线通过瞳孔时,就可以在横断面上看到前部晶状体(L)

2. 荧光染色

荧光素能显示角膜上皮层表面的不规则改变。荧光素染色后需经钴蓝光观察。正常时荧光素染料形成均匀、一致的膜覆盖于角膜表面。如果角膜表面异常,过量染料将被吸收或聚集于受损的区域。该方法也可用于评价泪膜稳定性。

3. 特殊检查镜

特殊的检查镜能扩展裂隙灯显微镜对眼内的检查范围。前房角镜(gonioscope)(图 3-9)用于观察前房角。Hurby 镜和 Volk 90D 双凸镜等用于检查眼底,散瞳更有利于观察周边部眼底。Goldmann 三面镜(图 3-9)既可以检查房角又可以检查眼底。

微视频 3-7　裂隙灯显微镜检查

微视频 3-8　三面镜和房角镜检查

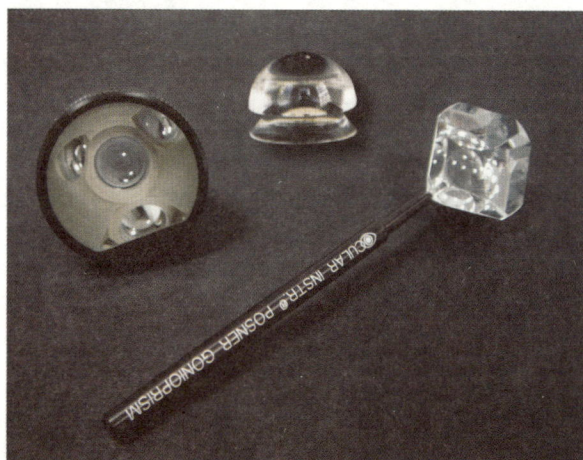

图 3-9　三种类型前房角镜

左:Goldmann 三面镜;中:Koeppe 镜;右:Posner/Zeiss 型镜

4. 特殊附件

裂隙灯显微镜的特殊附件能使其功能得到扩展,如照相机等。

八、眼压测量

眼球为一完全封闭的结构,其内充满持续循环的房水,维持其一定形状和相对稳定的压力。眼压(intraocular pressure, IOP)测量是使用仪器来测量眼内液体的压力。正常眼压为10~21 mmHg(1 mmHg=0.133 kPa),双眼差异不超过 5 mmHg,24 h 昼夜眼压波动不超过 8 mmHg。测量眼压时,必须注意避免压迫眼球人为地升高眼压。

(一)压平眼压计测量

Goldmann 压平眼压计(图 3-10)是一种国际通用的眼压计,其测量不受巩膜硬度和角膜弯曲度影响,是目前眼压测量的"金标准"。

Goldmann 压平眼压计附装在裂隙灯显微镜上,通过测量将角膜弧度压平至一定标准所需力量来测量眼压。经表面麻醉和荧光素滴入后,被检者坐于裂隙灯显微镜前,将光源设置为最

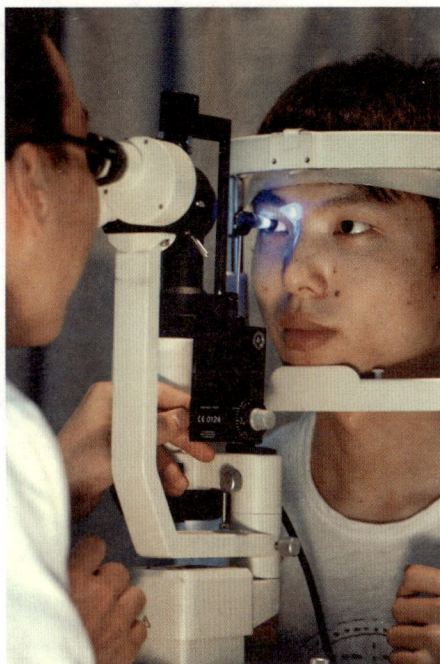

图 3-10　Goldmann 压平眼压计

强,经钴蓝滤光片观察泪膜情况以及角膜上皮是否缺损。粗略校正角膜前的眼压计后,当仪器一端接触角膜时,检查者通过裂隙灯显微镜观察眼表。通过手动调节平衡弹簧在眼压计一端产生不同的压力。接触后,眼压计一端压平中央角膜,可见一细荧光素环,其棱镜探头将荧光素环分成两个半环。手动调节眼压计压力直至两个半环内边缘相切重合(图 3-11)。这一现象表明角膜已被一定压力压平至标准量。压力的数量通过转换可在刻度标尺上以 mmHg 为单位读出。

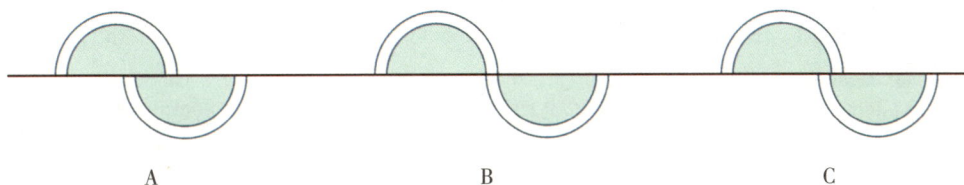

图 3-11　通过置于眼表的裂隙灯显微镜观察荧光素半环的外观

A:半圆形内边缘分开过度,表示压力刻度旋转过度,旋转压力旋钮减少压力值;B:半圆形内边缘没有相交,表示压力太小,旋转压力旋钮加大压力;C:半圆形内边缘在适当位置,上面半圆的内边缘和下面半圆的内边缘相接触,这时候的读数就是被检者的眼压值

(二)非接触眼压计测量

非接触眼压计的原理是利用可控的空气脉冲,使角膜压平到一定的面积,其压力具有线性增加的特性,通过监测系统感受角膜表面反射的光线,并记录角膜压平到某种程度的时间,将其换算为眼压值。由于仪器不接触眼,此法不需要麻醉。

微视频 3-9　眼压测量

九、眼底检查

(一)直接检眼镜检查

1. 仪器

直接检眼镜(direct ophthalmoscope)检查提供了放大 15 倍左右的单眼眼底视网膜图像,是常规检查

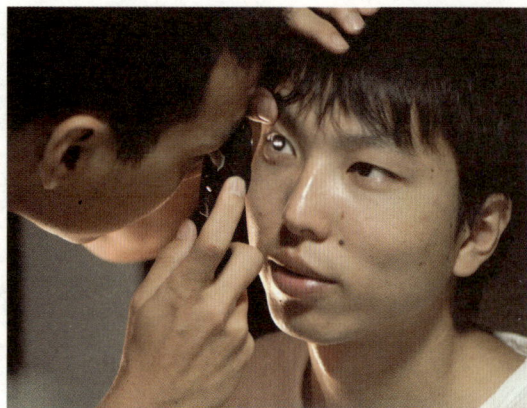

图 3-12 直接检眼镜检查眼底

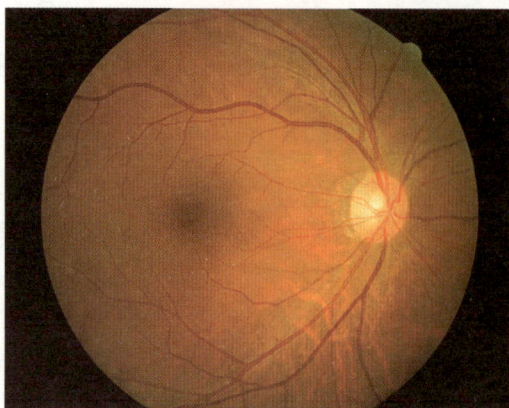

图 3-13 正常眼底的视盘、黄斑和血管

的重要组成部分。

降低室内光线亮度可使瞳孔自然放大,便于检查后极部眼底(包括视盘、黄斑及邻近的视网膜血管等)。药物性散瞳后可对周边视网膜进行更大范围的检查。检查者需要用右眼和右手来观察被检者的右眼,反之亦然(图 3-12)。检眼镜的光强度、颜色、光斑的大小及焦点都可以调节。其焦点调节是通过转动调节轮来实现(调节轮上有度数递增的透镜),从高(+)镜片开始拨动,检查者依次把焦点对准角膜、虹膜,最后到视网膜。看清眼底需要的检眼镜的度数与被检者和检查者眼睛的屈光不正度数有关。

2. 眼底检查

嘱被检者注视远方一个物体时,检查者开始在焦点下观察视网膜细节。由于视网膜的血管都是从视盘发出,可沿血管主干的位置逆行找到视盘。检眼镜的光线应稍偏向于被检者视轴的鼻侧。检查时应观察视盘的形状、大小、边界,视盘沿的宽度、颜色,视杯的深度、大小以及视杯与视盘大小的比值,后者对青光眼有一定的诊断意义。

黄斑区(图 3-13)位于距离视盘颞侧边缘大约 2 个视盘直径的距离。黄斑是环绕中心凹的一个有色素沉着的边界不清的暗区。视网膜的血管分支向各个方向伸展,但止于中心凹。因此,中心凹的定位也可以通过观察视网膜血管缺如的区域来进行。

然后检查视网膜的主要血管,接着是 4 个象限尽可能远的地方(上、下、鼻侧、颞侧)。静脉颜色较暗,且较伴行的动脉粗。血管的观察内容包括:颜色、弯曲度、直径以及相关异常(如动脉瘤、出血、渗出)。在眼底的范围内大小和距离通常用"视盘直径(PD)"来表示(典型的视盘直径为 1.5~2 mm),例如,"1PD 的出血区位于中心凹颞下 2.5PD 处"。

药物性散瞳可以观察更大范围的周边视网膜。嘱被检者朝检查者要检查的象限所在的方向看。照明光斑的大小和颜色可以改变。如果瞳孔得到充分的散大,大光斑就能照亮大范围的区域。但是,如果瞳孔小时大部分光线被被检者的虹膜反射到检查者的眼里反而干扰了检查,故检查时最好采用小光斑。"无赤光"滤光片有助于检查视网膜血管及神经纤维层。

3. 红光反射检查

如果检查光线通过散大的瞳孔直接对准视轴,瞳孔的区域将会呈现一种明亮的橙红色。这种所谓的红光反射其实是光线经眼底反射后再经过眼的透明介质——玻璃体、晶状体、房水和角膜后所呈现的颜色(实际是脉络膜血管和色素颜色的组合)。当把检眼镜放在距离被检者约一臂远的地方,转动调节轮,将其聚焦在瞳孔平面上时,明亮的红光反射就会出现。

视觉通路上任何的混浊都会阻断或影响红光反射,表现为暗点或阴影。如果看到小的混浊,嘱被检者转动眼球后再注视光线。如果小混浊仍然移动或飘动,则可以定位在玻璃体(比如小的出血);如果混浊是固定的,

微视频 3-10 直接眼底镜检查

微视频 3-11 间接眼底镜检查

则可定位在晶状体（如局部白内障）或者在角膜（如小的瘢痕）。

（二）间接检眼镜检查

1. 仪器

间接检眼镜（indirect ophthalmoscope）能弥补直接检眼镜的不足，但需要更大的瞳孔散大。被检者可以取坐位或者仰卧位。检查者头戴间接检眼镜，将光源对准被检者的单眼，通过透镜进行双目观察（图3-14，图3-15）。嘱被检者向要检查的象限看，手拿一个凸透镜距离被检眼几厘米远处进行准确的定位，把光线聚焦到视网膜上，视网膜成像在检查者和被检者之间的一个位置。

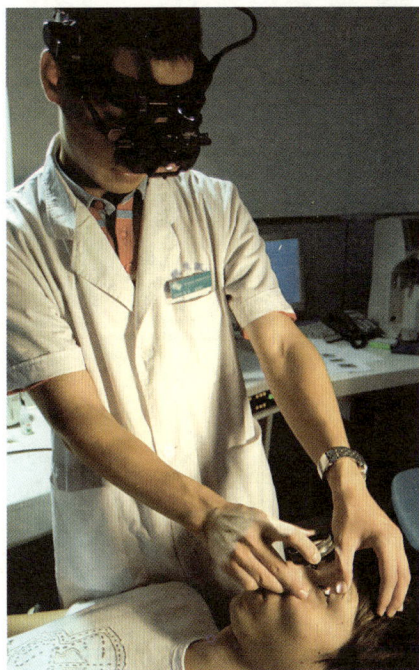

图 3-14　双目间接检眼镜检查眼底

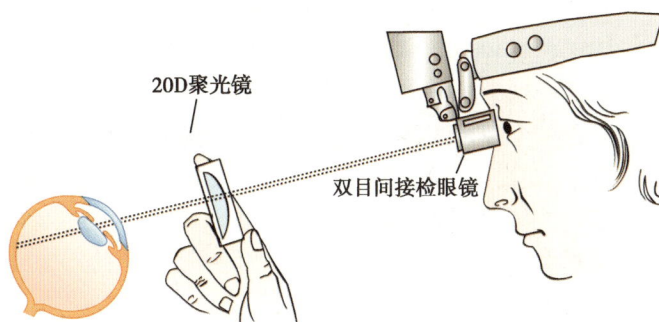

图 3-15　双目间接检眼镜检查眼底示意图

2. 直接和间接检眼镜的对比

鉴于上述的直接和间接检眼镜各自的优缺点，直接和间接检眼镜的比较见表3-4。

表 3-4　直接检眼镜与间接检眼镜的比较

项目	直接检眼镜	间接检眼镜
放大倍率	15~16	4
观察范围	较小	较大
成像	正立的虚像	倒立的实像
立体感	无	有

十、诊断用药

1. 表面麻醉药

麻醉药（如丙美卡因、丁卡因、奥布卡因）能对角膜和结膜进行快速、短时间麻醉。它们主要用于接触性检查，如Goldmann压平式眼压计、房角镜检查等。

2. 散瞳药

瞳孔可以通过两类药物进行散大，一类是拟交感药物刺激虹膜开大肌［如2.5%的去氧肾上腺素

(2.5% phenylephrine)]，另一类是抗胆碱能药物抑制括约肌(如 0.5% 或 1.0% 的托吡卡胺[0.5% or 1.0% tropicamide])。抗胆碱能药物还能抑制眼的调节，这种效应称为睫状肌麻痹。这有助于验光过程，但会给被检者带来视近模糊、畏光等不适。因而为了诊断性检查的需要，通常给被检者使用短效散瞳药(通常持续几个小时)。

散瞳存在引起急性闭角性青光眼的风险，因此用该类药物前应先测量眼压并判断房角宽窄程度。因散瞳药会通过泪液引流经鼻咽部黏膜被机体吸收，故应在滴药后常规压迫内眦部并避免使用过量的散瞳药。

第三节　眼科特殊检查

一、视觉异常的检查

(一) 视野检查

视野(visual field)检查可以判断从视网膜到视皮质整个视觉通路的整体功能。视觉神经通路的损伤在视野检查中有特征性的视野缺损表现。

1. 视野检查原理

检查时双眼分别进行，被检眼注视中央的固视目标，测量视标随机地出现在不同的位置。嘱被检者看见后用手控装置表达。改变测量视标的大小或亮度以量化整个区域内不同位置的视觉敏感度。被看到的测量视标越小或越暗，这一位置的视觉敏感度越高。

测量视标出现有两种基本的方法——静态和动态。在检查中可以单独使用，也可以联合应用。静态视野检查中，在视屏上的视标固定不动，视标亮度由弱至强改变，被检者刚能感受到的亮度即为该点的视网膜敏感度或阈值。动态的视野检查中，不同大小的视标从周边不同方位向中心移动，记录被检者刚能感受到视标出现或者消失的点，这些光敏感度相同的点构成了某一视标检测的等视线。

2. 视野检查方法

平面视野计是标准的视野检查中最简单的设备，其利用不同大小视标在黑色布屏上指示进行检查，主要用于 30° 以内中心视野的检查。这种方法的优点是简单、快速，且可以改变被检者距布屏的距离以及可以选择不同的注视方法和测量视标。

Goldmann 视野计是半球形视屏投光视野计，在照度均匀半球形白色背景上，通过精确控制视标大小和亮度，进行静态和动态视野检查。该视野计为以后各式视野计的发展提供了刺激光的标准。

计算机自动视野计是由电脑控制的静态定量视野检查仪，具有和 Goldmann 视野计类似的球型装置，显示不同亮度和大小的光点，用定量的光阈值测定，这种方法比其他方法更精确和复杂。

3. 正常视野范围

正常人视野范围为：上方 56°，下方 74°，鼻侧 65°，颞侧 90°。生理盲点的中心在注视点颞侧 15.5°，在水平中下 1.5°，其垂直直径为 7.5°，横径 5.5°。生理盲点的大小及位置因人而稍有差异。

微视频 3-12　视野检查

(二) Amsler 方格表

Amsler 表方格用来测定 10° 范围的中心视野。双眼在阅读距离分别注视方格，如果被检者有屈光不正或老视，需要戴上矫正眼镜检查(图 3-16)。这种方法通常用来评估黄斑功能。

当注视中心点的时候，询问被检者是否看到所有线条都是直的，有无弯曲及点状或部分方格丢失。比较双眼检查结果是否有差异。暗点或暗区(中心或旁中心)提示黄斑或视神经疾病。线条扭曲可能提示黄斑水肿或黄斑下积液。

(三) 对比敏感度检查

对比敏感度(contrast sensitivity)是指在明暗对比变化下，人眼视觉系统对不同空间频率的视标的识别能力。视网膜和视神经疾病以及眼屈光介质混浊(如白内障)均可损害这种能力。在许多情况下，如

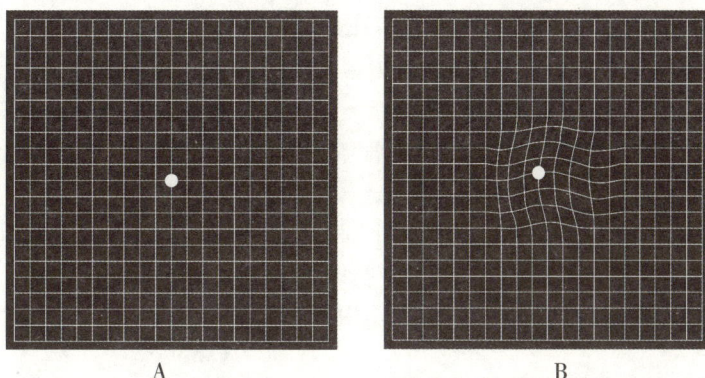

图 3-16 A. Amsler 方格表；B. 黄斑变性患者看到线条扭曲

青光眼、黄斑病变、视神经疾病、白内障等病变早期，在视力受影响之前对比敏感度已经下降。

对比敏感度可以用一种由一系列不同频率和不同对比度的黑（或灰）白条栅组成的视标来检查（图 3-17）。人眼所能识别的最小对比敏感度，称为敏感度阈值，阈值越低，视觉系统越敏感。

（四）潜在视力测定

视力下降可由角膜或晶状体等屈光介质混浊引起，同时也可能并存黄斑或视神经疾病。因此，角膜移植或白内障摘除术后的视力预后还取决于并存的视网膜或视神经损害的严重程度。如何在术前排除屈光介质混浊的因素评估视网膜潜在视力非常必要。检查屈光介质混浊眼的潜在视力常用仪器为激光干涉仪，是用激光产生干涉条纹或光栅，其宽度和所占空间逐渐减小，直到被检者再不能辨认方向为止。根据被检者所能辨认的最窄条纹或光栅得出被检眼的潜在视力。

二、眼部异常的评估

（一）泪器系统评价

1. 泪液分泌评价

基础泪液是由泪腺及位于眼睑和穹隆结膜内的副泪腺分泌的。Schirmer 试验是临床较常用的检测泪液分泌量的方法（图 3-18）。Schirmer 试纸是一 5 mm×35 mm 标准大小的一次性滤纸条，将一端 5 mm 处弯折，恰好可以悬挂于角膜外侧结膜囊内，嘱患者轻闭双眼。5 min 后测量滤纸条折叠处与浸润前端之间的距离。根据检查前是否使用表面麻醉结果不同。若检查前使用表面麻醉药，该试验主要评价副泪腺的功能，<5 mm/5 min 为异常；若不使用表面麻醉药，则评价主泪腺功能，<10 mm/5 min 为异常。

2. 泪膜稳定性评估

泪膜稳定性的检查，常用泪膜破裂时间（tear break-up time，TBUT）来衡量。将湿润的荧光素钠滤纸

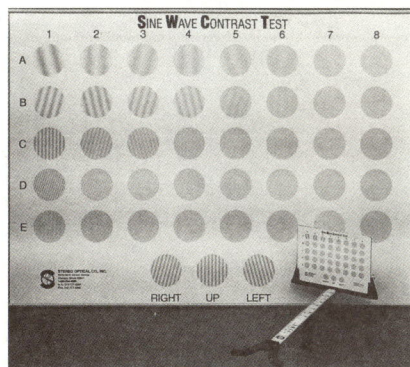

图 3-17 对比敏感度检查表（远、近）

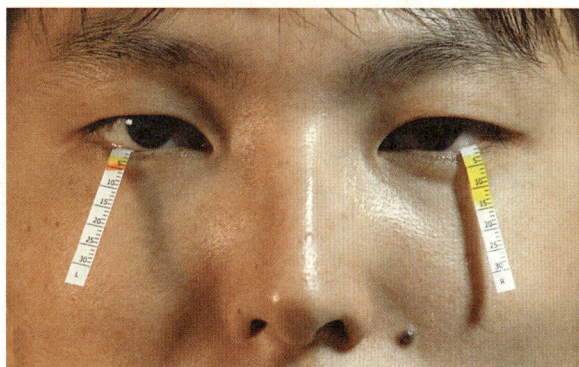

图 3-18 Schirmer 试验

轻触球结膜,嘱被检者眨眼数次使荧光素均匀分布在角膜上,睁眼后固视前方,不得眨眼,检查者通过裂隙灯钴蓝滤光片观察。从睁眼瞬间开始计时,直到角膜上出现第一个黑斑为止,小于 10 s 提示泪膜不稳定。

(二) 眼球突出测量

眼球突出测量法是一种测量眼球前极到眼眶骨壁边缘距离的方法。外侧的眶骨壁边缘不连续且很容易触及,常用来作为参考点。

Hertel 式突眼测量计是由一个水平杆连接两个对应的测量器(对应于两侧的眼睛)的一种手持式的装置。检查时将突眼计的槽口卡在被检者两侧眶外缘,嘱被检者向前平视,从反光镜中读出双眼角膜顶点投影在标尺上的毫米数(图 3-19)。我国人眼球突出的正常范围是 12~14 mm,双眼差不超过 2 mm。

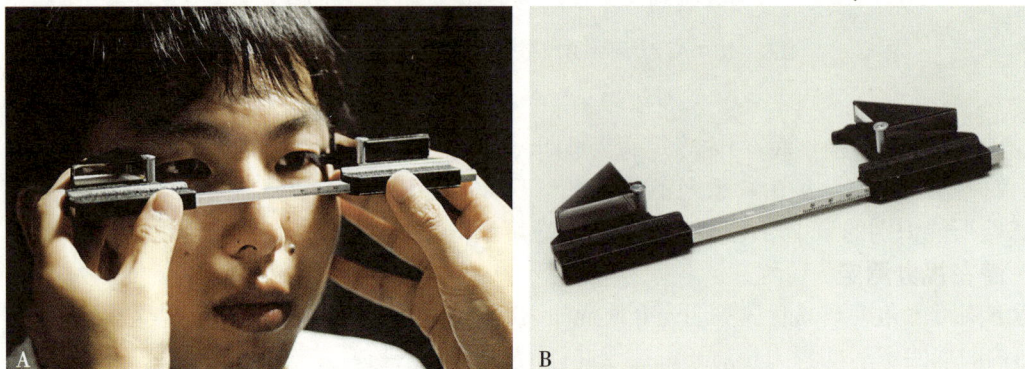

图 3-19　A. 眼球突出测量;B. Hertel 式突眼测量计

(三) 角膜曲率和角膜形态检查

角膜曲率计(keratometer)是用来检查中央角膜相隔 90° 的两子午线上角膜曲率半径的仪器。如果角膜不呈严格的球面,得到的两子午线曲率半径是不同的,此被称为角膜散光,并且通过测量两个不同曲率半径可以定量散光的程度。角膜曲率的测量也应用于角膜接触镜度数及白内障手术眼内晶状体度数的计算。

计算机角膜地形图(corneal topography)是以实时摄像机记录角膜前表面反射的同心圆环,通过计算机将获得的信息数字化,并将计算结果显示在一张彩色编码图上(图 3-20)。通过此方法,医师就能够定量分析整个角膜由于疾病或手术导致的形态及屈光力的微小变化。

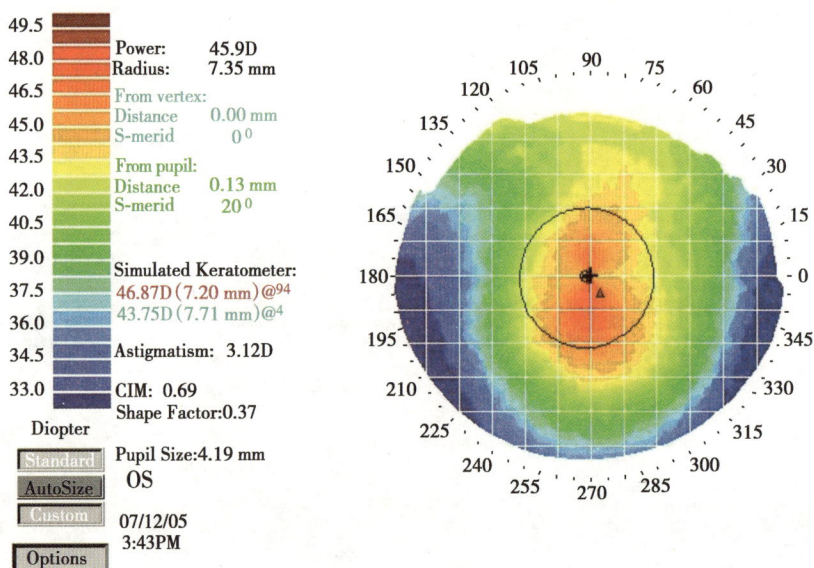

图 3-20　角膜地形图的结果报告

（四）前房角检查

前房（anterior chamber）是位于虹膜和角膜之间的腔隙,充满房水。前房角由前壁、后壁及两壁所夹的隐窝三部分组成。房角隐窝在解剖、色素及开放宽度上都有很大的差异性,所有这些因素都会影响到房水的引流且对青光眼的诊断具有重要意义。

裂隙灯显微镜可配合前房角镜检查前房角 的各种结构。Goldmann 和 Posner/Zeiss 类型的前房角镜具有专门的成角反射镜,可以提供与虹膜表面平行并指向周围房角隐窝的图像。嘱被检者坐在裂隙灯显微镜前,前房角镜置于表面麻醉后的眼球表面(图3-21A,B)。通过转动镜子能检查360°范围的全部房角。Koeppe 镜需要特殊的照明系统和分离手持式双目显微镜,且被检者需仰卧,可用于诊断或手术。

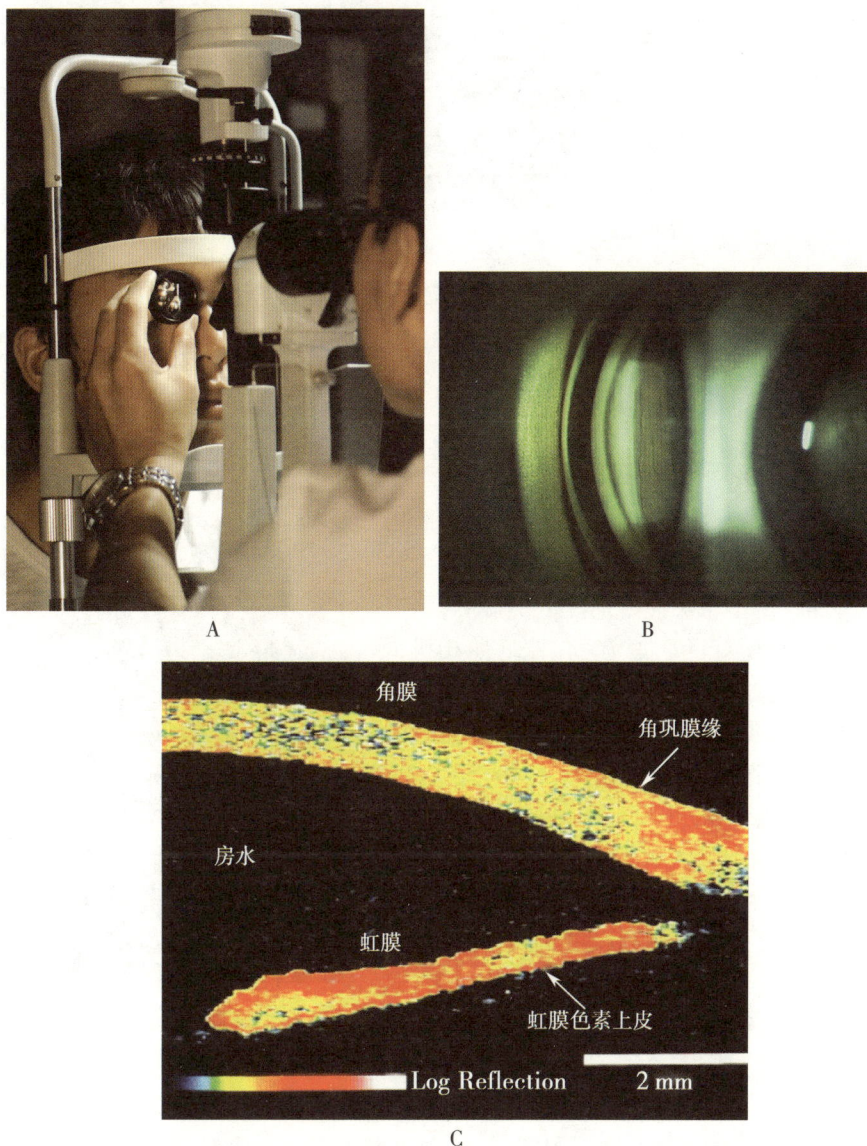

图 3-21　前房角检查
A. 前房角镜检查;B. 前房组织结构;C. 正常前房角 OCT 图像

前房角镜所见的正常房角结构从后往前依次为:①虹膜根部。②睫状体带。③巩膜突。④小梁网。⑤Schwalbe 线。常用的房角分类法有 Scheie 分类法、Shaffer 分类法,另有 Spaeth 分类法,强调房角的三维结构。小梁网色素多采用 Scheie 分级。Scheie 房角分类法见表3-5和图3-22。

表 3-5 Scheie 房角分类法

Scheie 房角分类法	
宽角:虹膜周边部平坦,全部房角结构均能看清	窄Ⅲ:仅见前部小梁网
窄Ⅰ:静态下仅见部分睫状体带	窄Ⅳ:不见小梁网,仅见 Schwalbe 线
窄Ⅱ:不见睫状体带,仅见巩膜突及小梁网	

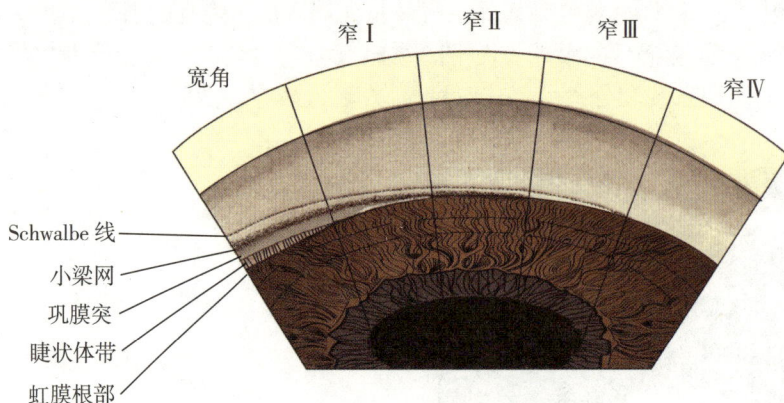

图 3-22 Scheie 房角分类示意图

光学相干断层扫描(optical coherence tomography,OCT)能对角膜、巩膜、虹膜及房角结构进行清晰成像,并能直接测得前房角的角度大小(图 3-21C)。

(五)眼底血管造影

1. 荧光素眼底血管造影

荧光素是一种在蓝光激发下能发出绿色荧光的造影剂,能更细致地显示眼底血管及解剖结构。被检者散大瞳孔后坐于眼底照相机前,将小量荧光素钠注入肘静脉,经全身循环后由肾排出体外。配有特定滤光片的眼底照相机可拍摄眼底血管及其灌注的过程。由于造影剂随血流运行时可动态地勾画出血管的形态,加上荧光现象,提高了血管的对比度和可见性,使一些细微的血管变化得以辨认。

荧光素眼底血管造影(fundus fluorescein angiography,FFA)主要反映视网膜血管的情况,分为视网膜动脉前期、动脉期、动静脉期、静脉期和晚期。脉络膜充盈略早于视网膜循环,在视网膜血管显影之前,脉络膜毛细血管即充盈并融合成弥漫性的背景荧光。黄斑区因含有较多的色素,遮盖了脉络膜荧光(图 3-23),产生照片中央的黑色区域。

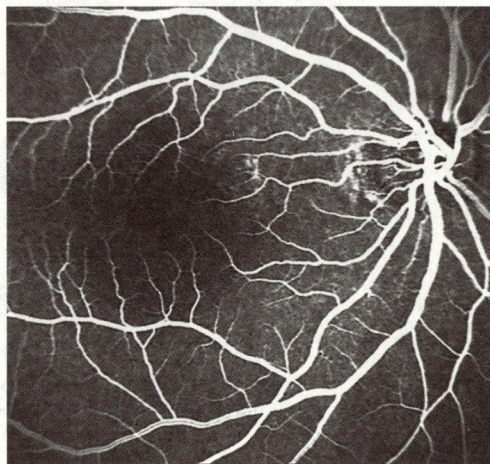

图 3-23 正常眼底荧光

2. 吲哚菁绿血管造影

吲哚菁绿血管造影(indocyanine green angiography,ICGA)是一种反映脉络膜循环的较有优势的技术。吲哚菁绿是一种大分子,它与血浆蛋白充分结合,从而保证其停留在脉络膜血管内,大的脉络膜血管可以被显示出来。独特的光化学特性使其可以较好地穿透黑色素(如视网膜色素上皮)、血液、渗出液和浆液性分泌物。因此这种造影方法是荧光素血管造影法的一种重要的补充,特别适用于显示隐蔽的脉络膜新生血管和其他脉络膜血管异常。

(六)电生理检查

从生理学的角度,视觉是一系列来自视网膜,并终止于大脑视皮质的电信号。视网膜电图、眼电图和视觉诱发电位检查是评估视神经系统回路完整性的方法。

1. 视网膜电图和眼电图

视网膜电图(electroretinogram,ERG)记录了闪光刺激视网膜后的动作电位(闪光视网膜电图),或使用翻转的方格图案刺激后的动作电位(图形视网膜电图)。记录电极安放在眼球表面,相关电极安放在面部的皮肤上。

闪光 ERG 主要由两个波组成:负向的 a 波和正向的 b 波。闪光 ERG 的早期部分反映了光感受器的功能,而其后的部分反映了 Müller 细胞(视网膜的神经胶质细胞)的功能。通过改变光刺激的密度、波长和频率以及明暗适应状态,可以检查视锥和视杆细胞的功能。一个完整的闪光 ERG 检查包括 5 个部分:暗适应最大反应、视杆细胞反应(暗视 ERG)、振荡电位(Ops)、视锥细胞反应(明视 ERG)及闪烁光反应(图 3-24)。闪光 ERG 对广泛的整体视网膜疾病敏感,例如遗传性视网膜变性(视网膜色素变性)时,闪光 ERG 的异常发生在视觉丧失之前;在先天性视网膜营养不良中,闪光 ERG 的改变发生在检眼镜检查异常之前;药物或化学物质引起的视网膜毒性改变(如眼内铁异物)亦是如此。该检查对视网膜局灶性的病变不敏感(即使黄斑受累),对视网膜神经节细胞层的异常也不敏感。

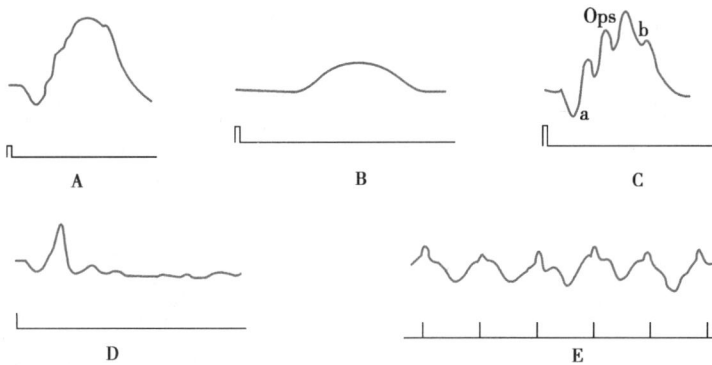

图 3-24　闪光 ERG 检查图形
A. 暗适应最大反应;B. 视杆细胞反应;C. 振荡电位;D. 视锥细胞反应;E. 闪烁光反应

图形 ERG 也主要由两部分组成:大约 50 ms 的正向波(P_{50})和约 95 ms 的来自图形转换时的负向波(N_{95})(图 3-25)。P_{50} 反映了黄斑的功能,而 N_{95} 反映了神经节细胞的功能。因此,图形 ERG 在区别视网膜和视神经功能异常以及诊断黄斑疾病上有很大作用。

眼电图(electrooculogram,EOG)记录角膜视网膜静息电位。电极安放在内、外眦,记录被检者眼球做水平运动时的电位。其振幅在黑暗处最小,而在明亮处最大,明亮处的最高电位与黑暗处的最低电位之间的比值即 Arden 比。EOG 的异常主要发生在弥漫性的累及视网膜色素上皮层及光感受器的疾病,且往往与闪光 ERG 的结果相平行。但也有一些疾病如卵黄状黄斑变性(Best 病),EOG 异常而 ERG 正常。

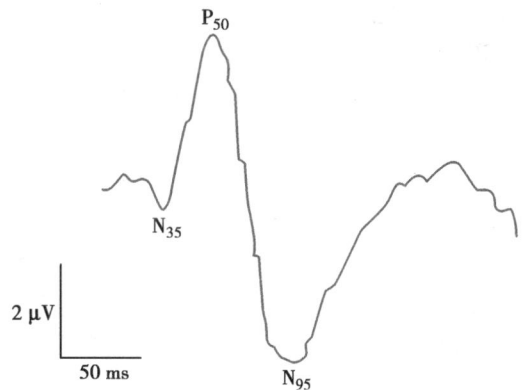

图 3-25　图形 ERG 检查图形

2. 视觉诱发电位

视觉诱发电位(visual evoked potential,VEP)是视网膜受闪光或图形刺激后在枕叶视皮质诱发出的电活动。视皮质外侧纤维主要来自黄斑区,因此 VEP 是判断黄斑功能的一种方法。从视网膜到视皮质通路上任何部位的神经纤维病变都可产生异常的 VEP。同 ERG 波一样,VEP 波的振幅及潜伏期都按一定的比例显示出来(图 3-26)。单侧视交叉前(视网膜或视神经)的疾病可以通过比较双眼分别对光刺激的反应来协助诊断。视交叉的疾病分别通过对比每侧半球检查的结果来识别。异常的 VEP 预示中心视力差。在

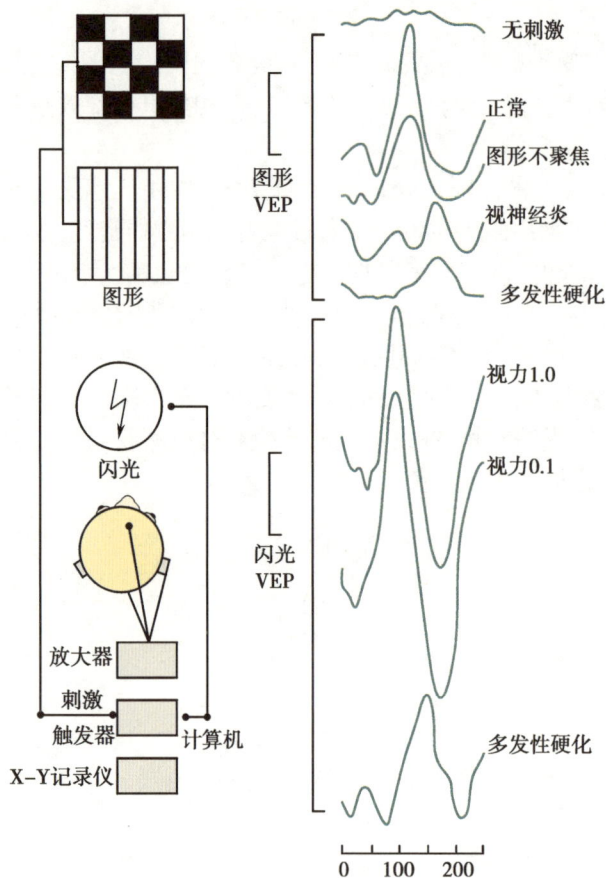

图 3-26 视觉诱发电位

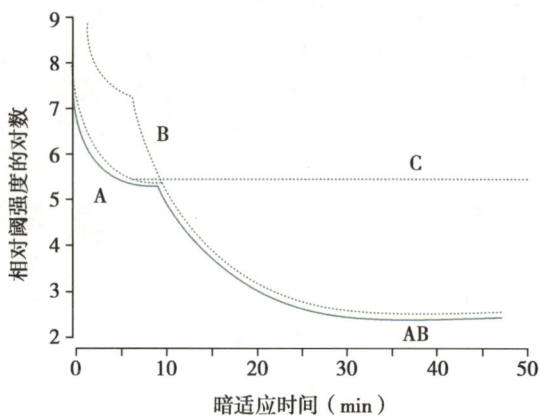

图 3-27 暗适应曲线

曲线 A 为正常被检者离中心凹 8° 用白光测定的结果,曲线 B 为视杆细胞性全色盲者的暗适应曲线,曲线 C 为在正常色觉者中心凹区测定的结果

主观测试不可靠的情况下,VEP 可作为有力的客观指标,如新生儿、反应迟钝的被检者及怀疑诈盲者。

(七)暗适应检查

从明亮处到暗处需经历一段时间后视网膜才能重新获得对弱光的敏感度,这种现象称为暗适应(dark adaptation)(图 3-27)。暗适应检查即是将视网膜暴露于一定强度的亮光一段标准时间,测定其对暗光敏感度恢复的时间。暗适应异常常见于以视杆细胞功能障碍和夜盲症为特征的视网膜疾病中。

(八)超声影像学

超声影像学测量就是用声呐原理来探测一些不能直接看到的组织结构,可以用来探测眼球或眼眶。临床上常用的两种超声检查方法为:A 型超声和 B 型超声。A 型超声是声束以一条直线来追踪目标,每个返回的回声都以波峰的形式显示出来,波峰的峰值取决于组织的密度且按瞬时的顺序排列,每个信号到来的潜伏期对应于组织结构距离探头的远近。探头横扫过眼球表面,就可以获得一套连续独立的 A 型超声波形图。A 型超声最常用于测量角膜厚度及眼轴长度,后者在白内障术前检查中非常重要,可用来计算植入的人工晶状体的度数。A 型超声还可用来定量肿瘤的大小以及监测肿物随时间的生长情况。B 型超声是来自多条线形扫描的空间集合构建的一个二维影像(图 3-28)。B 型超

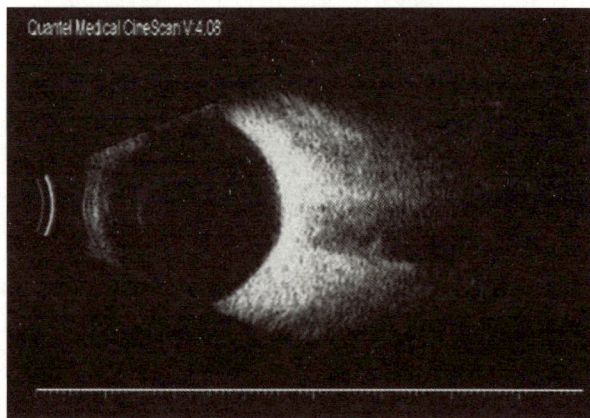

图 3-28 B 型超声图像

声能辨别眼眶疾病和了解屈光介质异常时眼内的解剖结构。除了能检查眼内和眼眶肿瘤的大小和位置以外,还能提供组织损伤特征的线索(如硬化、囊肿、血管化、钙化等)。

(九) 眼部放射学(X线,CT扫描)

X线和电子计算机X线断层扫描术(computed tomography,CT)常用于评估眼眶和颅内病变,且CT已经广泛应用于视觉通路上组织结构病变的定位和定性。肿瘤、肿瘤引起的钙化、炎性肿物、与Graves病相关的眼外肌肿胀以及眼外伤引起的骨折,眼内、眶内异物等眼部异常都可由CT扫描显示出来。

(十) 磁共振成像

磁共振成像(magnetic resonance image,MRI)在眼眶和颅内诊断方面有很多应用。它使被检者不暴露于射线,且因其多维的成像技术(横断面、冠状面和矢状面)使被检者不用变换体位。因为MRI可以更好地分辨含水量不同的组织,所以在水肿、脱髓鞘及血管病变等方面的成像优于CT。骨质产生弱的MRI信号,因此可以提高骨内病变的分辨率并可更清晰地显示颅后窝。装有心脏起搏器或人工瓣膜的被检者及怀疑有金属异物者禁忌检查。

(十一) 激光断层扫描技术

共焦激光眼底断层扫描仪是通过扫描激光光束的反射来记录不同的组织深度,从而提供垂直于视轴方向上的一组断层摄影的冠状区域,类似一系列的CT扫描层面。利用相应的软件将这些信息显示成视盘和视神经纤维层的三维断层图像(图3-29)。通过对视盘形态学的观察及视盘周围神经纤维层厚度的测定,在青光眼的早期诊断和随访观察上具有重要的临床意义。

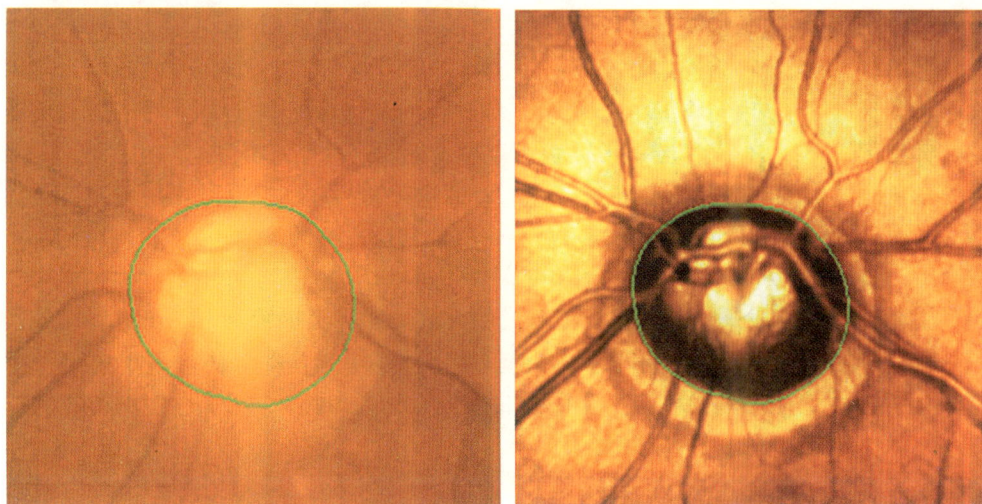

图3-29　共焦激光眼底断层扫描摄影图像

共焦激光眼底断层扫描仪的前节模式,即共焦激光角膜显微镜,可对活体角膜进行不同层面的扫描,显示角膜各层细胞结构及角膜神经等,辅助真菌、棘阿米巴角膜炎等疾病的诊断。

(十二) 光学相干断层扫描

光学相干断层扫描(OCT)是通过检查不同组织对光的不同反射率来获得组织的断层图像,从而分辨组织的内部结构的一种非侵入性、非接触性的新型医学影像诊断技术。OCT的轴分辨率可达10 μm,目前最新一代的分辨率可达3 μm,因其探头光束为近红外光,被检者看不到光束,在检查过程中可减少被检者的不适感。OCT有水平、垂直、环行、放射状及不同角度的线性扫描,检查者可根据病变的部位、性质以及检查目的来选择合适的扫描方式。该检查既可观察眼前节,又能观察眼后段的显微形态结构(图3-30)。最新OCT血管重建技术可以通过截面图像配准获得眼底血管图像,即OCT血管造影技术(OCT angiography)。

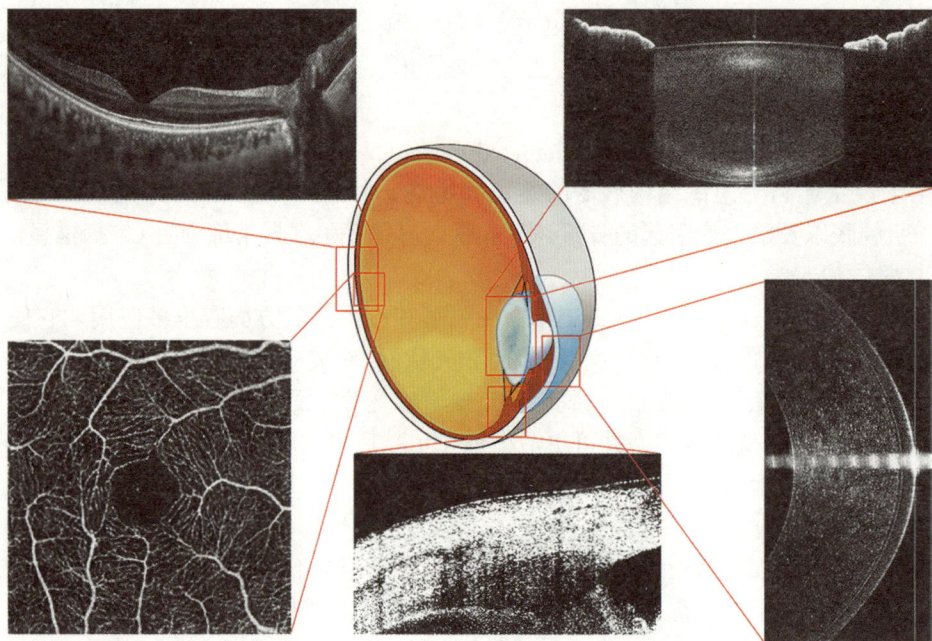

图 3-30 全眼 OCT 成像及黄斑区 OCT 血管造影图像

(十三) 微生物学及细胞学检查

像所有黏膜一样,眼结膜可以通过对结膜拭子的培养确定细菌感染。在常规麻醉后,使用铂刮匙沿眼睑的内面刮检而获得用于细胞学检验的组织。在结膜炎的细胞检查中,吉姆萨(Giemsa)染色可用于确定所存在的炎症细胞的类型,而革兰(Gram)染色可以提示细菌的存在及类型。

角膜通常是无菌的。所有怀疑感染性角膜溃疡者都应做铂刮匙刮检,标本进行革兰染色及培养,这一操作应在裂隙灯显微镜下进行。由于在很多病例中仅能获取微量的细菌,应该直接用刮匙将组织接种于培养皿中,而不用转移媒介。任何数量的培养细菌生长都被认为阳性。

眼内液体的培养是诊断或排除眼内炎最为有效的方法。通过角巩膜缘平行于虹膜插入 25 号短针,之后连接结核菌素注射器抽吸即可获得房水,此过程中必须避免损伤晶状体。玻璃体组织标本可通过穿刺睫状体平坦部或玻璃体切割术获得。在评估非感染性眼内炎症时,偶尔也使用类似的技术获得细胞学标本。

思 考 题

1. 建立眼科初诊检查规范流程的意义是什么?
2. 年龄超过 45 岁者,为什么要特别强调常规眼压测量和眼底检查?
3. 若怀疑是视网膜后(视神经、视路或视皮质)的病变,应选择哪些检查手段? 其表达哪些特征?
4. 哪些检查及相关体征对全身性疾病诊断有重要提示作用? 为什么?

(吕帆 文,郑君翊 绘图)

网上更多 ······

本章小结　　思考题简答要点　　自测题　　教学 PPT

4

第四章

眼科常用药物

本章学习思考要点

由于眼解剖位置和组织结构及其疾病类型的独特性,针对眼部疾病的药物和用药方式也形成了自身体系。希望通过本章学习,掌握以下内容:

- 眼部病变的给药方式及其适应证。
- 眼部常用药物的种类及其适应证。
- 眼部用药的注意事项。

关键词

眼部给药方式 眼部常用药物 眼部用药注意事项

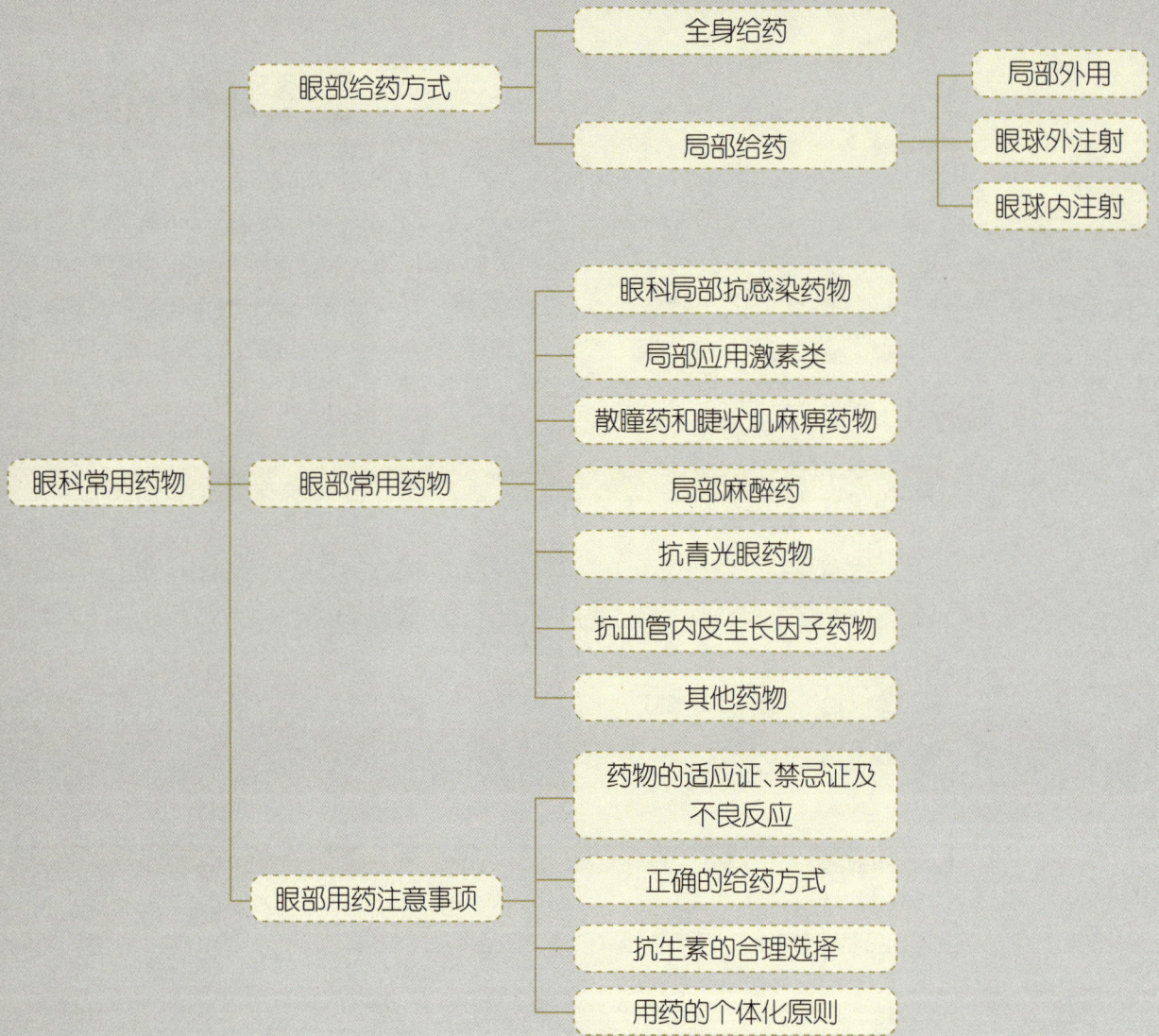

第一节　眼部病变的给药方式

眼部病变的给药方式分为眼局部给药和全身给药。局部给药是眼部疾病治疗的主要手段,按照给药方式不同,一般可以分为局部外用(topical ocular therapy)、眼球外注射(periocular injections)和眼球内注射(intraocular injections)3 种方式。

局部外用给药根据所使用眼药剂型不同,可以分为滴眼液和眼药膏制剂给药。该法主要适用于眼表和眼前节病变的治疗。

眼球外注射是指将药物注射到眼球外眶内组织的给药方法。根据注射部位不同,可以分为结膜下注射法、Tenon 囊下注射法、球周注射法和球后注射法等。结膜下注射法是指将药物直接注射到结膜下组织,药物通过巩膜的横向扩散至角膜基质层和角巩膜组织进入眼内,常用于眼前节病变;Tenon 囊下注射法是指将药物注射于 Tenon 囊下间隙,药物主要经巩膜渗入眼内,该法适用于虹膜睫状体部位的病变;球周注射法和球后注射法两者的区别主要在于注射时进针深度不同,它们可以使药物在晶状体虹膜隔以后达到有效药物浓度,主要适用于眼后节及视神经疾病。球周注射法较球后注射法并发症少,安全系数高。

眼球内注射是指将药物直接注射到眼球内的方法。根据注射部位不同,可以分为前房内注射和玻璃体腔内注射。该法最大的优点在于将药物直接注射于眼内病变部位,起效快;缺点在于操作较为复杂,并发症相对较多,并且要充分考虑到药物对眼内组织的毒副作用。眼球内注射适用于葡萄膜、视网膜和玻璃体等组织严重的炎性病变,如眼内炎等。

全身给药是指使用口服、静脉注射等方式,通过全身循环系统将药物转移至眼部组织而发挥作用,主要适用于眼后节、全眼球、眼眶及视神经疾病的治疗。

第二节　眼部常用药物

一、眼科局部抗感染药物

依据作用于具体微生物种类的不同,眼科局部抗感染药物(topical anti-infective ophthalmic drugs)大致分为 3 类:抗细菌药物(antibiotic agents)、抗真菌药物(antifungal agents)和抗病毒药物(antiviral agents)。

(一) 抗细菌药物

1. 诺氟沙星

诺氟沙星(norfloxacin)为氟喹诺酮类抗菌药,具广谱抗菌作用,尤其对需氧革兰阴性杆菌抗菌活性高。常用浓度为 0.3% 的滴眼液,一日 3~6 次。

2. 氧氟沙星

氧氟沙星(ofloxacin)为氟喹诺酮类抗菌药,与诺氟沙星一样具有广谱抗菌作用,而且作用更强。剂型有滴眼液和眼膏两种。用法与诺氟沙星类同。

3. 环丙沙星

环丙沙星(ciprofloxacin)具广谱抗菌作用,尤其对需氧革兰阴性杆菌的抗菌活性高。剂型及用法同诺氟沙星。

4. 加替沙星

加替沙星(gatifloxacin)为第四代喹诺酮类抗生素,对革兰阴性细菌、革兰阳性细菌尤其是链球菌、结核分枝杆菌、厌氧菌均有较强的杀灭作用。剂型及用法同诺氟沙星。

5. 庆大霉素

庆大霉素(gentamycin)属氨基糖苷类抗生素。适用于治疗葡萄球菌属(金黄色葡萄球菌及凝固酶阴性葡萄球菌中甲氧西林敏感株)及敏感革兰阴性杆菌所致感染。常用浓度为 0.3% 滴眼液,眼膏为 3mg/g,

一日 3~5 次。

6. 妥布霉素

妥布霉素（tobramycin）属氨基糖苷类抗生素。抗菌谱与庆大霉素近似，但对链球菌有效，尤其对于假单孢菌属铜绿假单孢菌感染所致角膜炎有效。常用剂型为 0.3% 滴眼液和 3% 眼膏。轻、中度感染：每 4 h 滴 1 次；重度感染：每 1 h 滴 1 次。

7. 新霉素

新霉素（neomycin）属于氨基糖苷类抗生素。适用于由敏感葡萄球菌属（甲氧西林敏感的金黄色葡萄球菌和凝固酶阴性葡萄球菌）、流感嗜血杆菌、大肠埃希菌、变形杆菌属等敏感革兰阴性杆菌所致感染。

8. 红霉素

红霉素（erythromycin）主要对革兰阳性菌，特别对耐药性金黄色葡萄球菌有效；对螺旋体、衣原体、支原体、立克次体等也有效。以 0.5% 红霉素眼药膏为常用。

9. 四环素

四环素（tetracycline）属于四环素类抗生素。抗菌谱广，对许多革兰阳性菌和阴性菌、立克次体、支原体和衣原体等有效。常用的为浓度 0.5% 四环素眼药膏。

10. 金霉素

金霉素（chlortetracycline）属于四环素类抗生素。抗菌谱和剂型与四环素类似。

11. 利福平

利福平（rifampicin）为广谱抗生素，对许多革兰阳性菌和阴性菌、沙眼衣原体有较强的抑制作用。常用剂型为 0.1% 利福平滴眼液，每日 3~4 次。

12. 氯霉素

氯霉素（chloramphenicol）具有广谱抗微生物作用，包括需氧革兰阴性菌及革兰阳性菌、厌氧菌、立克次体属、螺旋体和衣原体属。但因氯霉素具有严重的骨髓抑制作用，孕妇及哺乳期妇女使用后可能引致新生儿和哺乳婴儿产生严重的不良反应，故孕妇及哺乳期妇女应慎用。常用剂型为 0.25% 氯霉素滴眼液。

13. 杆菌肽

杆菌肽（bacitracin）对多种革兰阳性菌和耐药性金黄色葡萄球菌引起的眼部感染有效。由于本品毒性大，仅作局部应用。常用浓度滴眼液为 100~500 U/mL，眼膏为 500 U/g。

14. 多黏菌素 B

多黏菌素 B（polymycin B）对革兰阴性杆菌有效。滴眼液的浓度为 0.1%~0.2%。

15. 磺胺醋酰钠

磺胺醋酰钠（sulfacetamide sodium）属于磺胺类药物。本品抗菌作用较弱，但能抑制大多数革兰阳性菌、沙眼衣原体及部分革兰阴性菌。常用药物浓度为 10%~30% 滴眼液，每日滴 3~6 次。

（二）抗真菌药物

1. 那他霉素

那他霉素（natamycin）为广谱抗真菌药，对丝状真菌和酵母型真菌有效，难溶于水，临床上常用浓度为 5% 那他霉素滴眼液。

2. 制霉菌素

制霉菌素（nystatin）低浓度时抑菌，高浓度时杀菌。10 万 U/mL 制霉菌素混悬液主要治疗真菌性角膜溃疡，每小时 1 次。眼内感染时需结膜下注射 1000 U（0.5mL）制霉菌素，前房或玻璃体腔内注射 100 U（0.1 mL）制霉菌素。

3. 两性霉素 B

两性霉素 B（amphotericin B）作用较制霉菌素强，对深部真菌具有强大抑制作用，0.1%~0.5% 两性霉素 B 滴眼液对多种真菌性角膜溃疡有效。

4. 咪唑类抗真菌药物

咪唑类抗真菌药物包括克霉唑(clotrimazole)、咪康唑(miconazole)、益康唑(econazole)和酮康唑(ketoconazole)等。为广谱抗真菌药物,对深部真菌的作用与两性霉素 B 相似。眼内通透性好,可用于治疗各种真菌性眼内感染、真菌性角膜溃疡和其他外眼部真菌感染。

5. 氟康唑

氟康唑(fluconazole)是一种三唑类抗真菌药,具有抑制真菌的作用,高浓度时也可具有杀灭真菌的作用。本品具有水溶性好、血浆蛋白结合率低、半衰期长、毒性小等优点。可用于治疗各型真菌性眼部感染。常用滴眼液的浓度为 0.2%~1.0%。

(三)抗病毒药物

1. 阿昔洛韦

阿昔洛韦(acyclovir)对Ⅰ、Ⅱ型单纯疱疹病毒有效,其次对水痘－带状疱疹病毒也有效,而对 EB 病毒及巨细胞病毒作用较弱。常用剂型为 0.1% 阿昔洛韦滴眼液。

2. 更昔洛韦

更昔洛韦(ganciclovir)是一种 2′-脱氧鸟嘌呤核苷酸的类似物,可抑制疱疹病毒的复制,对单纯疱疹病毒和巨细胞病毒有效。用于治疗单纯疱疹病毒性角膜炎。有滴眼液和眼用凝胶两种剂型。

3. 安昔他滨

安昔他滨(ancitabine 环胞苷)在体内转变为阿糖胞苷后发挥作用,为细胞周期特异性药物,主要作用于 S 期。用于治疗单纯疱疹病毒性角膜炎。常用药物剂型为 0.05% 安昔他滨滴眼液或眼膏。

4. 碘苷

碘苷(idoxuridine)又名疱疹净,属于嘧啶类抗病毒药。用于治疗单纯疱疹性角膜炎、牛痘病毒性角膜炎和带状疱疹病毒性角膜炎。常用浓度为 0.1% 碘苷滴眼液。

5. 干扰素

干扰素(interferon)是一种因病毒或某种物质侵入机体后由机体细胞产生的生物制剂,除具有干扰病毒繁殖的能力外,还具有一定调节免疫的作用。主要用于单纯疱疹性角膜炎、流行性角结膜炎、痘苗性角膜炎等的治疗。常用浓度为(50~100)万 U/mL。

二、局部应用激素类

(一)糖皮质激素

糖皮质激素(corticosteroid)具有抗炎、抗过敏和抑制免疫等多种药理作用。眼科常用制剂:0.5% 氢化可的松(hydrocortisone)、1% 醋酸泼尼松龙(prednisolone)、0.1% 氟米龙(fluorometholone)、0.1% 地塞米松(dexamethasone)等。主要适应证:①眼前段非感染性炎症,包括过敏性结膜炎、泡性结膜炎、春季结膜炎、角膜基质炎、外层巩膜炎、巩膜炎和前部葡萄膜炎等;②内眼手术后。

(二)非甾体消炎药

非甾体消炎药(non-steroid anti inflammatory drug,NSAID)通过抑制环氧酶,阻止花生四烯酸转化为前列腺素,从而减少炎症反应。眼科常用制剂有:0.03% 氟比洛芬钠(flurbiprofen sodium)、0.5% 酮咯酸氨丁三醇(ketorolac tromethamine)、0.1% 双氯芬酸钠(diclofenac sodium)等。主要适应证:①葡萄膜炎、角膜炎、巩膜炎,抑制角膜新生血管的形成;②眼内手术后或各种眼部损伤的炎症反应;③抑制白内障手术中的缩瞳反应;④用于准分子激光角膜切削术后止痛及消炎;⑤春季卡他性结膜炎、过敏性结膜炎等眼病。

三、散瞳药和睫状肌麻痹剂

(一)散瞳药

常用的散瞳药(mydriatics)去氧肾上腺素(phenylephrine)又名新福林,是肾上腺素受体激动剂,有散瞳作用但无睫状肌麻痹作用。常用浓度为 2.5%、5% 和 10% 滴眼液。滴用后 30 min 生效,持续 2~3 h。10% 去氧肾上腺素滴眼液不能用于新生儿、心脏病患者及正在使用利舍平、呱乙啶和三环类抗抑郁药的患者。

（二）睫状肌麻痹剂

临床常的睫状肌麻痹药（cycloplegics）如下：

1. 托吡卡胺

托吡卡胺（tropicamide）属于抗胆碱药,能阻滞乙酰胆碱引起的虹膜括约肌及睫状肌兴奋作用。滴药后 25~30 min 产生最大散瞳作用,30~35 min 产生最大睫状肌麻痹作用,6 h 内恢复至用药前水平。常用浓度为 0.5% 和 1% 滴眼液。

2. 阿托品

阿托品（atropine）是一种作用强的长效睫状肌麻痹剂,主要用于调节睫状肌麻痹和散瞳。适用于虹膜睫状体炎、角膜炎、巩膜炎及小儿散瞳验光等。对于儿童屈光检查,通常用 1% 阿托品眼膏每日涂眼 1~2 次,连续 3 天后再进行验光检查,或者以 0.5%~1% 的阿托品滴眼液每日 2~3 次,3 天后进行验光检查。

3. 后马托品

后马托品（homatropine）作用机制与阿托品类似,但效力约为阿托品的 1/10,且维持时间短,最强作用时间可持续 3 h,完全恢复需要 36~48 h。常用浓度为 2% 和 5% 后马托品滴眼液。

4. 东莨菪碱

东莨菪碱（scopolamine）与阿托品作用相似,但作用时间短。

四、局部麻醉药

局部麻醉药（topical anesthetics）包括表面麻醉药和注射用局部麻醉药。

（一）表面麻醉药

1. 丁卡因

丁卡因（dicaine）为表面麻醉药 , 具有良好的表面穿透作用,用药后 1 min 起效,持续 15~20 min。滴用后有短暂的烧灼感,对角膜上皮有轻度损害,可影响角膜上皮的生长。以浓度 0.5% 滴眼液为常用。

2. 丙美卡因

丙美卡因（proxymetacaine）为表面麻醉药,作用强度略大于相同浓度的丁卡因。起效迅速,约 20 s 即可有充分麻醉效果,可维持 15 min。用于各种眼科手术及眼科检查的表面麻醉。长期应用可引起角膜损伤、视力减退或伤口愈合延迟;甲状腺功能亢进症（甲亢）或心脏病患者慎用。以浓度 0.5% 的滴眼液为常用。

（二）注射用局部麻醉药

1. 利多卡因

利多卡因（lidocaine）对组织的刺激较小,组织穿透力较强。可用于表面麻醉和局部阻滞麻醉。注射用浓度为 1%~2%,注射后 1~3 min 起效,持续时间 1~2 h,麻醉作用为普鲁卡因的 2 倍,注射总剂量不宜超过 300 mg（即 1% 利多卡因 30 mL）。

2. 布比卡因

布比卡因（bupivacaine）属于长效酰胺类局部麻醉药,与神经膜上受体结合,阻滞钠离子通道,使神经膜电位不能达到动作电位阈值,导致神经冲动不能传导。眼科常用药物浓度为 0.75%,临床上常与 2% 利多卡因等比例混合使用。

3. 普鲁卡因

普鲁卡因（procaine）属于短效脂类局部麻醉药,亲脂性低,对黏膜的穿透力弱。注射后 1~3 min 起作用,持续 45~60 min。最大安全剂量为 10 mg/kg。

五、抗青光眼药物

抗青光眼药物（drugs used in the treatment of glaucoma）包括降眼压药物和抗代谢药物（antimetaboliy）。

（一）降眼压药物

降低眼压是青光眼治疗的主要目的,药物降低眼压是青光眼治疗的主要措施。按照药物作用机制不同,青光眼降眼压药物可分为以下 6 类。

1. 拟副交感神经药(缩瞳剂)

本类药常用 1%~2% 毛果芸香碱(pilocarpine)滴眼液,其主要作用于 M 型胆碱能受体,引起瞳孔括约肌及睫状肌收缩,缩小瞳孔和增加虹膜张力,牵拉巩膜突和小梁网,减少房水外流阻力,降低眼压。由于毛果芸香碱可引起眉弓疼痛,视物发暗,近视加深等眼部症状,有时甚至可以引起头痛、出汗、胃肠道反应等全身症状,故当频繁用高浓度该药物滴眼时,应用棉球压迫泪囊部,以避免药物通过鼻腔黏膜吸收而引起的不良反应。

2. β 肾上腺素受体阻滞剂

本类药物主要通过阻断 β_1、β_2 肾上腺素受体,抑制和减少房水生成,达到降低眼压的目的,但降低眼压的作用可随着应用时间的延长而降低。该类药物对瞳孔大小和调节功能无影响。非选择性 β_1、β_2 肾上腺素受体阻滞药对房室传导阻滞、窦房结病变、支气管哮喘患者忌用,常用药物有 0.25%~0.5% 噻吗洛尔(timolol),0.25%~0.5% 左布诺洛尔(levobunolol);选择性 β_1 肾上腺素受体阻滞药对呼吸道方面的影响较轻,常用药物有 0.25%~0.5% 倍他洛尔(betaxolol)。

3. 肾上腺素受体激动药

本类药物分为 β_2 受体激动药和 α_2 受体激动药。前者降眼压机制主要是通过减少房水生成和促进房水经小梁网及葡萄膜巩膜外流通道的排出降低眼压,后者主要通过减少房水生成和促进房水经葡萄膜巩膜外流通道的排出降低眼压。前者的不良反应包括可引起短暂结膜贫血及瞳孔散大,闭角型青光眼患者忌用;黄斑囊样水肿,无晶状体眼患者慎用;可对血压和心功能产生影响,严重高血压、冠状动脉粥样硬化性心脏病患者忌用。后者不引起瞳孔散大,对心肺功能无明显影响。目前临床以 α_2 受体激动药最为常用,如 0.2% 溴莫尼定(brimonidine tartrate)滴眼液。

4. 前列腺素衍生物

前列腺素衍生物是一类前列腺素 F_2 受体相关的衍生物,主要通过作用于睫状肌和葡萄膜巩膜通道的基质金属蛋白酶,增加细胞外基质的降解,造成肌间隙增宽,从而增加房水经葡萄膜巩膜通道外流而降低眼压,其房水的排出不受巩膜静脉压的影响。该类药物降低眼压幅度较大,点药次数少,安全性高。不良反应包括点药后局部短暂性烧灼、刺痛、痒感和结膜充血,长期点眼可导致虹膜色素增加、睫毛增长、眼周围皮肤色素增加。临床上常用药物有拉坦前列素(latanoprost)、曲优前列素(travoprost)等。每天傍晚点眼 1 次即可。注意理论上毛果芸香碱与前列腺素衍生物之间存在拮抗作用,一般两者不宜联合应用。

5. 碳酸酐酶抑制剂

碳酸酐酶抑制剂主要通过抑制睫状体上皮细胞上的碳酸酐酶,减少房水分泌,降低眼压。不良反应主要包括口唇面部麻木、手足发麻,尿路结石、血尿、肾绞痛,白细胞减少、低血钾等。目前碳酸酐酶抑制剂分为局部和全身两种剂型。前者以 1% 布林唑胺(azopt)滴眼液为代表;后者以乙酰唑胺为代表,但由于全身制剂长期应用不良反应较大,故多作为短期辅助性用药。

6. 高渗剂

高渗剂主要通过短期内提高血浆渗透压,使眼组织(特别是玻璃体内)的水分进入血液,从而减少眼内容量,实现降低眼压的目的。该类药物降眼压维持作用时间较短,多作为紧急降压措施而使用。不良反应主要有头痛、恶心等,另外由于该类药物可造成体内钾、钠丢失,故使用期间应注意电解质失调等。

(1) 甘油(glycerin):浓度 50%,单次口服剂量为 1~1.5 g/kg。用药后 10 min 后起作用,30 min 达高峰,持续 5 h。

(2) 异山梨醇(isosorbide):浓度为 45%,单次口服剂量为 1.5 g/kg。作用开始和持续时间与甘油相似。不升高血糖。

(3) 甘露醇(mannitol):浓度为 20%,单次剂量为 1.5~2 g/kg,静脉注射给药,一般在 30 min 内注完。给药后 1 h 可达最大降眼压作用,持续 5~6 h。如需重复使用,应在首次给药后 6~8 h 给予首次的一半剂量。

> **要点提示：**
> 　　抗青光眼药物的核心目标是降低眼压，除高渗剂外，可以把上述不同作用机理的药物简单地归属为两类功能：①减少房水分泌。②打开或通畅房水排流渠道。

（二）抗代谢药物

滤过性手术是降低青光眼眼压的主要治疗手段之一，滤过泡瘢痕形成是滤过性手术失败的重要原因。抗代谢药物（antimetabollites）可以通过抑制结膜下成纤维组织增生，减少瘢痕形成，维持滤过泡的结构和功能，从而达到降低眼压的作用。为了提高青光眼滤过性手术的成功率，常用的抗代谢药物有丝裂霉素 C（mitomycin-C，MMC）和氟尿嘧啶（fluorouracil，FU）。前者主要在手术中使用，后者主要在手术后使用。

六、抗血管内皮生长因子药物

老年性黄斑变性（senile macular degeneration，SMD）又称为年龄相关性黄斑变性（age related macular degeneration，ARMD）。眼内异常新生血管增生是渗出性老年性黄斑变性发生和发展的主要原因之一，也是导致患者视功能受损的最主要原因。血管内皮生长因子（vascular endothelial growth factor，VEGF）在新生血管形成及多种眼底疾病的发生、发展过程中起重要作用。目前临床上应用的抗 VEGF 药物（anti-vascular endothelial growth factor drug）主要有以下几种。

1. 哌加他尼钠

哌加他尼钠（pegaptanib）是首个获得美国食品药品监督管理局批准用于渗出性老年性黄斑变性治疗的抗 VEGF 药物。为一种改良的寡聚核苷酸，通过与 VEGF165 特异性结合，阻碍其与 VEGF 受体的结合，从而抑制脉络膜新生血管（choroidal neovascularization，CNV）的形成。但临床应用过程发现，哌加他尼钠不能稳定或改善渗出性老年性黄斑变性患者的视力，现已逐渐淡出临床。

2. 雷珠单抗

雷珠单抗（ranibizumab）是重组人源化的抗 VEGF 单克隆抗体片段，能与 VEGF-A 的所有异构体结合并使其失活，从而抑制新生血管的形成。

3. 阿柏西普、康柏西普

阿柏西普（ablifercept）、康柏西普（conbercept）均为人 VEGF 受体-1 和 VEGF 受体-2 关键结合位点的融合蛋白，并且连接人免疫球蛋白的 Fc 片段，可与 VEGF-A 所有的异构体结合。

七、其他药物

1. 色甘酸钠

色甘酸钠（sodium cromoglicate）通过稳定肥大细胞的细胞膜，阻止肥大细胞脱颗粒，抑制组胺、5-羟色胺、慢反应物质等过敏反应介质的释放，从而阻抑过敏反应介质对组织的不良作用。主要用于治疗春季卡他性结膜炎和其他过敏性眼病。常用剂型为 2%~4% 色甘酸钠滴眼液。

2. 血管收缩剂和充血缓解剂

血管收缩剂（vasoconstrictors）和充血缓解剂（decongestants）通过收缩结膜表层血管，减轻眼部充血症状。临床常用药物有 0.123% 麻黄碱、0.12% 去氧肾上腺素（新福林）、0.012%~0.1% 复方萘唑林或 0.05%~0.15% 四氢唑啉滴眼液等。

3. 人工泪液和眼用润滑剂

人工泪液（artificial tears）是指模拟人体泪液成分制出的一种泪液替代品，可以起到滋润眼表的作用。人工泪液和眼用润滑剂（lubricating agents）的配方中含有甲基纤维素（methylcellulose）、聚乙烯醇（polyvinyl alcohol）和凝胶（gelatin）等成分。主要用于干燥性角结膜炎的辅助性治疗。

4. 吡诺克辛钠

吡诺克辛(pirenoxinumnatricum)通过抑制芳香氨基酸异常代谢生成的醌类物质,防止晶状体内不溶性蛋白质形成,抑制白内障的发展。主要用于初发期白内障的治疗。临床常用药物有卡他灵(白内停)、卡林优滴眼液等。

5. 硫酸锌滴眼液

硫酸锌滴眼液(zinc sulfate)中的锌离子可使蛋白质沉淀,与眼球表面和坏死组织及分泌物中的蛋白质形成极薄的起保护作用的蛋白膜,防止细胞液外渗,而起到收敛、止血及弱的抗菌作用。主要用于治疗慢性结膜炎、眦部睑缘炎等。常用剂型为 0.25% 硫酸锌滴眼液。

第三节　眼部用药的注意事项

一、牢记药物的适应证、禁忌证及不良反应

每一种药物都有其自身的适应证、禁忌证及不良反应使用前应该熟练掌握这些内容;否则,不仅达不到药物自身应该具有的治疗效果,反而可能会加重病情,导致严重的不良后果。如作为睫状肌麻痹药物的阿托品,其在眼科主要用于调节麻痹和散瞳;如果不慎误将其应用于具有浅前房、窄房角的闭角型青光眼可疑者或闭角型青光眼患者,就会造成瞳孔散大、房角关闭、眼压增高,导致闭角型青光眼的急性发作或病情加重。又如糖皮质激素眼药长期滥用,可以导致糖皮质激素性青光眼和白内障的发生。为此,治疗时牢记药物的适应证、禁忌证及不良反应对避免医疗差错和医患纠纷至关重要(表4-1)。

表 4-1　全身常用药物在眼部不良反应一览表

药物名称	眼部不良反应
有机磷酸酯类	眼球疼痛,瞳孔缩小、睫状肌痉挛
阿托品、东莨菪碱	眼压升高、扩瞳、调节麻痹,闭角型青光眼禁用
糖皮质激素	增加单纯疱疹病毒、真菌等微生物性角膜炎的发生,可诱发激素性青光眼、激素性白内障、视网膜脱离
抗肿瘤药	刺激症状加重,溢泪,干燥性角膜炎,白内障,视网膜病变,视神经或眼球运动异常
避孕药	视盘水肿、视神经炎或球后视神经炎,偶见角膜刺激症状
β 肾上腺素能受体阻滞剂	过敏性睑结膜炎、浅层点状角膜病,偶见眼 – 皮肤黏膜综合征
肾上腺素	色素沉着、黄斑病变,角膜病变,眼痛,睫毛脱落和房角闭塞等
胺碘酮	看亮灯时,可以出现周围有光环现象;长期用药后易产生角膜内色素沉着;视盘病变和视盘水肿
地高辛	视物模糊、视物变色(以视黄症最多)、闪光感或畏光,暗点和弱视少见
硝酸甘油	升高眼压
乙胺丁醇	视神经炎,可出现视力减退、视野中心暗点及色觉障碍;少数患者因损伤视神经、视束及视交叉,引起周边视野缩窄或双颞侧偏盲
利福平	泪液变色、渗出性结膜炎、睑缘结膜炎等
奎宁	视力减退、视野改变,视网膜水肿、视神经萎缩
氯喹	视物模糊、虹视、视野改变,角膜浸润、视网膜损害、视神经萎缩,睫状体调节功能受损
托吡酯	急性发生高度近视、急性闭角型青光眼

续表

药物名称	眼部不良反应
氯丙嗪	眼睑呈蓝灰色或紫色,结膜暴露部分呈铜棕色;角膜下半部内皮或实质层可见类似晶状体的混浊;晶状体混浊;视网膜可见色素紊乱和黄斑色素变化
地西泮	视力障碍,急性闭角型青光眼禁用
苯妥英钠	眼球震颤
氯胺酮	眼压升高
丙米嗪	升高眼压,青光眼禁用
利多卡因	眼球震颤,(利多卡因中毒的早期信号)
阿苯达唑	视力障碍
维生素 A	颅内压升高伴视神经水肿,轻度眼球突出
维生素 D	视神经炎、视神经萎缩,内斜视,角膜带状混浊
肝素	结膜炎
阿司匹林	视力减退
布洛芬	偶见视物模糊、中毒性弱视

二、熟练掌握正确的给药方式

熟练掌握正确的给药方式,不仅可以提高药物的疗效,而且可以减少和防止某些药物本身所具有的不良反应,杜绝给药方式不当可能带来的并发症。

滴眼液点眼时,患者可取卧位或坐位,头后仰,眼睛睁开向上看,用食指与拇指分开其上、下眼睑,将滴眼液滴在靠颞侧的结膜囊内,稍提一下上眼睑,轻轻闭眼 2~3 min,让药液尽可能长时间地保留在结膜囊内。点眼药后最好按压泪囊区 2~3 min,防止眼药通过泪小管和鼻泪管流失,也可以减少某些药物的不良反应,例如,原发性闭角型青光眼急性发作时,需频点毛果芸香碱缩瞳,若此时不注意点药后压迫泪囊区,就有可能导致毛果芸香碱中毒的发生。点药时注意勿使眼药瓶口直接接触眼部组织,以防止交叉感染。如果同时点用两种或两种以上药物,点药间隔应该 ≥5 min,并应先滴刺激性弱的药物,后滴刺激性强的药物。若双眼都患病时,一般应按照先轻后重的顺序点眼。涂眼药膏的体位同点滴眼液,用食指或拇指拨开患者下眼睑,将眼膏水平方向涂抹在下穹隆部结膜囊内,再轻轻闭合眼睑,将药膏包裹其中。由于眼药膏可以在眼表形成一层油脂样薄膜,会对视功能造成一定影响,故一般在入睡前应用为宜。

眼球外注射时应该高度重视注射部位的准确性,以防刺穿眼球和损伤眶内重要的神经血管。结膜下和 Tenon 囊下注射有可能误将针头刺入眼球,此时除直接造成眼球锐器伤外,还可以因某些药物误入眼内,进而导致眼内组织药源性损伤。球周注射和球后注射时,由于注射深度和方向不正确,不仅可以刺伤眼球,而且也可以误伤视神经;若误伤眶内较大血管,则可能导致眶内出血的发生。

眼球内注射时也应该高度重视注射部位的准确性,以防损伤眼内组织,导致相关并发症的发生。前房内注射时,注意进针深度和方向,以免损伤虹膜和晶状体等组织,造成前房内出血、白内障等并发症的发生。玻璃体腔内注射时,应该注意注射部位的正确性和进针深度的适度性,以免对视网膜造成孔源性损伤。

三、注意抗生素的合理选择和使用

抗生素耐药已成为全球公害,其表现为两种类型:耐药水平的多样化和纯耐药菌群的增加。细菌耐药主要通过以下机制:产生抗生素酶;作用靶位改变;外膜通透性改变;增加外排,加速泵出进入菌体内的药物。科学选择和合理应用抗生素是减少和避免抗生素耐药性的关键。一是限制和减少不必要的抗生素应用,特别是缺乏明确指征的治疗和预防性用药;二是优化抗生素应用,既争取最佳疗效,又避免耐药;三是有条件时可根据微生物培养和药物敏感试验的结果选择敏感抗生素。另外,合理选择和使用抗生素也是减少和预防某些条件诱导性微生物感染的关键,如抗生素使用不规范就可以是真菌性角膜炎发病的诱因之一。

四、注意用药的个体化原则

对于患有同一种眼病的不同患者而言,由于个体对药物敏感性的不同,可以造成药物疗效的差异,甚至导致治疗结果达不到预期的效果。为此,用药时应该根据患者的年龄、性别、以往用药史和具体病情等因素,合理选择和配伍药物的使用,做到有针对性的个体化治疗。这一点在青光眼药物治疗中尤为突出。降低眼压是目前治疗青光眼最为重要的技术手段,使眼压达到预期的靶眼压水平(靶眼压是指使青光眼患者的视神经损害不再进展的眼压水平),是延缓和阻止青光眼视神经损害进一步发展的必要条件。可以首先通过对患者视野和视神经损害情况进行连续监测,以确定靶眼压的水平,继而再结合患者的经济条件、生活方式及对降眼压药物敏感性等因素合理制订用药方案。

思 考 题

1. 简述眼部病变给药方式的分类及其适应证。
2. 简述眼部病变给药方式可能发生的并发症。

(王宁利 文)

网上更多 ......

本章小结　　思考题简答要点　　自测题　　教学 PPT

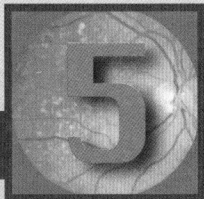

5

第五章
眼睑、泪器和眼眶疾病

第一节　眼睑病
第二节　泪器病
第三节　眼眶病

本章学习思考要点

　　从组织结构上看,眼睑、泪器和眼眶相对独立,但从部位和功能角度看,它们又相互依存和影响。通过本章学习,应掌握以下内容:

- 眼睑炎症的分类、临床表现和治疗原则。
- 上睑下垂的分类、临床表现和治疗原则。
- 眼睑常见的良性和恶性肿瘤。
- 急、慢性泪腺炎的临床表现、诊断和治疗原则。
- 慢性泪囊炎的临床表现、分类、诊断和治疗原则。
- 眼眶病的常用检查方法及要点。
- 眼眶炎症的分类、临床表现和治疗原则。
- 眼眶血管性疾病三级分类。
- 眼眶常见原发性肿瘤。
- 甲状腺相关性眼病的主要临床表现。

关键词

　　眼睑炎症　眼睑解剖异常　眼睑肿瘤　泪腺炎　泪囊炎　眼眶炎症　眼眶肿瘤
甲状腺相关性眼病

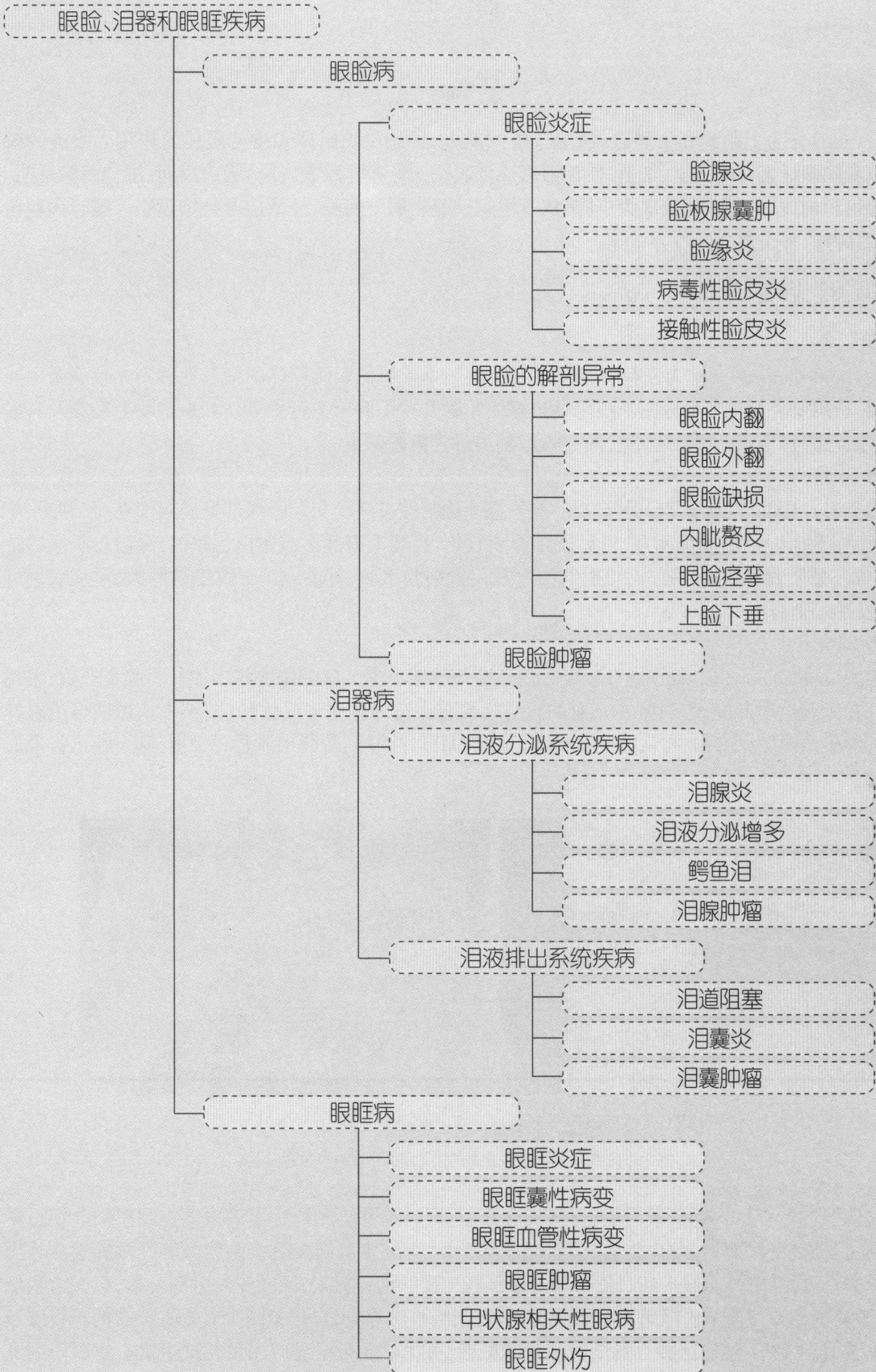

- 眼睑、泪器和眼眶疾病
  - 眼睑病
    - 眼睑炎症
      - 睑腺炎
      - 睑板腺囊肿
      - 睑缘炎
      - 病毒性睑皮炎
      - 接触性睑皮炎
    - 眼睑的解剖异常
      - 眼睑内翻
      - 眼睑外翻
      - 眼睑缺损
      - 内眦赘皮
      - 眼睑痉挛
      - 上睑下垂
    - 眼睑肿瘤
  - 泪器病
    - 泪液分泌系统疾病
      - 泪腺炎
      - 泪液分泌增多
      - 鳄鱼泪
      - 泪腺肿瘤
    - 泪液排出系统疾病
      - 泪道阻塞
      - 泪囊炎
      - 泪囊肿瘤
  - 眼眶病
    - 眼眶炎症
    - 眼眶囊性病变
    - 眼眶血管性病变
    - 眼眶肿瘤
    - 甲状腺相关性眼病
    - 眼眶外伤

第一节 眼睑病

一、概述

眼睑(eyelid)分为上眼睑和下眼睑,覆盖于眼球前方,具有保护眼球和维持眼位的作用。眼睑的瞬目动作可以清除眼球表面的灰尘、细菌,使泪液形成泪膜均匀分布在眼表,保持眼表湿润,维持角膜透明。眼睑由6层组织构成,由浅入深依次为皮肤、皮下组织、肌层、肌下间隙、纤维层及睑结膜层。眼睑病包括眼睑的炎症、肿瘤、外伤及先天性异常等。

二、眼睑炎症

(一)睑腺炎

睑腺炎(hordeolum)通常称为麦粒肿,俗称"挑针眼",是常见的眼睑腺体的细菌性感染。致病菌主要是葡萄球菌,特别是金黄色葡萄球菌。细菌通过腺体睑缘开口沿腺管上行感染。如果是睫毛毛囊及其附属皮脂腺(Zeis腺)感染,称为外睑腺炎,而睑板腺感染称为内睑腺炎。

1. 外睑腺炎

外睑腺炎(hordeolum externum)是指Zeis腺的急性化脓性炎症。初起睑缘部呈局限性充血、肿胀、疼痛,2~3日后局部形成硬结,压痛明显,以后硬结逐渐软化,在睫毛根部形成黄白色脓疱,穿破皮肤面后脓液排出、痊愈。如果致病菌毒性强烈,可引起眼睑及附近结膜水肿,耳前或颌下淋巴结肿大,重症病例可伴有畏寒、发热等全身症状。

2. 内睑腺炎

内睑腺炎(hordeolum internum)是指睑板腺的急性化脓性炎症。其临床症状不如外睑腺炎严重,表现为睑板腺开口处轻度隆起充血,通常在充血的睑结膜面有一黄白色脓点或脓肿(图5-1)。脓液可沿腺管排出或自行穿破结膜面,少数亦有从皮肤穿破。若致病菌毒性强烈,脓液未能及时排出,则炎症可扩散形成眼睑脓肿。

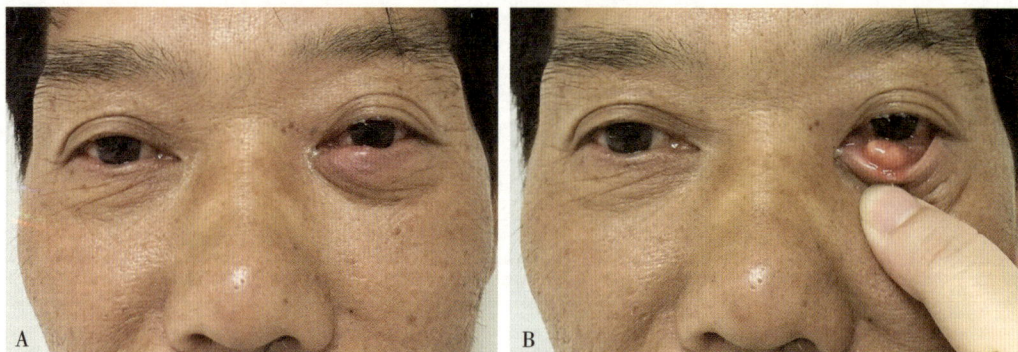

图5-1 左眼下睑内睑腺炎
A. 患者外观;B. 反转眼睑见充血的睑结膜面内黄白色脓肿

早期睑腺炎的治疗以局部热敷为主,促进炎症吸收;同时局部滴用抗生素滴眼液控制感染。切忌不适当地挤压,以防炎症向眶内、颅内扩散,引起眶蜂窝织炎、海绵窦静脉炎甚至脑膜炎等严重并发症。当脓肿形成后需切开排脓,外睑腺炎切口位于与睑缘平行的皮肤面,切口与眼睑皮纹方向一致,以减少瘢痕形成;内睑腺炎的切口位于与睑缘垂直的结膜面,平行于睑板腺导管,以尽量减少对垂直分布的睑板腺导管的损伤。伴耳前、颌下淋巴结肿大及全身症状的患者,可尽早足量全身应用敏感抗生素。对顽固的经常发作的病例,可用自体免疫疗法。

（二）睑板腺囊肿

睑板腺囊肿（chalazion）是睑板腺特发性无菌性慢性肉芽肿性炎症，多由于睑板腺导管阻塞，分泌物潴留所致，也称为霰粒肿。它由纤维结缔组织包裹，囊内含有睑板腺分泌物及慢性炎症细胞。多见于青少年或中壮年，可能与该年龄段睑板腺分泌旺盛有关。

本病进程缓慢，多无自觉症状。囊肿增大可见局部皮肤隆起，眼睑皮下可扪及硬结，表面光滑，与皮肤无粘连，无红、肿、热、痛等炎症表现，翻转眼睑后病变所在部位睑结膜呈紫红色。有时囊肿可自结膜面自行穿破，排出黏胶样内容物。睑板腺囊肿继发感染后其临床表现与内睑腺炎相同，但内睑腺炎病程短、发展快、自觉症状重。

小的睑板腺囊肿不影响外观，无需治疗，有时可自行消散，局部按摩和热敷可促进其吸收消散。较大的睑板腺囊肿通常难以自行消退，需在局部麻醉下手术摘除。切口应位于垂直于睑缘的睑结膜面，刮除囊肿内容物后剥离囊壁，完整摘除囊肿防止复发。需注意的是，对于 40 岁以上患者或反复发生睑板腺囊肿的患者，术后应将标本送病理检查，以排除睑板腺癌的可能。

微视频 5-1　睑板腺囊肿摘除术

（三）睑缘炎

睑缘炎（blepharitis）是由眼睑皮脂腺及睑板腺分泌旺盛，皮脂溢出多合并轻度感染所致。主要分为3种类型，其中鳞屑性睑缘炎多为酵母样真菌或糠疹癣菌感染，也有证明与蠕形螨寄居于睫毛毛囊或皮脂腺有关；溃疡性睑缘炎以葡萄球菌感染为主；眦部睑缘炎则是摩－阿（Morax-Axenfeld）双杆菌感染为主。其他如风沙、烟尘、热和化学等刺激因素，以及屈光不正、视疲劳、全身抵抗力降低、维生素 B_2 缺乏等因素均可引起以上 3 种睑缘炎。

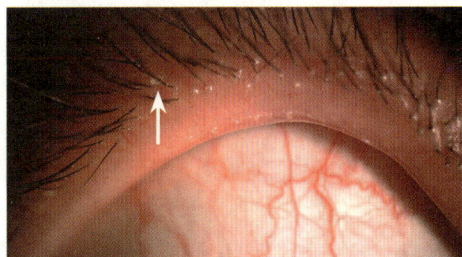

图 5-2　鳞屑性睑缘炎

1. 鳞屑性睑缘炎

鳞屑性睑缘炎（squamous blepharitis）患者自觉眼睑刺痒，睑缘潮红，睫毛根部及睑缘表面附有头皮样鳞屑，睫毛易脱落，但可再生（图 5-2）。皮脂集中于睫毛根部，呈蜡黄色干痂，除去后局部充血，但无溃疡面。病程常缓慢迁延引起睑缘肥厚。

2. 溃疡性睑缘炎

溃疡性睑缘炎（ulcerative blepharitis）症状较前者重，为 3 型中最严重者。睫毛根部有黄痂和小脓疱，将睫毛粘成束，去除痂皮可见睫毛根部有出血的溃疡面和小脓疱。此型可破坏睫毛毛囊，睫毛脱落后，不能再生而造成秃睫。溃疡愈合后形成瘢痕，瘢痕收缩时牵引邻近未脱落的睫毛，使其乱生而刺激角、结膜。病程迁延可致睑缘肥厚外翻，泪小点闭塞等。

3. 眦部睑缘炎

眦部睑缘炎（angular blepharitis）患者自觉双眼眦部刺痒，外眦部常见。内、外眦部皮肤潮红、糜烂，有黏稠性分泌物，重者出现皲裂，常合并眦部结膜炎。

睑缘炎的治疗是首先去除诱因，避免烟尘等刺激因素，矫正屈光不正、视疲劳等情况。鳞屑性睑缘炎可用无刺激性的婴儿香波清洗睑缘或 2% 碳酸氢钠溶液清洗，除去痂皮，以 1%~2% 黄降汞或抗生素糖皮质激素眼膏涂擦睑缘，愈后继续用药 2 周，以防复发。50% 茶树油擦洗睑缘可减少蠕形螨寄生。溃疡性睑缘炎需清除痂皮，挑开脓疱，拔去患处睫毛，然后涂以抗生素或磺胺眼膏，病情好转后仍需继续用药 3 周以上以防止复发。此病较顽固，治疗必须彻底，不可中断。眦部睑缘炎可用 0.5% 硫酸锌液点眼，阻止摩－阿双杆菌所产生的蛋白溶解酶侵蚀组织，局部再涂以抗生素或黄降汞眼膏。长期不愈或反复发作的睑缘炎应做细菌培养和药物敏感试验，以选择敏感药物。

（四）病毒性睑皮炎

病毒性睑皮炎种类繁多，最常见的有单纯疱疹病毒性睑皮炎和带状疱疹病毒性睑皮炎。

1. 单纯疱疹病毒性睑皮炎

单纯疱疹病毒性睑皮炎（herpes simplex dermatitis of eyelid）是由人单纯疱疹病毒 I 型感染所致的急性眼周皮肤炎症。病毒通常在症状轻微的原发性或初次感染后潜伏于人体内，当感冒、高热或身体抵抗力下降时趋于活跃而复发，大多数眼睑单纯疱疹病毒性睑皮炎为复发型。

病变以下睑多见，与三叉神经眶下支分布范围相符。初发时睑部皮肤出现簇状丘疹，很快形成半透明水疱，周围有红晕，水疱易溃破，渗出黄色黏稠液体。眼部皮肤刺痛、烧灼感，眼睑水肿。约 1 周后充血、肿胀减轻，水疱干涸，结痂脱落后不留瘢痕，但可有轻度色素沉着，可以复发。严重者可蔓延至角膜，在唇部和鼻前庭部可出现同样的损害。

初期可涂 0.1% 阿昔洛韦眼膏、0.5% 碘苷眼膏或氧化锌糊剂、甲紫溶液。同时结膜囊内滴用 0.1% 阿昔洛韦滴眼液或 2% 利巴韦林滴眼液抗病毒治疗，防止病毒蔓延至角膜。局部皮肤保持清洁，防止继发感染。严重病例可同时全身静脉注射或口服阿昔洛韦，对反复发作的患者可给予长期服用阿昔洛韦预防复发。

2. 带状疱疹病毒性睑皮炎

带状疱疹病毒性睑皮炎（herpes zoster dermatitis of eyelid）由水痘 – 带状疱疹病毒感染三叉神经半月神经节或三叉神经第 1、2 支所致，老年患者或长期应用免疫抑制剂导致免疫力低下的患者容易发生。

发病前常有轻重不等的前驱症状（如全身不适、发热等），继而出现病变区皮肤剧烈疼痛。数日后患侧三叉神经分布区域（第 1 支为上睑、前额皮肤和头皮，第 2 支为下睑、颊部和上唇）皮肤潮红、肿胀，出现成簇透明小疱。其特点是疱疹不会越过躯体中线，疱疹基底有红晕，疱疹群之间的皮肤正常。数日后疱疹内液体混浊化脓形成溃疡，约 2 周后结痂脱落遗留永久性皮肤瘢痕。皮肤感觉数月后才能恢复，可同时发生带状疱疹性角膜炎、虹膜炎。

患者需静养休息，必要时给予镇痛药和镇静药。皮肤局部可涂甲紫溶液或碘苷湿敷。疱疹破溃无继发感染时局部可涂敷 3% 阿昔洛韦眼膏或 0.5% 碘苷眼膏，如有继发感染可加用抗生素溶液湿敷。同时滴用 0.1% 阿昔洛韦滴眼液入结膜囊，防止角膜受累。对重症患者全身静脉注射或口服阿昔洛韦以及抗生素预防继发感染。还可局部注射恢复期血清或全血，全身应用丙种球蛋白、维生素 B_1 和维生素 B_{12} 等。

（五）接触性睑皮炎

接触性睑皮炎（contact dermatitis of eyelid）是眼睑皮肤对某些致敏原或化学物质所产生的反应性病变，其中眼睑皮肤对致敏原发生免疫反应引起的为过敏性接触性睑皮炎，而化学物质引起的接触性睑皮炎为眼睑皮肤的非免疫性反应。常见的致敏原有磺胺类药物、表面麻醉剂、阿托品、毛果芸香碱、汞制剂等，其中阿托品或毛果芸香碱滴眼液等致敏原在接触一段时间后才发病。化妆品、染发剂、清洁液等也为常见的致敏原，全身接触某些致敏物质也可发生过敏性接触性睑皮炎。

典型表现为局部应用某种药物或接触化学物质后出现接触部位皮肤红肿、刺痒难耐及烧灼感。急性期皮肤出现丘疹、水疱或脓疱，伴有微黄质黏的渗液。亚急性期症状发生较慢，但常迁延不愈。慢性期渗液减少，红肿减轻，局部皮肤表面变得粗糙，有痂皮及脱屑，呈苔藓状。严重者尚可伴有结膜水肿、角膜上皮剥脱等症状。

治疗首先应明确致敏原或刺激原，立即中断接触，除去病因。如果患者同时应用多种药物，难以确认何种药物引起过敏反应时，需暂停所有药物。急性期用 3% 硼酸溶液或生理盐水冷湿敷，局部应用皮质激素药物如泼尼松、妥布霉素地塞米松眼膏，但不宜包扎。结膜囊内可滴用糖皮质激素滴眼液。口服抗组胺药物，维生素 C 口服或静脉注射，10% 葡萄糖酸钙注射液静脉推注，重者可口服或静脉注射糖皮质激素类药物。戴深色眼镜以减少光线刺激症状。

三、眼睑的解剖异常

(一) 眼睑内翻

眼睑内翻 (entropion) 是指睑缘向眼球方向旋转导致眼睑睑缘位置异常。眼睑内翻可造成睫毛与角结膜表面摩擦,患者产生不同程度的症状和体征。轻度睑内翻会引起异物感、刺痛感、灼热感、流泪等症状;重者可造成角膜炎性浸润和溃疡,最终发展成角膜白斑,广泛性深、浅层新生血管而致视力下降甚至失明。

根据不同发病原因睑内翻可分为 4 类:①先天性睑内翻(图 5-3)。②痉挛性睑内翻。③退行性睑内翻(老年性睑内翻)。④瘢痕性睑内翻。先天性睑内翻随患者年龄增大及鼻梁发育常可自行消失。如患儿出现角膜上皮脱落和上皮混浊,应选择手术矫正。痉挛性睑内翻是由于眼部急性炎症、损伤或手

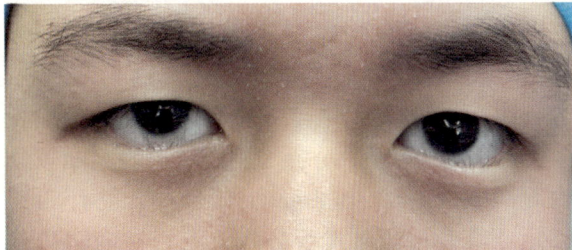

图 5-3 双下睑先天性睑内翻

术的刺激所致,多是暂时性的,在去除刺激因素后常可自愈。退行性睑内翻与随着年龄增大患者眼睑水平张力减弱等因素有关,大多需要手术治疗。瘢痕性睑内翻是由于结膜或睑板的瘢痕收缩,使睑缘向内卷所致,需待局部组织软化后行手术治疗,解除睑结膜、睑板的向内牵引力。

(二) 眼睑外翻

眼睑外翻 (ectropion) 指各种原因导致睑缘离开眼球,向外翻转的异常状态。轻者仅睑缘离开眼球,睑结膜不暴露;中度者睑缘外翻,部分睑结膜暴露;重度者全部睑结膜甚至穹隆结膜暴露在外。表现为睑结膜干燥、充血、肥厚甚至角化,泪小点外翻而溢泪,眼睑皮肤长期被泪液刺激可变得粗糙。严重眼睑外翻可导致眼睑闭合不全,角结膜暴露、干燥,角膜上皮脱落,角膜溃疡,视力下降甚至失明。

根据眼睑外翻的机制可分为两类:一类是由于眼睑前层组织缺损,垂直长度缩短导致眼睑被牵拉外翻,此类被称为瘢痕性眼睑外翻(图 5-4)。另一类是由于眼睑水平张力减弱导致眼睑外翻,包括老年性眼睑外翻(图 5-1-5)、麻痹性眼睑外翻、痉挛性眼睑外翻、先天性眼睑外翻。

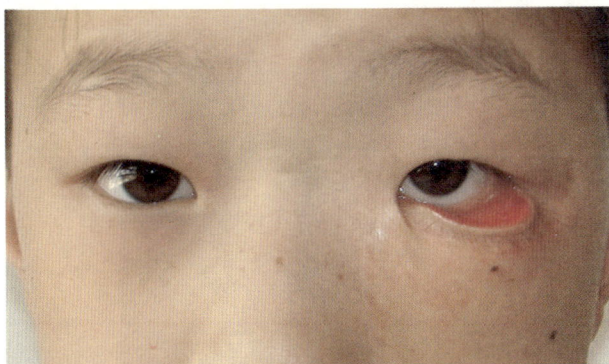

图 5-4 左下睑瘢痕性睑外翻

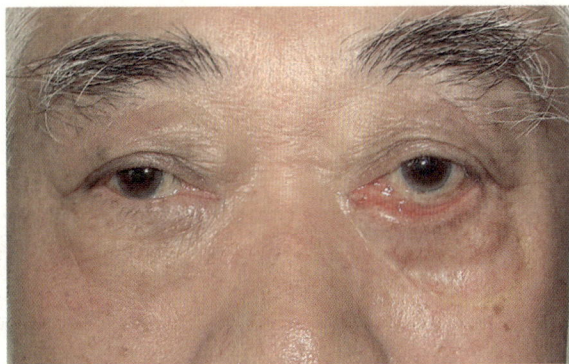

图 5-5 左下睑老年性眼睑外翻

眼睑外翻的治疗,主要是恢复正常的眼睑结构和位置,保护眼球和视功能,并在此基础上改善外观。根据眼睑外翻产生的不同机制,可以采取不同的手术方式进行矫正。

(三) 眼睑缺损

眼睑缺损 (coloboma) 可分为先天性和获得性眼睑缺损。先天性眼睑缺损多是先天性眶面裂的局部表现,是胎儿时期颅颌面形成过程中裂隙的不完全融合所致。表现为不同位置和形态的眼睑裂缝,重者可伴有眦角、泪道、眶骨和眉的缺损畸形。获得性眼睑缺损多由外伤或眼睑肿瘤(特别是睑板腺癌、鳞状

细胞癌等恶性肿瘤)切除手术所致。

眼睑缺损的修复是临床难点,需重建眼睑的内层和外层,包括结膜、睑板及皮肤组织等。通过旋转、滑行、岛状皮瓣和游离植皮修复眼睑外层,利用睑板结膜组织瓣滑行、移植或硬腭黏膜移植等手术重建眼睑内层,保护角膜,改善患者外观。

(四)内眦赘皮

内眦赘皮(epicanthus)表现为通过内眦部的垂直向的弧形皮肤皱褶,具有遗传倾向,其形成和鼻梁发育有关。先天性内眦赘皮临床较多见,一般为双侧性,不伴有眼部其他异常者为单纯性内眦赘皮(图5-6)。若伴有小睑裂、上睑下垂、眦距增宽则称为睑裂狭小综合征(Komoto综合征),也有的伴有小眼球等其他眼部发育异常。获得性内眦赘皮多为单侧性,由于内眦部的切割伤、烧伤及内眦部手术后的瘢痕牵引所致。

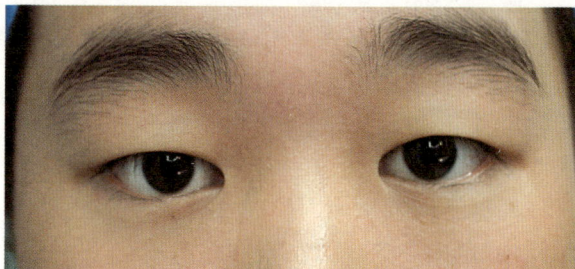

图5-6 双眼先天性内眦赘皮

单纯性内眦赘皮可随着年龄的增长而减轻或消失,儿童期不需手术,随年龄增长,鼻骨及面部结构发育趋于稳定后根据具体情况,可选择手术治疗。睑裂狭小综合征患者可于2岁以后手术。获得性内眦赘皮应于外伤或手术后6个月瘢痕软化稳定后再行手术。矫正内眦赘皮的方法很多,应根据内眦赘皮的程度和类型选择合适的方法。但内眦赘皮手术后瘢痕较明显,美容手术矫正内眦赘皮必须谨慎。

(五)眼睑痉挛(blepharospasm)

眼睑痉挛(blepharospasm)系指眼睑和眶周轮匝肌的自发性痉挛性收缩,根据病因可分为原发性与继发性眼睑痉挛。临床上眼睑痉挛的患者经详细检查多不能发现明确病因,归为原发性眼睑痉挛,又称特发性眼睑痉挛或良性特发性眼睑痉挛(benign essential blepharospasm,BEB)。其发病存在明显性别差异,女性发病率约是男性的2.3倍,2/3患者年龄在60岁以上。

患者早期症状表现为偶然出现的单眼或双眼频繁眨眼,可伴有眼干涩、疲劳、畏光、阅读或看电视困难。随着病程进展,表现为进行性加重的不自主眼睑痉挛,间歇时间逐渐缩短,直至患者双眼睑阵挛性或强直性闭睑而不能睁眼(图5-7A),日常生活受到明显影响,导致所谓的"功能性盲"。眼轮匝肌长期痉挛性收缩导致眼周皮肤松弛、眉下垂、上睑下垂等继发性改变。极少数患者症状可自发缓解。

目前尚无有效方法来预防和治愈眼睑痉挛。轻者可采取镇静药治疗,较严重的患者可给予其他药物,如抗胆碱能药物、神经传导抑制剂等。目前认为,肉毒杆菌毒素A局部注射是治疗眼睑痉挛的最主要方法,注射后1~5天痉挛症状减轻或消失,疗效可保持3~4个月,以后需重复注射(图5-7B)。对于长期反复注射肉毒杆菌毒素A或口服药物治疗无效及不能耐受上述治疗的重度眼睑痉挛患者可考虑手术治疗,

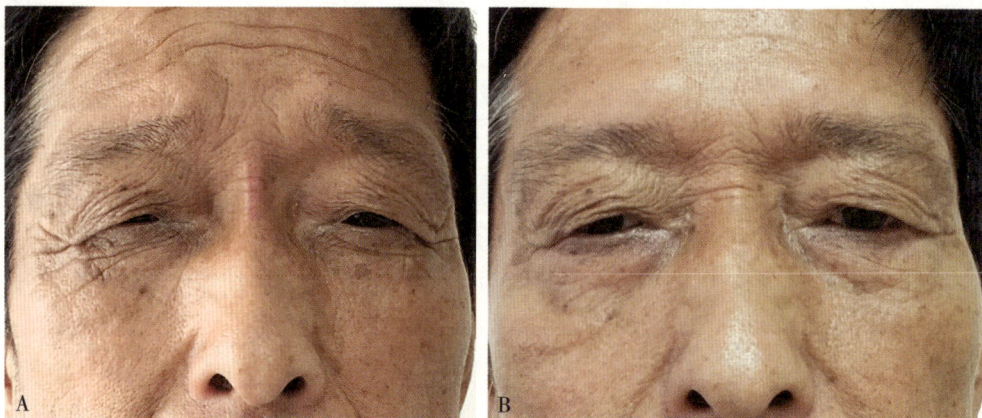

图5-7 双侧特发性眼睑痉挛
A. 治疗前患者外观;B. 肉毒杆菌毒素A局部注射后2周

施行眼轮匝肌切除术或周围面神经分支切断术等。

（六）上睑下垂

正常人在无额肌参与情况下双眼向正前方平视时,上睑覆盖上方角膜 1.5~2 mm。上睑下垂（blepharoptosis）系指由于上睑提肌（提上睑肌或 Müller 肌）功能不全或消失或其他原因所致的上睑部分或全部不能提起所造成的下垂状态,下垂的上睑遮盖角膜超过 2mm,甚至部分或全部遮盖瞳孔而影响视力发育（图 5-8A）。为了克服对视力的影响,患者往往昂首下视或过度收缩额肌以提高上睑,导致额部皱纹增加,眉毛抬高,使之成为上睑下垂患者所特有的面容。

拓展阅读 5-1 上睑下垂手术方式选择

微视频 5-2 提上睑肌缩短术

上睑下垂从不同角度有多种分类方法,一般按病因和发病年龄可分为先天性、获得性及假性上睑下垂,其中获得性上睑下垂又可分为肌源性、神经源性、机械性及外伤性上睑下垂等。与全身病有关的主要是神经源性和肌源性上睑下垂,如多发性硬化、霍纳综合征以及核上性病变等可引起神经源性上睑下垂;重症肌无力、肌强直综合征及进行性肌营养不良症等则可引起肌源性上睑下垂。按上睑下垂的程度即下垂量,可将上睑下垂分为轻度上睑下垂（1~2 mm）、中度上睑下垂（3 mm）和重度上睑下垂（≥4 mm）。

先天性上睑下垂以手术治疗为主（图 5-8B）。对于因全身疾病或外伤所造成的获得性上睑下垂,在查明上睑下垂原因后,经系统治疗治愈全身病或病情稳定时间在 6~12 个月以上者方可考虑手术。手术治疗的目的在于矫正上睑下垂,提高上睑,恢复正常的睑裂高度,在考虑功能的同时尽可能达到美容的目的。

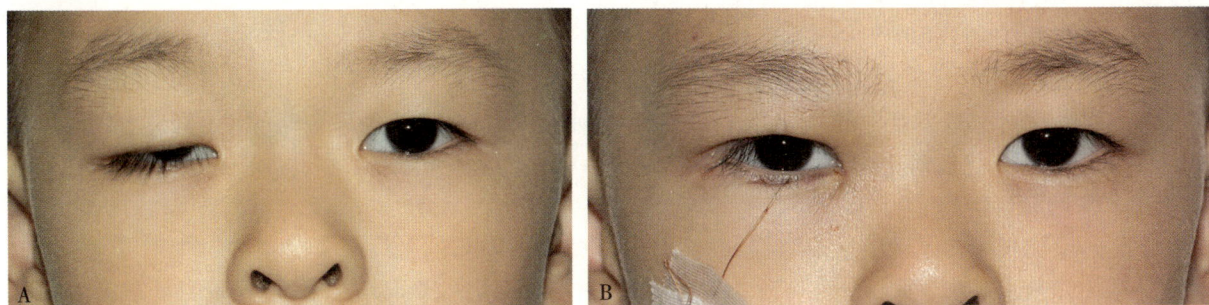

图 5-8 右眼先天性上睑下垂
A.术前照片;B.术后照片

四、眼睑肿瘤

（一）眼睑良性肿瘤

眼睑良性肿瘤比较常见,在各个年龄都会发生,随年龄增长发病率逐渐增高。可起源于眼睑皮肤各种结构,如上皮、真皮、眼睑附属器和色素细胞等。良性肿瘤多呈膨胀性生长,压迫眼睑甚至眼球,部分有恶性变可能。

1. 鳞状细胞乳头状瘤

鳞状细胞乳头状瘤（squamous cell papilloma）也称为纤维上皮乳头状瘤或者皮赘,是十分常见的上皮性良性肿瘤,好发于中老年人,与人乳头瘤病毒感染有关。该瘤好发于睑缘,呈指状突起生长,通常有蒂与皮肤相连。病理学检查示乳头中央为纤维血管组织,表面由鳞状上皮覆盖,有角化不全或者角化过度。

较小的病灶一般随访观察,如果病灶过大影响美观可行手术切除。切除时需连同基底部一起切除,否则容易复发。也可采取冷冻或者激光治疗。

2. 眼睑良性色素病变

良性眼睑色素病变分为三类:雀斑、老年色素斑和细胞痣。雀斑是一种浅褐色小斑点,针尖至米粒大小,为常染色体显性遗传,病变的发展与日晒有关。老年色素斑见于老年人的面部及手背等皮肤裸露的部位,呈褐黑色,大小不等,多数不高于皮肤。形成的主要原因是老年人的皮肤细胞代谢功能减退,抗氧化功能下降,体内游离自由基过多所致。细胞痣又称为痣(nevus),表现为扁平或者略高出皮面,含有不同色素的结节或斑块,表现为穹隆形、无蒂、疣状或息肉状,好发于眼睑和睑缘皮肤(图 5-9)。根据组织病理学特点,可分为交界痣、皮内痣、混合痣。根据痣的形态和真皮内的黑色素细胞又有几种常见的特殊类型:分裂痣、蓝痣和 Ota 痣。小而静止的痣可不予治疗,但如果痣逐渐长大,应尽早手术切除;对于突然增大或表面破溃出血者,疑有恶变时需手术切除,病理检查明确诊断。

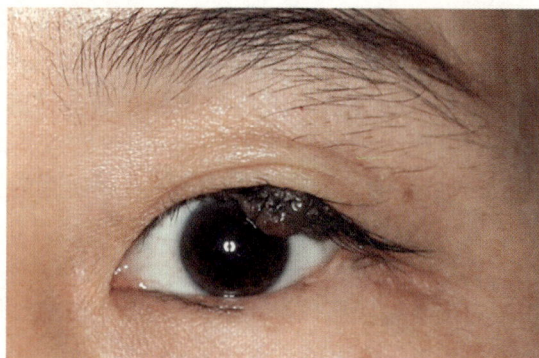

图 5-9 左眼睑色素痣

3. 黄色瘤

黄色瘤(xanthelasma)是发生于眼睑的真皮组织病变,多见于中老年,女性多于男性。病灶一般双侧发生,呈斑块样,黄色扁平或者略高出皮面(图 5-10)。组织学显示斑块内大量泡沫细胞围绕血管和真皮附属器结构。

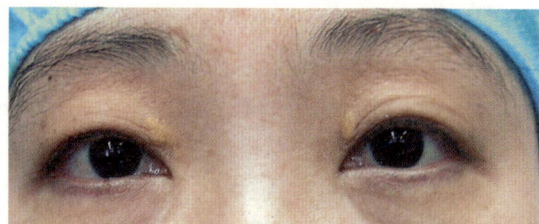

图 5-10 双眼上睑黄色瘤

约 1/3 的患者血脂高于正常,故患者首先应注意饮食调配。出于美容的目的可以进行手术切除、冷冻或激光治疗,但容易复发。

4. 眼睑癌前病变

一些眼睑病变虽然是良性的,但有发展成为恶性肿瘤的倾向,称为眼睑癌前病变,包括光化性角化病、原位癌、放射性皮肤病和着色性干皮病。

拓展阅读 5-2 眼睑癌前病变

(二)眼睑恶性肿瘤

眼睑是保护角膜和眼球的重要结构,眼睑恶性肿瘤累及范围较大时,即使手术切除全部肿瘤,手术创面的修复和重建眼睑也是临床的棘手问题,因此更强调早期诊治的重要性。

1. 眼睑基底细胞癌

眼睑基底细胞癌(basal cell carcinoma of eyelid)是眼睑最常见的恶性肿瘤,多见于 50~70 岁的老年人,男性多于女性。研究表明,基底细胞癌的发生与长期阳光曝晒及皮肤刺激有关。肿瘤好发于下睑内眦睑缘移行部。临床表现为眼睑皮肤呈针头或者黄豆大小的半透明微隆起小结节,逐渐增大,边界不清,并在肿物中央表面形成小溃疡,基底硬而不平,表面覆盖有痂皮或者色素沉着(图 5-11)。肿瘤恶性程度很低,可缓慢向四周组织浸润生长,直接侵犯至眼眶内或转移至局部淋巴结,但很少发生远处转移。

病理学显示,肿瘤细胞起源于上皮基底细胞层,核深染,癌巢外围被一排染色较深的梭形细胞包围,形成典型的栅栏样排列。癌巢呈分支状或棒杆状,向下浸润浅,且到同一平面为止,这是基底细胞癌和鳞癌的一个区别之处。

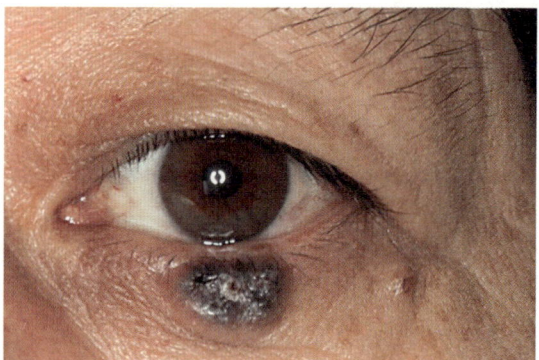

图 5-11 左下睑基底细胞癌

基底细胞癌以手术治疗为主,控制肿瘤切除的边缘和深度对防止复发和术后眼睑的修复有重要作用。目前最常采用的是 Mohs 切除法,即病理监控下的肿瘤切除,该方法既可以完全切除肿瘤,又可避免过多地切除正常组织。基底细胞癌对放射治疗敏感，对于不能完全切除或者怀疑未能完全切除的患者，可作为手术治疗的辅助疗法。但放射治疗存在着诸如角膜炎、白内障等并发症。如果患者有全身性疾病不能耐受手术者，还可以采用冷冻疗法或光化学疗法。

2. 眼睑皮脂腺癌

眼睑皮脂腺癌（sebaceous cell carcinoma of eyelid）主要起源于睑板腺，故又称睑板腺癌，也有起源于睫毛的 Zeis 腺。占我国眼睑恶性肿瘤发病的第 2 位，多见于中老年女性，好发于上睑。

早期表现为眼睑内坚韧的小结节，类似于睑板腺囊肿，以后逐渐增大，睑板弥散性斑块样增厚。睑结膜面相应处呈黄色隆起，睑缘处黄色小结节，眼睑皮肤不受侵犯。随着病变进展，有的肿块表面出现溃烂形成菜花样溃疡（图 5-12），肿瘤可直接侵犯眼眶组织，少数患者经血液循环转移至肺、肝、脑和骨组织。由于该病好发于中老年女性，因此对于中老年人眼睑反复发生的睑板腺囊肿应予以警惕，早期行手术切除和病理检查，以明确诊断。

对于局限在睑板腺内与皮肤无粘连，结膜无浸润，睑缘无溃烂者，治疗首选在病理控制下的肿瘤全部切除术，术中行冰冻组织检查来决定最终的切除范围。对

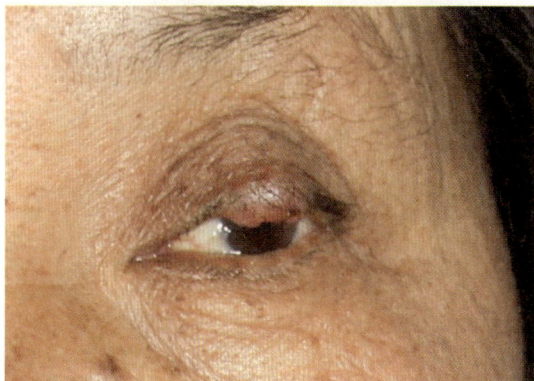

图 5-12　左上睑板腺癌

于已经侵犯结膜和眼球者，除切除肿块以外，可能需进行眼球摘除术。如果侵犯眼球和眶内软组织，则要进行眶内容摘除术。已经发生淋巴结转移者，还需进行颈部淋巴结清扫。

睑板腺癌对放射治疗不敏感，对于已有远处转移的患者可作为辅助治疗。该病的病死率一般在 14% 左右。

3. 眼睑鳞状细胞癌

鳞状细胞癌（squamous cell carcinoma of eyelid）是起源于皮肤或结膜上皮的恶性肿瘤，较少见，占眼睑恶性肿瘤的第 3 位，多见于老年人，男性居多。

肿瘤好发于皮肤和黏膜交界处，如睑缘。早期表现为无痛性局部皮肤突起的浸润性斑块或结节，以后表面形成溃疡，边缘不规则。随病程进展，肿瘤组织可以向表面生长形成巨大的肿块，呈乳头状或者菜花状（图 5-13），中心溃烂，溃疡逐渐增大、变深，底面凹凸不平，边缘高起，形成溃疡型。鳞状细胞癌恶性程度较基底细胞癌高，发展快，向周围组织扩散浸润可损害眼球和眶内组织，可以沿淋巴远处转移。病理显示癌细胞分化程度不一，细胞排列成条索或团块状，边缘为基底细胞，中心为鳞状细胞，中心角化形成角化珠。

早期的眼睑鳞状细胞癌很少有转移，在病理控制下完全切除肿瘤，预后较好。对于肿瘤大、范围广的患者，除了手术切除以外，还应进行放射治疗，肿瘤分化程度越低对放射治疗越敏感。对于癌组织已经侵及眶内，应做眶内容摘除术，术后再行放射治疗。对于少数肿瘤已经出现颅内转移的患者，或者远处转移的患者，可以采用化学治疗。

4. 眼睑恶性黑色素瘤

眼睑恶性黑色素瘤（malignant melanoma of eyelid）仅占眼睑所有恶性肿瘤的 1%，但恶性程度高、容易扩散转移。多见于老年人，高加索人种（白种人），女性居多，多数恶性黑色瘤起源于原先存在的交界痣、复合痣等。因此，一旦痣块出现颜色、形状、体积突然改变，病变区域疼痛、刺痒的情况要考虑恶变的可能。

病变多发生于睑缘，其次是上、下睑，最初表现为小结节或者扁平色素斑，进而病灶向四周扩散隆起，周围出现卫星灶，表面皮肤粗糙，血管扩张易出血，中心出现溃疡。肿瘤病程不一，有些肿块巨大（图 5-14），但是发展

拓展阅读 5-3　转移性肿瘤

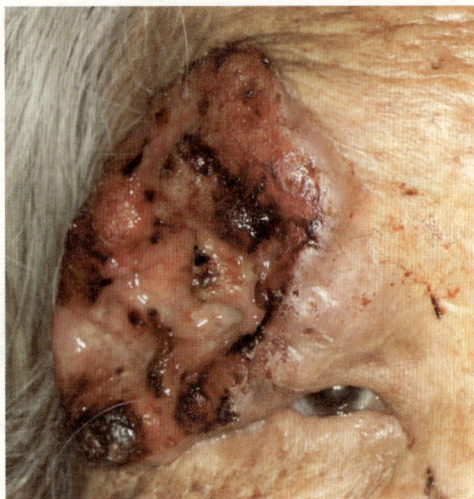

图 5-13　右上睑鳞状细胞癌

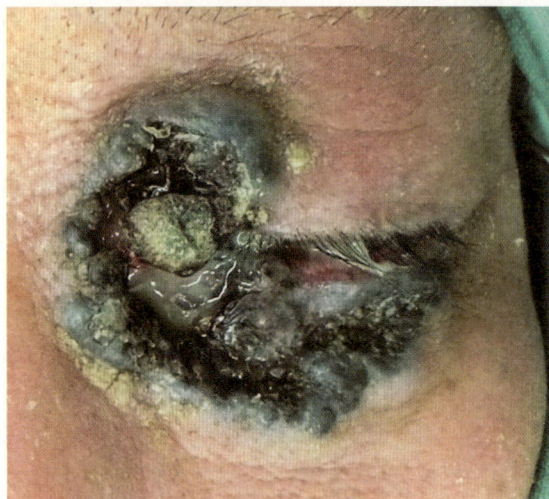

图 5-14　左眼恶性黑色素瘤

缓慢;而有些病变虽小,但已经发生转移,多转移至耳前淋巴结或颌下淋巴结。

眼睑恶性黑色素瘤要争取早期发现,早期手术。切除时应距离肿瘤边缘 8~10 mm,最好在病理控制下进行,累及结膜者主张做眶内容摘除,并对可能受累的耳前和颌下淋巴结做清扫。黑色素瘤对于放射化学治疗均不敏感。

5. 转移性肿瘤

第二节　泪　器　病

一、概述

泪器(lacrimal apparatus)是由分泌系统和排出系统两部分组成。分泌系统由分泌泪液各种成分的泪腺和副泪腺组成,排出系统则由泪小点、泪小管、泪囊和鼻泪管组成。正常泪器功能有赖于泪液生成和排出的平衡。泪器功能异常在临床上较常见,泪液异常可影响患者的视功能和生活质量,甚至引起严重的眼部疾病。

二、泪液分泌系统疾病

(一) 泪腺炎

泪腺炎在泪腺病变中占较大比重,发病原因并不十分明确,一般认为是原发性或继发性感染。泪腺结构类似于唾液腺,两者通常同时发生炎症或退化性疾病。根据起病的缓急可分为急性和慢性泪腺炎。

1. 急性泪腺炎

急性泪腺炎(acute dacryoadenitis)是一种较少见的泪腺疾病,由感染或特异性炎症引起,发病率约为 1/100 万。多为单侧发病并多见于小儿,常伴发于某些系统性疾病,如麻疹、流行性腮腺炎和传染性单核细胞疾病等。急性化脓性泪腺炎可能继发于邻近眼睑或结膜组织炎症。

睑部和眶部泪腺均可受累,急性睑部泪腺炎表现为上睑外侧发红、肿胀、疼痛,皮下可扪及实质性包块,压痛明显,翻转眼睑可及红肿、隆起的泪腺组织,常伴有黏液样分泌物及颞上方结膜充血水肿等症状,泪腺肿大导致上睑外侧机械性上睑下垂,使睑缘呈典型"S"形。眶部泪腺炎的局部症状类似,疼痛较剧烈而结膜水肿较轻,可在外上眶缘下扪及实质性包块,严重者眼球可向内下方突出,向外和向上运动受限并伴有复视。可伴有畏寒、发热、头痛、乏力等全身症状及耳前淋巴结肿大、腮腺肿大等相关症状。眼眶

CT 和 MRI 提示眶外上方泪腺窝内泪腺组织弥漫性增大或实质性炎性肿块。

急性泪腺炎的治疗应注重对因治疗,早期、足量、合理使用抗生素;同时局部热敷,结膜囊滴用抗生素滴眼液。若脓肿形成,需及时切开引流,眶部泪腺炎从上睑外侧皮肤沿皮纹方向横行切开,睑部者则可从上穹隆外侧结膜切口进入。

2. 慢性泪腺炎

慢性泪腺炎(chronic dacryoadenitis)在临床上较急性者普遍,表现为泪腺组织的慢性增生性炎症,多为原发性,亦可由急性泪腺炎转变而来。以泪腺组织的无痛性增大为特征,常与其他全身疾病(如结节病、白血病、淋巴瘤、淀粉样变性、结核病、梅毒)及外伤后异物性肉芽肿等有关。

病程缓慢,多为双侧性,表现为上睑外上方无痛性分叶状逐渐增大的肿块(图 5-15),可有轻度触痛。外侧机械性上睑下垂,严重者眼球向内下方突出移位,眼球上转和外转受限,导致复视。双侧泪腺及唾液腺的慢性炎症称为米古利兹综合征(Mikulicz syndrome)。同时不可忽略慢性泪腺炎的原发病的全身表现。

全身和局部应用抗生素,同时给予糖皮质激素、非甾体消炎药、局部 X 线照射等治疗。非

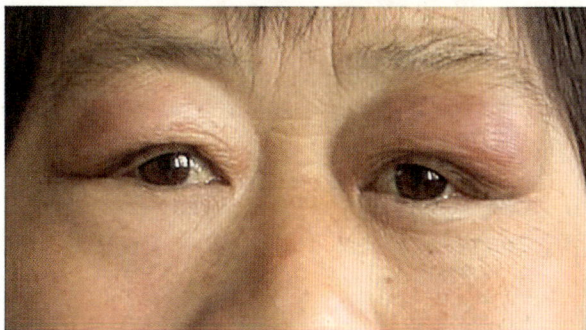

图 5-15 双侧慢性泪腺炎,表现为双侧上睑外上方肿块

手术治疗不敏感、病变较局限等情况下可行泪腺切除术。与全身病有关的慢性泪腺炎首先治疗全身原发病。

(二)泪液分泌增多

泪液分泌增多即流泪,比较少见,可由精神因素、结膜和角膜的刺激引起,必须和泪道阻塞引起的溢泪相鉴别。通过蝶腭神经节阻断泪腺分泌神经,从而可阻断泪液的过度分泌。

(三)鳄鱼泪

鳄鱼泪(crocodile tears)是较为罕见的症状。鳄鱼泪亦名食欲流泪或发作性流泪综合征。因 Bogorad 在 1928 年发现鳄鱼总是伴泪而食故名鳄鱼泪,又名 Bogorad 综合征。其表现为每当进食咀嚼或唾液分泌时即发生不同程度的流泪现象。病因可能是在面神经再生时支配腮腺的神经纤维与泪腺的神经纤维发生异常联系,导致错位传递异常神经冲动所致。目前缺乏有效的治疗手段。

(四)泪腺肿瘤

泪腺肿瘤可分为良性肿瘤和恶性肿瘤,良性泪腺肿瘤主要为泪腺多形性腺瘤,泪腺恶性肿瘤主要为腺样囊性癌。具体请见下一节。

三、泪液排出系统疾病

泪液的流动犹如抽水机的作用,故通常称为"泪液泵",存在主动引流泪液功能。除了睑缘、泪小点的毛细现象外,起主要作用的是随眼睑开闭和泪囊部的肌肉运动所产生的对泪囊和泪小管的挤压作用。在眼轮匝肌功能不全或面神经麻痹时,这种机械作用减弱甚至消失,导致功能性溢泪。泪液排出通路发生阻塞或邻近组织发生病变,则引起器质性溢泪。

(一)泪道阻塞

泪道阻塞(lacrimal obstruction)是眼科常见病,引起泪道阻塞的原因是外伤、炎症、瘢痕及息肉等。根据泪道阻塞的部位,可分为以下几类。

1. 泪小点狭窄或闭塞

泪小点狭窄或闭塞(lacrimal puncta obstruction)常因外伤或炎症(如慢性结膜炎、沙眼、睑缘炎等)引起的瘢痕性粘连所致。新生儿可以是先天性闭塞,也可以是外伤引起的(图 5-17),异物也可阻塞泪小点。

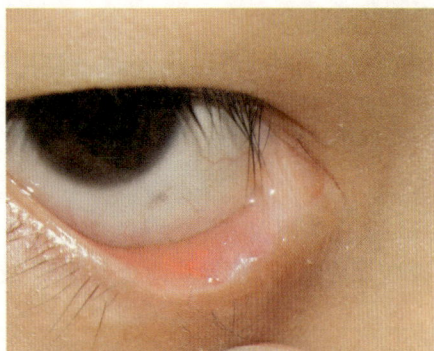

图 5-16 外伤后泪小点闭塞
完全看不见泪小点开口

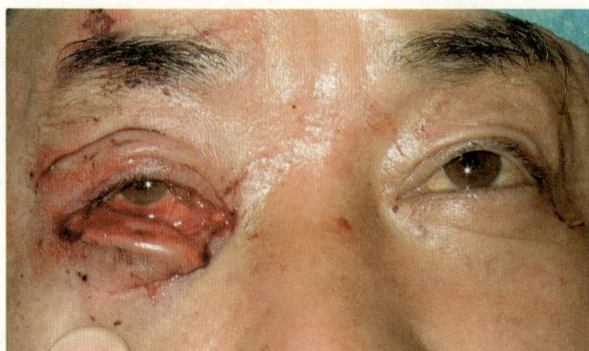

图 5-17 外伤后下泪小管断裂

泪小点狭窄可用泪小点扩张器扩张。如泪小点完全闭塞，可从相当于其开口的突起处中央用探针刺入至泪小管或行三角形切除。

2. 泪小管阻塞

泪小管阻塞（canalicular obstruction）由泪小管及其周围组织炎症后瘢痕增生粘连或外伤性泪小管断裂所致（图 5-17），也可能是先天畸形所致。泪道冲洗可见冲洗液原路反流，冲洗针头或泪道探针进入的深度可探知阻塞的部位，应用泪道内镜技术可直接观察阻塞的部位和性质。泪小管阻塞的治疗方法很多，但治疗后易复发，成功率低。目前泪道激光治疗泪小管阻塞效果并不理想，已不推荐，只有在泪道内镜辅助直视下激光治疗泪小管阻塞才能提高疗效。若阻塞部位很长无法再通，则可行结膜泪囊吻合术或结膜鼻腔泪囊吻合术来重建泪道系统。

对于外伤眼睑撕裂导致泪小管断裂，建议急诊时一期修复，如果一期无法吻合泪小管，伤口愈合后再进行陈旧性泪小管修复手术则难度大大增加。急诊处理泪小管断裂，首先应判断是上泪小管还是下泪小管受损。下泪小管担负着大部分的泪液排出功能，下泪小管的断裂应争取在伤后 12~24 h 内 I 期吻合。上泪小管也具有一定的泪液排出功能，如果上、下泪小管同时断裂，尽可能同时修复上、下泪小管，以避免长期溢泪。

3. 鼻泪管阻塞

鼻泪管阻塞（nasolacrimal duct obstruction）常发生在鼻泪管的最狭窄部，即泪囊与鼻泪管连接部以及鼻泪管下口处，多由于沙眼等炎症所致，也可由外伤、肿瘤压迫及先天异常引起。泪道冲洗可见冲洗液自上、下泪小点对流，继发泪囊炎后可有脓性分泌物反流。鼻泪管阻塞的定位可采用泪道碘油造影，在 X 线片上能确切反映阻塞的部位（图 5-18）。

不伴有泪囊炎的膜性鼻泪管阻塞可试行探通和泪道置管术。骨性鼻泪管阻塞或伴有慢性泪囊炎的患者需行鼻腔泪囊吻合术。急性泪囊炎的患者先治疗急性炎症，待炎症控制后再行鼻腔泪囊吻合术。

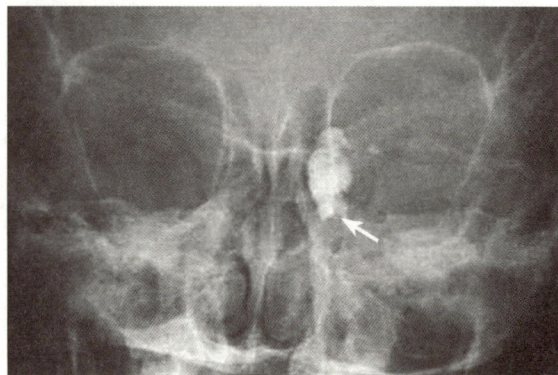

图 5-18 泪囊 X 线造影（左侧鼻泪管阻塞）

（二）泪囊炎

泪囊炎（dacryocystitis）根据发病缓急分为急性泪囊炎和慢性泪囊炎。

1. 急性泪囊炎

急性泪囊炎可在无泪道阻塞的基础上突然发生，也可在泪道堵塞、泪液潴留的基础上由结膜或鼻腔的炎症刺激及细菌感染而致，或慢性泪囊炎急性发作，少数由全身感染性疾病或病灶引起。常见的致病菌有肺炎球菌、金黄色葡萄球菌、β溶血性链球菌、流感嗜血杆菌等。

临床上以泪囊区皮肤明显红、肿、痛为典型症状,重者可波及上、下睑和鼻根部,类似丹毒,局部压痛明显,以泪囊区为甚。感染严重者伴有全身症状及耳前淋巴结肿大。血细胞计数白细胞增多,中性粒细胞比例增高。数日后脓肿形成,局部有波动感,可由皮肤面自行穿破,脓液排出后症状逐渐减轻,但易形成瘘管。

急性期应早期、足量、全身应用抗生素,及时控制炎症,避免炎症扩散;早期局部热敷,每日3~4次。如脓肿形成,有波动感时,应及时切开引流并放置引流条。急性炎症消退后按慢性泪囊炎治疗原则处理。有瘘管者手术切除瘘管或行泪囊摘除术。急性炎症期不可做泪道冲洗或探查,以免炎症扩散。

2. 慢性泪囊炎

慢性泪囊炎较为常见,女性多于男性。主要是由于鼻泪管阻塞后细菌和泪液积聚在泪囊内,导致细菌在泪囊内繁殖而产生的慢性炎症。细菌培养多为肺炎链球菌或葡萄球菌。

溢泪是慢性泪囊炎的突出症状,分泌物增多,晨起为甚。长期溢泪常导致内眦部皮肤湿疹,泪阜、内眦部结膜充血。慢性泪囊炎可分为卡他性,黏液性和化脓性3种。卡他性泪囊炎冲洗泪道时,可见带条状纤维素或黏液性分泌物反流。黏液性泪囊炎是由于泪囊内大量黏液性分泌物积聚,以至在内眦韧带下的泪囊部位形成一波动性囊肿,挤压泪囊区后大量黏液性分泌物反流(图5-19)。化脓性泪囊炎为病原菌在泪囊内繁殖,导致由原来的黏液性转变为化脓性,挤压泪囊或行泪道冲洗可见脓性分泌物从上、下泪小点反流。泪囊X线造影可见扩大的泪囊。

慢性泪囊炎的治疗方法是挤出脓液后局部滴用抗生素滴眼液,每天或隔天用生理盐水或抗生素液冲洗泪囊,直至脓液消失后可考虑探通。多数病例仍需手术治疗,对于外伤性引起的慢性泪囊炎仍应首选传统的鼻腔泪囊吻合术(dacryocystorhinostomy, DCR)。而为减少术后瘢痕,可选鼻内镜辅助下经鼻腔DCR,也称内路DCR。随着内镜技术的进步,内路DCR渐渐有取代传统DCR的趋势。

（三）泪囊肿瘤

原发性泪囊肿瘤较少见且性质多为恶性,中年男性发病者多见。病程隐匿,常以溢泪或泪囊区肿块首诊,部分患者会有多年的溢泪病史而被误诊为慢性泪囊炎,但泪道冲洗多数通畅。

泪囊鳞状乳头瘤是最常见的泪囊良性肿瘤,呈扩张性缓慢生长,可压迫周围组织甚至导致骨质吸收,但不侵蚀周围组织,边界清,多无皮肤破溃等现象,冲洗泪道多数阻塞,但早期压迫不严重时也可能通畅。CT检查可见泪囊区实质性肿块,边界光滑,包膜完整,中央可见低密度影,骨质无虫蚀样破坏。治疗主要是手术切除泪囊及肿瘤。

表皮样癌则是最常见的泪囊恶性肿瘤。肿瘤生长迅速,甚至在几个月内增长数倍,边界不清,质脆、硬,触之易出血,可出现皮肤破溃等现象。CT检查表现为泪囊区边界不清的实质性团块,伴有眶内下壁

微视频5-3　内路DCR手术

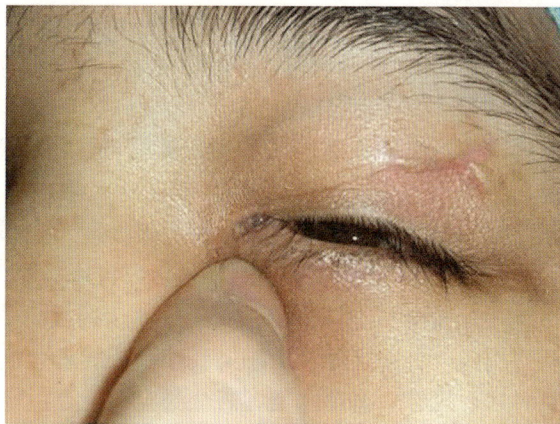

图 5-19　左侧慢性泪囊炎(黏液性)

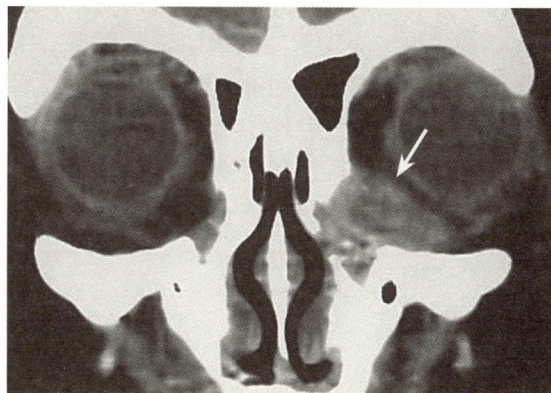

图 5-20　左侧泪囊表皮样癌的CT影像
泪囊窝扩大,伴骨质破坏

骨质的虫蚀样破坏(图 5-20)。治疗主要是手术切除泪囊及肿瘤。未扩散至泪囊外者,摘除肿块、泪囊和所有可疑组织,清除至鼻泪管上口;侵犯眼眶者,同时行眶内容摘除加眶内侧壁切除术。

第三节　眼　眶　病

一、眼眶炎症

根据致病原因,眼眶炎症分特异性炎症(蜂窝织炎)和非特性炎症。

(一)眼眶蜂窝织炎

眼眶蜂窝织炎(orbital cellulitis)是眼眶的感染性疾病,常见的致病菌有金黄色葡萄球菌和链球菌,在儿童流感嗜血杆菌常见,也可由真菌感染引起,多发生于白血病、获得性免疫缺陷综合征(acquired immunodeficiency syndrome,AIDS)等免疫功能低下的患者。病原菌可由毗邻的鼻窦尤其是筛窦侵入,皮肤外伤、疖及牙龈感染细菌也可经没有静脉瓣的面部血管进入眼眶。

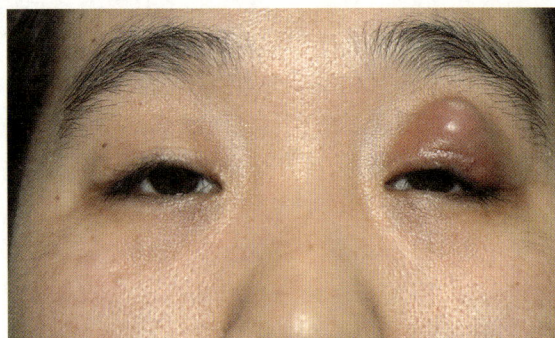

图 5-21　左眼眶隔前蜂窝织炎

眶部的红、肿、热、痛是本病最主要的表现。眶隔前的炎症仅表现为眼睑红肿、疼痛,不累及眼眶(图 5-21)。累及眶内的炎症则表现为眼球前突、眼球运动障碍。眼眶骨膜下脓肿或海绵窦脓肿可见眼位偏斜、视力下降甚至丧失。严重者尚可蔓延入颅内。白细胞计数明显升高。儿童患者常有上呼吸道感染、外伤等病史,成年人则多有鼻旁窦炎症。CT 扫描有助于了解眼眶感染的范围,确定感染是否源自鼻旁窦。

治疗需全身、早期大剂量应用广谱抗生素。用药前提取血、分泌物进行培养并做药物敏感试验,及时调整用药。合并上呼吸道感染或脑膜炎的患儿,应使用第三代头孢菌素、氨苄西林等。一旦脓肿形成,应及时切开排脓。真菌感染者需全身应用抗真菌药物治疗,并手术清创、开放引流去除病灶。

(二)眼眶非特异性炎症

特发性眼眶炎性假瘤(idiopathic orbital inflammatory pseudotumour,IOIP)旧称眼眶炎性假瘤,是指眶内非特异性、发病机制不清的占位性病变。其临床表现多样,病理分类复杂,是一系列我们尚未完全认识的疾病的总称。炎性假瘤的确切病因不明,可能自身免疫机制(特别是细胞介导免疫)在发病中起到一定作用。病变早期表现为淋巴细胞、浆细胞浸润和组织水肿;炎症进展期,以纤维组织增生为主。

本病临床上分为急性(1~7天)、亚急性(1周至1个月)、慢性(大于1个月)期。根据生长部位分为前部型、后部型、弥漫型、泪腺型和眼肌型(表 5-1)。

表 5-1　特发性眼眶炎性假瘤病变部位及相应临床表现

病变部位	体征
前部	眼睑结膜充血水肿,可以触及肿块
泪腺部	泪腺肿大,睑缘呈现 S 形肿大
眼肌	眼球运动障碍
后部	视力下降,眼底改变,视神经水肿,三叉神经眼支区感觉改变

本病临床表现急性期红、肿、痛明显,可表现为眼球突出、眼位改变、复视或视力下降;慢性期则以局部占位为主要体征。炎症可累及眶内任何组织,如眼外肌、眶脂肪、泪腺、筋膜囊、视神经等,而产生相应

的临床症状。前部型表现为眼睑结膜充血水肿,可触及肿块(图5-22)。泪腺型上睑呈"S"形下垂,泪腺区可触及肿大的泪腺边缘(图5-23)。眼肌型有眼球运动障碍。后部型表现为眶深部的疼痛或头痛,可伴有复视、视力下降。CT扫描表现为边缘模糊的块影、肥大的肌束、"T"形的筋膜囊等。可为一侧眼外肌单条或多条增厚,同时累及肌腹和肌腱,边缘欠清晰;泪腺炎性增生常累及睑部泪腺,且可为造影剂明显强化;眶脂肪内炎性浸润、肉芽肿增生和纤维化常致肌锥结构紊乱。炎性假瘤临床上表现为痛性突眼,可对激素治疗有良好反应,但可反复发作转变为慢性。MRI表现为T1WI呈中等信号,T2WI呈高信号,增强后肿瘤可明显强化。

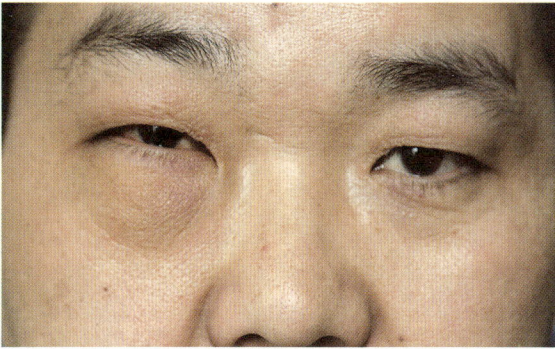

图5-22　特发性眼眶炎性假瘤前部型

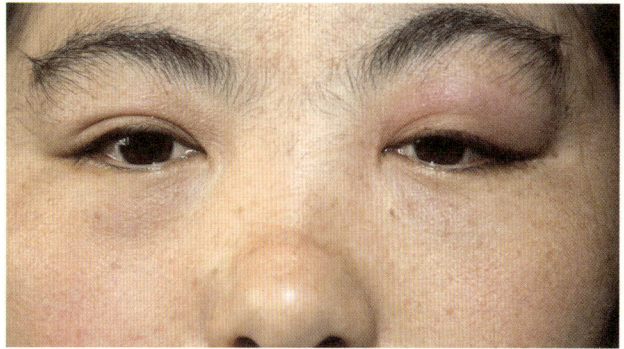

图5-23　特发性眼眶炎性假瘤泪腺型

诊断必须排除眼眶感染性炎症、血管性疾病、甲状腺相关眼病、肿瘤等病变。对于不典型病例或激素治疗不敏感的病例,可开眶活检。

全身应用非甾体消炎药物、糖皮质激素治疗通常有效。对激素治疗不敏感的病例,可给予小剂量外放射。环磷酰胺等细胞毒性药物也可用于治疗。上述治疗无效者可手术切除,手术难以完全切除,术后容易复发。激素治疗时应注意全身副作用,包括股骨头坏死、胃黏膜损伤等,应作相应对症治疗。

拓展阅读5-4　韦格纳肉芽肿病

(三)韦格纳肉芽肿病

二、眼眶囊性病变

皮样囊肿和表皮样囊肿(dermoid and epidermoid)是最常见的眼眶囊肿。囊肿壁内衬皮肤样结构,其中仅含表皮者为表皮样囊肿,同时含有真皮和皮肤附属器者为皮样囊肿。本病是在胚胎颅骨的发育过程中,属于表皮外胚层的皮肤深陷于中胚叶中,未能完全发育至体表所致。囊肿生长缓慢,但皮肤代谢产物的聚积会使囊肿不断增大。

囊肿可见于任何年龄,表浅的好发于眶外上或眶上缘(图5-24),可扪及类圆形、弹性、光滑、边界清楚的肿块,如果与骨膜无粘连,可以推动。眶深部的皮样囊肿可发生于任何眼眶骨缝处,尤以颧额缝为多。巨大的囊肿可致眼位偏斜、眼球突出、视功能减退。囊肿的内容物可为皮脂、毛发、胆固醇等皮肤的代谢产物。如果囊壁破裂、内容物溢出,可导致炎症反应,似眶蜂窝织炎。

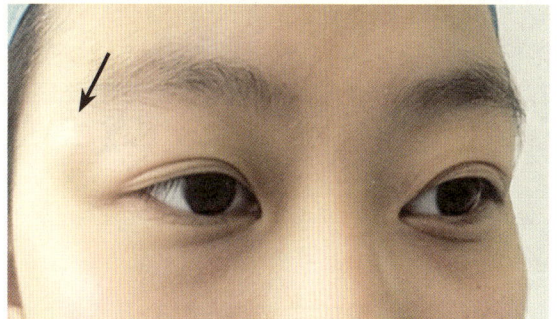

图5-24　右侧眶上方皮样囊肿

CT扫描可见占位性病变,呈境界清楚的圆形改变,某些可见钙化灶及液平面。囊肿增大可引起压陷性骨质吸收,但无虫蚀样破坏。若瘤体沟通眶、颞窝或眶、颅,则呈"哑铃"状。

手术完整摘除囊肿是防止术后复发的关键，手术摘除后应以刮匙或电钻仔细刮除可能残存的上皮，并以苯酚处理。

微视频 5-4　皮样囊肿摘除术

三、眼眶血管性病变

眼眶血管性病变三级分类及依据见图 5-25。

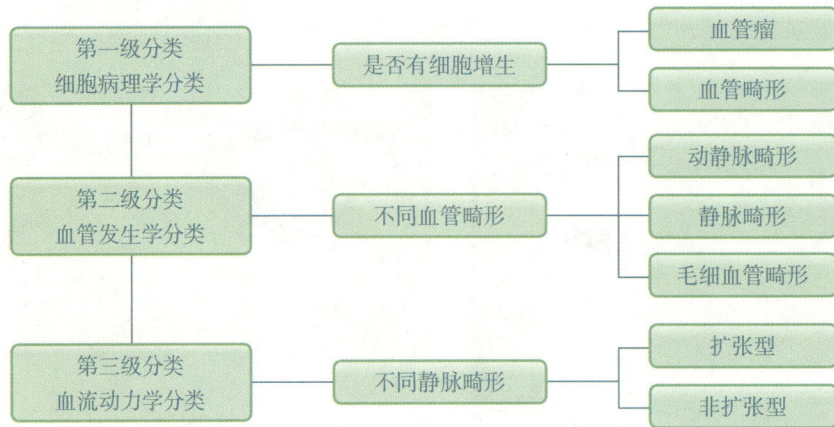

图 5-25　眼眶血管性疾病的三级分类

（一）血管瘤

血管瘤（infantile hemangioma）旧称草莓状血管瘤或增殖性血管瘤，是婴幼儿最常见的良性血管性疾病。于出生后数天至数周发病，根据病灶深浅不同有不同的体表特征。

发生在眼部的血管瘤常累及眼睑，并有 75% 患者累及眼眶。增生的血管瘤可压迫眼球，导致眼球变形，产生近视、散光或斜视，进而形成两眼屈光参差，引起弱视。如果眶内血管瘤增生导致眶容积的进行性减小，则形成突眼，严重者眼睑闭合不全，造成角膜暴露。依据部位，血管瘤可分为表浅型、深部型和混合型。表浅型多数位于真皮内，瘤组织质软，常可在皮肤上引起红色隆起（图 5-26）。深部型病变位于真皮深层或皮下组织内，表面扁平或呈结节形态，色紫，有压缩性，肿瘤边界不清（图 5-27）。若深入眶内者，可压迫眼球，或导致间歇性眼球突出。混合型同时存在表浅和深部病变（表 5-2）。

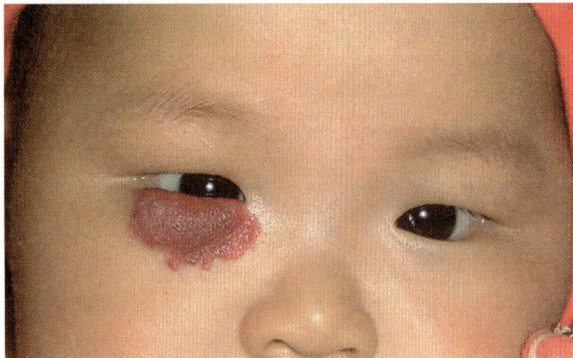

图 5-26　表浅血管瘤

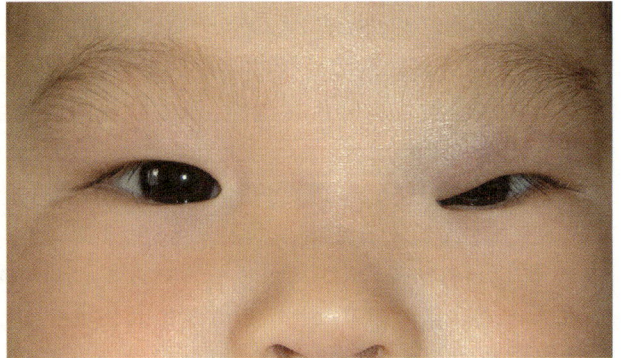

图 5-27　深部血管瘤

表 5-2　血管瘤部位分布与外观特点

位置分布	外观特点
表浅 Superficial	鲜红色,轻微隆起
深部 Deep	暗紫色隆起,影响功能及外观,眼球突出、移位,视轴遮挡
混合 Combined	表浅合并深部表现
多灶 Multifocal	除眼部外,累及全身其他部位,包括头面部、四肢甚至呼吸道等

血管瘤的自然病程可分为:增生期、稳定期和消退期。增生期多在出生后 6~8 个月,开始时多表现为蚊咬状或针尖样红点,多数在以后数月内向周围扩展,生长速度不等,一般在 1 岁左右开始进入稳定期,生长停滞。当病灶中开始出现灰白点,并逐渐扩大或融合,皮下的肿块开始软化,即提示进入消退期。多数患儿在 7 岁左右完全自行消退。影像学检查:①彩色多普勒超声:血流丰富(图 5-28),动脉血液频谱;②CT:表现为边界不规则的肿块;③MRI:示软组织病变,多形态不规则,病灶内可有分隔,T1 中低信号,T2中高信号,T1 脂抑增强明显强化。

在正确诊断和分期的基础上,根据具体情况选择治疗方法。①生长缓慢,不影响眼睑功能的小血管瘤,可暂予观察,定期随访。②发展较快、影响眼睑功能、发生溃烂、较大的血管瘤,局部涂抹 β 受体阻滞药类凝胶,口服普萘洛尔,注射皮质类固醇激素,可能使之消退。③上述方法均无效,药物治疗不耐受,消退期病灶残留明显的,可考虑手术切除。

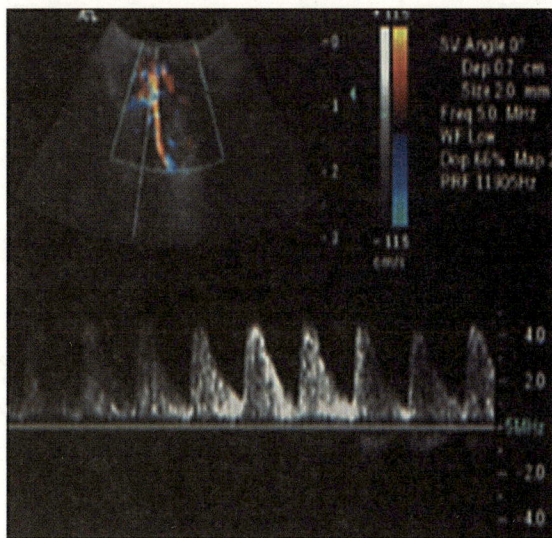

图 5-28　血管瘤彩色多普勒超声
示血流丰富

(二) 眼眶血管畸形

1. 眼眶静脉畸形

(1) 眼眶静脉畸形依据血流动力学可分为扩张型和非扩张型。扩张型静脉畸形表现为加压试验阳性,病变与静脉系统沟通丰富,为纯静脉性,畸形的血管与静脉系统联系广泛,血流丰富,流出通道膨大,旧称“静脉曲张”。非扩张型静脉畸形加压试验阴性,病变与静脉系统沟通少,旧称“静脉型血管瘤”。

(2) 静脉淋巴混合畸形包括:静脉成分为主型和淋巴成分为主型,后者旧称“淋巴管瘤”,畸形的血管与静脉系统少量或无联通,血流少于纯静脉畸形。

2. 眼眶海绵状血管畸形

海绵状血管畸形(orbital cavernous malformation)过去称之为海绵状血管瘤,是成年人最常见的原发于眶内的肿瘤。多发生于一侧,偶见两侧眼眶,渐进性眼球突出是最常见的临床体征(图 5-29A),早期多无视力障碍和其他体征。

 拓展阅读 5-5　眼眶静脉畸形

 微视频 5-5　扩张型静脉畸形加压试验阳性

CT 扫描可较准确定位肿瘤的空间位置、数目和引起的继发改变,有如下特征:①多位于肌肉圆锥内,肿瘤压迫可致视神经移位;②肿瘤呈类圆形,边界清楚,圆滑,内密度均质(图 5-29B)。

海绵状血管畸形的主要治疗方法是手术切除,根据肿瘤的部位、大小、数量选择不同的手术进路。

3. 眼眶动静脉畸形

眼眶动静脉畸形(arteriovenous malformation)表现为眶周局部组织隆起、皮色变化、静脉迂曲扩张等

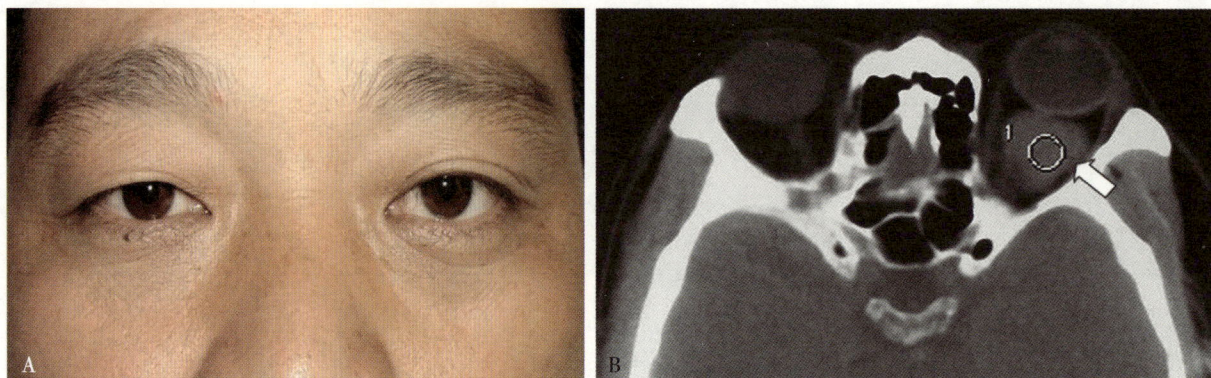

图 5-29　左眼眶海绵状血管瘤
A. 左眼球突出;B. 球后肌锥内圆形占位

改变。DSA 是诊断此病的金标准,并可指导进行介入治疗。

四、眼眶肿瘤

(一) 眼眶神经源性肿瘤

1. 视神经胶质瘤

视神经胶质瘤(optic nerve glioma)是视神经内胶质细胞的良性肿瘤,组织学上为星形胶质细胞瘤。视神经胶质瘤多发于学龄前儿童,无明显性别倾向,病程进展缓慢。初期无症状,随病情进展逐渐出现无痛性、渐进性眼球突出,视力下降,视盘水肿或萎缩,瞳孔反射异常,视野改变和眼球运动障碍等。累及中枢者出现眼球震颤、视野缺损、癫痫、脑积水等。病变可局限于视神经,也可累及视交叉、下丘脑等。

CT 扫描是诊断视神经胶质瘤的最主要方法,典型 CT 表现为神经梭形肿大,边界清晰。MRI 检查可显示直接观察到眶内、管内和颅内段视神经病变。

对于视神经胶质瘤的治疗,至今尚无统一看法,因为儿童视神经胶质瘤是一种良性肿瘤,发展甚慢,或到一定程度便停止进展,故在视力良好情况下可以临床密切观察;当肿瘤严重影响视力时则可考虑手术治疗。放射治疗对视神经胶质瘤有一定的效果。

2. 视神经脑膜瘤(optic nerve meningioma)

3. 神经鞘瘤(neurilemoma)

4. 神经纤维瘤(neurofibroma)

(二) 泪腺来源肿瘤

1. 泪腺多形性腺瘤

泪腺多形性腺瘤(pleomorphic adenoma of the lacrimal gland)起源于具有多向分化潜能的上皮细胞,是泪腺上皮性肿瘤中最多见的一种,约占50%,又称泪腺混合瘤。虽然该肿瘤属良性肿瘤,但肿瘤细胞来源于多向分化潜能的细胞,术后常复发或恶变。最有效的治疗方法是非接触性完全切除肿瘤,包括肿瘤包膜及肿瘤周围适量的正常组织也应一并切除。

2. 泪腺腺样囊性癌

泪腺腺样囊性癌(adenoid cystic carcinoma)是泪腺恶性上皮性肿瘤,发生率占泪腺肿瘤的 20%~25%,居第 2 位,是最多见的泪腺恶性肿瘤,恶性程度高,10 年生存率仅 20%。

拓展阅读 5-6　眼眶动静脉畸形

拓展阅读 5-7　视神经脑膜瘤

拓展阅读 5-8　神经鞘瘤

拓展阅读 5-9　神经纤维瘤

拓展阅读 5-10　泪腺多形性腺瘤

拓展阅读 5-11　泪腺腺样囊性癌

（三）眼眶肌源性肿瘤

1. 横纹肌肉瘤

横纹肌肉瘤（rhabdomyosarcoma）是由横纹肌母细胞构成的高度恶性肿瘤,可发生于肢体、躯干、生殖系统和眼眶。多见于10岁以下的儿童,平均年龄7岁,是儿童最常见的眶内恶性肿瘤。肿瘤生长快,恶性程度高,预后不良。

临床表现为单侧急速发展的眼球突出和眶部肿块(图5-30)。病程进展极快,眼球突出数天内即有明显增加,不少患者来诊时眼球已突出于眼眶之外,出现眼睑闭合不全,结膜充血、水肿、坏死和结痂,严重者角膜完全暴露。早期即可发生眶骨壁破坏和血行转移。肿瘤好发于眶上部,使眼球向前下方移位。CT扫描可见肿瘤形状不规则,密度不均匀,同时可反映骨破坏情况和眶外蔓延范围。MRI示T1WI为中信号,T2WI为高信号,显示颅内蔓延,具有优势。具有诊断意义的是病理检查显示瘤细胞质内存在横纹组织。

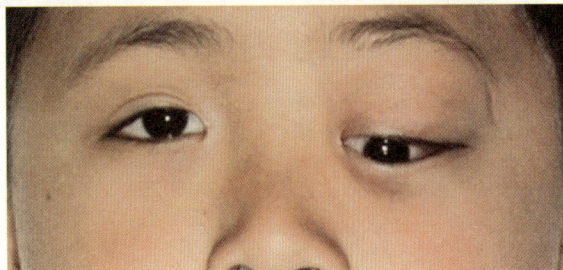

图5-30 左眼眶横纹肌肉瘤

横纹肌肉瘤多采用手术和放射、化学治疗等相结合的综合治疗。

2. 平滑肌肉瘤（leiomyosarcoma）

（四）眼眶继发性肿瘤

拓展阅读5-12 平滑肌肉瘤

拓展阅读5-13 眼眶继发性肿瘤

五、甲状腺相关性眼病

甲状腺相关性眼病（thyroid associated ophthalmopathy,TAO）又称Graves眼病,是以眼部软组织水肿、眼球突出、复视为主要临床表现的一种器官特异性自身免疫性疾病,与甲状腺功能失调密切相关。在成年人眼眶疾病中,甲状腺相关性眼病的发病率居首位。

TAO的发病机制目前仍不清楚,大部分观点认为该病是遗传和免疫多种因素共同作用的结果,可由于免疫球蛋白升高、淋巴因子增多、成纤维细胞激活、TRSH在球后组织的高表达、B淋巴细胞增多等引发一系列的临床症状。同时该疾病与遗传因素也有一定的关系,但其具体的机制,如甲状腺相关性眼病的易感因子、眼眶自身免疫反应的靶细胞等仍然不清楚。

眼睑退缩、眼球突出和眼球运动障碍是甲状腺相关性眼病最主要的临床表现(图5-31)。早期表现为结膜充血、水肿、眼睑退缩,继而出现眼球突出、眼球运动障碍、复视、限制性斜视(图5-32),严重者出现暴露性角膜炎、压迫性视神经病变,从而导致视力下降,甚至失明。临床上根据CAS评分及眼球突出度等检查对甲状腺相关性眼病提出了各种分期、分级和分度,对疾病进行定性、定量诊断。

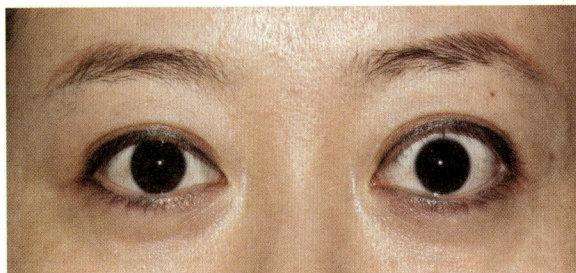

图5-31 甲状腺相关性眼病
左眼眼球突出、左眼上睑退缩

眼眶影像学检查是确诊该疾病的重要辅助手段,典型的CT扫描显示眼外肌梭形增大,筛骨纸板受压呈"可口可乐瓶状"(图5-33)。

甲状腺相关性眼病的治疗包括全身治疗和眼部治疗。全身治疗主要是治疗甲状腺功能异常,需要在内分泌科医生指导下进行。眼部治疗主要包括药物治疗、放射治疗和手术治疗。病变早期主要以炎性反应为主,活动期药物治疗多采用糖皮质激素冲击疗法,对于有禁忌证的患者可应用其他免疫抑制剂。药物治疗无效或有禁忌证的患者可采用眼眶局部放射治疗。手术治疗的主要目的是维持视神经的功能,以

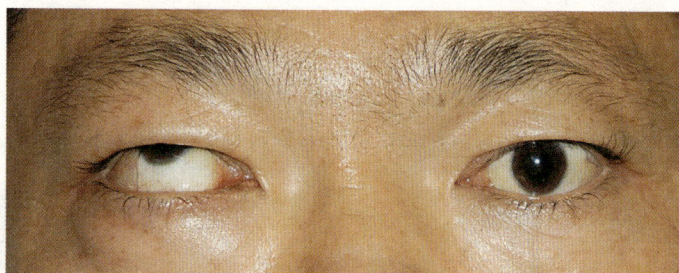

图 5-32　右眼甲状腺相关性眼病
眼球运动障碍、限制性斜视

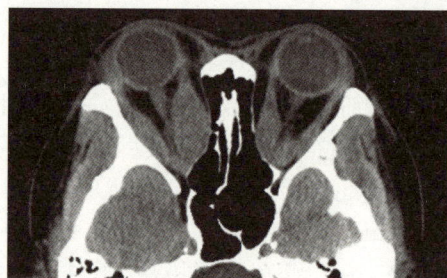

图 5-33　甲状腺相关性眼病水平位 CT 扫描
显示双眼眼外肌梭形增大,筛骨纸板受压
呈"可口可乐瓶状"

及保护角膜不暴露,且随着生活水平的提高,恢复眼部美观也成为目前手术治疗的主要目的之一。手术方式主要包括眼眶减压术、眼肌手术和眼睑手术。通常甲状腺相关性眼病患者需要一种以上的手术治疗方式。手术方案一般分三步:第一,眼眶减压术,使眼球回退,改善暴露性角膜炎和解除视神经受压;第二,眼肌手术,矫正斜视和改善复视;第三,眼睑手术,矫正眼睑退缩、改善外观。

拓展阅读 5-14　眼眶骨折

六、眼眶外伤

眼眶骨折和眼眶异物是最常见的眼眶外伤,详见"拓展阅读"和第十四章。

1. 眼眶骨折(orbital fracture)
2. 眼眶异物(orbital foreign body)

拓展阅读 5-15　眼眶异物

思 考 题

1. 试述睑缘炎的分类、临床表现和治疗原则。
2. 试述上睑下垂的分类、临床表现和治疗原则。
3. 试述眼睑占位性病变的诊疗原则。
4. 试述眼眶血管性疾病的三级分类。

(范先群　文和照片)

网上更多……

本章小结　　思考题简答要点　　自测题　　教学 PPT

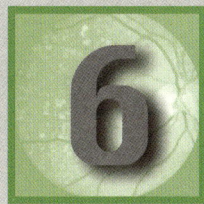

6

第六章

眼 表 疾 病

本章学习思考要点

眼表位于视觉器官的外层,易受外界环境的影响。正常的眼表结构和功能不仅对视觉器官起重要的保护作用,而且是其获得清晰视力的必要条件。通过本章学习,应达到以下目标:

- 熟悉眼表的基本概念及其各组成部分。了解眼表干细胞概念及角膜上皮干细胞分布特点,能够用整体的观点理解眼表疾病的发病机制。
- 熟悉构成正常泪膜各种成分的来源及功能。
- 掌握常见的各种眼表疾病,特别是感染性眼表疾病的临床表现、诊断要点及治疗原则。
- 了解常见导致干眼的原因、临床表现及治疗原则。
- 了解角膜缘干细胞缺乏或功能障碍的常见原因及治疗方法。
- 了解全身疾病在眼表的常见表现。

关键词

眼表 眼表疾病 干细胞 感染 泪膜

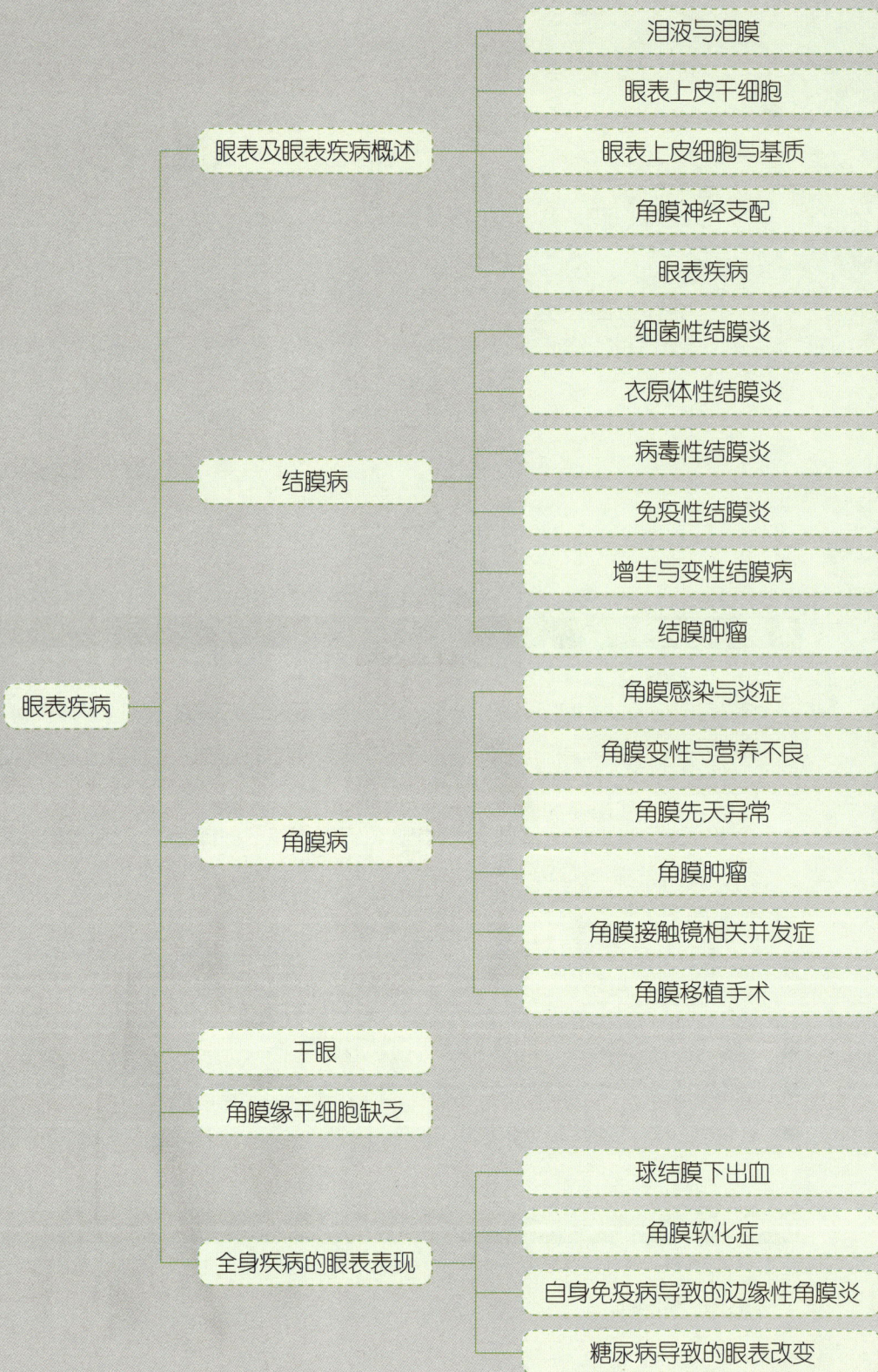

眼表疾病
- 眼表及眼表疾病概述
  - 泪液与泪膜
  - 眼表上皮干细胞
  - 眼表上皮细胞与基质
  - 角膜神经支配
  - 眼表疾病
- 结膜病
  - 细菌性结膜炎
  - 衣原体性结膜炎
  - 病毒性结膜炎
  - 免疫性结膜炎
  - 增生与变性结膜病
  - 结膜肿瘤
- 角膜病
  - 角膜感染与炎症
  - 角膜变性与营养不良
  - 角膜先天异常
  - 角膜肿瘤
  - 角膜接触镜相关并发症
  - 角膜移植手术
- 干眼
- 角膜缘干细胞缺乏
- 全身疾病的眼表表现
  - 球结膜下出血
  - 角膜软化症
  - 自身免疫病导致的边缘性角膜炎
  - 糖尿病导致的眼表改变

第一节 眼表及眼表疾病概述

解剖学上,眼表(ocular surface)是指位于上、下睑缘之间内侧的全部上皮组织,主要是由角膜上皮和结膜上皮组成。根据所处位置不同,角膜上皮可分为中央、周边和角膜缘三部分;结膜上皮也可以分为球结膜、穹隆部结膜和睑结膜三部分。在生理情况下,眼表上皮覆盖有一层稳定的泪膜(tear film),其在维持正常的眼表上皮新陈代谢过程中起重要的作用,可以看做眼表的组成部分(图6-1)。眼表概念的一个重要特征是强调组成眼表的各成分之间相互作用,形成一个互为依赖的有机整体。

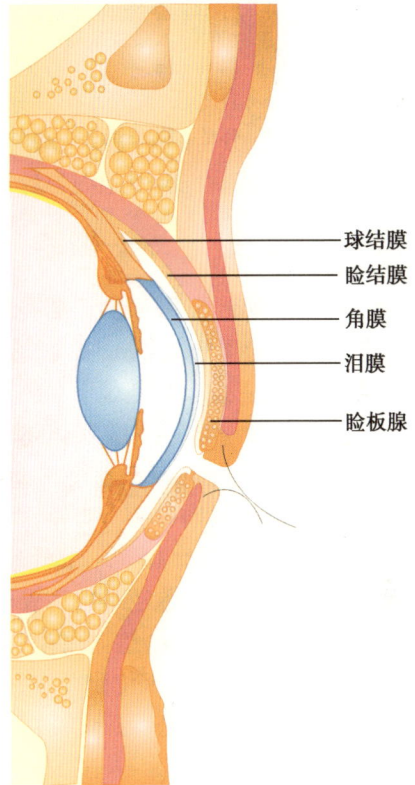

球结膜
睑结膜
角膜
泪膜
睑板腺

图 6-1 眼表与泪膜

一、泪液与泪膜

在生理情况下,泪液呈膜状覆盖在眼表上皮表面,故称为泪膜。泪膜在眼表的分布处于一种动态平衡状态。生理状态下,眼表面泪液量约为 6 μL,其分泌速度约为 1.2 μL/min,更新率约为 16%/min。泪液折射指数为 1.336。正常泪液的蛋白质含量为 6~10 mg/mL,其成分主要包括:生长因子、神经肽、白细胞介素、免疫球蛋白、蛋白酶类、抗微生物肽类等。泪液免疫球蛋白、溶菌酶等抗菌成分构成眼球的第一道防御屏障。泪液中电解质 K^+、Na^+、Cl^- 浓度高于血浆。另外,泪液中还含有少量葡萄糖(5 mg/dL)、尿素(0.04 mg/dL)等,其浓度随血液中的相应物质浓度变化而变化。泪液 pH 范围为 5.20~8.35,平均 7.35。正常情况下泪液为等渗性,渗透压为 295~309 mmol/L。

如图 6-2 所示,泪膜从外到内分别由脂质层、水样层和黏蛋白层构成。脂质层由睑板腺和 Zeis 腺分泌,其主要作用是防止泪液蒸发、维持泪膜形态。水样层主要由泪腺和副泪腺分泌,对眼表上皮起营养和保护作用。黏蛋白层由结膜杯状细胞来源的分泌型黏蛋白及结膜上皮细胞和角膜上皮来源的跨膜结合型黏蛋白构成。泪膜各成分、泪液的水压动力学及眼睑结构和运动变化,均可能影响泪膜的稳定性。瞬

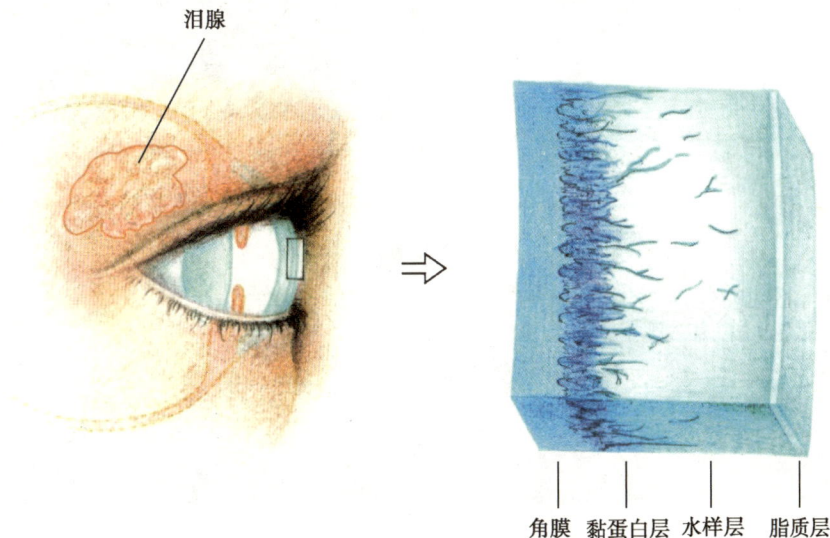

泪腺

角膜 黏蛋白层 水样层 脂质层

图 6-2 泪膜及其组成

目运动作为泪膜形成和更新的机械性因素,是由三叉神经第一支作为感觉支传入,面神经交感支和副交感支作为运动支传出的反射弧来完成。

泪膜主要有以下功能:①可以填补角膜上皮缺损,使其形成均匀、光滑的表面;②维持眼表上皮层湿润状态;③通过泪液流动和其内所含的成分抑制病原性微生物生长;④为眼表上皮细胞新陈代谢提供氧和营养物质。

泪膜与眼表上皮细胞之间存在着密切的关系。一方面,泪膜对眼表上皮起营养、保护作用;另一方面,眼表上皮细胞分泌的某些成分参与泪膜构成。泪膜成分和功能异常往往会导致眼表上皮疾病的发生;反之,眼表上皮疾病也能引起泪膜异常。

二、眼表上皮干细胞

在正常情况下,眼表上皮细胞通过存在于眼表上皮某些特殊部位的、处于相对低分化状态的、具有较高增殖潜能的干细胞(stem cell)增殖、迁移补充自身脱落的细胞,从而维持上皮细胞总数相对稳定。目前认为,角膜上皮干细胞位于角膜缘上皮基底层。人角膜缘的 Vogt 栅栏结构是角膜上皮干细胞(corneal epithelial stem cell)存在的具体部位(图 6-3),因此角膜上皮干细胞又称为角膜缘干细胞(limbal stem cell)。角膜上皮干细胞具有慢周期特性,其数量约占角膜缘上皮基底层细胞总数的 5% 以下。当受到刺激时,这些细胞的增殖能力明显较角膜上皮其他部位细胞强。形态学上,这些细胞具有细胞形状小、细胞核对细胞质面积比率(N/C ratio)高、表达某些标志性蛋白(如 P63、ABCG2、Importin13 等)的特点。生理状态下,角膜上皮细胞经基底到表面,角膜缘向周边,周边向中央路径迁移。角膜缘干细胞还可以作为生理屏障阻止结膜上皮细胞向角膜表面侵入。

结膜上皮内也有干细胞存在,但其精确分布尚无定论。结膜干细胞(conjunctival stem cell)的分布及其与结膜杯状细胞的关系有待进一步研究。

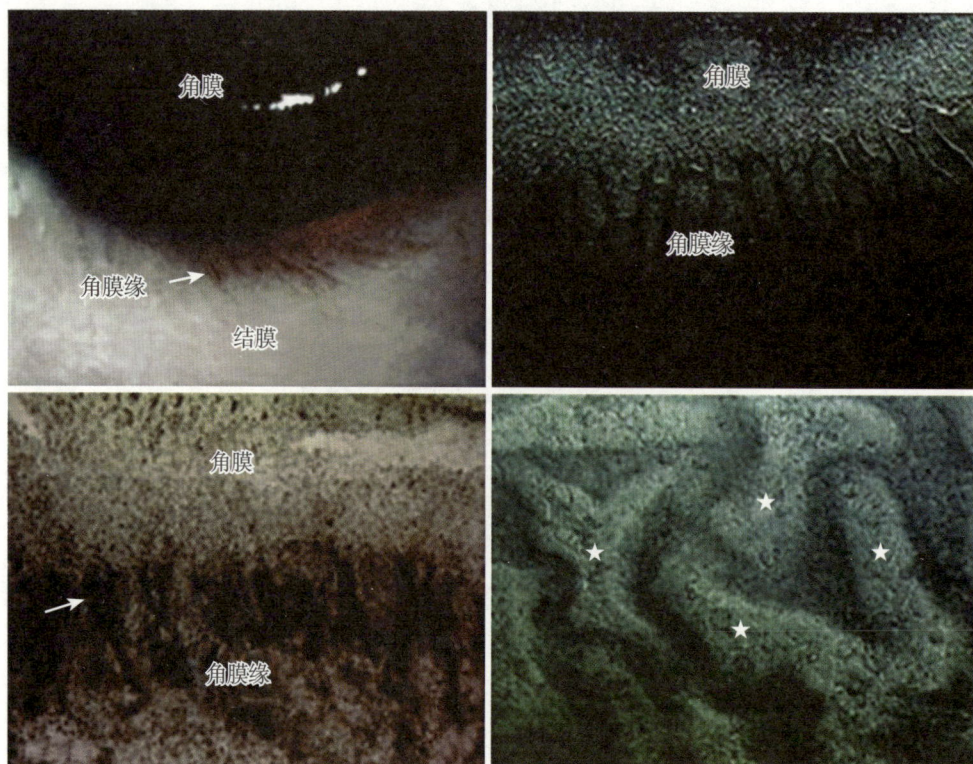

图 6-3　人正常角膜缘形态
箭头及星号为角膜缘 Vogt 栅栏结构

三、眼表上皮细胞与基质

眼表上皮基质对眼表上皮细胞起支持、营养等作用。上皮损伤可导致基质细胞凋亡增加，基质细胞分泌的某些细胞因子（如 KGF）对上皮修复起调节作用。

角膜缘上皮基底层，存在有角膜上皮干细胞、黑色素细胞、朗格汉斯细胞等。在角膜缘上皮与基质之间有胶原、整合素、N- 钙黏素等表达。在角膜缘基质，含有丰富血管、淋巴管和神经，因此可以给角膜缘干细胞提供充分的营养。正常角膜缘基质成分构成角膜缘干细胞的微环境（niche），对维持干细胞功能起重要作用。

眼表上皮细胞的健康状态由正常泪膜和眼表上皮基质微环境共同维持。泪膜与基质微环境的任何病理性改变都可能对眼表上皮细胞正常结构及功能带来不良影响。

四、角膜神经支配

角膜是人体神经末梢分布密度最高的组织。感觉神经纤维从睫状长神经发出分支，穿过前弹力层，在上皮下形成神经丛。角膜神经纤维释放的神经递质包括乙酰胆碱、儿茶酚胺、P 物质和降钙素基因相关肽等。角膜病变（角膜异物、擦伤、炎症）都可能导致疼痛、流泪、眼睑痉挛等症状。眼睑瞬目运动可使症状加剧。但单纯疱疹病毒性角膜炎可使病变部位角膜知觉减退。角膜神经除了具有感受外界刺激的作用外，还在上皮细胞屏障功能的维持、营养、增殖、凋亡等过程中起重要作用。

五、眼表疾病

临床上，泪膜、结膜和角膜组织病变可统称为眼表疾病（ocular surface disease，OSD）。眼表局部发生病变，可引起眼表其他部位出现病理性改变；而一些全身性疾病也会导致眼表的改变。

要点提示：

眼表概念的提出主要是由于越来越多的眼科学者认识到结膜、角膜及泪膜疾病可以相互影响、互为因果。因此，在本章的学习过程中，一定要强调具有整体的观点。

第二节　结　膜　病

一、概述

（一）结膜解剖与生理

结膜（conjunctiva）是起始于上、下眼睑缘内侧，止于角膜缘的一层半透明黏膜组织，由上皮和基质构成。睑结膜与其下组织结合紧密；球结膜和穹隆部结膜与其下组织结合疏松，便于眼球运动。结膜富含神经和血管，其感觉由第 V 对脑神经眼支的泪腺、眶上、滑车上和眶下神经分支支配。结膜除了通过上皮细胞形成生物屏障外，其内所含的抗原提呈细胞、免疫球蛋白、淋巴组织等也参与防护和组织修复过程。

（二）结膜炎病因

结膜表面暴露于外界，易受周围环境影响，微生物可直接感染结膜致病。各种原因导致结膜组织出现炎症反应，称为结膜炎（conjunctivitis）。

导致结膜炎的常见微生物有：①细菌：表皮葡萄球菌、肺炎链球菌、流感嗜血杆菌等；②病毒：人腺病毒、单纯疱疹病毒等；③衣原体。常见的非微生物因素主要包括：物理性刺激和化学性损伤。另外，全身免疫性病变也可导致结膜炎。

(三) 结膜炎分类

(1) 根据病因,分为微生物性和非微生物性。

(2) 根据病程,可分为急性和慢性等。

(3) 根据病变局部的主要体征,可分为乳头性、滤泡性、膜性或假膜性等。

(四) 结膜炎症状

结膜炎常见症状为异物感、烧灼感、痒、分泌物增多、流泪等。

(五) 结膜炎体征

1. 结膜充血

球结膜炎表现为表层血管充血,颜色鲜红,一般远离角膜缘,可推动。滴用 0.1% 肾上腺素后充血明显消退。

2. 分泌物

各种结膜炎均可导致结膜分泌物增多,其中细菌性结膜炎常出现脓性分泌物,过敏性结膜炎常出现黏液性分泌物,病毒性结膜炎常出现水样或浆液状分泌物。

3. 结膜乳头

结膜乳头是结膜上皮增生隆起形成的一种非特异性炎性体征。在裂隙灯显微镜下,可见血管从乳头中央发出并呈轮辐状散开。生理情况下,上睑穹隆部可能有少量乳头存在,可能与该部位隔样结构较少有关。临床上,上睑结膜乳头多见于春季角结膜炎和结膜对异物(缝线等)刺激的反应。下睑乳头多见于常年过敏性结膜炎。直径大于 1 mm 的结膜乳头,称为巨乳头。春季角结膜炎、特异性角结膜炎、异物刺激等,均可导致巨乳头形成。

4. 结膜滤泡

结膜滤泡是由结膜淋巴组织反应形成的、外观光滑的、半透明隆起样改变。滤泡常出现在上、下睑结膜,角膜缘附近球结膜也可能出现滤泡。结膜滤泡中央无血管,是其与结膜乳头区别的最主要特征。结膜滤泡是结膜对某些特异性炎症反应的重要体征。多数病毒性结膜炎、衣原体性结膜炎,某些寄生虫性和药物性结膜炎均可能导致结膜滤泡的形成。但是,一些年轻人在正常情况下睑穹隆部结膜也会有少量的滤泡存在。

5. 结膜水肿

结膜炎症可导致结膜血管扩张,血管内液渗入结膜组织内则形成结膜水肿。由于球结膜与其下组织结合疏松,所以结膜水肿常出现于球结膜。

6. 结膜下出血

腺病毒和肠道病毒所致的流行性结膜炎和 Koch-Weeks 杆菌所致的急性结膜炎等,可能会造成结膜下点、片状出血。

7. 结膜表面膜状物

结膜炎症可以导致结膜表面出现由脱落的结膜上皮细胞、白细胞、病原体和纤维素性渗出等混合形成的膜状物。根据是否累及结膜上皮,可以将膜状物分为真膜和假膜。真膜与其下组织结合紧密,强行剥离后创面粗糙、易出血;假膜与结膜上皮结合疏松,剥离后结膜上皮完整。

8. 耳前淋巴结肿大

耳前淋巴结肿大是病毒性结膜炎的重要体征。还可见于衣原体性、淋球菌性和各种可致肉芽肿性结膜炎和泪腺炎的疾病。

9. 结膜肉芽肿

结膜肉芽肿是由纤维血管组织和单核细胞、巨噬细胞所构成。

10. 结膜瘢痕

结膜病变仅累及上皮层,在病变消退后不留瘢痕;若病变侵及基质,则可能导致瘢痕形成。

11. 假性上睑下垂

炎症细胞浸润和瘢痕组织增生可使上睑肥厚,质量增加而下垂。炎症细胞直接浸润 Müller 肌也可造成轻度上睑下垂。

(六) 结膜炎的诊断

结膜炎根据临床症状、体征结合病原学、细胞学检查一般可以明确诊断。

(七) 结膜炎的治疗与预防

结膜炎的治疗以局部治疗为主,病情严重者可考虑适当应用全身药物。注意个人卫生,加强公共场所的清洁、消毒可预防传染性结膜炎。

二、细菌性结膜炎

正常结膜囊内有表皮葡萄球菌、类白喉杆菌和厌氧痤疮丙酸杆菌等细菌存在,这些细菌相互作用处于相对稳定状态。当这种稳定状态被破坏或结膜本身的防御功能降低,可导致细菌性结膜炎(bacterial conjunctivitis)发生。临床上患者若出现结膜充血和结膜囊脓性、黏液性或黏液脓性分泌物,应怀疑细菌性结膜炎。按照疾病的缓急可分为超急性(24 h 以内)、急性或亚急性结膜炎(数小时至数天)、慢性结膜炎(数天至数周)。根据病情严重程度可分为轻、中、重度(表 6-1)。

表 6-1 常见的细菌性结膜炎

发病急缓	严重程度	病原菌
慢性 (数天至数周)	轻至中度	金黄色葡萄球菌 Morax-Axenfeld 双杆菌 变形杆菌 大肠埃希菌 假单胞菌属
急性或亚急性 (数小时至数天)	中至重度	流感嗜血杆菌 肺炎链球菌 Koch-Weeks 杆菌 金黄色葡萄球菌
超急性 (24h 以内)	重度	奈瑟淋球菌 奈瑟脑膜炎球菌

(一) 临床表现

1. 超急性细菌性结膜炎

超急性细菌性结膜炎(hyper acute bacterial conjunctivitis)特征为潜伏期短(10 h 至 3 天),进展迅速,结膜充血水肿伴有大量脓性分泌物。有 15%~40% 的患者可迅速引起角膜混浊、浸润,周边或中央角膜溃疡。如治疗不及时,几天后发生角膜穿孔。其他并发症包括虹膜炎、泪腺炎和眼睑脓肿等。淋球菌是成年人超急性结膜炎的主要致病菌;脑膜炎球菌性结膜炎多见于儿童,通常为双侧性。

新生儿淋球菌性结膜炎(gonococcal conjunctivitis)出生后 2~5 天感染者多为产道感染,出生 7 天后发病者为产后感染。双眼常同时受累,有畏光、流泪,球结膜高度水肿,重者突出于睑裂之外,可有假膜形成。分泌物由早期的浆液性很快转变为脓性。大量脓液自睑裂流出,称之为"脓漏眼"。常伴耳前淋巴结肿大和压痛。严重病例可致角膜溃疡甚至眼内炎。患儿还可能合并有其他部位化脓性炎症,如关节炎、脑膜炎等。

2. 急性或亚急性细菌性结膜炎

急性或亚急性细菌性结膜炎(acute or subacute bacterial conjunctivitis)又称"急性卡他性结膜炎",俗称"红眼病",传染性强,多见于春秋季节。可散发感染,也可流行于学校等集体生活场所。发病急,潜伏期 1~3 天,两眼同时或相隔 1~2 天发病。发病 3~4 天时病情达到高峰,以后症状逐渐减轻,病程多少于 3

周。常见致病菌为肺炎双球菌、金黄色葡萄球菌和流感嗜血杆菌等。

3. 慢性细菌性结膜炎

慢性细菌性结膜炎(chronic bacterial conjunctivitis)由急性结膜炎演变而来或毒力较弱的病原菌感染所致。常由金黄色葡萄球菌和 Morax-Axenfeld 双杆菌引发。本病进展缓慢,症状多样。表现为眼痒、烧灼感、眼刺痛和视疲劳。结膜轻度充血,乳头增生,分泌物呈黏液性或白色泡沫样。Morax-Axenfeld 双杆菌可引起眦部结膜炎,伴外眦角皮肤结痂、溃疡形成及睑结膜乳头和滤泡增生。

(二)诊断

细菌性结膜炎根据临床表现、体征,结合分泌物涂片或结膜刮片等检查可确诊。为明确病因和指导治疗,对于伴有大量脓性分泌物者、结膜炎严重的婴儿和儿童,以及治疗无效者,应进行细菌培养和药物敏感试验,有全身症状的还应进行血培养。

(三)治疗

细菌性结膜炎的治疗原则是去除病因。使用广谱抗生素,确定致病菌后给予敏感抗生素。根据病情轻重可采取结膜囊冲洗、局部用药、全身用药或联合用药。慢性细菌性结膜炎治疗原则与急性结膜炎相似。合并角膜炎者按角膜炎治疗原则处理。勿包扎患眼,可配戴有色眼镜以减少刺激。

1. 局部治疗

若患眼分泌物较多,可用生理盐水等溶液冲洗结膜囊。早期局部充分使用有效抗生素。目前常用广谱氨基糖苷类或喹诺酮类药物。根据病情可使用合成抗生素或联合用药。

2. 全身治疗

奈瑟菌性结膜炎应全身及时使用足量抗生素。成年人淋球菌性结膜炎若角膜未累及,每日肌内注射青霉素或头孢曲松钠(ceftriaxone,菌必治)1 g;若角膜被感染,则可加大剂量至每日 2 g。青霉素过敏者,可用大观霉素(spectinomycin,淋必治 2 g/d,肌内注射)。另外,也可联合口服阿奇霉素、多西环素或喹诺酮类药物(氧氟沙星或环丙沙星)。

新生儿可用青霉素 G 100 000 U/(kg·d),静脉或分次肌内注射。或用头孢曲松钠(0.125 g,肌内注射)、头孢噻肟钠(cefotaxime,25 mg/kg,静脉或肌内注射),每 8 h 或 12 h 1 次,连续 7 天。

(四)预防

(1) 讲究卫生。

(2) 隔离急性期患者,防止传染。一眼患病,应防另眼交叉感染。

(3) 病人接触过的物品要严格消毒。

(4) 医护人员接触病人要注意自我保护。

(5) 新生儿出生后应常规滴用 1% 硝酸银滴眼液 1 次或涂 0.5% 四环素眼药膏。

三、衣原体性结膜炎

(一)衣原体的特性

衣原体是介于细菌与病毒之间的微生物,归于立克次体纲,衣原体目。衣原体有细胞壁和细胞膜,以二分裂的方式繁殖,可寄生于细胞内形成包涵体。衣原体分为两属,属 I 为沙眼衣原体,可导致沙眼、包涵体性结膜炎和性病淋巴肉芽肿;属 II 为鹦鹉热衣原体,可引起鹦鹉热。

(二)沙眼

沙眼(trachoma)是由沙眼衣原体(chlamydia)感染引起的一种慢性传染性结膜角膜炎。感染率和严重程度与居住环境及个人卫生习惯密切相关。20 世纪 50 年代该病在我国广泛流行,曾是致盲的首要原因。目前,该病的发病率明显降低,大部分地区基本消失。

沙眼衣原体由我国汤飞凡、张晓楼等人于 1955 年在世界上首次分离出来。根据抗原性不同,沙眼衣原体可分为 A、B、Ba、C、D~K 等 12 个免疫型。地方性流行性沙眼多由 A、B、C 或 Ba 抗原所致,D~K 型主要引起生殖泌尿系统感染以及包涵体性结膜炎。沙眼通过直接接触或污染物间接传播,节肢昆虫也是传播媒介。易感因素包括不良环境、营养匮乏等。

1. 临床表现

沙眼感染主要发生在学前或低学年儿童,但直到成年才出现结膜瘢痕,症状变得明显。幼儿感染后,症状隐匿,可自行缓解,无后遗症。成年人沙眼为亚急性或急性炎症,双眼发病,潜伏期5~14天,一般起病缓慢,但轻重程度可有差异,初期表现为滤泡性慢性结膜炎,逐渐导致结膜瘢痕形成。

沙眼急性期出现畏光、流泪、异物感,较多黏液或黏液脓性分泌物。可出现眼睑红肿、结膜充血、乳头增生,上、下穹隆结膜出现大量滤泡,弥漫性角膜上皮炎和耳前淋巴结肿大。

慢性期症状不明显,仅有眼痒、异物感、干燥和烧灼感。结膜充血减轻、污秽肥厚,乳头和滤泡增生,病变以上穹隆结膜及睑板上缘明显,上方角膜缘可出现垂帘状血管翳。结膜出现瘢痕、角膜缘滤泡发生瘢痕化和形成Herbert小凹是沙眼特有的体征。

2. 沙眼分期

在国际上有多种沙眼分期法,1987年,世界卫生组织(WHO)使用以下体征来评价沙眼的严重程度:

(1)结膜滤泡(conjunctivalfollicle):上睑结膜5个以上滤泡。

(2)弥漫性结膜感染(diffuse conjunctival inflammation):上睑结膜弥漫性浸润、乳头增生、血管模糊区>50%。

(3)睑结膜瘢痕(tarsal conjunctival scarring)。

(4)倒睫(trichiasis):严重倒睫或眼睑内翻。

(5)角膜混浊(corneal opacification)。

3. 诊断

根据乳头、滤泡、角膜上皮炎、血管翳、角膜缘滤泡、Herbert小凹等典型体征,多数沙眼可做出临床诊断。早期沙眼的诊断在临床上有时较困难,需辅以实验室检查。WHO要求诊断沙眼时至少符合下述标准中的2条:①上睑结膜5个以上滤泡。②典型的睑结膜瘢痕。③角膜缘滤泡或Herbert小凹。④广泛的角膜血管翳。

结膜刮片行吉姆萨(Giemsa)染色、改良的Diff-Quick染色、荧光标记的单克隆抗体试剂盒检测细胞刮片衣原体抗原、酶联免疫测定、聚合酶链反应、沙眼衣原体培养等方法均有助于诊断。

4. 鉴别诊断

(1)慢性滤泡性结膜炎(chronic follicular conjunctivitis):常见于儿童及青少年,滤泡多见于下睑及穹隆部结膜,大小均匀、整齐,无融合倾向。结膜充血有分泌物、无肥厚,可不留痕迹而自愈,无角膜血管翳。

(2)春季角结膜炎:睑结膜增生的乳头大而扁平,上穹隆部无病变,结膜分泌物涂片中可见大量嗜酸性细胞。

(3)包涵体性结膜炎:滤泡以下穹隆结膜和下睑结膜显著,无角膜血管翳。可通过实验室针对不同衣原体抗原的单克隆抗体进行免疫荧光检测而鉴别。

(4)巨大乳头性结膜炎:本病有明确的角膜接触镜配戴史或异物史。

5. 治疗

沙眼的治疗包括全身和眼局部药物治疗及对并发症的治疗。

局部用0.1%利福平滴眼剂、0.1%酞丁胺滴眼剂或0.5%新霉素滴眼剂等点眼,4次/d。夜间使用红霉素类、四环素类眼膏,疗程最少10~12周。急性期或严重的沙眼应全身应用抗生素治疗,一般疗程为3~4周。积极治疗并发症。

WHO针对沙眼的临床特征,提出了有效控制沙眼的4个要素,即"SAFE"战略。包括:S(surgery),即手术矫正沙眼性睑内翻;A(antibiotics),即抗生素治疗活动性沙眼感染人群;F(facial cleanliness),即清洁眼部;E(environmental improvements),改善环境,通过改善水的供应、卫生和居住环境预防沙眼。

(三)包涵体性结膜炎

包涵体性结膜炎(inclusion conjunctivitis)是D~K型沙眼衣原体引起的通过性接触或产道传播的急

性或亚急性滤泡性结膜炎,好发于年轻人。衣原体感染通过性接触或手——眼接触传播到结膜,游泳池可间接传播该疾病。新生儿经产道分娩也可能感染。

1. 临床表现

(1) 人包涵体性结膜炎:潜伏期 1~2 周,单眼或双眼发病。表现为轻、中度眼红、眼部刺激和黏液脓性分泌物。眼睑肿胀,结膜充血显著,睑结膜和穹隆结膜滤泡形成,伴有乳头增生,多位于下方。耳前淋巴结肿大。3~4 个月后炎症逐渐消退,但结膜肥厚和滤泡可持续存在至 6 个月。偶见周边部角膜上皮或上皮下浸润,或细小表浅的血管翳(1~2 mm)。

(2) 新生儿包涵体性结膜炎:潜伏期为生后 5~14 天,胎膜早破时可生后第 1 天即出现体征。多为双侧,新生儿开始有水样或少许黏液样分泌物,随着病程进展,分泌物明显增多并呈脓性。结膜炎持续 2~3 个月后,出现乳白色光泽滤泡,较病毒性结膜炎的滤泡更大。严重病例假膜形成、结膜瘢痕化。大多数新生儿衣原体结膜炎是轻微及自限的,但可能有角膜瘢痕和新生血管出现。衣原体还可引起全身感染危及生命。

2. 诊断

本病确诊较易。实验室检测手段同沙眼。

3. 治疗

衣原体感染可波及呼吸道、胃肠道,因此口服药物治疗很有必要。婴幼儿可口服红霉素 40 mg/(kg·d),日 4 次 /d,至少用药 14 天。如果有复发,需要再次全程给药。成年人口服多西环素 100 mg,2 次 /d 或红霉素 1 g/d,治疗 3 周。局部使用抗生素滴眼液及眼膏,如 15% 磺胺醋酸钠滴眼液、0.1% 利福平滴眼液等。

4. 预防及预后

未治疗的包涵体性结膜炎可持续 3~9 个月,平均 5 个月。采用标准方案治疗可缩短病程,降低复发率。加强卫生知识教育。生殖道衣原体感染的检测和治疗是预防新生儿感染的关键。

四、病毒性结膜炎

病毒性结膜炎(viral conjunctivitis)是一种常见感染病,病变程度因个体免疫状况、病毒毒力大小不同存在差异,通常具有自限性。临床上按病程分为急性和慢性两组,以前者多见。

(一) 腺病毒性角结膜炎

腺病毒性角结膜炎的主要表现为急性滤泡性结膜炎,常合并有角膜病变。传染性强,散在或流行性发病。腺病毒是一种脱氧核糖核酸(DNA)病毒,可分为 37 个血清型。不同型别的腺病毒引起的病毒性结膜炎可有不同的临床表现,同样的临床表现也可由几种不同血清型的腺病毒所引起。腺病毒性角结膜炎主要表现为两大类型,即流行性角结膜炎和咽结膜热。

1. 流行性角结膜炎

流行性角结膜炎(epidemic keratoconjunctivitis)是一种具有强传染性的接触性传染病。由 8、19、29 和 37 型腺病毒(人腺病毒 D 亚组)引起。潜伏期为 5~7 天。

(1) 临床表现:早期出现结膜充血、水肿,有异物感、烧灼感和水样分泌物。睑结膜出现滤泡,迅速增加,以上、下穹隆部结膜为最多,有耳前淋巴结肿大、压痛,甚至向颌下腺和锁骨上淋巴结侵犯。角膜上皮可出现浅层点状浸润,波及上皮下组织。

(2) 诊断:急性滤泡性结膜炎和炎症晚期出现的角膜上皮下浸润是本病的典型特征。病毒培养、PCR 检测、血清学检查可协助病原学诊断。

(3) 治疗:感染者接触物品要清洗、消毒。避免接触患眼及其分泌物,常洗手。尽可能避免与患者直接接触。局部冷敷和使用血管收缩剂以减轻症状,急性期可用抗病毒药物,合并细菌感染时加用抗生素治疗。

2. 咽结膜热

咽结膜热(pharyngoconjunctival fever)是由腺病毒 3、4 和 7 型引起的一种表现为急性滤泡性结膜炎伴有上呼吸道感染和发热的病毒性结膜炎,主要经呼吸道分泌物传播。多见于 4~9 岁儿童和青少年。常于夏、冬季节在幼儿园、学校中流行。散发病例可见于成年人。

（1）临床表现：患者出现发热、咽炎和非化脓性急性滤泡性结膜炎，常伴耳前淋巴结肿大。初期传染性最强，可单眼或双眼同时发病。有刺痒、烧灼，感伴流泪。结膜充血、滤泡形成均以下睑及下穹隆结膜为甚。分泌物为典型浆液性，很少为黏液脓性。

（2）诊断：根据临床表现可以诊断。结膜刮片中见大量单核细胞，培养无细菌生长。

（3）治疗与预防：无特殊治疗。可参考流行性角结膜炎的治疗和预防措施。发病期间勿去公共场所、游泳池等，减少传播机会。

（二）流行性出血性结膜炎

流行性出血性结膜炎（epidemic hemorrhagic conjunctivitis）是由 70 型肠道病毒（偶由 A24 型柯萨奇病毒）引起的一种暴发流行的自限性眼部传染病。

1. 临床表现

本病发病急，传染性强。常见症状有眼痛、畏光、异物感、流泪、结膜滤泡、角膜损害及耳前淋巴结肿大，结膜下出血呈片状或点状，少数患者出现前葡萄膜炎及发热不适和肌肉痛等全身症状。

2. 诊断

有急性滤泡性结膜炎的症状，同时有显著的结膜下出血，耳前淋巴结肿大等可诊断。

3. 治疗与预防

本病预防原则是控制传染源及切断传播途径。治疗以局部用药为主，病情重、伴全身症状者联合全身用药。

五、免疫性结膜炎

免疫性结膜炎（immunologic conjunctivitis）是结膜对外界过敏原的一种超敏性免疫反应。

（一）变应性结膜炎

变应性结膜炎又称过敏性结膜炎，是临床上常见的眼表疾病，由 Ⅰ 型及 Ⅵ 型超敏反应引起，临床分为以下 5 种表现。

1. 季节变应性结膜炎

季节变应性结膜炎（seasonal allergic conjunctivitis）是一种常见的急性变应性结膜炎，过敏原主要为各种植物花粉。患者有过敏体质，且有遗传倾向。随着年龄增长，有自然脱敏的现象，过敏反应程度减低或消失。

（1）临床表现：双眼睑突然水肿，结膜水肿、充血，出现浆液性分泌物。有明显的瘙痒、烧灼感及流泪症状。可同时伴有鼻炎，泪液、血浆中 IgE 升高。主要体征为结膜充血及非特异性睑结膜乳头增生，可合并结膜水肿或眼睑水肿，儿童多见。很少影响角膜，偶有轻微的点状上皮性角膜炎的表现。患者多伴过敏性鼻炎及支气管哮喘，有明确的季节性。

（2）诊断：根据临床症状及体征，结合结膜囊分泌物涂片发现嗜酸性粒细胞可以明确诊断。

（3）治疗：如果能找到过敏原，做脱敏治疗或避免接触，可取得治本的效果。局部可使用抗组胺药及肥大细胞稳定剂治疗。

2. 常年变应性结膜炎

常年变应性结膜炎（perennial allergic conjunctivitis）无明显的季节性。

（1）临床表现：与季节变应性结膜炎相似，但常年发病，可有季节性加重的现象。眼部症状一般较季节变应性结膜炎轻。检查时可见结膜充血、乳头结膜炎合并少许滤泡、一过性眼睑水肿等。

（2）诊断：根据临床症状及体征，结合结膜囊分泌物涂片发现嗜酸性粒细胞可以确定。

（3）治疗：同季节变应性结膜炎。

3. 春季角结膜炎

春季角结膜炎（vernal keratoconjunctivitis）亦称"春季卡他性结膜炎"，多于青春期起病，可持续 5~10 年。男性多见，病因不明，可能与花粉等过敏有关，有自愈性。

（1）临床表现：临床可分为睑结膜型、角结膜缘型及混合型。

1) 睑结膜型:特征是结膜呈粉红色(图6-4),上睑结膜巨大乳头呈铺路石样排列,下睑结膜可见弥散的小乳头。严重者上睑可见假膜形成。

2) 角结膜缘型:上、下眼睑均可见小乳头。在角膜缘有黄褐色或污红色胶样增生。

3) 混合型:可见上述两型特征。

(2) 诊断:根据男性青少年好发,季节性反复发作,奇痒,上睑乳头增生呈扁平的铺路石样或角膜缘部胶样结节,结膜刮片和泪液中嗜酸性粒细胞等炎性细胞数量增加可诊断。

(3) 治疗:该病是一种自限性疾病,长期用药需注意副作用。抗组胺药、肥大细胞稳定剂、双效作用药物、糖皮质激素及免疫抑制剂等有效。

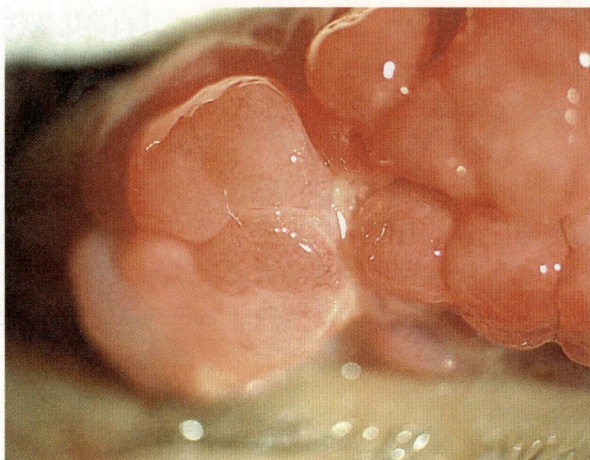

图6-4　春季角结膜炎上睑结膜巨大乳头增生

4. 巨大乳头性结膜炎

巨大乳头性结膜炎(giant papillary conjunctivitis)的发生与抗原沉积及微创伤有密切关系,为机械性刺激与超敏反应共同作用的结果,Ⅰ型速发型超敏反应与Ⅳ型迟发型超敏反应参与其发病过程。

(1) 临床表现:多见于配戴角膜接触镜或义眼及有手术史患者。常伴眼痒、视矇、异物感及分泌物等症状。初为轻度乳头增生,之后被大的乳头(>0.3 mm)替代,最终变为巨乳头(>1 mm)。

(2) 诊断:根据临床症状及体征,结合结膜囊分泌物涂片发现嗜酸性粒细胞可以确定。

(3) 治疗:一般治疗,避免引起角膜刺激的物理化学因素。用肥大细胞稳定剂、糖皮质激素及非甾体消炎药。

5. 特应性结膜炎

特应性结膜炎(atopic conjunctivitis)是由于结膜组织对过敏原产生Ⅰ型(速发型)或Ⅳ(迟发型)超敏反应。

(1) 临床表现:30~50岁男性多见,双眼可常年发病。眼痒、眼涩、眼睑沉重感、流泪、畏光较明显,分泌物黏稠。结膜表现为乳头性结膜炎伴纤维增生,角膜常可见点状、片状上皮缺损,可出现角膜混浊、新生血管,影响视力。睑结膜充血,或水肿苍白。眼睑出现慢性湿疹,少数患者有并发性白内障或并发性葡萄膜炎。部分患者与白内障和圆锥角膜有关。

(2) 诊断:早期常有过敏史,需仔细询问。接触性特应性结膜炎有明确的药物或化妆品等接触史。根据患者的病史、症状、体征,结合实验室检查可以明确诊断。

(3) 治疗:局部糖皮质激素、非甾体消炎药、肥大细胞稳定剂、抗组胺药及细胞膜稳定剂点眼,可明显减轻症状。伴有睑皮肤红肿、丘疹者,可用2%~3%硼酸溶液湿敷。症状严重者可全身用药。

(二)泡性角结膜炎

泡性角结膜炎(phlyctenular kerato conjunctivitis)是由微生物蛋白质引起的迟发型免疫反应性疾病,属于Ⅳ型超敏反应。常由于结核分枝杆菌、金黄色葡萄球菌感染所致。

1. 临床表现

本病初期为实性,为在球结膜隆起的红色小病灶,病变发生在角膜缘时,有单个或多发的灰白色小结节,结节较泡性结膜炎小,病变处局部充血,病变愈合后可留有浅层的瘢痕,使角膜缘齿状参差不齐。

2. 诊断

根据典型的角膜缘或球结膜处实性结节样小泡,其周围充血等体征可诊断本病。

3. 治疗

治疗诱发本病的潜在因素,局部使用糖皮质激素点眼,辅以局部抗生素治疗。

(三)自身免疫性结膜炎

1. 干燥综合征(Sjögren syndrome)

见第四节。

2. 史－约综合征（Stevens-Johnson syndrome）

（1）病因：发病与免疫复合物沉积在真皮和结膜实质中有关。部分药物（如氨苯磺胺、抗惊厥药、水杨酸、青霉素、氨苄西林和异烟肼）或单纯疱疹病毒、金黄色葡萄球菌、腺病毒感染可诱发此病。

（2）临床表现：该病的特征是黏膜和皮肤的多形性红斑，好发于年轻人，35岁以后很少发病。患者接触了敏感药物或化合物后，在出现眼部和皮肤损害之前，可有发热、头痛或上呼吸道感染等前驱症状，严重者可伴有高热、肌肉痛、恶心、呕吐、腹泻和游走性关节痛、咽炎。数天后，发生皮肤和黏膜损害，病程4~6周。

眼部表现分成急性和慢性。急性期患者眼痛、有刺激感，分泌物增多和畏光等症状明显，常双眼受累。早期表现为黏液脓性结膜炎和浅巩膜炎，急性角膜溃疡少见。强烈的眼表炎症反应导致结膜杯状细胞的丢失，泪膜稳定性下降，如合并泪腺分泌导管的瘢痕性阻塞可致严重干眼。结膜炎症引起的内翻、倒睫和睑缘角化导致角膜慢性刺激，由此而致持续性上皮损害，患者角膜瘢痕化，严重影响视力。

（3）治疗：全身应用糖皮质激素可延缓病情进展，人工泪液可减轻眼不适症状，出现倒睫可手术矫正。

3. 瘢痕性类天疱疮

瘢痕性类天疱疮（cicatricial pemphigoid）是一种病因未明、治疗效果不佳的非特异性慢性结膜炎，常伴有口腔、鼻腔、瓣膜和皮肤病变。女性严重程度高于男性，部分有自行减轻的趋势。

（1）临床表现：常表现为反复发作的中度、非特异性结膜炎，偶尔出现黏液脓性分泌物。特点为结膜病变形成瘢痕，造成睑球粘连（特别是下睑），以及睑内翻、倒睫等。根据病情严重程度可分为：Ⅰ期结膜下纤维化，Ⅱ期穹隆部缩窄，Ⅲ期睑球粘连，Ⅳ期广泛的睑部粘连而导致眼球运动障碍。

结膜炎症的反复发作可以损伤杯状细胞，结膜瘢痕阻塞泪腺导管的分泌，最终可致干眼。合并睑内翻、倒睫时，出现角膜损伤、角膜血管化、瘢痕加重、溃疡、眼表上皮鳞状化生。

（2）诊断：根据临床表现，结膜活检有嗜酸性粒细胞，基底膜有免疫荧光阳性物质（IgG、IgM、IgA）等可诊断。

（3）治疗：应早期治疗，以减轻组织受损程度。口服氨苯砜和免疫抑制剂环磷酰胺等对部分患者有效。病程长者多因严重干眼、完全性睑球粘连等严重并发症而失明，可酌情行眼表重建手术。

六、增生与变性结膜病

（一）翼状胬肉

翼状胬肉（pterygium）是一种结膜上皮及其成纤维细胞和血管增殖为特征的良性增生性病变，多发于鼻侧睑裂区，因形状似昆虫翅膀而得名。翼状胬肉病因不明，可能与紫外线照射、干燥、烟尘等环境因素有关。另外，遗传、泪膜异常及免疫反应等因素也可能与其发病相关。

1. 临床表现

翼状胬肉常双眼发病，以鼻侧多见。一般无明显自觉症状，或仅有轻度异物感，当病变接近角膜瞳孔区时，常引起视力下降。如图6-5所示，睑裂区肥厚的球结膜及其下纤维血管组织呈三角形向角膜侵入，当胬肉较大时，可妨碍眼球运动。典型的翼状胬肉可以分为头、颈、体三部分，它们之间没有明显的分界。

2. 治疗

本病目前无有效的药物治疗，手术是其主要的治疗方法。

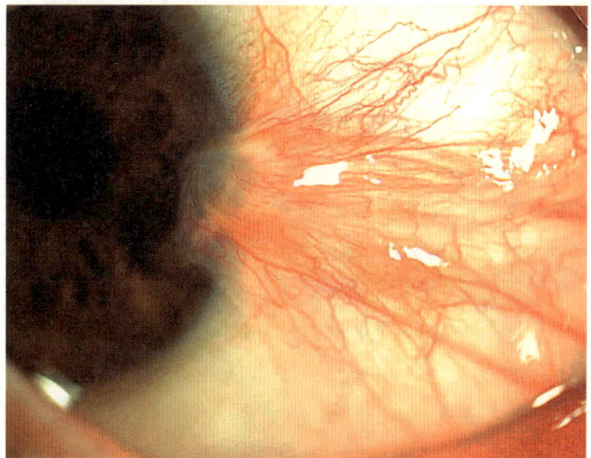

图6-5 翼状胬肉

(二) 睑裂斑

睑裂斑(pingueculae)是位于成年人睑裂区角膜两侧的黄色结节。内含黄色透明弹性组织。一般不需治疗,如影响外观或合并其他并发症可考虑手术切除。

(三) 结膜结石

结膜结石(conjunctival concretion)是在睑结膜表面出现的黄白色凝结物,常见于慢性结膜炎患者或老年人,如结石突出结膜表面引起异物感,可在表面麻醉下行结石剔除术。

七、结膜肿瘤

(一) 原发性结膜良性肿瘤

1. 结膜色素痣

结膜色素痣(conjunctival nevi)是来源于神经外胚层的先天性良性错构瘤,极少恶变。多发于角膜缘附近及睑裂部的球结膜,呈不规则圆形,大小不等,境界清楚,稍隆起于结膜面。一般为黑色,深浅不一,内无血管。如出现变大、粗糙,有血管长入,提示有恶变可能。如影响外观或有恶变可能应切除。

2. 结膜乳头状瘤

人乳头瘤病毒(HPV) 6 或 11 亚型可诱发表皮细胞和血管增殖,形成疣或乳头状瘤。结膜乳头状瘤(conjunctival papilloma)常发生于角膜缘、泪阜及睑缘部位,色鲜红,呈肉样隆起。带蒂结膜乳头状瘤由多个小叶组成,外观平滑,有很多螺旋样血管。活检有助于诊断。

3. 结膜皮样瘤和皮样脂肪瘤

结膜皮样瘤(dermoid tumor)和皮样脂肪瘤(dermoliopoma)均为先天性良性肿瘤,皮样瘤多见于颞下角膜缘,为圆形、表面光滑的黄色隆起物,其中常有毛发。皮样脂肪瘤多见于颞上象限球结膜下,为黄色、质软、光滑肿块。如影响外观可考虑切除。

4. 结膜血管瘤

结膜血管瘤(conjunctival angioma)多为先天性,外观呈孤立或弥漫性扩张状,常与眼睑皮肤、眼眶毛细血管瘤及静脉血管瘤有联系,应注意与结膜毛细血管扩张相鉴别。

5. 结膜囊肿

小结膜囊肿(conjunctival cyst)可能是由于结膜皱褶造成的,大囊肿多是由于外伤、手术或炎症导致结膜上皮种植到结膜基质而异常增生形成。手术切除是有效的治疗方法。

(二) 原发性结膜恶性肿瘤

1. 结膜上皮内新生物

结膜上皮内新生物(conjunctival intraepithelial neoplasia,CIN)依据非典型细胞浸及上皮的程度可分为轻度、中度和重度 CIN。如果仅局限于上皮,为鳞状细胞发育不良;如非典型细胞扩展到整个上皮层时,则为原位癌。

2. 结膜鳞状细胞癌

结膜鳞状细胞癌(squamous cell carcinoma)是一种比较常见的结膜恶性肿瘤,紫外线过度照射是致病的主要原因,病毒感染和先天因素也可能起作用。多发于睑裂角膜缘暴露区结膜,一些肿瘤外观类似胬肉。充分切除病灶是最佳治疗方法。

3. 恶性黑色素瘤

恶性黑色素瘤(malignant melanoma)为潜在的致命性肿瘤。多数起源于后天原发性黑色素瘤,一部分起源于结膜色素痣,极少数源自正常结膜。多发于球结膜或角巩膜缘,也可出现于睑结膜,呈结节状生长,肿瘤滋养血管丰富,色素的深浅可以变化。其预后一定程度上取决于病变部位。恶性黑色素瘤能向眼球或眼眶侵袭,并且可向局部淋巴结、脑及其他部位转移。

第三节　角　膜　病

一、概述

角膜(cornea)和巩膜(sclera)共同构成眼球最外层的纤维膜,同时角膜也是重要的屈光介质。从外至内,角膜可分为上皮、前弹力层、基质层、后弹力层及内皮层。角膜表面有泪膜层覆盖,它是维持角膜健康的必要条件。角膜内皮细胞紧密连接及特有的离子泵是维持角膜相对脱水及透明状态的关键。角膜内皮自出生开始即稳定,随着年龄增长不断减少,不可再生。角膜代谢所需物质来源于房水、泪膜和角膜缘血管网。

角膜病是我国重要的致盲性眼病之一。角膜病有炎症、外伤、先天异常、变性、营养不良和肿瘤等,其中感染性角膜炎是最常见的角膜病。

角膜各层结构具有脂溶性或水溶性的特征,要求局部使用的眼药需要兼具脂溶性和水溶性双重特征。角膜移植是角膜混浊重要的复明和治疗手段。角膜总屈光力约占整个眼球屈光力的 3/4,故可以通过角膜屈光手术矫正眼的屈光状态。

二、角膜炎症

角膜防御能力下降,外界或内源性致病因素均可能引起角膜组织的炎症反应,统称为角膜炎(keratitis)。常见的致病因素为:①局部感染:主要包括细菌、真菌、病毒以及棘阿米巴感染。②内源性:由类风湿关节炎等自身免疫性疾病引起。③邻近组织病变蔓延。

虽然各种角膜炎病因不同,但角膜炎具有相似的病理过程:①浸润期:出现炎症渗出液及炎症细胞侵入病变区,形成局限性灰白色混浊灶,称角膜浸润(corneal infiltration)。②溃疡形成期:坏死的上皮和基质脱落形成角膜溃疡(corneal ulcer)。若角膜穿孔,且破口位于角膜中央,房水不断流出,穿孔区不能完全愈合,形成角膜瘘(corneal fistula)。③溃疡消退期:患者症状及体征明显改善,溃疡边缘浸润减轻,可出现角膜新生血管(corneal neovascularization)。④愈合期:角膜基质瘢痕修复,浅层的瘢痕性混浊薄如云雾状,称为角膜云翳(corneal nebula);若混浊很厚,仍可看见虹膜,称为角膜斑翳(corneal macula);若混浊呈瓷白色,不能透见虹膜,则称为角膜白斑(corneal leucoma);角膜白斑的瘢痕组织,中嵌有虹膜组织,则称为粘连性角膜白斑(adherent corneal leucoma)。

角膜炎的主要症状有疼痛、畏光、流泪、眼睑痉挛等,典型的体征为睫状充血、角膜浸润和角膜溃疡形成。根据症状、体征以及组织学检查,一般可以明确角膜炎病因。病原微生物培养加药物敏感试验有助于选择有效药物。角膜炎的治疗原则为:积极控制感染、减轻炎症反应,促进溃疡愈合及减少瘢痕形成。

(一) 细菌性角膜炎

细菌性角膜炎(bacterial keratitis)是由细菌感染引起的角膜上皮缺损及缺损区下角膜基质坏死的化脓性角膜炎,又称细菌性角膜溃疡(bacterial corneal ulcer)。

在我国,铜绿假单胞菌感染是角膜溃疡最主要的原因,由于敏感菌抗生素的应用及生活条件的改善,其发病率有所下降。

1. 临床表现

本病一般起病急骤,常有角膜创伤史,新生儿淋球菌感染多为经产道分娩所致。患眼有畏光、流泪、疼痛、视觉障碍、眼睑痉挛等症状。眼睑、球结膜水肿,睫状或混合性充血,病变早期角膜上出现界线清楚的上皮溃疡,溃疡周边有边界模糊、致密的浸润灶,周围组织水肿。浸润灶迅速扩大,继而形成角膜基质溃疡,溃疡表面和结膜囊多有脓性分泌物,前房可有不同程度积脓。

(1) 革兰阳性球菌角膜感染:常发生于已受损的角膜(图6-6),表现为圆形或椭圆形局灶性脓肿病灶,伴有边界明显灰白色基质浸润。葡萄球菌无论是凝血酶阴性还是阳性的菌属,均可导致严重的基质脓肿和角膜穿孔。肺炎球菌引起的角膜炎,表现为椭圆形、带匐行性边缘、较深的中央基质溃疡,其后弹力层有放射性皱褶,常伴前房积脓及角膜后纤维素沉着,也可导致角膜穿孔。

(2) 革兰阴性细菌角膜感染:表现为快速发展的角膜液化性坏死。其中铜绿假单胞菌性角膜溃疡通常开始于角膜上皮的灰白色或者黄色的浸润,常伴有剧烈的疼痛,且角膜溃疡向各个方向迅速扩散。通常有大量分泌物、前房积脓等,分泌物呈浅蓝绿色(图6-7)。外伤或角膜软性接触镜配戴者易感染铜绿假单胞菌。另外,污染的荧光素染色剂或滴眼液也可导致铜绿假单胞菌感染。

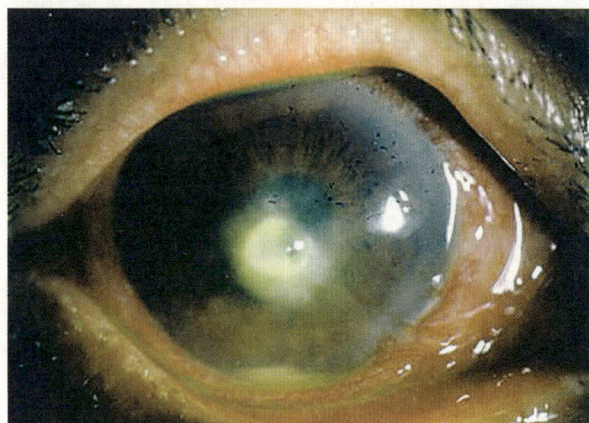

图6-6 细菌性角膜炎

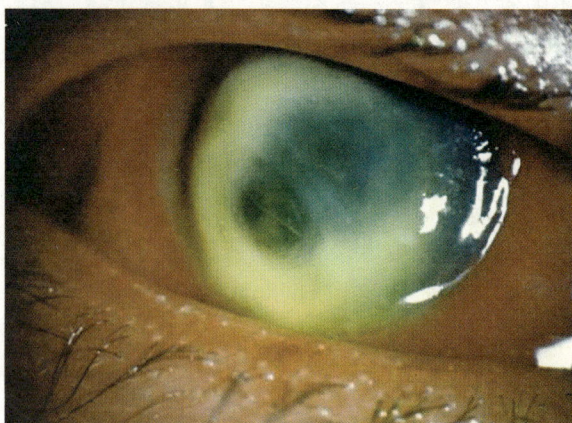

图6-7 铜绿假单胞菌性角膜炎

(3) 奈瑟菌属的淋球菌或脑膜炎球菌感染:所致的角膜炎来势凶猛,发展迅速。表现为眼睑高度水肿、球结膜水肿和大量脓性分泌物,伴有角膜基质浸润及角膜上皮溃疡。新生儿患者常致角膜穿孔。

2. 诊断

根据眼部刺激症状及睫状充血、角膜浸润混浊或溃疡形态,结合实验室检查(革兰及吉姆萨染色),一般可以明确诊断。在初次诊断时应详细记录各种体征(溃疡形态、浸润范围)并追踪病程。在治疗过程中注意观察溃疡形态变化。必要时,可行细菌、真菌、棘阿米巴培养,同时应进行细菌药物敏感试验筛选敏感抗生素。

3. 治疗

初诊的细菌性角膜炎患者可以根据临床表现、溃疡严重程度给予广谱抗生素治疗,然后再根据细菌培养和药物敏感试验结果调整使用敏感性抗生素。以局部用药为主,局部使用剂型为滴眼液、眼膏、凝胶剂、缓释剂等,病情严重的患者可同时全身用药。结膜下注射只用于不能局部滴滴眼液的患者。并发虹膜睫状体炎者应活动瞳孔,以防止虹膜前后粘连,局部使用胶原酶抑制剂可抑制溃疡发展。口服大剂量维生素C、维生素B有助于溃疡愈合。对于药物治疗无效、病情急剧发展、角膜可能或已经穿孔的患者,可考虑行角膜移植术。

(二) 真菌性角膜炎

真菌性角膜炎(fungal keratitis)是一种由致病真菌引起的感染性角膜病变。多见于农作物引起的角膜外伤后继发感染,滥用糖皮质激素和合并其他眼表疾病是真菌性角膜炎的危险因素。真菌性角膜炎具有病情进展缓慢的特点。

1. 临床表现

（1）菌丝苔被（elevated lesion and necrosis）：表现为角膜感染灶表面干燥呈灰白色,轻度隆起,无光泽,与下方炎症反应组织粘连紧密（图6-8）。

（2）伪足（branching hyphal infiltrate）：为感染周围呈树枝状浸润的伪足。

（3）卫星灶（satellite lesion）：小的圆形感染灶,一般位于大的角膜感染灶周围,但是与之没有联系。

（4）前房积脓（hypopyon）：在角膜穿孔前,只有15%~30%病例中有菌丝,大部分为反应性前房积脓,而当出现角膜穿孔时则有高达90%的病例前房积脓有真菌菌丝存在。

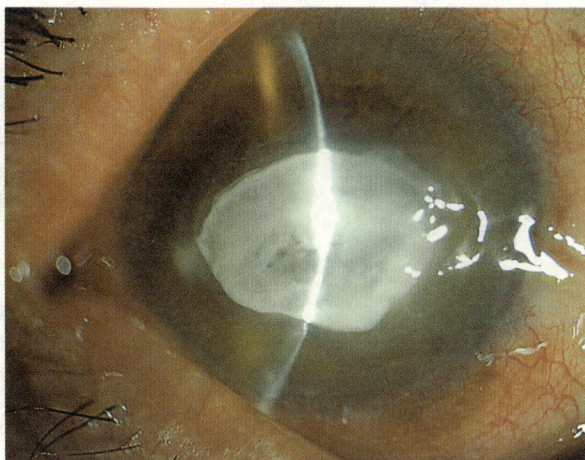

图6-8　真菌性角膜炎

（5）角膜内皮斑（endothelial plaque）：为角膜内皮面的圆形块状斑,比角膜后沉着物（keratic precipitates,KP）大,常见于病灶下方或周围。

（6）免疫环（immunology ring）：表现为感染灶周围有一混浊环形浸润,此环与感染灶之间有一模糊的透明带。

2. 诊断

根据典型临床症状及体征,找到真菌菌丝是诊断该病的金标准。常用的快速诊断法有10%KOH湿片角膜刮片染色法在显微镜下查找菌丝和孢子,阳性率可高达97.5%;采取沙氏培养基和马铃薯培养基对角膜组织和前房积脓进行真菌培养;角膜共焦显微镜（corneal confocal microscopy）可以直接找到真菌。

3. 治疗

局部使用抗真菌药治疗,包括多烯类（如0.25%两性霉素B滴眼液、5%那他霉素）、咪唑类（如0.5%咪康唑滴眼液）或嘧啶类（如1%氟胞嘧啶滴眼液）。联合用药可减少药物用量,降低毒副作用。严重病例可联合全身用药。

并发虹膜睫状体炎者,应使用散瞳药活动瞳孔。禁用糖皮质激素。对于症状反复发作、药物治疗效果欠佳者可根据病变范围及程度进行角膜移植手术治疗。

（三）病毒性角膜炎

单纯疱疹病毒（herpes simplex virus,HSV）引起的角膜感染称为单纯疱疹病毒性角膜炎（herpes simplex keratitis,HSK）,为最常见的角膜溃疡之一,由于目前尚无有效控制复发的药物,反复发作后常因严重的角膜混浊而失明。

临床上病毒性角膜炎可根据溃疡的形态分成不同类型,也可根据机体免疫功能状态将其分为免疫功能正常型、降低型、增强型及紊乱型,此种分类方法对于治疗具有指导意义。

1. 临床表现

（1）原发感染：常见于幼儿,眼部主要表现为急性滤泡性结膜炎、膜性结膜炎、眼睑皮肤疱疹。部分患者可出现点状或树枝状角膜炎,偶见基质性角膜炎。

（2）复发性感染

1）上皮型角膜炎（epithelial keratitis）：2/3以上HSK表现为上皮型角膜炎。病变部位角膜知觉减退,病变周围角膜敏感性相对增加是其典型的特征。患者常有明显的刺激症状。发病初期角膜上皮出现灰白色、几乎透明、稍隆起的点片状角膜疱疹（corneal vesicles）,其持续时间短,荧光素染色阴性。感染细胞坏死、崩解导致疱疹扩大,融合形成树枝状溃疡（dendritic ulcer）（图6-9A）。若病情进一步发展可形成地图状角膜溃疡（geographic ulcer）（图6-9B）。部分病变可继续向深部浸润,形成角膜基质溃疡。

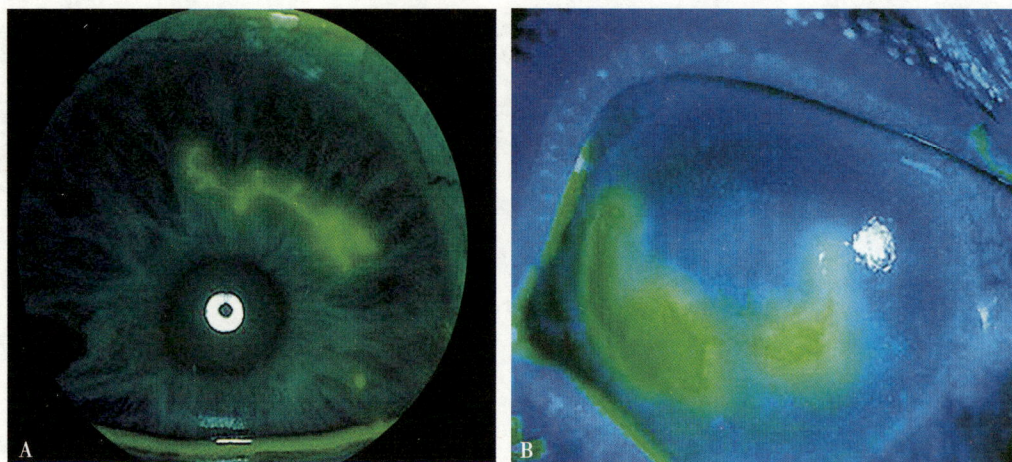

图 6-9　角膜溃疡
A. 树枝状角膜溃疡；B. 地图状角膜溃疡

2）神经营养性角膜病变（neurotrophic keratopathy）：早期角膜表面粗糙、失去正常光泽，随后点状上皮糜烂进一步发展为持续性上皮缺损，最终导致基质溃疡。

3）基质性角膜炎（stromal keratitis）：单纯疱疹病毒感染引起的基质炎症表现为两种形式，即坏死性基质性角膜炎和免疫性基质性角膜炎。①坏死性基质性角膜炎（necrotizing stromal keratitis）：表现为角膜溃疡、坏死，致密的基质层浸润，严重者可发生角膜变薄甚至穿孔，治疗效果较差。②免疫性基质性角膜炎（immune stromal keratitis）：为上皮性角膜炎后残留于基质层内的病毒抗原触发抗原–抗体–补体反应，表现为基质浸润、盘状水肿、免疫环，常伴前房炎症反应。

4）角膜内皮炎（endothelitis）：常表现为角膜后沉着物（KP）、相应区域的基质和上皮水肿及虹膜炎，根据 KP 和基质水肿的形态，可将其分为三种类型：

①盘状角膜内皮炎（disciform endothelitis）：位于角膜中央区或旁中央区，水肿区有 KP 沉着，有时出现上皮大疱样病变，轻度虹膜炎伴眼压升高。②弥漫性角膜内皮炎（diffuse endothelitis）：角膜基质弥漫性水肿，KP 散在分布于内皮，伴有轻度或中度虹膜炎，炎症持续可发生内皮功能失代偿、角膜持续水肿、角膜瘢痕及角膜新生血管。③线状角膜内皮炎（linear endothelitis）：kp 呈线样分布，并从角膜缘向中央移行，线样沉着物和角膜缘之间的角膜基质和上皮水肿。

2. 诊断

根据病史、角膜树枝状、地图状溃疡灶，或盘状角膜基质炎等体征可以诊断。实验室检查，如角膜上皮刮片发现多核巨细胞，角膜病灶分离到单纯疱疹病毒，单克隆抗体组织化学染色可发现病毒抗原。PCR 技术可检测角膜、房水、玻璃体内及泪液中的病毒 DNA，近年发展的原位 PCR 技术敏感性和特异性更高。

3. 治疗

（1）抗病毒药物治疗：口服阿昔洛韦等抗病毒药物，结合更昔洛韦、干扰素等局部抗病毒滴眼液治疗。

（2）调整机体的免疫功能：根据机体免疫功能状态应用免疫抑制剂或增强剂。皮质类固醇激素具有抑制免疫反应的作用，可用于无角膜溃疡的基质或内皮炎，但有基质溃疡者禁用；免疫抑制剂可用于角膜基质内皮炎。

（3）手术：对于反复发作的溃疡、溃疡面积较大、药物治疗无效者，可采用角膜移植术、羊膜移植术等手术治疗。

（四）棘阿米巴角膜炎

棘阿米巴角膜炎（acanthamoeba keratitis）是棘阿米巴感染所致的严重的角膜炎症，本病可能严重危害视力。

1. 临床表现

患者有异物感、畏光、流泪、视物模糊,疼痛可进行性加重,疼痛的严重程度通常与角膜及眼前节的炎症程度不一致。角膜可出现以下不同形式的改变。

(1) 角膜上皮或上皮下浸润:表现为点状、线状或树枝状上皮浸润或溃疡,树枝状溃疡呈稍隆起的线状混浊。

(2) 放射状角膜神经炎:当棘阿米巴沿基质浅层的神经感染时,表现为沿着角膜神经走形的浸润,多从旁中央开始,以放射状的方式向周边扩散,从而导致眼部剧痛。

(3) 环形基质浸润:随着病情进展,角膜出现环形基质浸润。

(4) 盘状基质浸润。

2. 诊断

从病史上,棘阿米巴角膜炎常有角膜外伤或角膜接触镜配戴史,结合实验室检查和特殊检查可明确诊断。病变区的角膜涂片镜检结合棘阿米巴培养是常用的实验室诊断技术。共焦显微镜可以用来协助棘阿米巴角膜炎的诊断,可发现角膜内有反光的卵圆形小体。

3. 治疗

(1) 药物治疗:常用的药物可有以下几类:

1) 阳离子防腐剂:常用的是 0.02% 氯己定(chlorhexidine)和 0.02% 聚六甲撑双胍(polyhexamethylbiguanide,PHMB)。

2) 芳香族双脒:常用的有 0.1% 羟乙磺酸丙氧苯脒(propamidine isethionate)和 0.15% 羟乙磺酸双溴丙脒(dibromopropamidine isethionate)。

3) 氨基糖苷类及咪唑类。

(2) 手术治疗:药物治疗无效、角膜炎症进行性加重的情况下,应及时进行角膜手术。

(五) 暴露性角膜炎

暴露性角膜炎(exposure keratitis)是角膜失去眼睑保护而暴露在空气中,导致角膜表面无泪膜覆盖,引起角膜上皮点状糜烂、缺损,新生血管形成。合并感染时可导致化脓性角膜炎。其治疗主要是去除暴露因素,保护和维持角膜的湿润状态,预防并发症。

(六) 蚕食性角膜溃疡

蚕食性角膜溃疡(Mooren ulcer)是一种自发性、慢性、边缘性、进行性、疼痛性角膜溃疡。病因不明,可能与自身免疫功能异常有关。组织学上,蚕食性角膜溃疡周围角膜组织内含有大量浆细胞、淋巴细胞等炎症细胞。血清免疫复合物水平高。研究提示,蚕食性角膜溃疡可能是体液免疫及细胞免疫均参与的自身免疫性疾病。

本病多发于成年人,单眼发病多见于老年人。双眼发病者进展较快、治疗效果差,患者常有强烈的刺激症状和明显的视力下降。发病初期,周边角膜浅基质层浸润,数周内浸润区上皮出现缺损,形成溃疡。缺损区与正常角膜缘之间无明显分隔,溃疡沿角膜缘呈潜行性、边沿稍隆起进展,最终可累及整个角膜。溃疡可导致角膜穿孔和周边新生血管长入。应注意与周边角膜溃疡、胶原血管性疾病,如类风湿关节炎、韦格纳(Wegener)肉芽肿病相鉴别。

本病治疗困难,局部可用糖皮质激素或胶原酶抑制剂点眼。环孢素 A 或 FK506 滴眼液有一定的治疗效果。局部可用抗生素预防感染。口服维生素和免疫抑制剂有一定的疗效。病灶位于周边并较局限时可考虑手术切除或角膜移植手术。如角膜穿孔,则需行穿透性角膜移植术。

(七) 丝状角膜炎

丝状角膜炎(filamentary keratitis)是角膜表面出现由变形上皮与黏液组成的丝状物为特点的一种角膜炎症表现。本病病因复杂,症状明显,治疗困难。

患者有刺激症状,瞬目时加重。裂隙灯显微镜下,可见有一端附着于角膜组织的,另一端游离、卷曲的丝状物,长度数毫米不等。瞬目可使丝状物脱落,而残留角膜上皮缺损区,但丝状物在不同部位可以反复出现。

本病针对病因治疗。患者自觉症状明显时可在麻醉下拭去丝状物。可口服维生素,使用促角膜上皮细胞生长药物、人工泪液等。

三、角膜变性与营养不良

(一)角膜变性

角膜变性(corneal degeneration)是指由于某些既往疾病引起角膜组织退变并使其功能减退。角膜营养不良(corneal dystrophy)是指角膜组织受某种异常基因的决定,结构或功能发生进行性损害并具有相应的病理组织学特征。

(二)角膜老年环

角膜老年环(corneal arcus senilis)是角膜边缘基质部内出现类脂质沉着。该环呈白色,通常宽约 1 mm,外侧边界清楚,内侧边界稍模糊,与角膜缘之间有透明角膜带相隔。

(三)角膜上皮基底膜营养不良

角膜上皮基底膜营养不良(epithelial basement membrane dystrophy)是最常见的前部角膜营养不良,也称为地图-点状-指纹状角膜营养不良(map-dot-finger print dystrophy),女性多见,主要症状为自发性反复发作的患眼疼痛、刺激症状及暂时的视力减退。角膜上皮层和基底膜可见灰白色小点或斑片、地图状和指纹状细小线条。

(四)颗粒状角膜营养不良

颗粒状角膜营养不良(granular dystrophy)是角膜基质营养不良,属常染色体显性遗传。多发生于10~20 岁患者,双眼对称发展。可有不同程度视力下降,出现眼红与畏光,中央前弹力层下可见灰白色混浊,逐步向角膜实质深层发展,病灶之间角膜完全透明。

(五)Fuchs 角膜内皮营养不良

Fuchs 角膜内皮营养不良(Fuchs endothelial dystrophy of cornea)是角膜后部的营养不良。多见于50岁以后绝经期妇女,双侧发病。早期病变局限于内皮及后弹力层,出现滴状赘疣等。继续发展至角膜内皮失代偿,基质和上皮水肿,出现疼痛、畏光和流泪。

四、角膜先天异常

(一)圆锥角膜

圆锥角膜(keratoconus)是一种中央角膜圆锥样突起,角膜基质变薄的先天性发育异常。为常染色体显性或隐性遗传,可伴有眼部的其他先天异常。常发病于青春期前后,视力下降明显。随病情进展,普通眼镜不能矫正视力。裂隙灯显微镜下,角膜中央呈圆锥状突起,圆锥顶端角膜基质明显变薄(图 6-10)。在钴蓝光下,部分患者在圆锥底部可见有褐色 Fleischer 环,角膜深层可见因基质层皱褶而引起的垂直性

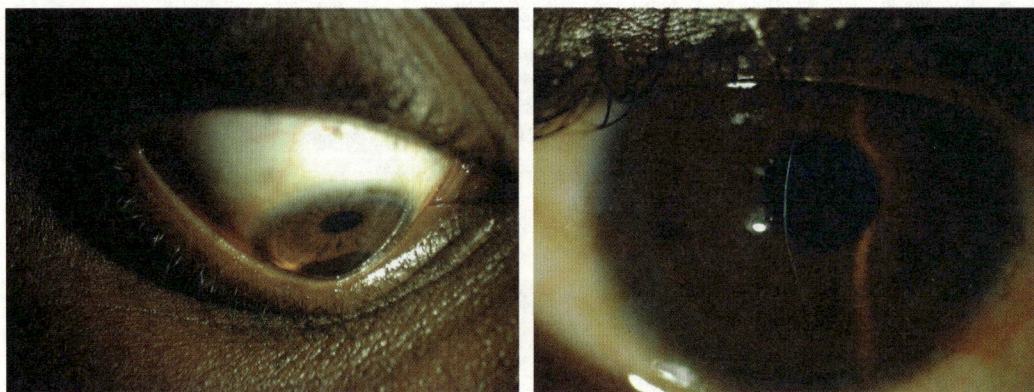

图 6-10 圆锥角膜

Vogt 条纹。如圆锥角膜出现后弹力层破裂,可使角膜出现水肿、混浊,视力下降。角膜地形图检查,早期的圆锥角膜表现为角膜中央地形图畸变,角膜颞下象限变陡。随病情发展,局部区域变陡峭,成一局限性圆锥;圆锥顶点偏离视轴中心,陡峭区以下方和颞下常见;可分为角膜缘方向变陡的周边型和角膜中央变陡峭的中央型;圆锥形状为圆形、椭圆形或 "8" 字形;用角膜地形图可发现角膜屈光力、曲率及表面规则性呈进行性进展。

(二)角膜大小及形态异常

(1)大角膜(megalocornea):是一种角膜直径较大而无青光眼表现的先天发育异常。男性多见,多为双侧性。角膜横径 >13 mm,垂直径 >12 mm。角膜透明,角膜缘界限清晰。少数患者合并其他眼部先天异常,需与先天性青光眼相鉴别。

(2)小角膜(microcornea):是一种角膜直径小于正常,同时常伴其他眼部异常的先天发育异常。单眼或双眼发病,无性别差异,角膜直径 <10 mm。常伴浅前房,易发生青光眼。

(3)扁平角膜(applanation):是一种角膜曲率低于正常,同时常伴其他眼部异常的先天发育异常。角膜及其相邻巩膜平坦,因曲率半径大而屈光力低于 43 D,通常为 20~30 D,为远视眼。易导致青光眼。

五、角膜肿瘤

(一)角膜皮样瘤

角膜皮样瘤(corneal dermoid)是由纤维组织和脂肪组织构成的一种类似肿瘤的先天性异常,来自胚胎性皮肤,属典型的迷芽瘤。出生后即存在,随年龄增长而增大。多位于颞下角膜缘,少数侵犯整个角膜。边界清晰,表面有纤细毛发存在,可伴眼部其他异常。治疗方法为手术切除。

(二)角膜上皮内上皮癌

角膜上皮内上皮癌(intraepithelial epithelioma)又称角膜原位癌或 Bowen 病。多见于老年,单眼发病,多发于角膜缘。生长缓慢,半透明或胶冻状,粉红色或霜白色,表面布满 "松针" 样血管,界限清。病理学检查可确诊。可行肿瘤切除联合板层角膜移植术治疗。

(三)角膜鳞状细胞癌

角膜鳞状细胞癌(corneal squamous cell carcinoma)为原发或由上皮内上皮癌迁延而来。中老年男性多见,多发于颞侧睑裂区。呈胶样隆起,基底宽,富有血管,可向周围组织浸润。少数向眼内蔓延甚至侵犯深部眼眶组织,亦可向全身转移。病理学检查可确诊。根据病变部位的大小,充分切除肿瘤组织。

六、角膜接触镜相关的并发症

随着角膜接触镜的使用增多,镜片的质量、适应证的选择、持续配戴的时间、取戴镜片和清洗消毒方法及个人卫生习惯等都对角膜产生不同影响,少数配戴者会出现角膜接触镜相关并发症。

(1)中毒性结膜炎:由于清洁剂中含有不同程度的防腐剂,可引起结膜充血、点状上皮染色或糜烂。

(2)过敏反应:清洁剂、保存液中某些成分可引起以结膜充血、上皮点状角膜炎、上皮下浸润混浊等病变。

(3)乳头性结膜炎:由于机体对镜片及附着物等发生过敏反应,可导致上睑结膜面出现直径 1 mm 以上的巨大乳头。

(4)角膜上皮损害:由于戴镜时间过长、上皮缺氧等导致角膜中央上皮水肿。

(5)角膜基质浸润:呈灰白色混浊,多位于角膜周边部,与缺氧、化学物质刺激有关。

(6)角膜内皮细胞变化:表现为内皮细胞大小不均,出现巨大细胞、失去六角形细胞形态。停戴角膜接触镜后可恢复。

(7)新生血管。

(8)感染性角膜炎。

(9)干眼。

七、角膜移植手术

角膜移植手术是用健康透明的供体角膜，替换已遮挡患眼视轴的或即将导致丧失眼球完整性的病变角膜。根据供体角膜的来源不同，可分为自体、同种异体和异种移植。手术目的为除去感染病灶或为减轻疼痛、阻止病变恶化者，称为治疗性角膜移植术；为保持组织结构的完整性者，称为整复性角膜移植术；为提高视功能而进行的手术，称为屈光性角膜移植术。临床上常用的手术方式为板层角膜移植术、角膜内皮移植术和穿透性（全层）角膜移植术。

（一）板层角膜移植术

板层角膜移植术（lameller keratoplasty，LKP）是一种更换除角膜内皮层以外的部分或全部角膜基质的角膜移植术，分部分板层、全板层及深板层等几种类型。其优点是并发症较少，手术相对安全，但不适用于角膜内皮功能障碍者。对于 Terrien 角膜病变、后弹力层膨出等局限性角膜变薄性疾病，手术可恢复其正常厚度。手术过程不进入眼内，创口愈合时间短，排斥反应发生率低。

（二）角膜内皮移植术

角膜内皮移植术（endothelial keratoplasty，EK）是仅更换角膜内皮的移植手术，主要治疗角膜基质无混浊而角膜内皮失代偿的患者。

（三）穿透性角膜移植术

穿透性角膜移植术（penetrating keratoplasty，PKP）是更换全层角膜的移植手术，主要用于治疗角膜内皮失代偿同时有角膜基质混浊或瘢痕的患者。

> **要点提示：**
>
> 角膜炎症可影响视力，病情严重者甚至可致盲。正确的诊断与治疗是减轻角膜炎症并发症的关键。

第四节 干 眼

干眼（dry eye）是由于泪液的量、质或流体动力学异常引起的泪膜不稳定和（或）眼表损害，从而导致眼部不适症状及视功能障碍的一类疾病。干眼是除了屈光不正之外最常见的眼科疾病。

一、病因及分类

临床上导致干眼的病因繁多，干眼发病机制复杂。各种造成泪液成分和泪膜结构出现改变的内在原因及外界因素都可能导致干眼的发生。炎症反应、眼表面上皮细胞鳞状化生及细胞凋亡增加等是干眼眼表常见的病理学表现。根据发病原因，可将干眼分为脂质异常型、水液异常型、黏蛋白异常型、泪液动力学异常型和混合型干眼。

2007 年，国际干眼研究小组将干眼分为泪液缺乏型（deficient aqueous production）和蒸发过强型（over evaporation），上述两种干眼症根据病因又可以分为不同的亚型。

二、临床表现

干眼常见症状有眼部干涩感、烧灼感、异物感、针刺感、眼痒、畏光、眼红、视物模糊、视力波动等。随着病情的加重，患者可能出现眼痛、眼胀、畏光、眼红等不适。需要询问患者有何种症状及症状的严重程度、症状出现的时间及持续时间，还要同时询问起病过程、症状发生或加重诱因和缓解条件，以及全身与局部伴随症状等。临床检查表现为泪液分泌减少，泪膜破裂时间缩短，眼表染色阳性。严重干眼患者，会导致角膜混浊、变薄、溃疡、穿孔等并发症，从而致盲。

三、临床检查

1. 泪河高度

在裂隙灯窄光带下,角结膜光带与下睑缘光带之间可见有一泪液液平面即为泪河高度。泪河高度正常 >0.3 mm,≤0.3 mm 提示结膜囊内泪液量可能不足。

2. 泪液分泌试验

泪液分泌试验以 Schirmer 法最为常用,方法为将标准滤纸(5 mm×35 mm 泪液分泌试纸)放置于下睑中外 1/3 处(避免接触角膜和球结膜,图 6-11),嘱被测者向前注视,5min 后读取滤纸变色的长度。根据在检查

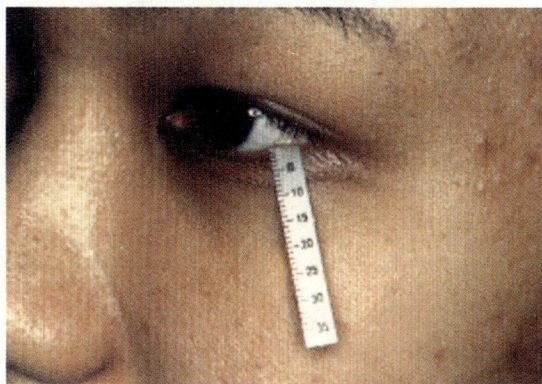

图 6-11　Schirmer 试验

前是否使用表面麻醉结果不同。若检查前使用表面麻醉药,该试验主要评价副泪腺的功能,<5 mm/5 min 为异常;若不使用表面麻醉药,则评价主泪腺功能,<10 mm/5 min 为异常。

3. 泪膜稳定性检查

泪膜破裂时间(BUT)检查是常用的一种分析泪膜稳定性的方法。在结膜囊内滴入荧光素钠溶液,被检查者瞬目几次后平视前方,检查者在裂隙灯钴蓝光下用宽裂隙光带检查,从最后一次瞬目后睁眼至角膜出现第 1 个黑斑即干燥斑的时间为泪膜破裂时间,<10 s 为泪膜不稳定。

4. 眼表上皮染色

(1) 荧光素染色:用荧光素钠条或溶液放于结膜囊内,裂隙灯钴蓝光下观察,如荧光素在角膜表面着色则提示存在上皮缺损。

(2) 虎红染色:角、结膜失活细胞着色表现为阳性细胞。它也可以使未被泪液黏蛋白包裹的上皮细胞着色。

(3) 丽丝胺绿染色:失活变性细胞和缺乏黏蛋白覆盖的角结膜上皮细胞着色。

5. 泪液渗透压的测定

微量泪液收集管从靠近泪阜的泪河处取 0.1 μL 泪液,然后用渗透压测量仪进行检测,渗透压≥312 mOsm/L 为阳性,提示有干眼的可能性。

6. 泪液成分检查

泪液成分检查方法包括乳铁蛋白测定、溶菌酶测定、泪液蛋白测定等。

四、诊断

干眼通常综合以下几个方面进行诊断:①症状。②泪膜不稳定。③泪液分泌减少。④眼表面上皮细胞的损害。我国目前采用的诊断标准如下。

(1) 有干燥感、异物感、烧灼感、疲劳感、不适感、视力波动等主观症状之一和 BUT≤5 s 或 Schirmer I 试验(无表面麻醉)≤5 mm/5 min 可诊断干眼。

(2) 有干燥感、异物感、烧灼感、疲劳感、不适感、视力波动等主观症状之一和 5 s<BUT≤10 s 或 5 mm/5 min<Schirmer I 试验(无表面麻醉)≤10 mm/5 min 时,同时有角结膜荧光素染色阳性可诊断干眼。

五、治疗

1. 应针对引起干眼的原因进行治疗

人工泪液是治疗干眼最常用的药物,在临床应根据患者的具体情况做适当的选择。对于每天应用人工泪液较多或中重度干眼患者,可进行泪小点栓子植入。如眼表有炎症,则需抗感染治疗。

2. 各种不同原因干眼的治疗原则

（1）蒸发异常型干眼：睑板腺功能障碍是蒸发过强型干眼的最主要原因。治疗时应采取包括热敷、按摩和清洁等措施，采用亲脂性药物四环素或多西环素抑制细菌脂肪酶的生成而减少脂肪酸的合成。还应局部应用抗生素滴眼液、糖皮质激素滴眼液、人工泪液进行治疗，湿房镜可减轻症状。

（2）水液异常型干眼：治疗主要为①人工泪液；②泪小点栓塞；③对于有眼表炎性反应者，应该根据眼表炎症的严重程度应用糖皮质激素或免疫抑制剂，一旦炎症反应控制，应及时停用糖皮质激素。

（3）黏蛋白异常型干眼：轻症者可以使用不含防腐剂的人工泪液，并行泪小点栓塞；眼表有炎症者，需应用糖皮质激素或免疫抑制剂，严重者需要手术恢复眼表面正常结构和功能。

（4）泪液动力学异常型干眼：治疗主要采用：①人工泪液；②糖皮质激素或免疫抑制剂抑制眼表炎症；③如下颌瞬目综合征等瞬目异常者，应该对相关疾病进行治疗；④对于严重结膜松弛引起的泪液动力学异常，药物治疗无效则进行结膜切术除或结膜切除加羊膜移植术。

六、与全身系统性疾病相关性干眼

（一）干燥综合征

1. 病因

干燥综合征（又称 Sjögren 综合征）是一种累及全身多系统的疾病，该症候群包括干眼、口干、结缔组织损害（关节炎），三个症状中两个存在即可诊断。绝经期妇女多发。泪腺有淋巴细胞和浆细胞浸润，造成泪腺增生，结构功能破坏。

2. 临床表现

本病常导致干眼症状。睑裂区结膜充血，有轻度结膜炎症，黏丝状分泌物，角膜上皮点状缺损多见于下方角膜，丝状角膜炎也不少见，疼痛有朝轻暮重的特点，泪膜和泪液分泌试验异常，结膜和角膜虎红染色及丽丝胺绿染色阳性有助于临床诊断。

3. 诊断

唾液腺组织活检有淋巴细胞和浆细胞浸润，结合临床症状可确诊。

4. 治疗

眼科主要为对症治疗，缓解症状。可采用人工泪液、封闭泪点、湿房镜等措施，有炎症需要抗感染治疗。有全身症状需要同免疫科联合治疗。

（二）史·约综合征

见第二节自身免疫性结膜炎部分。

（三）瘢痕性类天疱疮

见第二节自身免疫性结膜炎部分。

要点提示：

在临床上轻度干眼患者仅有症状而无其他相关体征，经过休息或物理治疗或仅用人工泪液后患者干眼症状可消失。对于中重度干眼患者需要解除导致干眼原因、合理应用人工泪液以及抗感染治疗。

第五节 角膜缘干细胞缺乏

角膜上皮干细胞位于角膜缘上皮基底层。角膜上皮干细胞在角膜上皮的损伤修复及正常新陈代谢过程中起重要的作用。当角膜缘上皮干细胞缺乏（limbal stem cell deficiency）或功能障碍（limbalstem cell dysfunction）时，结膜上皮细胞侵入角膜，可导致角膜上皮细胞结膜化、慢性炎症、新生血管、持续性或复发性角膜上皮糜烂。

一、临床表现

本病可出现视力下降、畏光、流泪、眼睑痉挛、阵发性眼痛等症状,并发生持续性角膜上皮缺损。可表现为角膜新生血管、结膜上皮长入、角膜瘢痕和角膜表面不规则、角膜溃疡和穿孔、角膜钙化及带状角膜变性等(图6-12)。

二、分类

1. 根据病因分类

（1）原发性:由于先天性无虹膜、神经营养性角膜病变、慢性角膜缘炎导致角膜干细胞正常生长的角膜缘基质微环境损害。

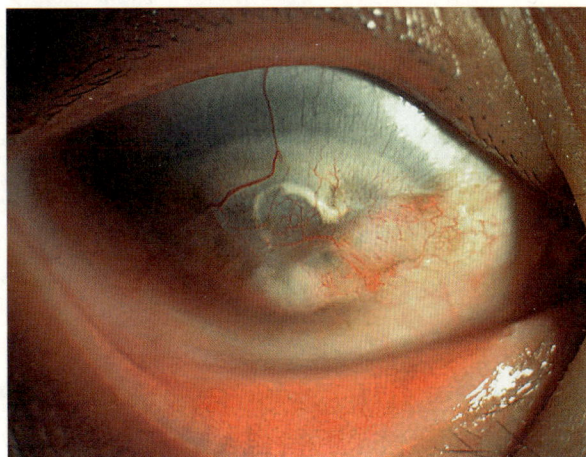

图6-12　碱烧伤造成的角膜缘干细胞缺乏

（2）继发性:由化学或热烧伤、史 - 约综合征、眼部红斑狼疮、瘢痕性类天疱疮及各种眼部手术或冷冻治疗、配戴角膜接触镜和微生物感染等导致角膜缘干细胞损害。

2. 根据干细胞丧失的程度分类

（1）完全性:各种原因导致角膜缘干细胞完全丧失。

（2）部分性:各种原因导致角膜缘干细胞部分丧失。

三、诊断

本病根据患者病史、临床表现,结合眼表印迹细胞学检查可以明确诊断。

四、治疗

本病的治疗原则为:首先尽量消除引起角膜缘干细胞异常的各种病因,积极改善泪膜,以恢复眼表的正常结构和功能;对于干细胞完全丧失者需要进行角膜干细胞移植治疗,干细胞部分丧失者可以给予表皮细胞生长因子等以改善角膜缘基质微环境;对于药物治疗无法缓解,角膜缘干细胞完全缺乏者需要进行自体角膜缘移植或同种异体角膜缘移植术,某些患者在进行角膜缘上皮干细胞移植同时需要联合角膜移植手术。

📝 **要点提示:**

恢复泪膜与维持角膜缘干细胞数量及其周围正常微环境是治疗角膜缘干细胞缺乏的关键。

第六节　全身疾病的眼表表现

一、球结膜下出血

球结膜下血管破裂或其渗透性增加,可引起球结膜下出血(subconjunctival hemorrhage),由于球结膜下组织疏松,出血后易积聚成片状。常见于以下病史:外伤(眼外伤或头部挤压伤)、结膜炎症、高血压、动脉硬化、肾炎、血液病、某些传染性疾病等。只需对症处理,做好解释工作,以消除患者顾虑。

二、角膜软化症

角膜软化症(keratomalacia)是由维生素 A 缺乏引起,导致角膜干燥、溶解、坏死、穿孔,以及粘连性角膜白斑或角膜葡萄肿等,好发于婴幼儿,常伴有麻疹、肺炎、中毒性消化不良等慢性疾病。

三、自身免疫病导致的边缘性角膜炎

在风湿性关节炎、类风湿关节炎、系统性红斑狼疮、硬皮病、中心性坏死及韦格纳肉芽肿病、溃疡性结肠炎、克罗恩病及复发性多软骨炎等疾病中,周边部角膜常被累及。临床体征为角膜新生血管、浸润、混浊和周边部沟状溃疡,可发展为穿孔。要针对相关的全身疾病,单纯局部治疗效果不佳者,需要全身使用免疫抑制剂。

四、糖尿病导致的眼表改变

糖尿病会导致眼表泪膜的稳定性下降、泪液分泌减少及角膜上皮损害,还会引起角膜知觉下降,严重者会引起角膜溃疡及穿孔。需要控制好血糖,局部稳定泪膜及促进角膜上皮修复。

要点提示:

临床工作中应重视由全身疾病引起的眼表疾病,并对其进行相应的全身及局部治疗。

思 考 题

1. 什么是眼表?
2. 泪膜的主要功能有哪些?
3. 简述角膜炎症的分期。
4. 角膜缘干细胞缺乏或功能障碍常见的临床体征有哪些?
5. 根据发病原因的不同,干眼可分为哪几类?

(刘祖国　文和照片,郑君翊　绘图)

网上更多……

本章小结　　思考题简答要点　　自测题　　教学 PPT

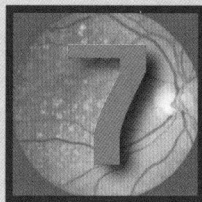

7

第七章
葡萄膜与巩膜疾病

本章学习思考要点

　　炎症和肿瘤是葡萄膜和巩膜这两个组织的主要疾病,同时较多炎症性疾病与全身性疾病有关,严重者甚至危及生命,因此,葡萄膜和巩膜疾病的诊治更加复杂和重要。通过本章学习,掌握以下主要内容:

- 葡萄膜炎的常用分类方法,特别是掌握解剖位置分类方法。
- 前葡萄膜炎的主要特征,掌握急性前葡萄膜炎和慢性前葡萄膜炎在临床表现上的区别。
- 中间葡萄膜炎的基本概念和临床特征。
- 白塞综合征和 Vogt- 小柳原田综合征的临床表现及治疗的异同。
- 交感性眼炎与 Vogt- 小柳原田综合征的异同。
- Fuchs 综合征的主要临床特点及其与其他类型前葡萄膜炎的区别。
- 了解伪装综合征的概念。
- 急性视网膜坏死综合征的临床特征及治疗方法。
- 了解巩膜炎和表层巩膜炎概念的区别。
- 掌握巩膜炎的分类方法。
- 前巩膜炎的类型以及各种类型的临床表现、诊断和治疗。

关键词

　　葡萄膜炎　前葡萄炎　中间葡萄膜炎　白塞综合征　Vogt- 小柳原田综合征
巩膜炎

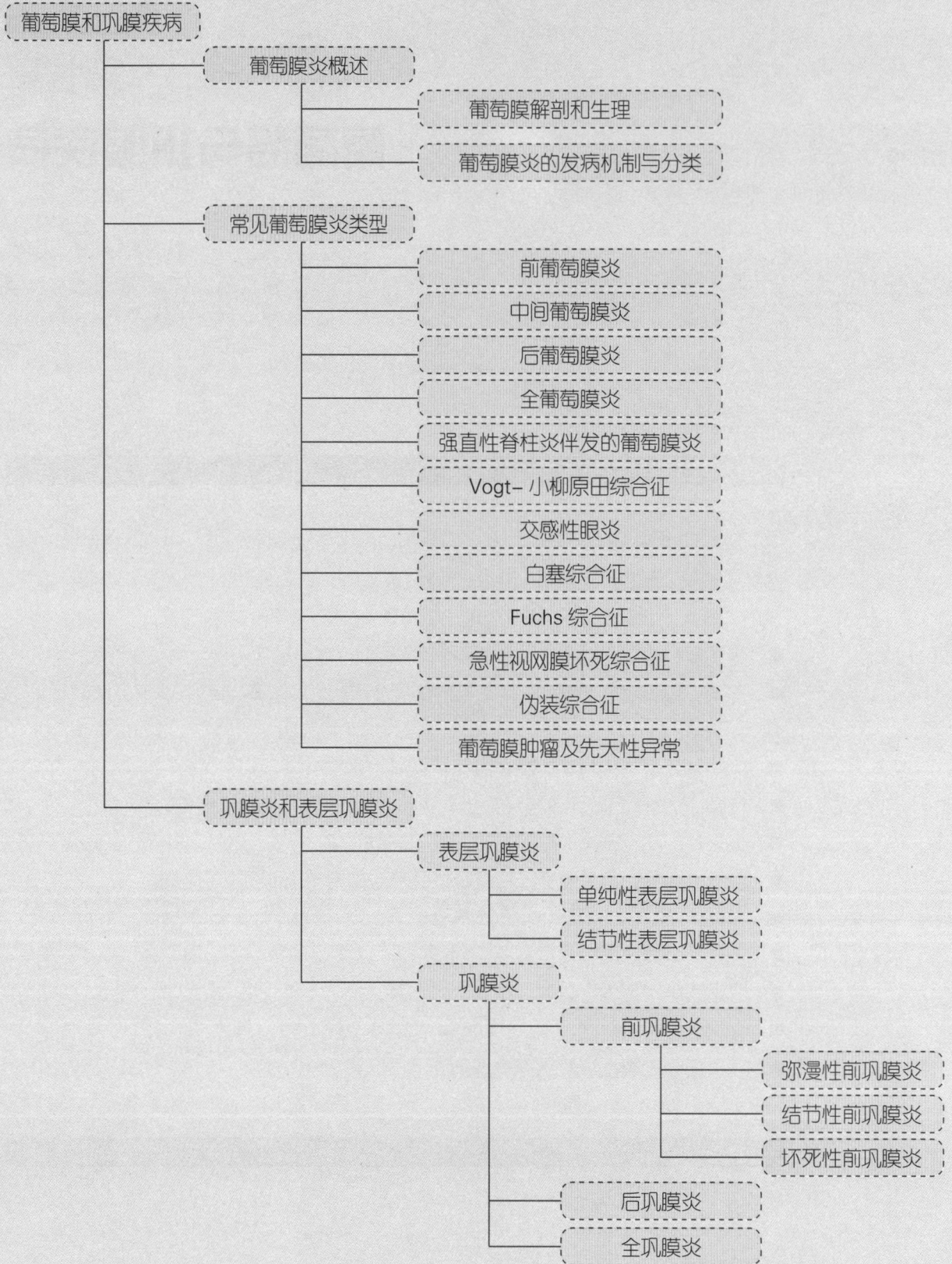

葡萄膜和巩膜疾病

葡萄膜炎概述
葡萄膜解剖和生理
葡萄膜炎的发病机制与分类

常见葡萄膜炎类型
前葡萄膜炎
中间葡萄膜炎
后葡萄膜炎
全葡萄膜炎
强直性脊柱炎伴发的葡萄膜炎
Vogt- 小柳原田综合征
交感性眼炎
白塞综合征
Fuchs 综合征
急性视网膜坏死综合征
伪装综合征
葡萄膜肿瘤及先天性异常

巩膜炎和表层巩膜炎
表层巩膜炎
单纯性表层巩膜炎
结节性表层巩膜炎
巩膜炎
前巩膜炎
弥漫性前巩膜炎
结节性前巩膜炎
坏死性前巩膜炎
后巩膜炎
全巩膜炎

第一节 葡萄膜炎概述

一、葡萄膜解剖和生理

葡萄膜位于眼球壁中层,包括虹膜、睫状体、脉络膜三部分。虹膜是葡萄膜的最前部分,中央偏鼻侧有一瞳孔,可调节进入眼内的光线,并增加景深及减少球面像差和色像差。虹膜的颜色在不同人种有很大不同,国人虹膜呈棕色,双眼虹膜颜色基本一致。虹膜内有丰富的三叉神经纤维,感觉敏锐,炎症时可引起剧烈的疼痛。睫状体是葡萄膜的中间部分,前 1/3 为睫状体冠部,后 2/3 为睫状体平坦部,睫状体具有调节作用和生成房水两大作用。脉络膜是葡萄膜的最后部分,具有营养外层视网膜、遮光使视网膜成像清晰和散热等作用。

葡萄膜富含色素,并有丰富的血液供应。该组织内有网状分布的巨噬细胞和 MHC II 类抗原阳性细胞,正常状况下这些细胞对眼内免疫微环境的稳定性起主要作用,但在机体免疫功能失调时可能将葡萄膜中的黑色素相关抗原及来自视网膜的抗原提呈给免疫系统,引起自身免疫反应,并可能导致葡萄膜炎发生。

葡萄膜是炎症的好发部位,此外也可发生肿瘤,偶尔可出现先天异常。

二、葡萄膜炎的发病机制及分类

葡萄膜炎(uveitis)过去是指发生于葡萄膜的炎症性疾病,但目前的概念则是指发生于葡萄膜、视网膜、视网膜血管和玻璃体的炎症,也有人将视盘的炎症也归类于葡萄膜炎的范畴,可见葡萄膜炎实际上已等同于眼内炎症的概念。

葡萄膜炎是一类病因和发病机制非常复杂的疾病,已报道的病因和类型多达 100 余种。外伤、感染、自身免疫反应和肿瘤等均可引起葡萄膜炎,其中以自身免疫反应引起的最为常见。引起葡萄膜炎的抗原已发现有许多种,如视网膜 S 抗原、光感受器间维生素 A 类结合蛋白(interphotoreceptor retinoid-binding protein,IRBP)、黑色素相关抗原、晶状体抗原等。已发现 Th1 细胞、Th17 细胞和调节性 T 细胞在自身免疫性葡萄膜炎发生中起着主要作用,但有关自身免疫发生的始动因素目前尚不完全清楚。

葡萄膜炎是一类常见的眼病,多发于青壮年,治疗棘手,易于复发,治疗不当或不及时常可引起一些不可逆的并发症,导致患者视力下降甚至致盲。据报道,在西方国家 10%~15% 的盲是由葡萄膜炎所致,在我国由于统计方法的不同,葡萄膜炎在致盲眼病中占第 4 位,更为重要的是此种盲多发生于青壮年和少年儿童,不少为不可治盲,因此其在致盲眼病中占有重要地位。

葡萄膜炎有多种分类方法,如根据病因、炎症累及部位、病理和临床特征等进行分类。根据病因,葡萄膜炎可分为感染性和非感染性两大类;根据炎症累及部位,可分为前葡萄膜炎、中间葡萄膜炎、后葡萄膜炎和全葡萄膜炎四大类;根据病理和临床特征,可将其分为肉芽肿性和非肉芽肿性两大类。目前在诊断上联合多种分类进行诊断,如急性非肉芽肿性前葡萄膜炎、弓形虫性视网膜脉络膜炎等。

> **要求提示:**
>
> 葡萄膜位于眼球壁的中层,其本身抗原和视网膜抗原诱发的免疫反应常引起葡萄膜和视网膜的炎症,根据病因、炎症累及部位和临床病理特点等可将葡萄膜炎分为多种类型。

第二节 常见的葡萄膜炎类型

一、前葡萄膜炎

前葡萄膜炎（anterior uveitis）是临床上最为常见的葡萄膜炎类型，它主要包括虹膜炎、虹膜睫状体炎、前部睫状体炎三种类型。虹膜炎主要表现为前房炎症细胞和前房闪辉；虹膜睫状体炎不仅出现前房炎症细胞和前房闪辉，还出现晶状体后间隙（前玻璃体内）炎症细胞；后部睫状体炎则主要表现为晶状体后间隙炎症细胞。

（一）分类

前葡萄膜炎通常分为急性和慢性两种类型，两者在临床表现、对治疗的反应和预后等方面有很大不同。

1. 急性前葡萄膜炎

（1）症状：患者常单侧发病，诉有眼红、眼痛、畏光、流泪和视物模糊，如患者有大量的前房纤维素性渗出或伴有反应性视盘水肿、黄斑水肿，可出现明显的视力下降。如患者伴有全身性疾病，如强直性脊柱炎、炎性肠病、反应性关节炎、银屑病等，则可出现相应的表现。

（2）体征：患者通常有睫状充血，甚或混合充血；角膜后出现大量的沉着物（是由白细胞沉积于角膜内皮所致），呈细小尘状；前房闪辉（裂隙灯光带通过前房可见发白的光束，是由于房水蛋白质浓度升高所致），前房炎症细胞（裂隙灯检查可见大小一致的灰白色尘状颗粒），严重者可出现前房内蛋白凝集物和纤维素性渗出物或渗出膜，大量白细胞沉积于下方前房内，引起前房积脓（图7-1）；瞳孔缩小或瞳孔不圆（是由虹膜后粘连所致）（图7-2），可出现虹膜部分后粘连，甚至360°的全粘连（瞳孔闭锁），也可出现纤维膜状物覆盖整个瞳孔区（瞳孔膜闭）。

拓展图片7-1 不同形状及分布形态不同的角膜后沉着物

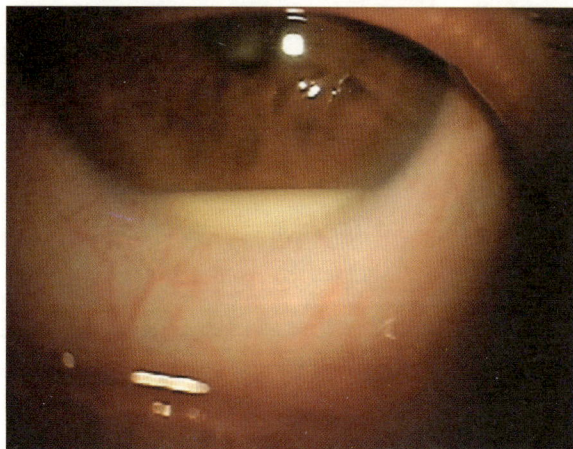

图7-1 前房积脓

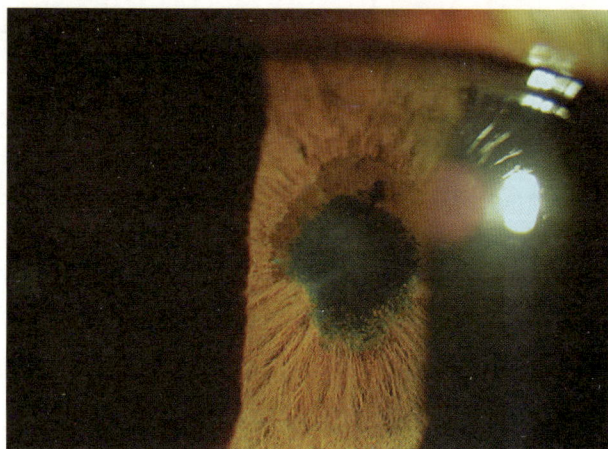

图7-2 瞳孔缩小或瞳孔不圆

2. 慢性前葡萄膜炎

（1）症状：慢性前葡萄膜炎患者的症状依炎症的严重程度、并发症的发生等而定。一般发病隐匿或缓慢，患者常诉有视物模糊或视力下降，一些患者可有眼红、眼痛、畏光，但通常较轻。在出现角膜带状变性、并发性白内障、继发性青光眼时有明显的视力下降。

（2）体征：患者多无睫状充血或有轻至中度睫状充血，有羊脂状角膜层沉着物（KP）或中等大小KP，前房闪辉和前房炎症细胞,虹膜后粘连,也可出现虹膜前粘连和房角粘连,虹膜 Koeppe 结节(发生于瞳孔领的结节)、Busacca 结节(发生于虹膜实质内的结节)(图 7-3),少数患者可出现虹膜肉芽肿。虹膜的前后粘连常致瞳孔变形,出现各种各样外观的瞳孔改变,虹膜完全后粘连可导致虹膜膨隆(图 7-4)。

拓展图片 7-2 不同类型的虹膜粘连(前粘连、后粘连)

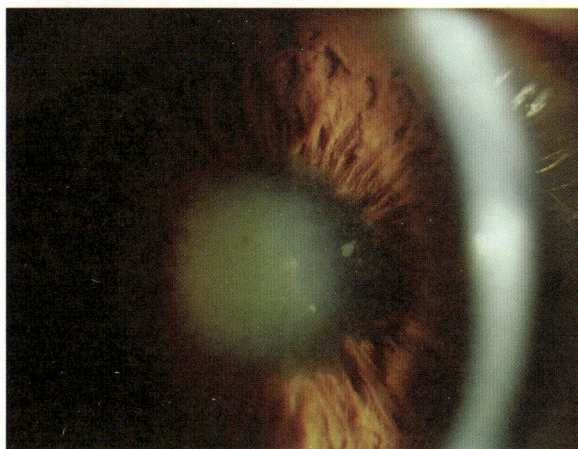

图 7-3 Busacca 结节

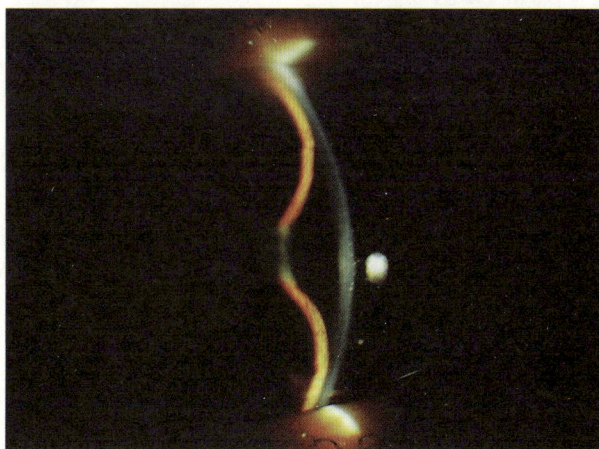

图 7-4 虹膜膨隆

(二) 并发症

1. 并发性白内障

并发性白内障是由于房水改变所引起,多见于慢性葡萄膜炎患者,急性葡萄膜炎反复发作也可导致此种并发症。并发性白内障主要表现为晶状体后囊下混浊,后期则可导致晶状体全混浊(图 7-5)。患者长期点用糖皮质激素对此种白内障形成可能也有促进和加速作用。

2. 继发性青光眼

继发性青光眼可由小梁网炎症、炎症渗出物堵塞房角、虹膜完全后粘连、房角粘连等多种机制引起。一般而言,急性前葡萄膜炎多引起轻度眼压降低而不是眼压升高,慢性前葡萄膜炎则通过上述多种机制可引起继发性青光眼。

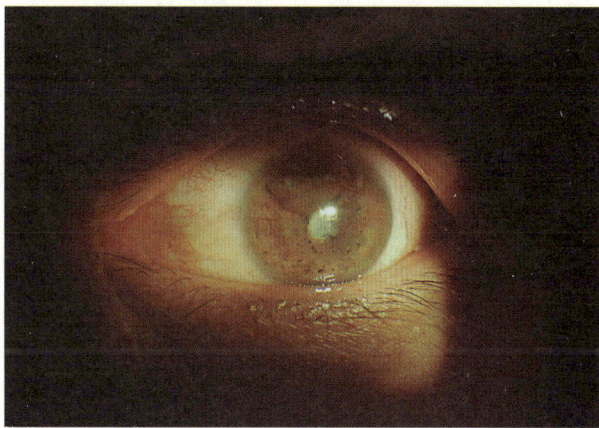

图 7-5 并发性白内障

3. 角膜带状变性

角膜带状变性是由钙沉积于角膜上皮基底膜和前弹力层所引起,主要见于慢性复发性前葡萄膜炎患者,尤其易发生于幼年型慢性关节炎(幼年型特发性关节炎)伴发的前葡萄膜炎患者。早期发生于 3 点和 9 点角膜缘附近,后期则可进展为横跨角膜的带状变性。

4. 低眼压和眼球萎缩

睫状体炎症反复发作、慢性炎症引起睫状体分泌房水功能降低或睫状体脱离和睫状膜牵拉,均可导致低眼压,严重者可出现眼球萎缩。

(三) 诊断

前葡萄膜炎的诊断主要根据典型的临床表现,即睫状充血、KP、前房闪辉、前房炎症细胞、虹膜结节、虹膜后粘连等。前葡萄膜炎可作为独立的类型单独存在,如 Fuchs 综合征、疱疹病毒性前葡萄膜炎,也可伴有多种全身性疾病,尤其是强直性脊柱炎、炎性肠病、反应性关节炎、银屑病性关节炎、幼年型慢性关节炎等。因此应仔细询问眼病史和全身病史,以便确定病因和类型。

实验室检查对前葡萄膜炎病因和类型的诊断有一定帮助,这些检查包括血常规、红细胞沉降率(ESR)、C反应蛋白 HLA-B27 抗原分型、抗核抗体测定等,对于怀疑病原体感染所致者应进行相应的实验室检查和辅助检查。

(四) 鉴别诊断

1. 急性结膜炎

急性结膜炎患者有眼红、异物感、烧灼感、黏液或脓性分泌物,视力无改变,检查发现结膜充血,可伴有结膜肿胀,不出现 KP、前房炎症细胞、前房闪辉、虹膜改变等。

2. 急性闭角型青光眼

急性闭角型青光眼患者呈急性发病,视力突然严重下降,伴头痛、恶心、呕吐或大便秘结,检查可见睫状充血或混合充血,角膜上皮水肿、角膜雾状混浊、前房浅、房角关闭,瞳孔呈竖椭圆形散大,眼压显著升高。而前葡萄膜炎患者有尘状或羊脂状 KP、前房炎症细胞、虹膜后粘连、瞳孔多形性改变,眼压正常或偏低等表现。

3. 前巩膜炎

前巩膜炎患者常有明显的眼痛、眼红,检查可见局限性或弥漫性巩膜充血,有压痛,角膜通常正常,患者也可有 KP、前房闪辉和前房炎症细胞。

(五) 治疗

前葡萄膜炎的治疗原则:①立即散瞳,以预防和解除虹膜后粘连;②迅速抗感染治疗,以防止眼组织破坏和并发症的发生;③能查出病因者应针对病因给予治疗,如前葡萄膜炎由结核、梅毒等引起者应给予相应的抗感染治疗。

前葡萄膜炎的治疗药物和治疗方法通常有以下几种。

1. 睫状肌麻痹药

对于绝大多数前葡萄膜炎患者睫状肌麻痹药是必需药物,此类药物具有散瞳作用和睫状肌麻痹作用,前者可使瞳孔扩大,预防虹膜后粘连的发生,也可解除(拉开)新鲜的虹膜后粘连;后者则有解除睫状肌、瞳孔括约肌痉挛的作用,可减轻充血、水肿和疼痛,有助于炎症的恢复。

对于急性严重前葡萄膜炎特别是伴有前房大量纤维素性渗出和前房积脓的患者,应给予 1%~2% 阿托品眼膏或滴眼液每日点眼 1~2 次;对于中等程度的炎症则应给予 1%、2% 或 4% 后马托品眼膏,此种药物作用持续时间较短,可使瞳孔处于不断运动状态,可有效地预防虹膜后粘连的发生,每日滴眼 1 次或隔日滴眼 1 次;对于轻度炎症患者则宜给予作用短暂的散瞳药物,如 0.5%~1% 托品卡胺滴眼液,每日滴眼 1~2 次。对于新鲜的难以用滴眼液拉开的虹膜后粘连,则应给予散瞳合剂(1% 阿托品、1% 丁卡因、0.1% 肾上腺素等量混合)0.1~0.2 mL 结膜下注射。

2. 糖皮质激素滴眼液

对于严重的急性前葡萄膜炎应选作用强的糖皮质激素滴眼液,如 0.1% 地塞米松磷酸盐溶液或 0.5%~1% 醋酸泼尼松滴眼治疗,开始时每 15 min 滴眼 1 次,连续 4 次后可改为每小时滴眼 1 次,以后根据炎症严重程度调整滴眼频度;对于中度或轻度前葡萄膜炎则宜使用作用较弱的糖皮质激素滴眼液,如氟甲松龙,每日滴眼 3~4 次。对于仅有前房闪辉不伴有前房炎症细胞的患者,一般不宜给予糖皮质激素滴眼治疗。

3. 非甾体消炎药

此类药物主要通过抑制前列腺素、白三烯等花生四烯酸代谢产物而发挥抗炎作用,主要用于外伤或内眼术后炎症反应,对于其他各种原因引起的前葡萄膜炎可能也有一定治疗作用。治疗前葡萄膜炎可用滴眼方法,常使用双氯芬酸钠、吲哚美辛滴眼液等滴眼,一般每日 3~4 次。

4. 糖皮质激素眼周注射和全身治疗

急性前葡萄膜炎一般不需要糖皮质激素眼周注射和全身治疗,但对于严重的前葡萄膜炎,或伴有全身性疾病、反应性视盘水肿、黄斑囊样水肿者,则可根据情况酌情给予糖皮质激素全身治疗或眼周注射对于慢性前葡萄膜炎,特别是反复发作的顽固性前葡萄膜炎或伴有全身性疾病者,可根据情况给予糖皮质激素全身治疗,效果不佳时则宜联合其他免疫抑制剂治疗,治疗的时间和剂量一般不宜过大,但治疗时间通常较长。

5. 病因治疗

由特定病原体引起的前葡萄膜炎应给予相应的抗感染治疗。

6. 并发症的治疗

前葡萄膜炎并发症的治疗应根据葡萄膜炎的类型、严重程度及并发症所引起的危害等因素综合考虑,对于并发性白内障患者通常应在炎症完全控制后考虑手术治疗;对于继发性青光眼一般应先给予药物治疗,无效时再考虑给予相应手术治疗;对于虹膜完全后粘连所致的眼压升高,应在降眼压治疗的前提下尽快进行激光虹膜周边切开术或周边虹膜切除术,以沟通前后房。

二、中间葡萄膜炎

中间葡萄膜炎(intermediate uveitis)是一类以睫状体平坦部、玻璃体基底部、周边视网膜和脉络膜受累为特征的炎症性和增殖性疾病。本病又被称为后部睫状体炎、慢性后部睫状体炎、睫状体扁平部炎、中间葡萄膜炎等,可发生于任何年龄,但多发于青壮年和少年儿童。双眼发病居多,通常表现为慢性或慢性复发性炎症。

中间葡萄膜炎的病因和发病机制尚不完全清楚。目前研究显示,自身免疫在本病发生中起着重要作用,一些病原体感染、全身性疾病或特定的葡萄膜炎均可引起或表现为中间葡萄膜炎。

(一)临床表现

1. 症状

本病发生通常隐匿,患者常诉有眼前黑影飘动、视物模糊、视力减退或严重下降,少数患者可有眼红、眼痛,伴有全身性疾病者可有相应的全身表现。

2. 体征

(1)雪堤样改变(snowbank)是中间葡萄膜炎的特征性改变,表现为睫状体平坦部和玻璃体基底部伸向玻璃体腔的舌形突起病灶,最早发生于下方,以后可对称性地从两侧向上方睫状体平坦部延伸。炎症消退时,雪堤样改变可形成萎缩和增殖性病灶。

(2)玻璃体雪球状混浊是此病最常见的体征,多见于下方玻璃体基底部邻近视网膜,表现为致密圆形的白色混浊,常伴有玻璃体细胞,可伴有玻璃体后脱离,大的团块状混浊,玻璃体积血,增殖性改变等。

(3)患者尚可出现眼前节炎症的体征,如 KP、前房闪辉、前房细胞、虹膜后粘连、房角粘连等。

(二)并发症

1. 黄斑囊样水肿

黄斑囊样水肿是本病最常见的并发症,尚可出现黄斑前膜、黄斑裂孔等并发症。

2. 并发性白内障

并发性白内障是常见的并发症之一,主要表现为晶状体后囊下混浊,疾病持续时间越长,炎症越明显,越易发生此种并发症。此外,长期使用糖皮质激素滴眼液也易导致晶状体后囊下混浊的发生。

3. 其他

本病也可引起视网膜新生血管、增生性玻璃体视网膜病变、玻璃体积血、视盘水肿、视神经萎缩、视网膜脱离、继发性青光眼等并发症。

(三)诊断

本病主要根据典型的玻璃体基底部和睫状体平坦部的雪堤样改变、玻璃体雪球状混浊及伴有的前房炎症反应和其他眼底改变来诊断。三面镜、双目间接检眼镜等周边眼底检查对诊断有重要价值。对于疑有全身疾病者或可疑病原体感染引起者应进行相关的实验室检查和辅助检查,以确定诊断。

(四)治疗

此病的治疗一般采用以下治疗方案:对于单眼受累者,可给予糖皮质激素后 Tenon 囊下注射,可选用地塞米松(5 mg/mL)、曲安西龙(40 mg/mL)或醋酸泼尼松龙(40 mg/mL),注射量为 0.5 mL;对于双眼受累、炎症反复发作或顽固性炎症者,则宜全身给予糖皮质激素治疗,泼尼松初始口服剂量为 1~1.2 mg/(kg·d),在治疗中应根据病情和患者的耐受程度调整剂量,治疗时间一般应在半年以上;对于单独使用糖皮质激素治疗效果不佳者,则宜联合其他免疫抑制剂(如环孢素、苯丁酸氮芥、环磷酰胺等)治疗,这些药物长期应用可引起多种全身不良反应,应进行密切随访观察和监测;对于多种免疫抑制剂规范治疗后炎症不能控制者,可考虑进行玻璃体切除手术;对于有视网膜新生血管者,可进行激光光凝治疗;对于持久性玻璃体混浊或增生性玻璃体视网膜病变者,也可考虑行玻璃体切除术,术前及术后应给予糖皮质激素和(或)其他免疫抑制剂治疗;对于有眼前段受累者,应给予糖皮质激素滴眼液和睫状肌麻痹药滴眼治疗。

三、后葡萄膜炎

后葡萄膜炎(posterior uveitis)是一组累及脉络膜、视网膜、视网膜血管和玻璃体的炎症性疾病,包括脉络膜炎、脉络膜视网膜炎、视网膜炎、视网膜脉络膜炎、视网膜血管炎和视网膜色素上皮炎等类型。

(一)临床表现

1. 症状

患者的症状与炎症类型、发生部位、严重程度及有无并发症等密切相关。常见的症状有眼前黑影、暗点、闪光、视物模糊或视力下降,伴有全身性疾病者可有相应的全身表现。

2. 体征

本病常见的体征包括:①玻璃体炎症细胞和混浊。②局灶性视网膜病灶、视网膜脉络膜病灶或脉络膜视网膜病灶。③弥漫性脉络膜炎或脉络膜视网膜炎。④视网膜血管迁曲扩张、血管狭窄、血管闭塞等。⑤视网膜水肿、黄斑水肿等。

(二)并发症

1. 视网膜新生血管

视网膜新生血管是后葡萄膜炎特别是视网膜血管炎较为常见的并发症。

2. 增生性玻璃体视网膜病变

增生性玻璃体视网膜病变常并发于视网膜炎和视网膜血管炎。

3. 视网膜脱离

后葡萄膜炎可引起渗出性视网膜脱离、孔源性视网膜脱离和牵拉性视网膜脱离。

4. 视神经萎缩

视神经萎缩可见于视网膜炎、视网膜血管炎患者。

5. 视网膜萎缩

视网膜萎缩见于慢性视网膜炎、视网膜血管炎患者。

(三)诊断

后葡萄膜炎主要根据视网膜和(或)脉络膜炎性病灶、视网膜血管炎、玻璃体炎症细胞和混浊等来诊断。荧光素眼底血管造影检查对评估视网膜病变及视网膜血管炎、视网膜色素上皮病变有重要的帮助。吲哚菁绿造影对评价脉络膜及其血管病变有重要价值,UBM、OCT、CT 和 MRI 对确定眼组织结构改变、炎症部位或病因溯源上有一定的帮助,血清学检查、眼内液标本病原体检查及培养、聚合酶链反应(PCR)检测、细胞学检查等有助于病因和类型的诊断,患者全身疾病病史、全身检查及有关的辅助检查也有助于病因和类型的确定。

（四）治疗

自身免疫反应所致的后葡萄膜炎一般应全身给予糖皮质激素和免疫抑制剂(如环孢素、苯丁酸氮芥、环磷酰胺、甲氨蝶呤、硫唑嘌呤等)治疗,治疗时间一般较长。对于单侧的顽固性炎症(特别是伴有黄斑囊样水肿)的患者,可根据情况进行糖皮质激素玻璃体内注射或植入缓释装置,但应注意此种治疗的不良反应。对于病原体引起的后葡萄膜炎应给予相应的抗感染治疗。

四、全葡萄膜炎

全葡萄膜炎(generalized uveitis, or panuveitis)是指前后葡萄膜(包括视网膜)均受累及的炎症性疾病。当病原体感染引起以房水和玻璃体炎症为突出表现时,称为眼内炎(endophthalmitis)。

全葡萄膜炎是我国常见的葡萄膜炎类型,主要有 Behcet 病性全葡萄膜炎和 Vogt– 小柳原田综合征,它们也是我国葡萄膜炎中最易致盲的类型。

五、强直性脊柱炎伴发的葡萄膜炎

强直性脊柱炎(ankylosing spondylitis)是一种病因尚不完全清楚,可能是免疫诱导的主要累及中轴骨骼的特发性炎症性疾病。有 20%~25% 的患者伴发急性前葡萄膜炎,少数也可伴发慢性前葡萄膜炎或全葡萄膜炎。

（一）临床表现

强直性脊柱炎常发生于青壮年男性,典型表现为腰骶部疼痛、晨僵,严重者出现脊柱强直。伴发的前葡萄膜炎典型表现为急性非肉芽肿性炎症,多为双侧受累,但通常单眼发作或双眼交替发作。患者常有眼红、眼痛、畏光、流泪,检查发现有显著的睫状充血,大量尘状 KP 和前房炎症细胞,前房闪辉明显,一些患者可出现前房大量纤维素性渗出,甚至前房积脓。

（二）诊断

详细询问腰骶部疼痛、晨僵史,对本病诊断有重要提示作用。对于急性前葡萄膜炎尤其是青壮年男性患者一般应进行骶髂关节 X 线检查,必要时应进行 CT 检查。发现软骨板模糊、骨侵蚀、骨硬化,关节间隙变窄、纤维化、钙化、骨化及骨性强直等有确诊价值,HLA-B27 抗原阳性对诊断有重要帮助。

（三）治疗

急性前葡萄膜炎通常应用糖皮质激素滴眼液、睫状肌麻痹药滴眼液、点眼治疗(详见前葡萄膜炎的治疗),对于有严重前房反应、出现反应性视盘水肿、黄斑水肿者,可短暂给予糖皮质激素口服治疗,根据情况也可联合其他免疫抑制剂治疗。

六、Vogt– 小柳原田综合征

Vogt– 小柳原田综合征(Vogt-Koyanagi-Harada syndrome)是以双侧肉芽肿性葡萄膜炎为特征的炎症性疾病,可伴有脑膜刺激征、耳鸣、听力障碍、白癜风、毛发变白、脱发等全身改变。以往人们将出现的脉络膜炎称为原田病,把出现的眼前段炎症称为小柳病,实际上它们是一种疾病在不同时期的改变,而不是两种独立的疾病。

有关此病的病因和发病机制尚不完全清楚,目前研究认为该疾病是色素相关蛋白等引起的 Th1、Th17 细胞反应所导致的自身免疫性疾病。此种综合征多发生于日本人、中国人和西班牙人,是我国最常见的葡萄膜炎类型之一,也是常见的致盲性葡萄膜炎类型之一。

（一）临床表现

此综合征有典型的临床进展规律,不同时期临床表现有很大不同。

1. 前驱期(葡萄膜炎发病前 1~2 周)

患者可有颈项强直、头痛、耳鸣、听力下降、头皮过敏(即触摸头发时出现疼痛和严重不适)。

2. 后葡萄膜炎期（葡萄膜炎发生后 2 周内）

患者出现视力下降且多是严重下降,眼底检查可发现弥漫性脉络膜炎、神经视网膜脱离、视盘炎、视网膜脱离等。

3. 前葡萄膜受累期（葡萄膜炎发生后 2 周至 2 个月）

患者仍有明显的后葡萄膜炎的眼底改变,同时也出现了眼前段受累的改变,如尘状 KP、前房闪辉和前房炎症细胞,但一般不出现羊脂状 KP、虹膜后粘连、虹膜结节或虹膜肉芽肿。

4. 前葡萄膜炎反复发作期（葡萄膜炎发病 2 个月后）

脉络膜炎和活动性眼底病变减轻或消失,但出现晚霞状眼底（图 7-6）、Dalen-Fuchs 结节或脉络膜视网膜萎缩病灶。此期的典型特征为反复发作的肉芽肿性前葡萄膜炎,出现羊脂状 KP、虹膜后粘连、虹膜结节（图 7-7）或肉芽肿、前房闪辉和前房炎症细胞。此期易出现并发性白内障、继发性青光眼等并发症。有效的治疗可使疾病中止于某一阶段,因此患者并不一定均经历 4 个期。

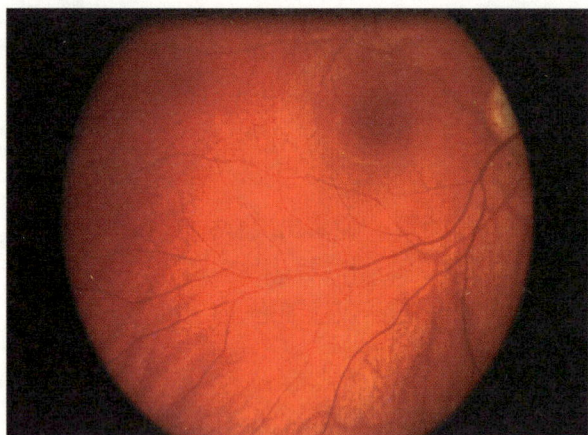

图 7-6　Vogt- 小柳原田综合征晚霞状眼底

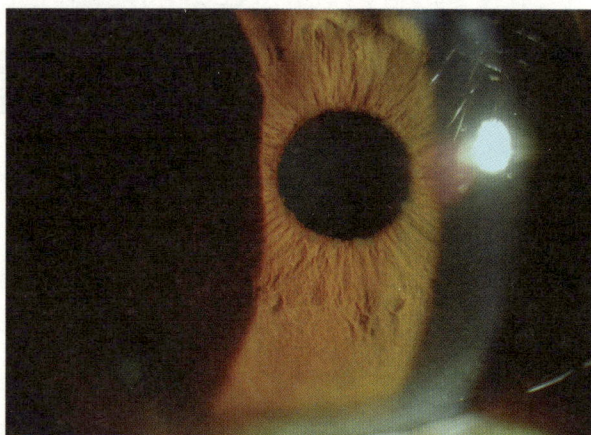

图 7-7　Vogt- 小柳原田综合征虹膜结节

除前驱期的全身改变外,患者尚可出现脱发、毛发变白、白癜风等眼外改变,这些改变多发生于疾病发生后的一段时间,也可出现于眼病发生之前。

（二）诊断

根据病史和各个时期的临床特征,一般诊断并不困难。后葡萄膜炎期和前葡萄膜受累期荧光素眼底血管造影（FFA）检查可发现早期点状荧光素渗漏和晚期多湖状荧光染料积存,前葡萄膜炎反复发作期则出现窗样缺损、色素遮蔽荧光等改变。UBM、OCT、B 超检查对确定此病引起的眼组织改变的范围和程度及判断治疗效果有重要的帮助。

（三）治疗

对于初次发病的患者,应全身给予糖皮质激素治疗,一般选用泼尼松口服,初始剂量 1~1.2 mg/（kg·d）,以后根据炎症和患者的耐受情况调整剂量,维持剂量为 15~20 mg/ d（成人剂量）,治疗通常需 8 个月以上。对于复发患者,常联合糖皮质激素和其他免疫抑制剂治疗（如环孢素、环磷酰胺、苯丁酸氮芥等）,治疗中应定期进行肝肾功能、血常规、血糖等监测,以免引起严重的不良反应。对于继发性青光眼应根据青光眼形成的机制给予药物和（或）相应的手术治疗;对于并发性白内障一般应于炎症完全控制后行白内障手术治疗;对于渗出性视网膜脱离,药物治疗通常可使视网膜复位。

七、交感性眼炎

交感性眼炎（sympathetic ophthalmia）是指发生于单侧眼球穿通伤或内眼手术后的一种双侧肉芽肿性葡萄膜炎。受伤眼称为诱发眼或刺激眼（exciting eye）,另一眼称为交感眼（sympathizing eye）。

(一)临床表现

交感性眼炎多发生于眼球穿通伤后 2 周至 1 年内,可表现为眼红、眼痛、畏光、流泪、视物模糊或视力下降,检查可发现羊脂状 KP、前房闪辉和细胞、虹膜结节、虹膜后粘连、弥漫性脉络膜炎、视盘水肿、晚霞状眼底、Dalen-Fuchs 结节、脉络膜视网膜萎缩病灶等改变少数患者可出现头痛、颈项强直、耳鸣、听力下降、白癜风、毛发脱落、白发等全身改变。

(二)诊断

主要根据眼球穿通伤病史或内眼手术史、双侧肉芽肿性葡萄膜炎及后期出现的晚霞状眼底改变来诊断。

(三)治疗

对于有眼前段炎症者应给予糖皮质激素、睫状肌麻痹药点眼治疗。全身应用糖皮质激素是常用的治疗方法,初始剂量一般为 1~1.2 mg/(kg·d),应根据患者的具体情况调整剂量,效果不佳时则联合环孢素、环磷酰胺、苯丁酸氮芥等免疫抑制剂治疗。

八、白塞综合征

白塞综合征(Behcet syndrome)是以复发性非肉芽肿性葡萄膜炎、复发性口腔溃疡、多形性皮肤损害和生殖器溃疡等多系统受累为特征的自身免疫性疾病。它多发生于 20~39 岁的青壮年,在远东、中东和地中海沿岸国家常见,是我国常见的葡萄膜炎类型之一,也是最常见的和最重要的致盲性葡萄膜炎,据我国学者报道,本病 5 年、10 年视力丧失的危险性为 24.5% 和 62.2%。

(一)临床表现

1. 眼部损害

本病的典型表现为非肉芽肿性全葡萄膜炎、视网膜血管炎,常反复发作,有 20%~25% 的患者出现复发性无菌性前房积脓。疾病后期易发生视网膜血管闭塞(幻影血管)(图 7-8)、视网膜萎缩、视神经萎缩、并发性白内障、继发性青光眼和增生性玻璃体视网膜病变等。

2. 全身表现

①复发性口腔溃疡;②结节性红斑、痤疮样皮疹、疖肿、溃疡性皮炎等多形性皮肤改变,不少患者出现皮肤过敏反应阳性(针刺处出现丘疹甚至脓疱);③复发性生殖器溃疡;④一些患者尚可出现关节炎、消化道溃疡、血栓性静脉炎、附睾炎及神经系统损害等。

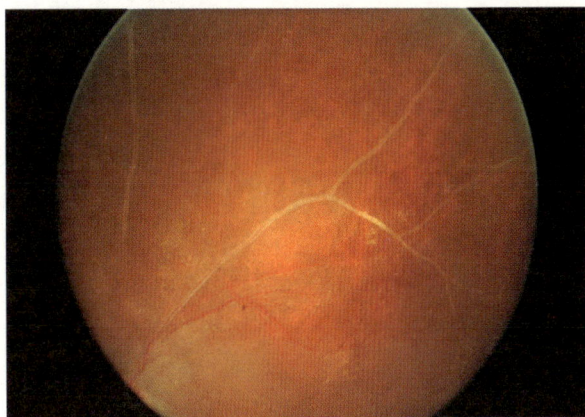

图 7-8 幻影血管

(二)诊断

1. 国际白塞综合征研究组制定的标准

①复发性口腔溃疡(1 年内至少复发 3 次);②出现下面 4 项中 2 项即可确诊为白塞综合征:复发性生殖器溃疡或瘢痕,葡萄膜炎,多形性皮肤损害,皮肤过敏反应性试验阳性。

2. 日本白塞综合征研究委员会制定的标准

将复发性口腔溃疡、多形性皮肤损害、葡萄膜炎、生殖器溃疡定为是白塞综合征的主征,关节炎、附睾炎、以回盲部溃疡为代表的消化系统病变、血管病变、中度以上的中枢神经系统病变视为次征,具有 4 种主征者为完全型白塞综合征,出现上述 3 种主征,或出现 2 种主征和 2 种次征,或出现典型的葡萄膜炎和其他 1 种主征和 2 种次征者为不完全型。

（三）治疗

1. 糖皮质激素

眼前段受累者应给予滴眼液点眼治疗,出现全葡萄膜炎视网膜炎、视网膜血管炎应给予口服治疗,剂量 1~1.2 mg/(kg·d),但不宜长期大剂量治疗;对于绝大多数患者应给予小剂量糖皮质激素(20~30 mg/d)联合其他免疫抑制剂治疗。

2. 其他免疫抑制剂

①苯丁酸氮芥:是常用药物,初始剂量为 0.1 mg/(kg·d),维持剂量 2 mg/d。②环孢素:初始剂量 3~5 mg/(kg·d),维持剂量 2 mg/d。③秋水仙碱:剂量 0.5 mg,1~2次 /d。④生物制剂:目前应用于顽固性白塞综合征治疗的生物制剂有抗肿瘤坏死因子的单克隆抗体或可溶性受体,据报道在治疗期间通常有效,但停药后炎症复发仍是一大问题。此外,α 干扰素也被用于此病的治疗,据报道有一定治疗效果。在免疫抑制剂和生物制剂使用前应向患者详细解释它们的不良反应和注意事项,在治疗中应进行密切的随访观察,以免出现严重的不良反应。

3. 睫状肌麻痹药

睫状肌麻痹药适用于眼前段有炎症者。

4. 并发症的治疗

并发性白内障应在规范治疗将炎症完全控制后考虑手术治疗。继发性青光眼先给予药物治疗,如不能控制时可根据具体情况给予相应的抗青光眼手术治疗。术前应注意给予糖皮质激素和免疫抑制剂治疗。

九、Fuchs 综合征

Fuchs 综合征(Fuchs syndrome)是一种主要累及单眼的以虹膜脱色素、弥漫分布的中等大小 KP、不伴有虹膜后粘连为特征的葡萄膜炎。

（一）临床表现

此病多发生于中青年,约 90% 为单眼受累,患者常表现为视物模糊或视力下降,一般无眼红、眼痛、畏光等表现。检查可见中等大小或星状 KP,呈弥散性分布,可有轻微的前房反应(少量前房细胞和轻度的前房闪辉),虹膜呈弥散性脱色素,严重者可出现虹膜异色(此体征在高加索患者中常见)。一些患者可出现玻璃体混浊、细胞和亚临床的中周部视网膜血管炎。

（二）诊断

本病主要根据无睫状充血的轻度虹膜睫状体炎、弥漫分布的中等大小的 KP 和弥漫性虹膜脱色素而不伴有虹膜后粘连等临床表现来诊断。UBM 可发现睫状体附近渗出,荧光素眼底血管造影检查可发现在部分患者中周部视网膜血管渗漏。

（三）治疗

Fuchs 综合征是一种非常特殊的葡萄膜炎类型,在前房炎症明显时可短期给予糖皮质激素滴眼液点眼治疗,不需要全身使用糖皮质激素。发生眼压升高时,可给予降眼压药物治疗,药物治疗不能奏效时可给予相应的抗青光眼手术治疗。对于此种综合征并发的白内障可给予白内障超声乳化及人工晶状体植入手术,KP 的存在不是手术治疗的禁忌证。

十、急性视网膜坏死综合征

急性视网膜坏死综合征(acute retinal necrosis syndrome,ARN)是一种主要由疱疹病毒引起的以视网膜坏死、视网膜动脉炎、显著玻璃体混浊和后期视网膜脱离为特征的疾病。

（一）临床表现

本病发病初期可有眼红、眼痛、畏光、流泪等表现,随后出现视物模糊、视力下降。早期眼底改变典型表现为周边部黄白色坏死病灶,视网膜动脉鞘甚至血管闭塞,坏死区或附近可有片状视网膜出血(图7-9),视网膜病灶通常进行性地向后极部推进。玻璃体混浊明显,尤其在发病 2~3 周后更加严重,发病后约 2 个月易发生原发性视网膜脱离。一些患者可有眼前段改变,如睫状充血、羊脂状 KP、前房闪辉、前房炎症细胞和眼压升高。

(二)诊断

此病主要根据典型的视网膜坏死病灶、视网膜动脉炎、显著玻璃体混浊来诊断。疾病早期出现羊脂状 KP 伴眼压升高对诊断有重要的提示作用,玻璃体标本或视网膜活检标本进行病毒培养、PCR 检测等有助于诊断和鉴别诊断。

(三)治疗

阿昔洛韦对单纯疱疹病毒 I 型、II 型和水痘-带状疱疹病毒均有抑制作用,初期应给予静脉滴注,3 次 /d,每次 10~15 mg/kg,连续治疗 2~3 周后,改为口服用药,剂量为 400~800 mg,5 次 /d,连用 4~6 周。在阿昔洛韦效果不佳时可给予更昔洛韦

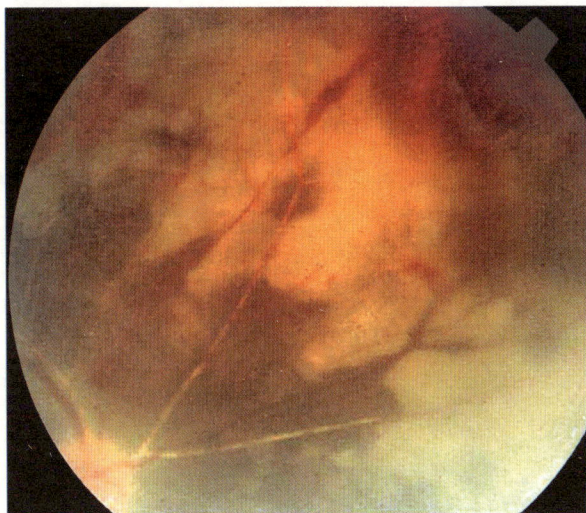

图 7-9 急性视网膜坏死综合征的眼底改变

静脉滴注,每次 5 mg/kg,每 12 h 一次,连用 3 周。在上述两种药物治疗过程中应注意它们对肝肾功能的影响和对骨髓的抑制作用。糖皮质激素可抑制炎症反应,但应在使用有效抗病毒药物治疗的前提下使用,一般选用泼尼松口服,剂量为 0.5~1 mg/(kg·d),治疗时间通常为 2~8 周。

对于出现视网膜脱离者可给予玻璃体切除术联合巩膜扣带等治疗。

十一、伪装综合征

伪装综合征(masquerade syndrome)一般认为是一类引起类似葡萄膜的非炎症性疾病,包括恶性肿瘤和其他疾病,其中常见的恶性肿瘤有视网膜母细胞瘤、眼内淋巴瘤、白血病、葡萄膜恶性黑色素瘤等。视网膜脱离、色素弥散综合征、视网膜色素变性等也可引起伪装综合征。对于老年人、少年儿童患者的顽固性葡萄膜炎及成年人对免疫抑制剂治疗无效的葡萄膜炎应想到肿瘤引起伪装综合征的可能性。

十二、葡萄膜肿瘤及先天性异常

葡萄膜也是肿瘤易发生或易受侵犯的组织,常见的肿瘤有葡萄膜黑色素瘤、脉络膜血管瘤、脉络膜转移癌。

葡萄膜的先天性异常包括瞳孔残膜、无虹膜、虹膜缺损和脉络膜缺损等。

要点提示:

急性前葡萄膜炎是我国常见的葡萄膜炎类型,预后通常较好。白塞综合征、Vogt-小柳原田综合征是常见且致盲率高的葡萄膜炎类型。慢性前葡萄膜炎、中间葡萄膜炎、后葡萄膜炎、强直性脊柱炎伴发的前葡萄膜炎、交感性眼炎、Fuchs 综合征、急性视网膜坏死综合征、伪装综合征等也是值得关注的葡萄膜炎类型。

第三节 巩膜炎和表层巩膜炎

巩膜从外向内分为三层,即巩膜表层、巩膜实质层和巩膜棕黑层。巩膜表层的炎症被称为表层巩膜炎(episcleritis),巩膜实质层的炎症被称为巩膜炎(scleritis),巩膜炎症累及葡萄膜者被称为巩膜葡萄膜炎(sclerouveitis)。

一、表层巩膜炎

表层巩膜炎的病因和发病机制尚不完全清楚,可能与过敏、自身免疫反应,以及风湿和类风湿疾病有关。

表层巩膜炎可分为单纯性表层巩膜炎和结节性表层巩膜炎两大类,女性受累居多,感冒劳累、精神紧张、月经期等易诱发。单纯性表层巩膜炎起病急,表现为眼红、眼灼热感或不适感,浅层巩膜表层血管呈扇形、局限性或弥散性充血,可伴有明显的表层巩膜组织水肿,10%去氧肾上腺素滴眼液点眼可使充血消退。结节性表层巩膜炎起病缓慢,表现为睑裂区近角膜缘的充血性结节,用10%去氧肾上腺素滴眼液点眼后充血消失。

单纯性表层巩膜炎和结节性表层巩膜炎可给予糖皮质激素和非甾体消炎药滴眼液点眼治疗,复发频繁及严重者可适当给予口服治疗。

二、巩膜炎

巩膜炎是一类较为少见的疾病,分为感染性和非感染性两大类,其中以非感染性者常见。细菌、病毒、螺旋体、真菌、寄生虫等均可引起感染性巩膜炎,自身免疫反应和全身多种风湿疾病、类风湿疾病均可引起非感染性巩膜炎。

根据炎症发生的部位可将巩膜炎分为前巩膜炎、后巩膜炎和全巩膜炎三大类,前巩膜炎又可分为弥漫性前巩膜炎、结节性前巩膜炎和坏死性前巩膜炎。

(一)临床表现

1. 弥漫性前巩膜炎

弥漫性前巩膜炎多发生于40~50岁女性,患者多有严重的眼痛,严重者可放射至面部、前额、鼻窦或颞侧头部,常在夜晚、凌晨加重。检查可见弥漫性浅层和深层巩膜表层血管充血(图7-10),可伴有巩膜组织水肿,受累巩膜处有压痛。

2. 结节性前巩膜炎

结节性前巩膜炎多见于40~50岁成年人,可见单个或多个巩膜结节,多位于睑裂区、距角膜缘3~4mm处,有充血和压痛,少数患者可发展为坏死性前巩膜炎。

3. 坏死性前巩膜炎

坏死性前巩膜炎是巩膜炎中最为严重和最易致盲的类型,多见于年龄较大的患者,表现为严重的眼痛,可放射至头部或枕部,多在夜间加剧。检查可见巩膜坏死病灶(图7-11),伴附近巩膜水肿,血管迂曲扩张、血管闭塞,坏死区腐烂、脱落,可导致眼内容物脱出。

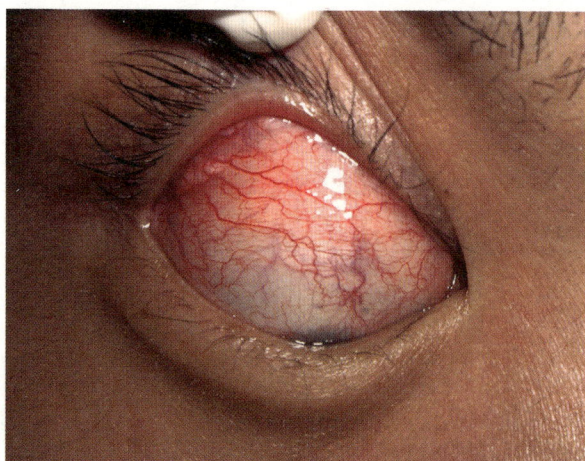

图7-10　弥漫性前巩膜炎

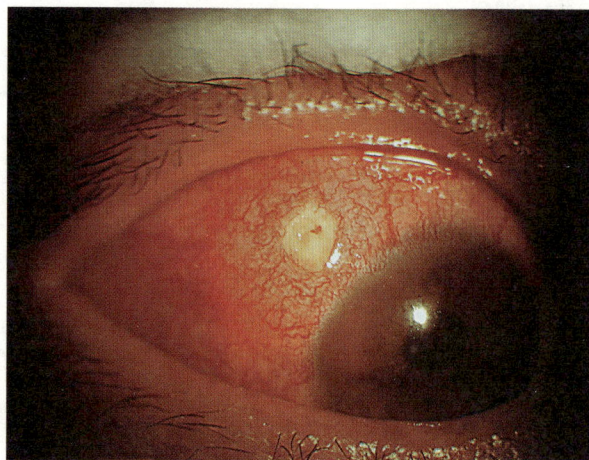

图7-11　坏死性前巩膜炎

4. 后巩膜炎

后巩膜炎常累及脉络膜、视网膜和视神经,造成眼组织破坏和视功能损害。患者可有眼痛,眼球转动时疼痛加剧,结膜水肿、眼睑肿胀、眼球突出等,眼底检查可见局限性视网膜肿块、视盘水肿、脉络膜皱褶、渗出性视网膜脱离、视网膜放射状条纹、黄斑囊样水肿、玻璃体混浊和炎症细胞。

(二) 诊断

根据典型的巩膜炎表现和全身疾病病史或临床表现,巩膜炎一般诊断并不困难,UBM、B 超、CT、MRI 有助于诊断和鉴别诊断。

(三) 治疗

对于前巩膜炎或伴有前房炎症反应的后巩膜炎可给予糖皮质激素、非甾体消炎药滴眼液点眼治疗,也应给予睫状肌麻痹药预防虹膜后粘连的发生。

糖皮质激素是治疗巩膜炎的常用药物,初始剂量 $1{\sim}1.2$ mg/(kg·d),治疗 $1{\sim}2$ 周后根据患者具体情况逐渐减量。对糖皮质激素不敏感或炎症反复发作者可考虑给予或联合其他免疫抑制剂(如环孢素、环磷酰胺、苯丁酸氮芥、甲氨蝶呤等)进行治疗,在使用这些药物治疗过程中应注意定期进行肝肾功能、血常规、血糖等监测,以免引起严重的不良反应。

要点提示:

巩膜炎分感染性和非感染性两大类,其中非感染性可伴有类风湿关节炎等全身性疾病。前巩膜炎常见,顽固性前巩膜炎和后巩膜炎多需联合糖皮质激素和免疫抑制剂治疗。

思 考 题

1. 试述前、中间、后和全葡萄膜炎的概念。
2. 试述急性前葡萄膜炎的主要临床表现。
3. 试述 Vogt- 小柳原田综合征的分期和各期的主要表现。
4. 试述白塞综合征的 4 个主征。
5. 试述 Fuchs 综合征的主要表现。
6. 试述前巩膜炎的分类。
7. 试述后巩膜炎的特点。

(杨培增 杜利平 文和照片)

网上更多 ......

本章小结　　思考题简答要点　　自测题　　教学 PPT

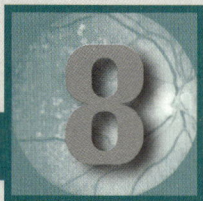

8

第八章

晶状体疾病

本章学习思考要点

　　晶状体是眼内重要的屈光介质,它能将光线聚焦于视网膜上,并通过调节作用来看清外界物体。晶状体疾病主要包括晶状体的透明度和位置的变化,且这两类变化均会不同程度地影响视力。通过本章学习,掌握以下要点:

- 了解晶状体的胚胎发育、应用解剖、生化和生理特点。
- 了解白内障的病因学、形态学分类。
- 对照正常晶状体,熟悉裂隙灯显微镜下混浊晶状体的临床特点。
- 重点掌握老年性白内障的分类与分期、临床特点及治疗原则。
- 了解其他类型白内障的概念及特点。
- 熟悉晶状体位置异常的病因和临床特点。

关键词

　　晶状体　白内障　晶状体脱位

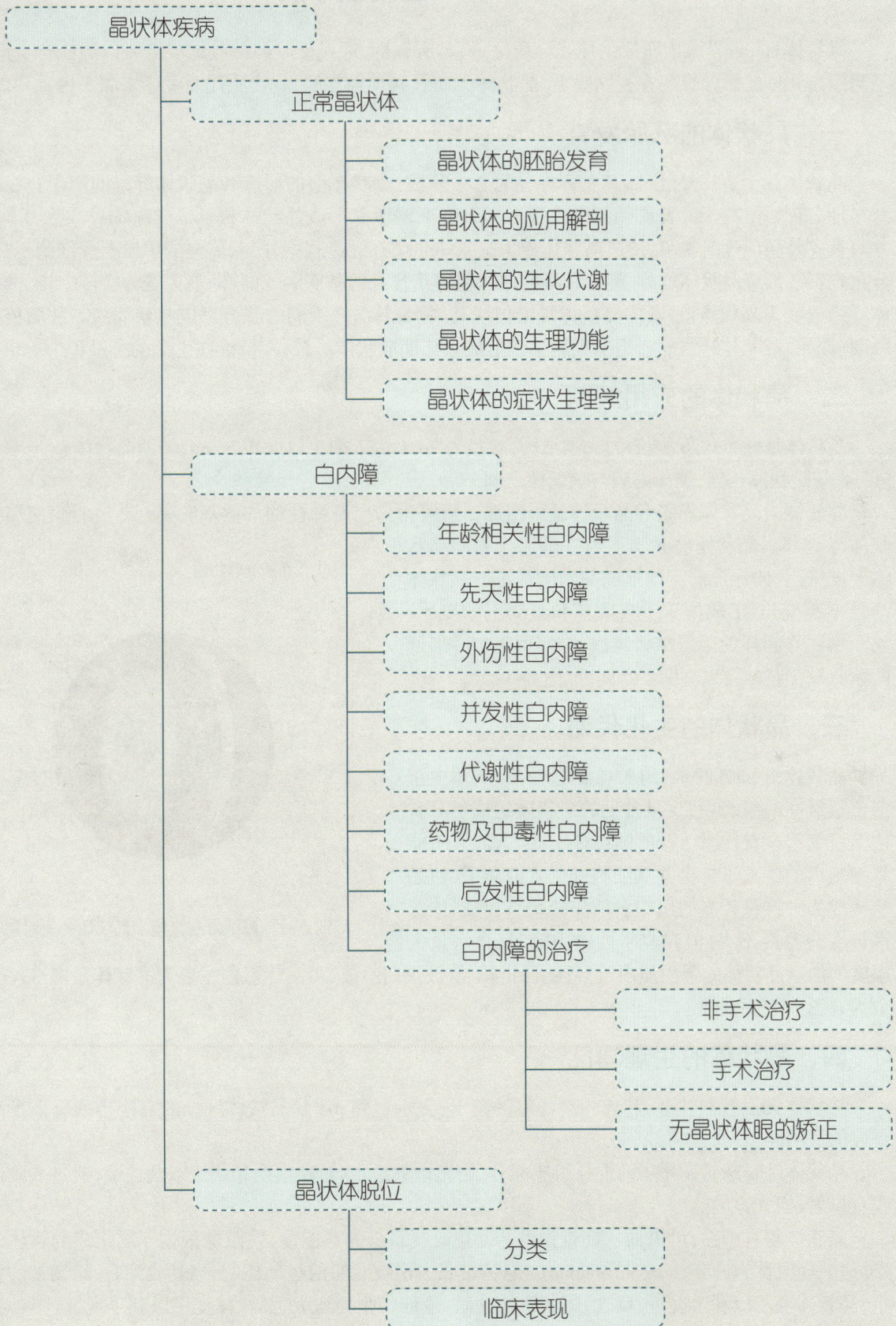

晶状体疾病

正常晶状体
- 晶状体的胚胎发育
- 晶状体的应用解剖
- 晶状体的生化代谢
- 晶状体的生理功能
- 晶状体的症状生理学

白内障
- 年龄相关性白内障
- 先天性白内障
- 外伤性白内障
- 并发性白内障
- 代谢性白内障
- 药物及中毒性白内障
- 后发性白内障
- 白内障的治疗
  - 非手术治疗
  - 手术治疗
  - 无晶状体眼的矫正

晶状体脱位
- 分类
- 临床表现

第一节 正常晶状体

晶状体（lens）是眼内重要的屈光介质之一，富有弹性，通过睫状肌的收缩或舒张以改变自身形状，将不同距离物体的影像聚焦在视网膜上。晶状体无血管和神经支配，其物质代谢主要来源于房水和玻璃体。

一、晶状体的胚胎发育

晶状体源于表皮外胚叶，其发育可分为2个阶段：晶状体泡的形成和晶状体纤维的产生。在胚胎发育早期（妊娠第27天），表皮外胚层在视泡的影响下增厚并形成晶状体板（lens placode）。晶状体板内陷并与表皮外胚层逐渐脱离，形成晶状体泡（lens vesicle）。在此过程中，晶状体泡的单层上皮细胞不断增生、分化、变长，形成晶状体纤维，泡的顶端向内折包埋于自身的基底膜，泡腔渐消失变为实体结构，旧的晶状体纤维退变为晶状体核，新的晶状体纤维包绕其周围，新旧纤维间的联合形成晶状体缝。胚胎核代表第一期（原始）晶状体纤维。赤道部细胞生长形成第二期晶状体纤维，并持续在生命的全过程中。

二、晶状体的应用解剖

晶状体是一个双凸、透明的光学结构，直径为9~10 mm，中央厚度4~5 mm，借助晶状体悬韧带（zonular fibers）与睫状体相连，位于虹膜与玻璃体之间。

晶状体由晶状体囊膜和晶状体纤维组成。囊膜为一层有弹性的均质基底膜，前、后囊膜交界处为晶状体赤道部。晶状体前囊膜下为一单层排列的晶状体上皮细胞，向赤道部延伸形成晶状体纤维。晶状体纤维不断生长，形成位于中央的核和其周围的皮质，它们由同心圆样的薄层结构组成，中间可见"Y"形缝的胎儿核，前"Y"直立，后"Y"倒置（图8-1）。

三、晶状体的生化代谢

晶状体由65%的水、约35%的蛋白质（人体内蛋白含量最高的组织）和少量常见的矿物质组成。晶状体上皮细胞含有代谢活跃的钠泵（Na^+-K^+ ATP酶），能将细胞内的钠离子排出并从细胞外摄入钾离子，使晶状体成为含钾量较高的组织。随年龄增长，晶状体含水量变化幅度不大，但在皮质性白内障时，含水量大幅度增加。晶状体的蛋白质由可溶性蛋白与不溶性蛋白组成，可溶性蛋白主要为晶状体蛋白（crystallin），分为α、β、γ三种类型。

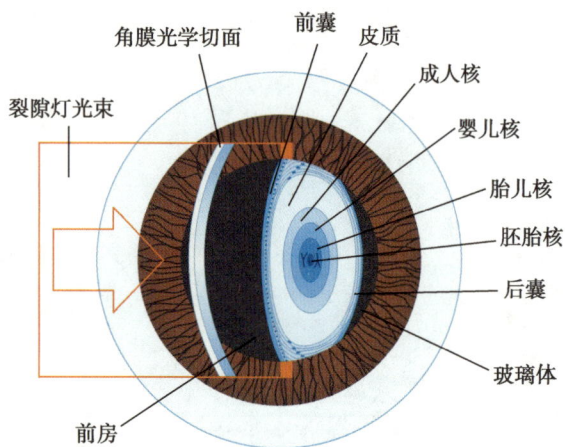

图8-1 裂隙灯显微镜下晶状体的光学切面

四、晶状体的生理功能

晶状体无血管和神经，其内相对稳定的离子、含水量和pH及晶状体纤维的有序排列保证了晶状体良好的透明性。

晶状体是眼球屈光介质的重要组成部分，屈光指数约1.44，在眼内相当于双凸透镜，对进入眼内的光线有折射（屈光）功能。

晶状体富有弹性，可借助悬韧带张力的变化改变自身的弯曲度，使眼球根据不同距离的物体调整焦点，这一现象称为调节（accommodation）。悬韧带张力由睫状肌的运动控制，当其收缩时，悬韧带的张力减小，晶状体变凸以利于视近；反之，睫状肌松弛时，悬韧带张力增大，晶状体变平以利于视远（图8-2）。大约在40岁后，晶状体核开始硬化，调节能力随之下降。

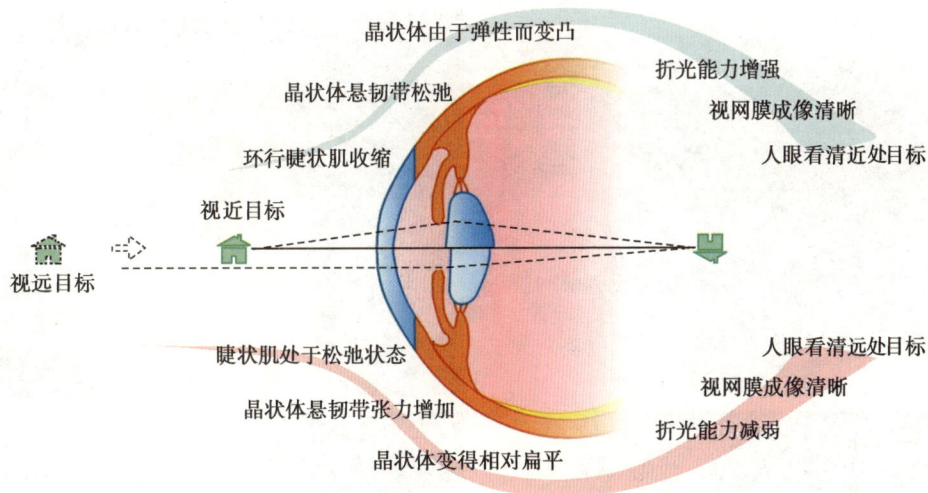

图 8-2　正常晶状体的调节

五、晶状体的症状生理学

晶状体疾病主要影响视力。老视是由于年龄增长,晶状体弹性逐渐减弱,降低了调节能力,从而使近距离工作受到影响。晶状体透明度下降则会使视远、视近均模糊(无痛性)。晶状体不全脱位(subluxation)者,可因屈光不正引起视物不清或单眼复视;晶状体全脱位是指晶状体完全脱离视轴,导致无晶状体的屈光状态偏差(aphakic refractive error),严重影响视力。

要点提示:

- 晶状体是一双凸、透明的光学结构。
- 晶状体富有弹性,借助睫状肌的舒缩而改变自身形状,发挥调节作用。
- 正常晶状体位于瞳孔正后方与玻璃体前界膜之间。
- 晶状体透明度下降及位置改变均会引起不同程度视力障碍。

第二节　白　内　障

各种原因引起晶状体透明度下降称为白内障(cataract)。它是全球首位致盲性眼病,病因不清,发病机制尚未完全明确,迄今无有效药物防治。此外,眼部外伤、中毒、全身性疾病(如糖尿病)、吸烟和遗传等因素也可导致白内障。临床上白内障主要是根据其发病年龄、晶状体混浊程度、部位及混浊形态等分类(表 8-1,图 8-3)。

表 8-1　白内障常见分类法

依据	类型
发病年龄	①先天性,②婴儿性,③青年性,④成年性,⑤老年性
混浊程度	①未熟期,②膨胀期,③成熟期,④过熟期
混浊部位	①核性,②皮质性,③囊性,④囊下性
混浊形态	①板层状,②冠状,③极性,④点状

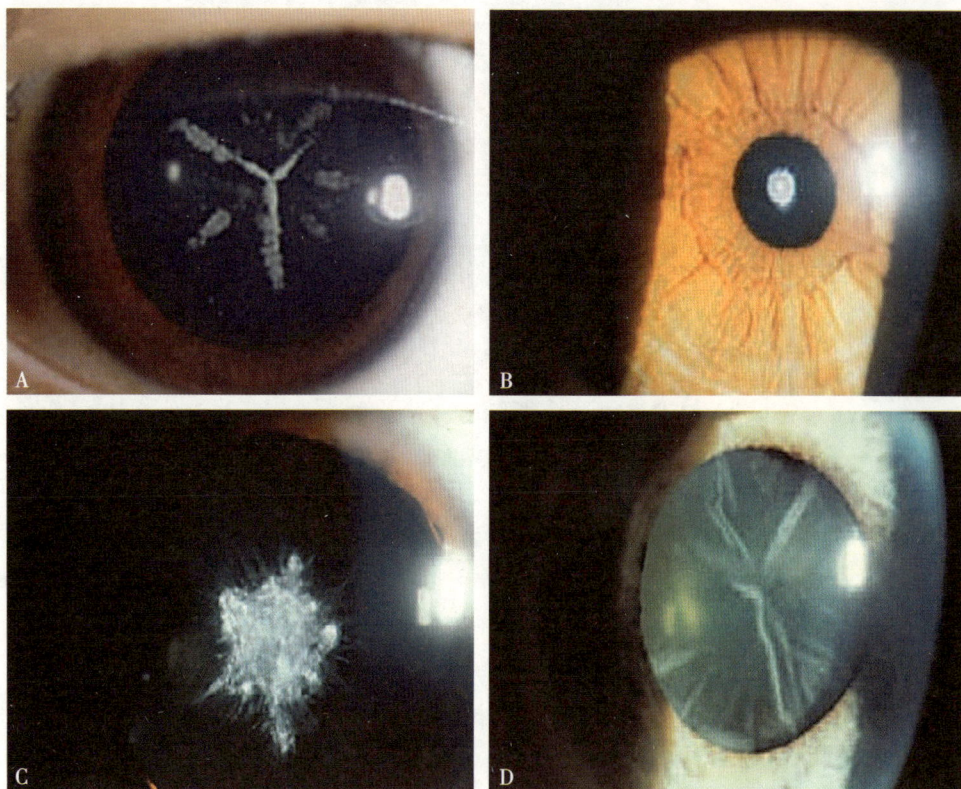

图 8-3　不同形态、位置的白内障
A.缝性白内障；B.极性白内障；C.前囊下白内障；D.皮质性白内障

一、年龄相关性白内障

年龄相关性白内障(age-related cataract),过去又称老年性白内障(senile cataract)是最为常见的白内障,多见于 50 岁以上老年人,其发病率随年龄增长而增加。多为双侧性,也可以两眼先后发病。随着晶状体透明度的降低,患者的视力逐渐下降,当白内障完全成熟时,瞳孔区呈白色。

(一)病因

本病病因较为复杂,可能与环境、代谢、营养、遗传的综合作用相关,另外,年龄、性别、吸烟、饮酒、外伤、糖尿病、高血压等都是年龄相关性白内障的危险因素。

(二)临床表现

白内障最明显的症状为无痛性、渐进性视力减退。多为双眼发病,可先后不一、程度不同。晶状体周边部轻度混浊可不影响视力,而中央部的混浊可严重影响视力。核性白内障患者可出现核性近视和晶状体性散光。另外,患者可出现对比敏感度下降、单眼复视或多视、眩光及色觉改变。根据晶状体混浊部位的不同,白内障可分为皮质性、核性和囊下性三种。

1. 皮质性白内障

皮质性白内障(cortical cataract)为年龄相关性白内障最常见的类型,按其病程可分为 4 期:

(1) 初发期(incipient stage):晶状体皮质内出现空泡和水隙形成,周边皮质呈尖端指向中心的楔形混浊是此期的特点(图 8-4)。因混浊尚未累及瞳孔区,极少影响视力,此期病程发展缓慢。

(2) 膨胀期(intumescent stage)或称未熟期(immature stage):晶状体混浊逐渐加重,视力明显减退。用电筒斜照检查时,见瞳孔区内出现新月形投影,称虹膜投影,为此期的特点(图 8-5)。晶状体皮质吸收水分而膨胀,体积增大,将虹膜向前推,此时前房变浅。有闭角型青光眼解剖因素的患者,因前房变浅可诱发青光眼急性发作。

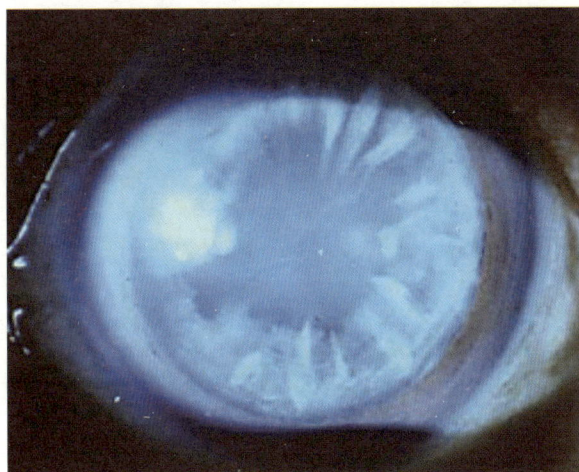

图 8-4 初发期白内障楔形混浊

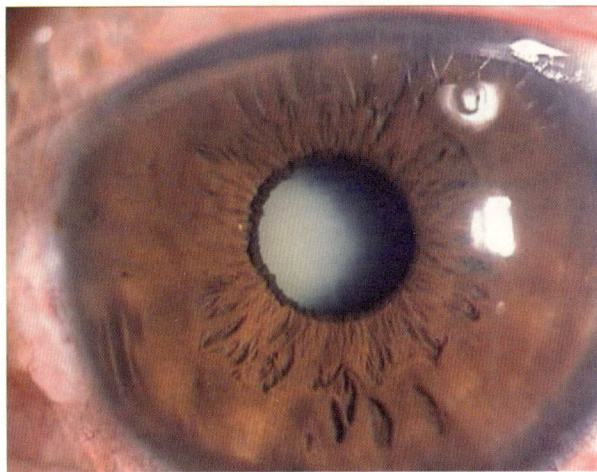

图 8-5 膨胀期白内障虹膜投影

（3）成熟期（mature stage）：晶状体完全混浊呈乳白色（图 8-6），患者视力降至手动或光感，无法观察眼底。晶状体水分从囊膜溢出，晶状体肿胀消退，虹膜投影消失，前房深度恢复。

（4）过熟期（hypermature stage）：成熟期持续发展，晶状体水分继续丢失，晶状体皮质液化，并从完整的囊内溢出，晶状体体积缩小，囊膜皱缩，前房加深，核可随体位改变在囊袋内移动，称为 Morgagnian 白内障（图 8-7）。在坐位或站立位时，晶状体核离开瞳孔区，患者自觉视力提高。此期由于晶状体缩小，虹膜失去了支撑，可出现虹膜震颤（iridodonesis）现象。当液化的晶状体皮质溢出囊外进入前房时，可引起晶状体蛋白过敏性葡萄膜炎（phaco-anaphylactic uveitis）；当前房中巨噬细胞吞噬逸出的晶状体皮质时，可堵塞前房角引起晶状体溶解性青光眼（phacolytic glaucoma）。过熟期白内障的晶状体悬韧带往往有退行性变，容易发生晶状体脱位。

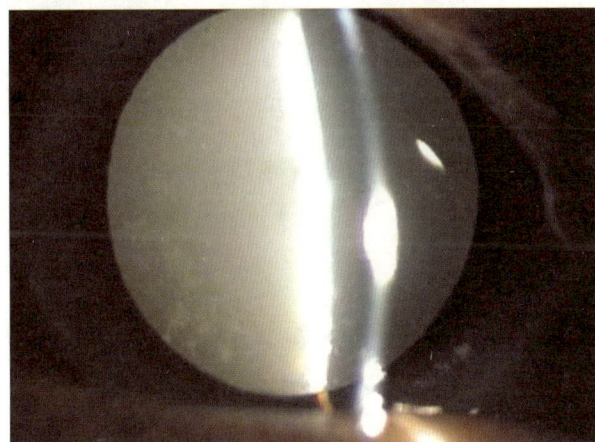

图 8-6 成熟期白内障乳白色混浊

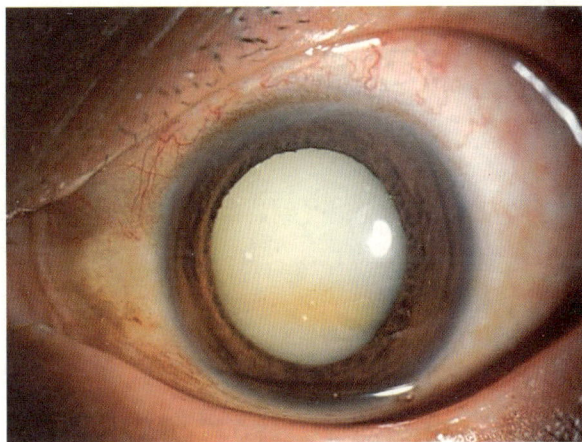

图 8-7 过熟期 Morgagnian 白内障伴晶状体核下沉

2. 核性白内障

核性白内障（nuclear cataract）发病年龄较早，进展缓慢，混浊开始于胚胎核或成人核，多数是双侧性（图 8-8）。发病早期，晶状体中央部屈光力增强，呈现晶状体性近视，表现为远视力下降，近视力暂时得到改善。随病情进展，核的颜色由黄色逐渐变为棕黄色或棕黑色，视力极度减退。可伴有对比敏感度降低、辨色力降低及单眼复视等。

3. 囊下性白内障

囊下性白内障（subcapsular cataract）可发生于前囊膜下或后囊膜下。后囊下性白内障位于后极部后囊

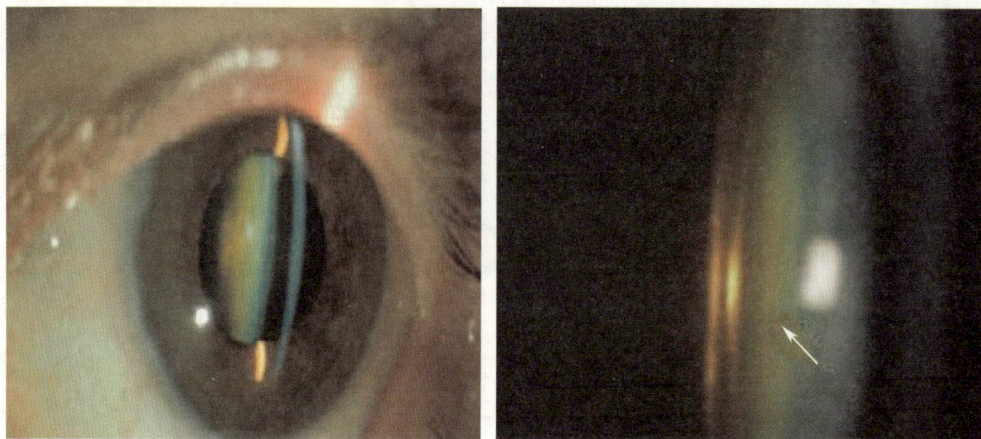

图 8-8 核性白内障

↖箭头处为混浊的晶状体核

膜下邻近的皮质区，呈盘状或"锅巴样"混浊(图 8-9)。由于此类型晶状体混浊位于视轴，早期即出现视觉症状。多见于合并糖尿病的白内障、长期应用皮质类固醇药物、眼内填充物、炎症、外伤或离子辐射等。

二、先天性白内障

出生前后即存在或出生后才逐渐形成的先天异常或发育障碍的晶状体混浊称为先天性白内障(congenital cataract)，是造成儿童失明和弱视的重要原因，是小儿眼病中比较常见的一种。

(一)病因

所有影响胎儿晶状体发育的因素都可能造成先天性白内障。主要有内源性和外源性两种。内源性与染色体基因有关，有遗传性。外源性是母体或胎儿的全身病变引起晶状体损害，如妊娠早期感染风疹、麻疹、水痘等病毒；患儿出生前受到放射线辐射、母亲使用药物(如皮质类固醇或磺胺类药物)及晚期缺氧；新生儿低血糖和低血钙等代谢失调。

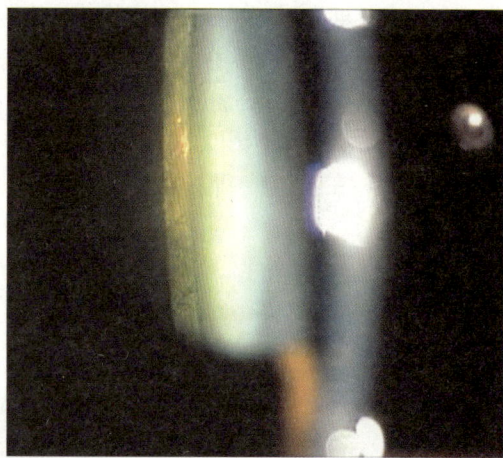

图 8-9 后囊下性白内障

(二)临床表现

先天性白内障常按晶状体混浊形态和部位进行分类，以下为临床中常见的种类及临床特征。

1. 极性白内障

极性白内障(polar cataract)分为前极性白内障(图 8-10A)和后极性白内障(图 8-10B)。前者晶状体混浊位于前囊或前囊下中央，一般范围小，对视力影响不大；后者的混浊位于后囊或后囊下中央，因接近眼球光学节点，对视力影响较大。

2. 全白内障

全白内障(total cataract)多为双眼对称的晶状体完全混浊(图 8-11)，严重影响视力。

3. 绕核白内障

绕核白内障(perinuclear cataract)双侧发病，呈静止性。其特征为：围绕胎儿核的板层混浊，在核周可见带状混浊包绕，而且有白色条索样混浊骑跨在带状混浊区的赤道部(图 8-12)。

4. 花冠状白内障

花冠状白内障(coronary cataract)常为双侧发病，晶状体混浊位于周边皮质深层，由于呈放射状排列，

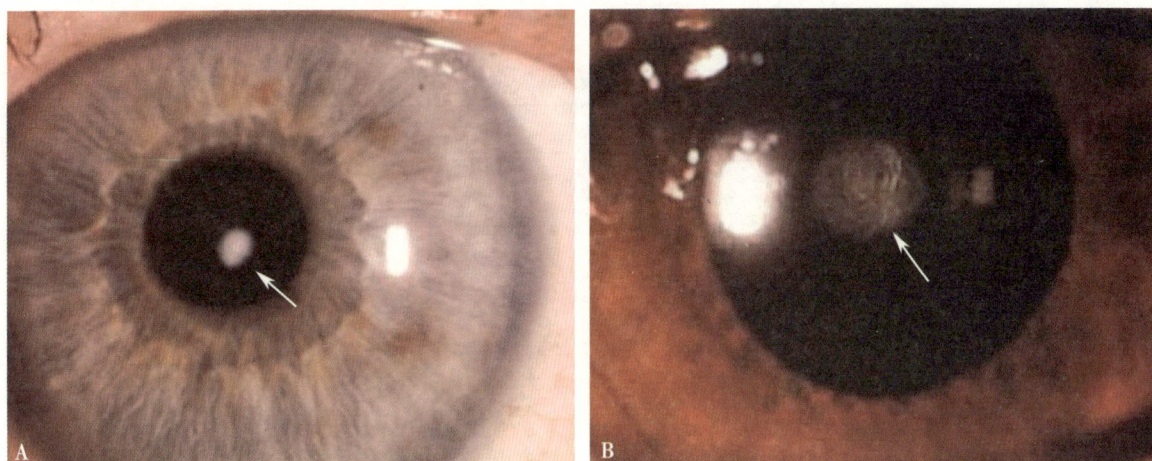

图 8-10 极性白内障
A. 先天性前极白内障（箭头处）;B. 先天性后极白内障（箭头处）

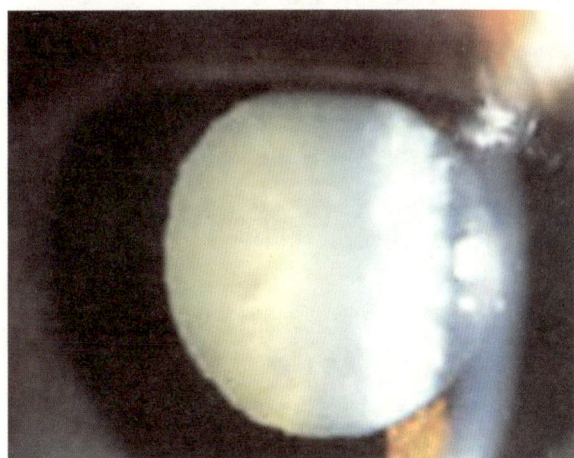

图 8-11 先天性全白内障

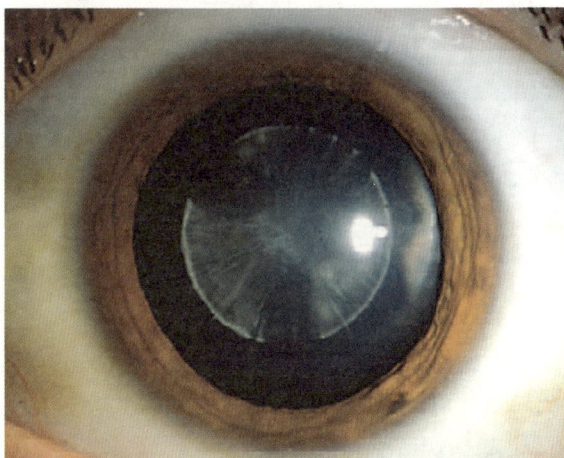

图 8-12 先天性绕核白内障

形如花冠,多为静止性,晶状体中央透明,一般不影响视力(图 8-13)。

5. 点状白内障

点状白内障(punctate cataract)细点状灰白色混浊,多位于周边部深层皮质,不影响视力(图 8-14)。

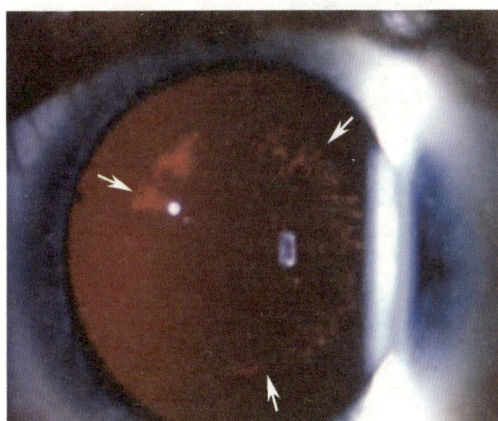

图 8-13 先天性花冠状白内障（箭头处）

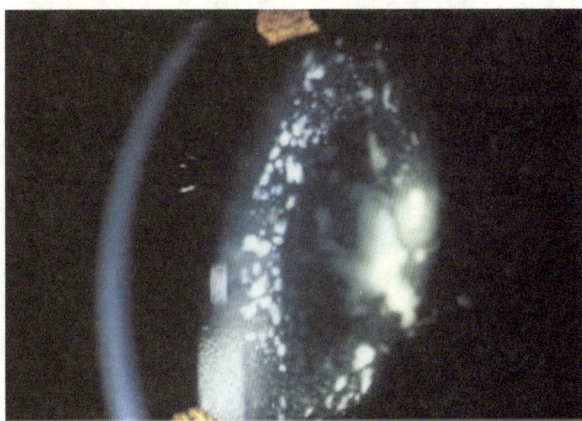

图 8-14 先天性点状白内障

此外,部分先天性白内障除了晶状体混浊外,还合并全身及眼外的异常,表 8-2 列举几种以供了解。

表 8-2　合并先天性白内障的全身综合征及其临床特点

疾病名称	眼部表现	全身表现
Alport 综合征	后极性白内障、少数伴圆锥形或球形晶状体	出血性肾炎、进行性神经性聋、前庭功能不良
Hallermann-Streiff 综合征	白内障、小眼球	颅面骨畸形、侏儒症
Smith-Lemli-Opitz 综合征	白内障	小头、精神发育迟缓、面部畸形
Stickler 综合征	白内障、青光眼、近视、斜视、玻璃体浓缩、视网膜变性和脱离	
Cockayne 综合征	白内障、视神经和视网膜色素上皮变性	侏儒、早熟老年外貌、智力迟缓、耳聋、肢体过长、驼背
Lowe(眼脑肾)综合征	白内障、青光眼及眼球震颤	氨基酸尿症、蛋白尿、肾小管性酸中毒、抗维生素 D 佝偻病
Crouzon 综合征	白内障、突眼、外斜视、眶距过远	尖头畸形、额凸、钩鼻
Apert 综合征	白内障、浅眼眶和突眼、睑外翻、暴露性角膜炎、斜视、葡萄膜异常	尖头畸形

三、外伤性白内障

外伤性白内障是由各种外伤引起的晶状体混浊,主要由穿通伤、钝挫伤、辐射电击及爆炸伤等引起。

1. 眼球穿通伤所致的白内障

当异物高速穿过晶状体时,晶状体囊膜破裂,房水、玻璃体和(或)异物进入晶状体内后,改变了晶状体渗透压,导致晶状体变混浊,形成白色致密的皮质性白内障(图 8-15)。如破口小而浅,囊膜可自行闭合,形成局限性混浊;如破口大而深,晶状体可呈全部白色混浊。

2. 眼挫伤所致的白内障

眼球受到挫伤后,瞳孔缘虹膜色素上皮脱落附着在晶状体表面,在晶状体前囊可见到环状混浊,称为 Vossius 环状混浊。此外,还可见晶状体前囊下混浊。严重挫伤也可导致晶状体囊膜破裂或晶状体脱位(图 8-16)。

3. 辐射性白内障

辐射性白内障主要因红外线、X 线、γ 线、微波等照射引起。混浊可发生于晶状体各个部位,白内障

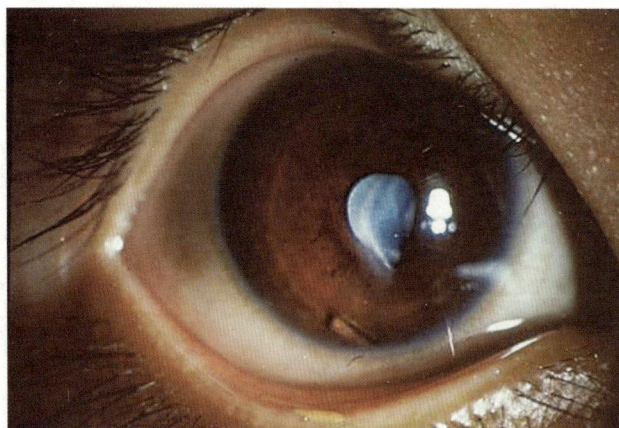

图 8-15　外伤性白内障(穿通伤)

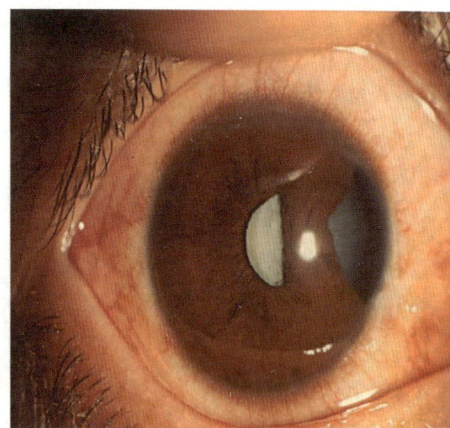

图 8-16　外伤性白内障(眼挫伤)

形态各异。如晶状体皮质点状、空泡、盘状混浊,后囊或前囊下混浊,最终发展为完全混浊。

4. 电击性白内障

电击伤可造成晶状体蛋白质凝固,形成白内障。混浊多位于前囊膜下,可发展为全混浊。

四、并发性白内障

并发性白内障(complicated cataract)是由于眼部炎症或退行性病变等导致晶状体营养代谢障碍而变混浊。常见于慢性或复发性葡萄膜炎、高度近视、青光眼、视网膜色素上皮变性、视网膜脱离等。

除了有原发病的表现,晶状体混浊通常始于后囊下区域,表现为后囊膜及后囊下皮质呈细小颗粒状灰黄色混浊,常有空泡形成,可较长时间局限在视轴区,逐渐向周边蔓延,最终可累及整个晶状体。这类白内障由于与眼内疾病并存,其预后视力取决于其他眼部疾病对视功能的影响。

五、代谢性白内障

代谢异常引起的晶状体混浊称为代谢性白内障。常见的疾病有糖尿病、甲状旁腺功能减退症、半乳糖血症及肝豆状核变性等。

糖尿病患者的白内障发病率逐渐增高且发病年龄较早。血糖升高引起房水中葡萄糖含量增加,导致晶状体内葡萄糖含量增高。醛糖还原酶将葡萄糖转化为山梨醇,存留于晶状体内不被代谢,致使晶状体吸收水分,发生晶状体纤维肿胀。肿胀最初造成近视屈光不正和(或)可逆性晶状体混浊,随着水分进一步增加,最终导致永久性透明度丧失。

半乳糖性白内障(galactose cataract)多见于儿童,为常染色体隐性遗传病,与半乳糖代谢有关的酶类缺陷有关。在晶状体的半乳糖醇吸收水分后,晶状体纤维肿胀而混浊。

肝豆状核变性(Wilson 病)与铜的代谢障碍有关。晶状体混浊呈葵花样,伴红棕色素的氧化铜沉积于晶状体前囊下皮质中,在晶状体轴部的沉积物呈盘形,由星状或葵花瓣形的混浊物所包绕,形成所谓的向日葵样白内障。

六、药物及中毒性白内障

长期应用某些药物或接触化学物品可引起不同程度的晶状体混浊。引起白内障的药物常见的有皮质类固醇、氯丙嗪等,化学药品有三硝基甲苯(TNT)、汞等。这类白内障分类及临床特点如下。

(1) 皮质类固醇性白内障:白内障的发生与用药的剂量和时间有关。主要表现为后极部后囊下晶状体皮质小点状混浊,掺杂有空泡或结晶等。如早期发现,停药后混浊可逐渐减轻甚至消退。

(2) 氯丙嗪所致的白内障:表现为瞳孔区晶状体前囊、前囊下浅棕色或灰白色小点状混浊,重者呈盘状或花瓣状混浊。

(3) TNT 白内障:初期成人核和皮质的周边点状混浊,逐渐发展混浊连成环状,进而形成尖向中心的楔形混浊、盘状混浊,最后晶状体全混浊。一般接触 TNT 2 年以上的人员开始发生晶状体混浊。

七、后发性白内障

后发性白内障(after cataract)是指部分皮质吸收后的外伤性白内障或白内障囊外摘除术后所致的晶状体后囊膜混浊(posterior capsular opacification)。它是白内障囊外摘除术后最常见的并发症,成人发病率可达50%,儿童则为 100%。后发性白内障是影响白内障患者术后视力的重要因素。白内障术后,残留在前后囊膜间的晶状体周边部皮质增殖,形成灰白色环形混浊,即 Soemmering 环(Soemmering ring);如晶状体前囊膜下的上皮细胞增殖、移行至后囊膜下聚集成簇,形成珍珠样小体,即 Elschnig 珠(Elschnig pearls)。当晶状体上皮发生成肌纤维细胞化生并收缩时,可引起后囊膜皱褶,导致视物扭曲变形。后发性白内障一旦影响视力,

拓展阅读 8-1　Nd:YAG 激光晶状体后囊膜切开术

可选择掺钕钇铝石榴子石激光器（Nd:YAG 激光）后囊膜切开治疗（图 8-17）。

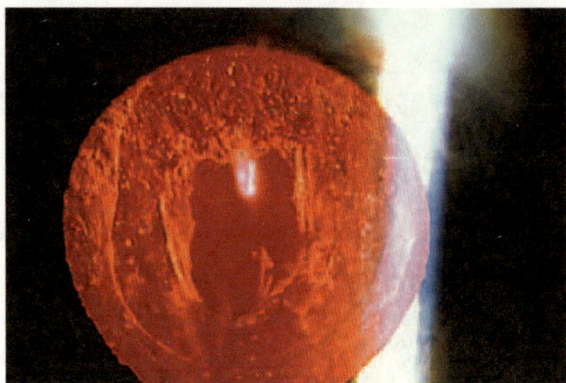

图 8-17 后发性白内障，Nd:YAG 激光晶状体后囊膜切开术后（中央区）

八、白内障的治疗

（一）非手术治疗

尽管许多学者致力于研发药物治疗白内障，迄今临床上尚无一种药物能有效延缓、阻止或逆转白内障的发展。营养类药物包括无机盐、氨基酸及维生素等，可以改善白内障的晶状体代谢障碍。醛糖还原酶抑制剂可阻断葡萄糖转化为不被代谢的山梨醇，该制剂用于预防动物体内的糖性白内障。散瞳可增加轴性白内障患者的视功能，它可使光线从晶状体的较周边部分透入。增加照明和增加阅读眼镜的矫正度数对提高初期白内障患者的视力有一定帮助。这些措施在白内障引起进一步症状之前能起到暂时性的效果。

（二）手术治疗

手术是目前唯一有效治疗白内障的方法。在过去 30 多年，随着手术显微镜和显微手术器械的引入、人工晶状体的发展及手术技术的不断完善，白内障手术历经了从囊内摘除术、囊外摘除术、超声乳化白内障吸除术等术式的发展，手术时间明显缩短，术后效果得到显著提高。

拓展阅读 8-2 羊毛甾醇逆转晶状体蛋白聚集

1. 手术时机

（1）年龄相关性白内障患者：最佳矫正视力低于 0.3 即可选择手术治疗，也可根据手术条件、症状对患者工作及生活的影响程度作相应调整。

（2）先天性白内障患儿：轻度的晶状体混浊一般不用治疗，但需密切随访，观察病情及视力的变化。对于高密度、位于视轴中央，严重影响光线进入眼内刺激视网膜感光细胞发育的患儿，需尽早手术，以避免造成永久性形觉剥夺性弱视。

2. 手术方式

（1）白内障囊内摘除术（intracapsular cataract extraction，ICCE）：在 20 世纪 70 年代被广泛采用，该术式是经弧长 180° 度的角膜缘切口，将完整的晶状体冷冻摘除。术后无晶状体眼的患者即使配戴高度数的框架眼镜，视力恢复仍不甚理想。此外，由于常发生术中、术后并发症，如玻璃体脱出、角膜内皮失代偿、黄斑囊样水肿和视网膜脱离等，严重影响术后视力，故目前已较少应用该术式。

微视频 8-1 白内障囊外摘除术

（2）白内障囊外摘除术（extracapsular cataract extraction，ECCE）：在 20 世纪 80 年代被广泛认可，由于术中保留晶状体后囊膜以支撑人工晶状体，故称为"白内障囊外摘除术"。ECCE 是通过前囊膜开口摘除晶状体核和皮质，将后囊膜留于原位，减少了手术并发症。对于二期人工晶状体植入、滤过性手术、角膜移植及伤口修补术来说，完整的晶状体后囊膜使这些手术相对容易且安全。

微视频 8-2 小切口非超声乳化白内障摘除术

近年来，经 ECCE 改良的小切口白内障摘除术——小切口非超声乳化白内障摘除术（切口缩短至 6 mm）以其经济、方便、快捷等优势，在经济及手术设备欠发达地区已成为白内障的主流术式。

（3）白内障超声乳化吸除术（phacoemulsification）：是应用相应的超声乳化设备，超声针头经 0.9~3.2 mm 的角膜切口，在囊袋内将混浊的晶状体乳化粉碎并吸除，不需扩大切口即可植入折叠型人工晶状体。具有组织损伤小，术后视力恢复迅速等优点，成为目前国际上白内障摘除的主流术式。飞秒激光技术的问世,进一步减少了手术对组织的损伤,加快了视力恢复。

手术治疗先天性白内障时,通过小切口吸除混浊的晶状体,与成人白内障手术不同,建议在吸除混浊的晶状体后,将晶状体后囊膜中央区及前部玻璃体切除,以防止手术后发生后囊膜混浊(后发性白内障)。

(三)无晶状体眼的矫正

摘除晶状体后的眼球称无晶状体眼(aphakia)。由于晶状体缺如,呈高度远视,无调节力,视物模糊,往往需要采取如下措施提高视力。

1. 人工晶状体(intraocular lens)

人工晶状体物像放大率为0.2%~2%,可用于单眼或双眼无晶状体眼,视觉质量高,是目前矫正无晶状体眼最理想和最常用的选择。人工晶状体由中央圆形光学面和两个固定光学面的襻构成(图8-18)。根据植入的位置可分为前房型和后房型人工晶状体(图8-19,图8-20);根据制作材质可分为硬性和软性人工晶状体,后者可通过1.4~3 mm的小切口植入眼内。在保留晶状体囊袋的白内障摘除术中,可选择在囊袋内植入后房型人工晶状体(图8-20)。近年来,为进一步提高患者的视觉质量,多种新型人工晶状体相继问世。

微视频8-3 白内障超声乳化吸除术

拓展阅读8-3 飞秒激光辅助超声乳化白内障吸除术

拓展阅读8-4 新型人工晶状体

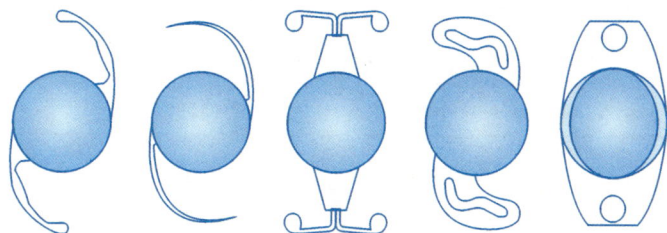

图8-18 几种人工晶状体

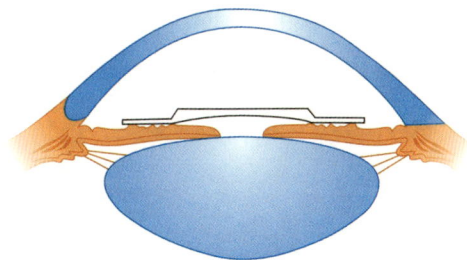

图8-19 植入前房型人工晶状体

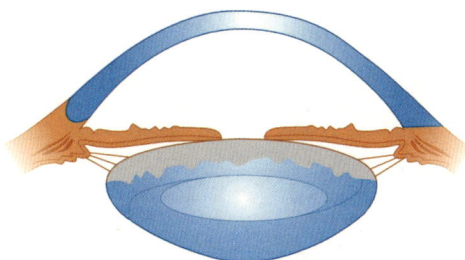

图8-20 囊袋内植入后房型人工晶状体

2. 角膜接触镜

角膜接触镜物像放大率为7%~12%,适合单眼无晶状体眼。出生6个月以内的小儿可用角膜接触镜矫正单眼或双眼无晶状体眼,戴镜及检查均在应用镇静剂情况下进行,但因取戴不方便,较难被大多数家长接受。

3. 框架眼镜

对于植入人工晶状体禁忌证患者,术后可用框架眼镜矫正视力。此法简单易行,方便调整和更换,但看远时往往需要+10~+14 D凸透镜,使视网膜上的物像放大25%~30%,且伴有视野缩小、视物变形等症状,不是理想的矫正无晶状体眼的方法。

4. 屈光性角膜手术

屈光性角膜手术如角膜表面镜片术等,因存在角膜植片来源和加工等问题,目前临床上较少应用。

要点提示：

- 年龄相关性白内障的主要症状为双眼视力渐进性、无痛性下降。
- 皮质性白内障是最常见的年龄相关性白内障，早期对视力影响不大，按病程分 4 期。
- 手术是白内障目前唯一有效的治疗方法。
- 人工晶状体植入是无晶状体眼最理想的矫正方法。

第三节　晶状体脱位

正常晶状体借助悬韧带与睫状体连接，维持在瞳孔区正后方。当晶状体悬韧带发育异常或断裂，晶状体离开其正常的位置，称为晶状体脱位（dislocated lens）。晶状体脱位主要因遗传或外伤引起。

依据悬韧带断裂的程度，分为晶状体不全脱位和晶状体全脱位。晶状体不全脱位是指晶状体从正常位置上部分移位，但仍留在瞳孔区内。晶状体全脱位是指晶状体已完全离开瞳孔区。

（一）分类

1. 先天性晶状体脱位

先天性晶状体脱位多为遗传性，常双眼受累。常见于马方综合征和球形晶状体–短矮畸形综合征，两者的临床特点见表 8-3。

表 8-3　马方综合征和球形晶状体–短矮畸形综合征的临床特点

疾病名称	遗传性	眼部表现	全身表现
马方综合征	常染色体显性遗传	晶状体不全脱位	身材瘦长，四肢骨骼较长，手指、足趾细长，常合并有心脏病
球形晶状体–短矮畸形综合征	常染色体隐性遗传	晶状体呈球形，常伴有不全脱位	身材矮胖，四肢粗短

2. 外伤性晶状体脱位

外伤性晶状体脱位有眼部挫伤史及相应的损伤体征，常并发葡萄膜炎和青光眼，如药物治疗不能有效控制炎症和眼压，需摘除晶状体。

（二）临床表现

1. 晶状体不全脱位

晶状体不全脱位常出现视物模糊、散光、单眼复视等症状；裂隙灯显微镜下可见虹膜震颤，前房局部加深。散瞳后，在瞳孔区可见晶状体的赤道部及部分悬韧带（图 8-21），或合并晶状体混浊，有时可见玻璃体疝。

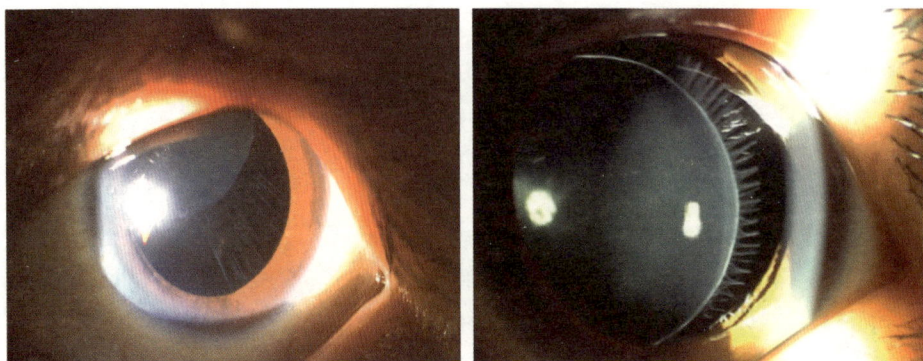

图 8-21　先天性晶状体不全脱位

2. 晶状体全脱位

晶状体的悬韧带全部断裂,晶状体完全离开瞳孔区,可脱位到以下部位。

(1)晶状体向前脱入前房(图8-22):裂隙灯显微镜下可查见前房内有一油滴状透明体,虹膜被脱位的晶状体挤压,影响到前房角,房水外流受阻,出现眼压升高,需手术摘除晶状体。

(2)晶状体嵌于瞳孔区(图8-23):阻止了房水正常的通路,引起急性眼压升高,需要手术摘除晶状体。

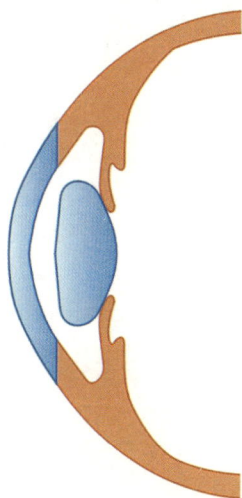

图 8-22　晶状体脱入前房　　　图 8-23　晶状体嵌顿于瞳孔区

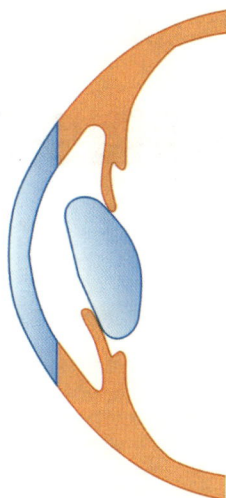

(3)晶状体向后脱入玻璃体腔内:裂隙灯显微镜下可见前房加深,虹膜因失去支撑可出现虹膜震颤,需散大瞳孔后,用检眼镜检查方可见脱位于玻璃体腔内的晶状体,此类患者晚年可出现青光眼,治疗效果不佳。

(4)严重眼外伤,晶状体可经角巩膜伤口脱至结膜下,甚至眼外。

要点提示:

■ 根据悬韧带病变的范围,晶状体脱位分为:①晶状体不全脱位。②晶状体全脱位。
■ 晶状体脱位手术时机:①继发青光眼等并发症。②严重视力障碍。

思 考 题

1. 当视近物时,晶状体悬韧带如何变化?
2. 皮质性白内障分期及各期的特点是什么?
3. 什么是晶状体脱位? 晶状体不全脱位的临床表现是什么?

(刘奕志　文和照片,郑君翊　绘图)

网上更多 ……

本章小结　　　思考题简答要点　　　自测题　　　教学 PPT

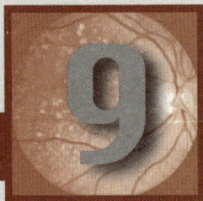

9

第九章

玻璃体病、视网膜疾病

本章学习思考要点

　　玻璃体和视网膜各成一体又相互依存、相互影响;视网膜结构复杂,血管和神经丰富,与全身疾病关系密切。通过本章学习,掌握以下内容:

- 熟悉玻璃体的解剖、生理、病理、检查方法。
- 掌握玻璃体疾病的临床表现及治疗方法。
- 熟悉视网膜的解剖及检查,了解视网膜的生理。
- 掌握年龄相关性黄斑变性、中心性浆液性脉络膜视网膜病变和黄斑水肿的临床表现及治疗方法。
- 熟悉近视性黄斑变性、黄斑裂孔的临床表现及治疗方法。
- 了解黄斑视网膜前膜、黄斑和色素上皮营养不良的临床表现及治疗方法。
- 掌握视网膜脱离的临床表现,熟悉视网膜色素变性的临床表现及治疗方法。
- 掌握糖尿病性视网膜病变、视网膜动脉病变及视网膜静脉病变的临床表现及治疗方法。

关键词

　　玻璃体疾病　黄斑疾病　周边视网膜疾病　视网膜血管疾病

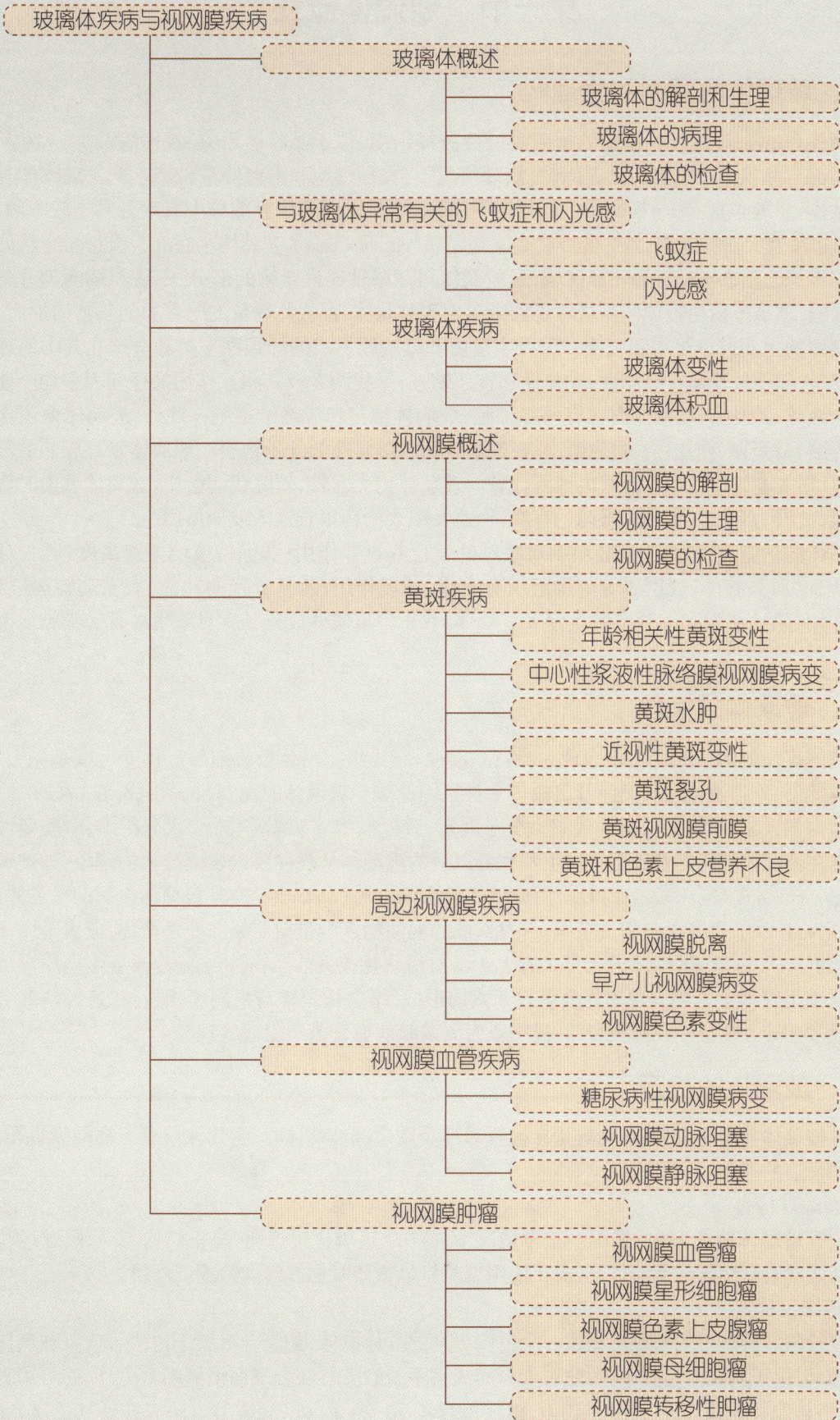

思维导图 --

- 玻璃体疾病与视网膜疾病
  - 玻璃体概述
    - 玻璃体的解剖和生理
    - 玻璃体的病理
    - 玻璃体的检查
  - 与玻璃体异常有关的飞蚊症和闪光感
    - 飞蚊症
    - 闪光感
  - 玻璃体疾病
    - 玻璃体变性
    - 玻璃体积血
  - 视网膜概述
    - 视网膜的解剖
    - 视网膜的生理
    - 视网膜的检查
  - 黄斑疾病
    - 年龄相关性黄斑变性
    - 中心性浆液性脉络膜视网膜病变
    - 黄斑水肿
    - 近视性黄斑变性
    - 黄斑裂孔
    - 黄斑视网膜前膜
    - 黄斑和色素上皮营养不良
  - 周边视网膜疾病
    - 视网膜脱离
    - 早产儿视网膜病变
    - 视网膜色素变性
  - 视网膜血管疾病
    - 糖尿病性视网膜病变
    - 视网膜动脉阻塞
    - 视网膜静脉阻塞
  - 视网膜肿瘤
    - 视网膜血管瘤
    - 视网膜星形细胞瘤
    - 视网膜色素上皮腺瘤
    - 视网膜母细胞瘤
    - 视网膜转移性肿瘤

第一节 玻璃体概述

一、玻璃体的解剖和生理

玻璃体（vitreous）是一种特殊的透明黏液性胶样组织，位于晶状体后方、视网膜前方，容积约 4 mL。玻璃体前部与晶状体之间有一潜在间隙，病理情况下，炎性细胞和出血等常积聚于此。玻璃体与周围组织广泛粘连，主要包括：①与视网膜广泛接触：在玻璃体与视网膜接触部分中有两处粘连较牢固，一处是眼底视盘边缘及大血管附近；另一处是玻璃体基底部（vitreous base），玻璃体基底部为骑跨于睫状体扁平部后段与锯齿缘之后 2~6 mm 的环形区域，是玻璃体与球壁粘连最紧密的部分，不易与视网膜分离。②与晶状体接触：玻璃体借由玻璃体晶状体囊韧带附着于晶状体背面，此韧带的附着力随年龄增加而变弱。

玻璃体的主要成分是水和胶质。胶质主要由 Ⅱ 型胶原形成的纤维网支架和交织在其中的透明质酸分子构成，它们使玻璃体具有刚性、黏弹性和抗压缩性，干扰两者及其相互作用的任何因素均会使玻璃体凝胶变为液体（液化）。玻璃体内含有两种细胞：玻璃体细胞和成纤维细胞。此外，玻璃体内还含有少量可溶性蛋白（清蛋白、糖蛋白）、葡萄糖、游离氨基酸和电解质等低分子物质。玻璃体发育成熟后没有再生能力，一旦损失萎缩即由房水等眼内液所代替。玻璃体内无血管，新陈代谢缓慢，玻璃体感染时病原体很容易繁殖，又因为有血 – 视网膜屏障的存在，全身及眼表给药很难进入玻璃体内。

玻璃体的功能大致为：①在胚胎期对眼球的发育起重要作用；②保持玻璃体腔高度透明，对光线的散射极少；③对晶状体、视网膜等周围组织有支撑、减震作用；④具有代谢功能，有主动转运过程；⑤具有屏障作用，阻止细胞和大分子物质侵入玻璃体；⑥正常玻璃体成分具有对新生血管和细胞增生的抑制作用。

二、玻璃体的病理

玻璃体疾病的病理改变主要表现为：液化、混浊、纤维组织增生及收缩等。病变可以是先天发育的，也可由于感染、外伤、寄生虫、炎症及出血等多种原因造成。玻璃体液化（syneresis，or liquefaction）主要由于玻璃体内的代谢发生变化，透明质酸大分子降解，胶原纤维支架塌陷浓缩，水分析出，凝胶变性成为液体。通常在玻璃体液化的基础上常发生基底部以后的玻璃体从视网膜内表面分离的现象，即玻璃体后脱离（posterior vitreous detachment，PVD）。而玻璃体混浊（vitreous opacities）亦是玻璃体疾病的常见体征之一，混浊物可为自发的，也可来自邻近组织，自发形成的混浊物多为蛋白质凝固变性产物，或者是由于某些物质过饱和析出（如钙盐或胆脂物质），外来者多为出血机化物或炎症产物（如细胞渗出或蛋白质渗出物）等。玻璃体纤维组织增生主要表现为纤维膜或条索的形成，增生组织常与视网膜相连，在这种情况下如患者快速动眼常会导致牵拉性视网膜裂孔、视网膜脱离及眼底血管撕裂出血等现象。

三、玻璃体的检查

检查玻璃体前需充分散瞳，尤其是在检查后部及周边部玻璃体时，密切注意有无视网膜裂孔、视网膜脱离等并发症的存在。

1. 裂隙灯检查

可观察玻璃体前部 1/3 的情况。正常情况下，前 1/3 玻璃体呈透明、疏松结构，并随眼球运动而变化形状。如要检查玻璃体后部的情况，需在使用裂隙灯显微镜时加放前置镜或三面镜。

2. 检眼镜检查

间接检眼镜检查可为检查者提供一个范围更广的立体影像，如配合巩膜压迫法可检查玻璃体及视网膜周边部，但由于其放大倍数小，因此对细节的观察不及裂隙灯联合三面镜清晰。另外，亦可用直接检眼镜观察，将检眼镜镜盘转至 +8 D~+10 D，距被检查者 10~20 cm 处，光线射入眼底在橘红色反光中，如有点状或条索状漂浮物,则为玻璃体混浊。

3. 超声波检查

因屈光介质混浊而不能进行裂隙灯、检眼镜检查时,超声波尤其是 B 超成为了解眼内病变的重要手段。B 超检查不仅能反映玻璃体混浊的程度和部位,更能显示有无玻璃体后脱离、牵拉性视网膜裂孔及视网膜脱离的存在。

4. 其他检查:

如 OCT 检查可反映眼后段玻璃体与视网膜之间的关系。

要点提示:

■ 玻璃体的解剖生理特点与疾病关系密切,对玻璃体的检查需结合裂隙灯、检眼镜及超声波等检查方式,充分评估。

第二节　与玻璃体异常有关的飞蚊症和闪光感

一、飞蚊症

飞蚊症(muscae volitants,or floaters)是指眼前有飘动的小黑影,多见于老年人及高度近视患者。

正常人注视白色或者明亮的背景时,眼前也可有飘动的小点状、蜘蛛状、串珠状或细丝浮游物,有时闭眼亦可看到,但客观检查却不能查到任何玻璃体病变,一般认为,是由于玻璃体皮质中细胞或视网膜血管内血细胞在视网膜上的投影所致。

玻璃体液化和后脱离(图 9-1,图 9-2)是引起飞蚊症的主要原因,在患者中约占 70%,其中约 25%为可能威胁视力的病变,其最主要的原因是视网膜裂孔形成。其他原因引起的出血、炎症也可导致飞蚊症。如有玻璃体积血存在,则需仔细检查排除视网膜血管疾病,如糖尿病性视网膜病变、眼底静脉阻塞、血红蛋白病或白血病等。如发现炎性细胞,则需排除某些全身性疾病,如结节病、念珠菌感染、淋巴瘤等。

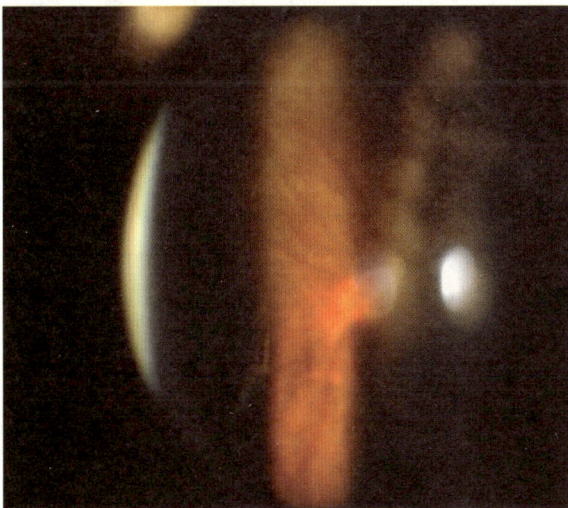

图 9-1　玻璃体混浊
裂隙灯显微镜下可见玻璃体内条索状漂浮物,
并见视网膜上黑色投影

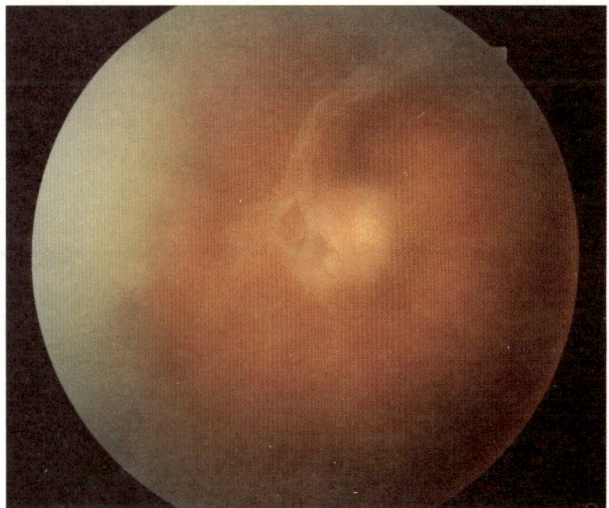

图 9-2　玻璃体后脱离
前置镜下可见玻璃体内视盘前环形条索

对主诉飞蚊症的患者,应充分散瞳后检查眼底,尤其是周边部视网膜区。若发现有危害视力的病变(如视网膜裂孔),应按有关治疗原则处理。若仅有玻璃体液化或后脱离的患者一般无需特殊处理,但要做好必要的解释工作,因其中一部分飞蚊症是视网膜脱离、视网膜出血前的预兆,因此要嘱咐患者定期随访,如发现黑影增多或者黑影固定于视野某一方位,则必须及时就诊。

二、闪光感

闪光感(light flashes,or photopsia)是由视网膜受机械刺激产生,常继发于玻璃体与视网膜的急性脱离。因此,有玻璃体后脱离的患者常主诉有闪光感,特别是快速动眼时,这些症状直到玻璃体后脱离稳定后才会停止。如患者诉新近出现眼内闪光感,则需充分散瞳后用间接检眼镜彻底检查眼底,特别是周边部视网膜。

此外,继发于偏头痛(50%常不伴头痛)的双侧间歇性、闪光样视野盲点常常被误认为是眼内闪光感,因此须予以仔细检查以鉴别诊断。

要点提示:
■ 飞蚊症及闪光感均为玻璃体视网膜疾病的常有症状,故需对患者充分散瞳后仔细检查眼底,尤其是周边部视网膜,以排除视网膜裂孔、视网膜脱离等严重眼部疾病。

第三节 玻璃体疾病

一、玻璃体变性

很多原因均可导致玻璃体变性,最常见的有老年和高度近视玻璃体变性,主要表现为玻璃体液化。星状玻璃体变性、眼胆固醇沉着症、淀粉样变性等临床上也很常见,各有其特征性改变。

(一)星状玻璃体变性

星状玻璃体变性(asteroid hyalosis)多见于50岁以上的中老年人,75%为单眼发病,无特别性别差异。虽有明显玻璃体混浊,但极少影响视力,多数情况下是在体检或因其他眼病作眼底检查时偶然发现。有报道其与糖尿病有关。在裂隙灯显微镜下可观察到无数的乳白色球形或碟形混浊体,大小0.01~0.1 mm不等,当眼球转动时,仅在原位抖动,无明显玻璃体液化,并可看清眼底结构。混浊体的成分常含钙、磷的脂质。混浊体与玻璃体纤维联系密切,可能是玻璃体纤维变性的结果。

本病通常无需特别处理,仅在混浊十分严重并影响视力的情况下考虑玻璃体切割术。

(二)眼胆固醇沉着症

眼胆固醇沉着症(cholesterolosis)或称为闪辉性玻璃体液化(synchysis scintillans),通常在40岁之前发病,且双眼发病常见。多见于反复严重外伤或手术后伴有大量眼内出血的眼球中。常有玻璃体后脱离,且玻璃体常已高度液化。本病的特征为玻璃体内出现无数黄白色、金色或彩色的胆固醇结晶体,这些结晶体平时因重力沉积于玻璃体下方,当眼球运动时便纷纷升起,裂隙灯显微镜下呈现出犹如节日焰火般的奇特景象。

本病一般无需治疗。

(三)淀粉样变性

淀粉样变性(amyloidosis)为系统性疾病,可发生在各种组织内,除发生在玻璃体外,也可见于视网膜血管、脉络膜和小梁网,眼眶、眼外肌、眼睑、结膜、角膜、虹膜也可见异常。临床上常可见三种类型:①原发性淀粉样变性:无遗传和系统性病变;②继发性淀粉样变性:常与慢性系统性疾病有关;③家族遗传性淀粉样变性:一般为常染色体显性遗传。

淀粉性变性临床表现为双侧玻璃体进行性混浊,双眼病变程度可不一致。玻璃体混浊首先出现在后部视网膜血管附近,随后向前发展,小动脉或小静脉管壁上出现颗粒状纤细边穗的白色小点,逐渐增大成羽毛状向玻璃体内浸润,玻璃体呈"玻璃丝"样外观,玻璃体液化或后脱离,混浊位于视轴区,引起视力下降和畏光。

玻璃体混浊严重并影响视力时,可行玻璃体切割术。

二、玻璃体积血

玻璃体积血(vitreous hemorrhage)是一种重要的玻璃体病变,有多种病因。常见于视网膜血管性疾病、眼外伤或手术、视网膜裂孔、渗出性老年性黄斑变性等其他眼底病。

(一)临床表现

本病的临床表现主要根据出血量多少、时间长短以及引起出血的原发病不同而有很大差异。少量积血时,有飞蚊症,眼底检查可见玻璃体内有细小混浊点或漂浮物,视力多不受影响;大量积血时,玻璃体高度混浊,视力急剧减退或仅有光感,眼底检查无红光或仅见微弱的红光反射。裂隙灯检查可见前玻璃体内有大量红细胞,或鲜红色血块;另外,还有引起玻璃体积血的原发病表现(图9-3)。

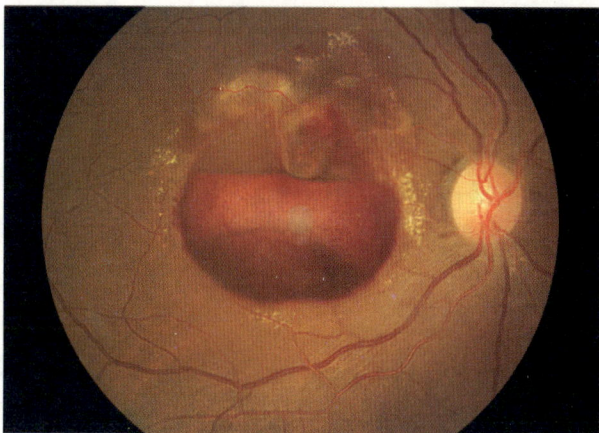

图9-3 玻璃体积血
眼底后极部见玻璃体积血形成的液平,周围有散在渗出

(二)治疗

药物治疗方面,可给予止血药,如巴曲酶、云南白药等,待数天后玻璃体积血稳定,再给予促血液分解吸收的药物,如卵磷脂络合碘等。手术治疗方面,非眼球穿通伤引起的玻璃体积血一般可先观察1~3个月,待出血自行吸收,若此期间玻璃体混浊无明显减轻,或出现视网膜脱离等并发症时,可行玻璃体切割术;眼球穿通伤引起的玻璃体积血应待伤口愈合后,一般主张伤后2周左右手术,因此时积血开始液化,玻璃体发生后脱离,容易切除,且可减少因积血长久存留而引起的并发症(如牵拉性视网膜脱离、含铁血黄素对视网膜的毒性损伤等)。

拓展阅读9-1 典型病例分析

第四节 视网膜概述

一、视网膜的解剖

视网膜(retina)是一层对光敏感的、精细的薄膜样组织,是形成各种视功能的基础。视网膜前起于锯齿缘,后止于视盘。正常视网膜存在两种屏障:①视网膜色素上皮(retinal pigment epithelium,RPE)细胞之间紧密连接,构成视网膜与脉络膜之间的外屏障,称为脉络膜 - 视网膜屏障;②视网膜内半层营养来自视网膜中央动脉,其分支形成深、浅两部分毛细血管,血管内皮细胞之间有着封闭小带,壁上还有周细胞,形成视网膜内屏障,又称为血 - 视网膜屏障,阻止血浆等其他血液成分渗漏到视网膜中。

组织学上视网膜分为10层,由外向内分别为:色素上皮层,视锥、视杆细胞层,外界膜,外颗粒层,外丛状层,内颗粒层,内丛状层,神经节细胞层,神经纤维层,内界膜(见图2-6,详见第二章第一节相关内容)。

二、视网膜的生理

视网膜是眼部最复杂的组织。光感受器视锥、视杆细胞接收光刺激并把其转化成视觉神经冲动,通过神经纤维层最终传入枕部的视觉皮质。视网膜黄斑区负责中心视力和色觉,其主要的光感受器细胞为视锥细胞。黄斑中心凹的视锥细胞、神经节细胞与视神经纤维的关系约为 1∶1∶1,这使中心凹具有最佳的视力。在周边视网膜区,常为多个光感受器与一个神经节细胞相连,信号传递机制更为复杂。由于周边视网膜主要的光感受器细胞为视杆细胞,因此周边视网膜主要负责周边视力及暗视觉。

视锥、视杆细胞主要位于神经纤维的最外层无血管区。每个视杆细胞内均含有视紫红质(rhodopsin),它是由视蛋白和顺 - 视黄醛结合形成的一种感光色素。当一个光子被视紫红质吸收后,顺 - 视黄醛立即改变构象,形成全反式 - 视黄醛。正常色觉的产生是由于在视锥细胞中存在有感受三种波长光 430 nm、540 nm、570 nm 的感光色素,即对应蓝、绿、红三原色,这些视锥细胞的感光色素由顺 - 视黄醛和不同视蛋白结合形成。

暗视觉完全由视杆细胞所调节。在暗环境中,人眼能区分不同阶层的灰色,但不能区分色彩。明视觉主要由视锥细胞所调节。而在昏暗的环境下,则是由视锥、视杆细胞共同调节。

三、视网膜的检查

检眼镜检查是观察眼底形态的常规方法。间接检眼镜所见视野大、立体感强,联合巩膜压迫可查见远周边部,故临床多用。裂隙灯联合各种前置镜或三面镜检查,也可细致地观察眼底各部分。超声波检查可在屈光介质混浊时了解眼后段的情况,并可对眼后段肿块进行诊断和鉴别诊断。荧光素眼底血管造影(fundus fluorescene angiography,FFA)检查可了解视网膜、脉络膜循环系统的情况,吲哚菁绿血管造影(indocyanine green angiography,ICGA)检查可更清晰直观地了解脉络膜血液循环动态。近年应用于临床的光学相干断层扫描(optical coherence tomography,OCT)检查是一种非接触性、非损伤性的成像技术,对眼后段特别是黄斑部疾病的诊断、鉴别诊断、病情追踪及疗效评价都具有重要价值。视网膜电图(electroretinogram,ERG)可依据各波的异常对视网膜病变做出分层定位诊断。眼电图(electrooculogram,EOG)则主要反映 RPE 的功能情况。需要指出的是,玻璃体手术中眼内填充物的使用,可对某些检测造成影响。如玻璃体腔内注入大量气体,可严重妨碍甚至无法进行眼后段超声检查;硅油填充眼由于超声波传播速度显著降低且有明显衰减,故检查结果不可靠,硅油填充后 ERG 的 α、β 波振幅将显著下降,甚至记录不到波形,这与硅油的物理绝缘作用有关。

要点提示:

■ 视网膜的结构特点与疾病有密切关系,对视网膜的检查需结合检眼镜、超声、眼底血管造影及电生理方法等多种检查手段,充分评估。

第五节　黄 斑 疾 病

一、年龄相关性黄斑变性

年龄相关性黄斑变性(age-related macular degeneration,AMD),是欧美国家中老年人致盲的最主要原因,并且其发病率随年龄增加而增加。目前在我国该病的患病率正在逐年上升,其病因目前还未知,有证据表明,它与种族(多见于白种人)、性别(女性偏多)、家族史以及吸烟史等因素有关。此病根据临床表现及病理改变可分为非渗出性(干性)和渗出性(湿性),它们在诊断、治疗及预后方面均有很大不同。

(一) 非渗出性(干性)黄斑变性

非渗出性黄斑变性主要以外层视网膜、RPE、玻璃膜(Bruch 膜)以及脉络膜毛细血管的萎缩变性,玻璃膜疣(drusen)出现为特征。

1. 临床表现

本病早期通常无任何症状,视力下降缓慢,少数患者可有视物模糊、视物变形。随病情进展,自觉中心视力减退,甚至严重减退。视野检查可有绝对性中心暗点。眼底改变主要为玻璃膜疣和 RPE 异常改变。RPE 变性萎缩表现为色素脱失、紊乱或呈地图状萎缩区,其下脉络膜毛细血管萎缩显露。玻璃膜疣为散布于 RPE 与玻璃膜之间的大小不等的黄白色类圆形物质,它们会随时间而增大、联合、钙化,并且其数量也会不断增多(图 9-4)。荧光素眼底血管造影能显示在玻璃膜疣和色素脱失处的窗样缺损的强荧光,随背景荧光而增强、减弱及消退。电生理检查通常正常。

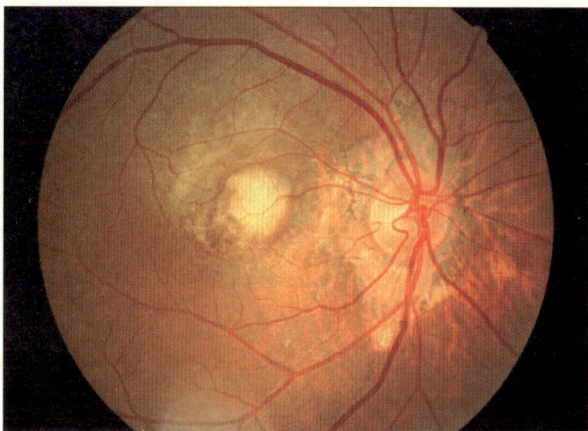

图 9-4 非渗出性黄斑变性

眼底后极部见视网膜下有类圆形黄白色、约 1 PD 大小的玻璃膜疣

2. 治疗

目前为止,尚未有确切方法可预防这类黄斑变性。联合口服抗氧化剂及锌片可有效防止黄斑玻璃膜疣进展。视网膜激光光凝可有效治疗玻璃膜疣,但对视力提高无显著功效。绝大多数有玻璃体疣的患者常无严重的中心视力下降,眼底萎缩灶稳定不变或进展缓慢。然而,由于部分人群眼底可随时出现渗出性病变,因此,除了常规眼科检查之外,还需经常给患者做 Amsler 方格表检查,以随时监测病情的变化。

(二) 渗出性(湿性)黄斑变性

渗出性黄斑变性除了有非渗出性黄斑变性的病理改变之外,还有 RPE 下脉络膜新生血管(CNV)长入的特征性改变,由此引起一系列渗出性改变,晚期黄斑下机化为结缔组织膜,中心视力几乎完全丧失。

1. 临床表现

本病患者视力下降较急且显著,视物扭曲变形,可有中心暗点。从脉络膜长入视网膜下的新生血管常导致中心视力不可逆的损害。然而早期出现的新生血管常无明显临床表现,因此一旦黄斑变性患者突然出现中心视力下降,包括视物模糊、视物变形或视野出现新暗点,需高度怀疑出现视网膜下新生血管。如果眼底检查发现黄斑区有视网膜下出血、渗出,则极有可能出现新生血管,此时必须及时做荧光素眼底血管造影及吲哚菁绿造影。荧光素眼底血管造影检查显示视网膜下新生血管呈花边状或绒球状,边界清楚,多在造影早期显影,后期有荧光素渗漏,出血区则显示荧光遮蔽(图 9-5)。OCT 检查可清楚显示脉络膜新生血管的位置及其他改变。

2. 治疗

到目前为止,对渗出性黄斑变性的视网膜下新生血管膜,任何药物均不能消除。黄斑区视网膜下出血可导致光感受器的不可逆损害,迅速做玻璃体手术去除大面积的视网膜下黄斑区出血,可能阻止对光感受器的进一步损害,但术后视力一般无明显改变,已萎缩变性的视细胞无法复活。若新生血管位于中心凹外 200 μm,可作光凝治疗封闭新生血管以阻止其进一步发展,但光凝后复发率较高,达 59%。

若新生血管位于中心凹下,目前有光动力学

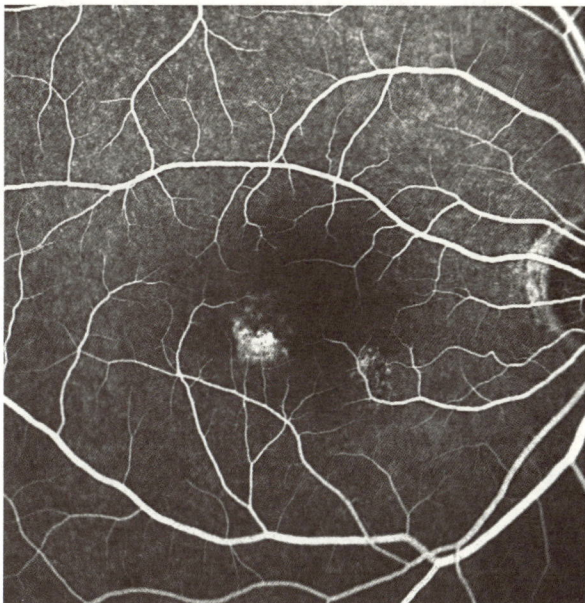

图 9-5 渗出性黄斑变性

荧光素眼底血管造影显示黄斑下新生血管荧光素渗漏

疗法（photodynamic therapy，PDT）以及眼内注射血管内皮生长因子抑制剂（VEGF）（如 Lucentis）进行治疗。光动力学疗法是采用静脉注射光敏剂，然后由低能量的激光照射病变部位治疗相关疾病的方法，其特点是对正常组织损害很小，能选择性地破坏异常的新生血管。由于 PDT 治疗安全、无痛，不损伤正常组织，近年来在国内外临床中备受关注。Lucentis 是一种重组的人源化抗 VEGF 单克隆抗体片段，能够结合并抑制 VEGF，阻止血管渗漏和新生血管的形成，抑制 CNV 的发生，进而阻碍 CNV 相关疾病的病程进展。随着对 CNV 发生机制的深入研究，针对 CNV 发生过程进行治疗，有可能从根本上治愈 CNV。

微视频 9-1　玻璃体腔内注射抗 VEGF 药物

此外，有些新型治疗手段［如 PDT、运用干扰素、放射治疗、使用新生血管抑制剂及经瞳孔温热疗法（transpupillary thermotherapy，TTT）］的有效性及安全性目前仍有待观察。

二、中心性浆液性脉络膜视网膜病变

中心性浆液性脉络膜视网膜病变（central serous chorioretinopathy，CSC）多见于中青年男性，常单眼发病。有诱发因素，如睡眠不足、紧张、劳累、情绪波动等。其确切病因及发病机制目前仍不清楚。

1. 临床表现

本病大多数患者常出现突发的视物模糊、视物变小、视物变形以及中心视野盲点。视力轻度下降，部分患者早期有远视性屈光改变。视野检查可有绝对或相对中心暗点。眼底检查可见黄斑区 1~3 PD 大小的盘状浆液性视网膜浅脱离，沿脱离边缘可见弧形光晕，中心凹光反射消失，视网膜下方可有灰白色纤维蛋白沉着，病变后期更明显，可伴有色素上皮脱离及色素紊乱（图 9-6）。荧光造影表现为在静脉期黄斑部有一个或数个荧光素渗漏点，随时间延长而逐渐扩大（墨迹弥散型）或呈蘑菇烟云状。ICGA 造影不仅有 RPE 渗漏性改变，还可见相应区域的脉络膜毛细血管充盈延迟或高

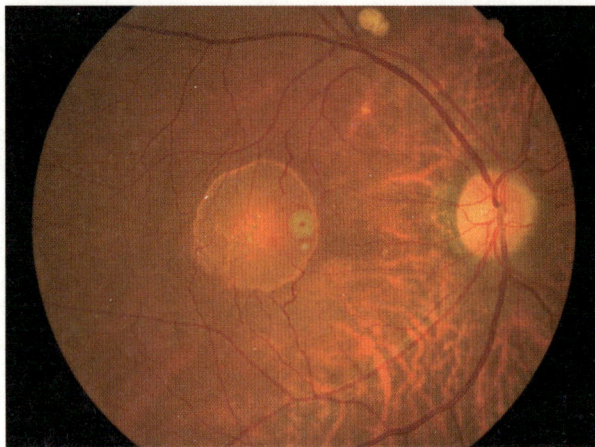

图 9-6　中心性浆液性脉络膜视网膜病变
眼底可见黄斑区约 1.5 PD 大小的盘状视网膜浅脱离，中心凹光反射消失

灌注，通透性增强现象。由于 OCT 检查中视网膜组织与浆液性液体两者间的光反射差别显著，故 OCT 检查对该病的诊断、鉴别诊断及追踪观察等都有重要意义。

约有 80% 的患者眼底视网膜下液体可在发病后 6 个月内自行吸收并恢复正常视力。也有部分患者虽然视力正常，却伴有色觉灵敏度下降、视物变小或相对视觉暗点。20%~30% 的患者可出现疾病复发，而经常复发者及浆液性视网膜脱离长期不愈者常出现并发症，如出现视网膜下新生血管及慢性黄斑囊样水肿。

2. 治疗

由于病因不明，本病目前无针对性的有效药物治疗。糖皮质激素可诱发大泡性视网膜脱离，加重病情，应禁用。由于此病是自限性疾病，多数患者不做任何治疗 3~6 个月内也可自愈，故初次发病者一般以观察为主。反复发作或长期迁延不愈者，可考虑激光光凝，缩短病程。如渗漏点距中心凹 200 μm 以外，可直接激光凝固渗漏点，光凝后可有明显改善。光凝后通过荧光素眼底血管造影检查才能判断治疗是否成功。

三、黄斑水肿

黄斑水肿与眼内炎症、视网膜血管疾病、眼内手术、黄斑前膜等多种因素有关。黄斑水肿可造成黄斑厚度弥漫性增厚，也可因液体呈蜂窝状积聚于外丛状层与内核层之间，称为黄斑囊样水肿（cystoid macular edema，CME），荧光素眼底血管造影时呈特殊的花瓣状外观。

1. 临床表现

患者常有中心视力缓慢减退,视物变形,或症状不明显。视野检查有中心绝对或相对暗点。早期在检眼镜下基本正常,黄斑中心凹反光弥散或消失,黄斑部视网膜反光增强,多不易分辨。仅典型病例可见分叶状的 CMF,囊壁视网膜厚薄不均匀,可见蜂窝状内部分隔及血管暗影。荧光素眼底血管造影晚期荧光素积存于黄斑区各小囊内,形成花瓣形荧光素积存。OCT 检查可见黄斑区隆起,有反向散射区,其中组织分割成数个小囊腔,大的囊样水肿几乎延伸到视网膜内界膜。

2. 治疗

此病的治疗原则为治疗原发病。对于炎症所致的 CME,可通过激素或吲哚美辛治疗,随炎症消失,CME 也可消退。对于原发性视网膜色素变性或其他不明原因引起的 CME,可口服乙酰唑胺。对于玻璃体视网膜牵拉所引起的 CME,可通过玻璃体手术治疗。对于视网膜血管病变、糖尿病性视网膜病变等引起的 CME,可通过全视网膜光凝或黄斑区环形或 "C" 形格栅样光凝术治疗相应病变。对于白内障术后的 CME 患者,大多可自行吸收。

四、近视性黄斑变性

近视性黄斑变性(myopic macular degeneration)见于高度近视眼,由于其眼轴进行性变长,眼底出现退行性变化,故又称为病理性近视(pathologic myopia)。

1. 临床表现

本病眼底可见视盘颞侧缘脉络膜萎缩弧,称为近视性弧形斑。因眼轴变长及脉络膜视网膜萎缩,眼球后极部向后扩张,称后巩膜葡萄肿(posterior scleral staphyloma)。由于 RPE 和脉络膜毛细血管层萎缩,脉络膜大血管裸露,呈豹纹状眼底(图 9-7)。漆裂纹(lacquer crack)为粗细不规则的黄白色条纹,因玻璃膜破裂而形成。Fuchs 斑为黑色近圆形微隆起斑,为色素增殖所致,附近常有出血。黄斑区视网膜下可有新生血管的存在。大部分患者视力下降缓慢;突发性的视力下降常由视网膜下新生血管导致的黄斑区浆液性或出血性视网膜神经上皮或色素上皮脱离所造成。荧光素眼底血管造影可见脉络膜及视网膜血管充盈延迟,黄斑区荧光渗漏。由于上述的各种退行性病变,同时发生玻璃体液化、玻璃体后脱离、周边格子样变性,因此,高度近视眼易于发生黄斑裂孔、马蹄形裂孔及圆形萎缩孔,引起原发性视网膜脱离。

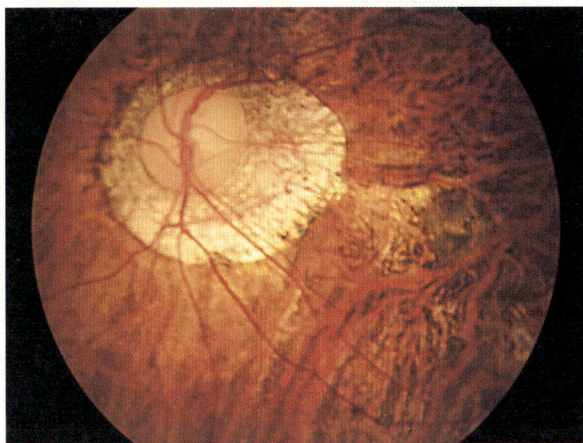

图 9-7　高度近视眼眼底

眼底可见视盘周围的近视性弧形斑,RPE 和脉络膜毛细血管层萎缩,脉络膜大血管裸露,呈豹纹状眼底

2. 治疗

本病根据典型的病史和眼底表现即可诊断。近视性黄斑变性无特殊治疗,主要在于预防。配镜或做激光角膜成形手术可矫正屈光不正,但不能从根本上治疗眼底病变。由于黄斑区新生血管病灶常较小且接近中心凹,且无扩大的趋势,因此不主张作光凝治疗,但可作 PDT 治疗。

五、黄斑裂孔

黄斑裂孔(macular hole)是指黄斑区视网膜神经感觉层部分或全层组织缺失,是临床上常见的黄斑病变,严重损害患者的中心视力。

1. 分类

(1) 特发性黄斑裂孔:无明显病因,排除眼底本身疾患而出现的黄斑裂孔,占黄斑裂孔的大部分。近年来,医学上强调玻璃体表面玻璃体黄斑牵拉在黄斑裂孔发生中的重要性,认为玻璃体的浓缩和凝聚,对黄斑中心凹切线方向的牵引,在黄斑裂孔形成中起重要作用。

按 Gass 分期,特发性黄斑裂孔可分为 4 期:

Ⅰ期(黄斑裂孔前期):起病初期,发生中心凹脱离,视物变形,视力轻度下降,眼底检查可见黄斑中心凹反光消失,无玻璃体后脱离,中心凹有淡黄色圆点或淡黄色环,有时可见放射状纤细条纹围绕黄斑。荧光素眼底血管造影可正常,或在中心凹见轻微的荧光,窗样缺损少见。约一半病例可自发缓解。此期应观察。

Ⅱ期(黄斑裂孔早期):此期中,黄斑中央或其边缘已有一小的全层视网膜裂孔,通常 <400 μm。患者视力明显下降。荧光素眼底血管造影可表现为孔中央透见荧光。可长期不发展。

Ⅲ期:Ⅱ期黄斑裂孔扩大至 400~500 μm,有或无盖膜,玻璃体后皮质仍与黄斑粘连。

Ⅳ期:在Ⅲ期的基础上一旦发生玻璃体后脱离,则成为Ⅳ期黄斑裂孔。

(2)高度近视性黄斑裂孔:多见于老年妇女,常单眼发病。我国黄斑裂孔视网膜脱离多与高度近视有关。高度近视多有脉络膜、视网膜萎缩,脉络膜血管萎缩,色素游离及后巩膜葡萄肿,此时发生黄斑裂孔,常在白色巩膜背景下难以辨认,临床上称为"白孔"。

(3)外伤性黄斑裂孔:严重的眼球震荡或挫伤可使正常的黄斑破裂,从而产生裂孔。激光治疗的误伤以及强烈的日光照射,均可导致黄斑裂孔的形成。

2. 临床表现

黄斑裂孔患者视力的好坏取决于视网膜组织的损伤和缺损程度。若为较早期的板层孔,视力可无明显变化;若已形成全层黄斑裂孔,则中心视力锐减。患者多觉视物变形,自觉中心暗点。

眼底所见,黄斑部呈现一圆形或椭圆形的边缘锐利孔洞,偶见不规则形,裂孔大小不一,但一般多为 1/4~1/2 PD。裂孔基底呈暗红色,有的边缘有黄白色颗粒,表明孔的边缘有少量视网膜下积液。若视网膜下积液增多,裂孔边缘翘起,形成黄斑裂孔性视网膜脱离,以裂孔为中心,局部视网膜隆起,并可发展为全视网膜脱离,有的可见玻璃体有条索牵引。孔内或孔周还可见一些黄白色的小点,可能为视网膜变薄后视网膜层间的黄色素暴露(图 9–8)。由外伤引起者,可见机化斑、色素或脉络膜破裂、出血斑等。

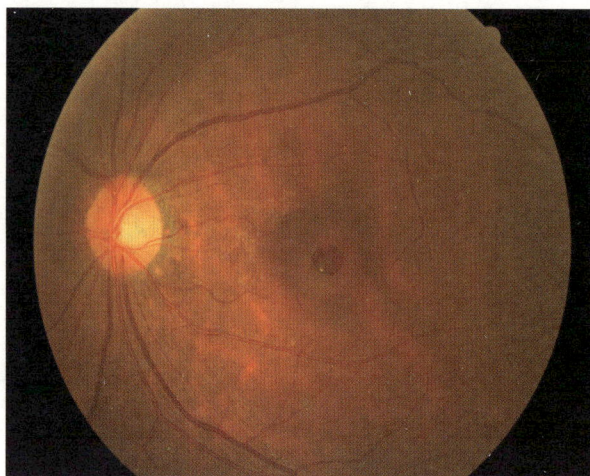

图 9–8　黄斑裂孔
眼底见黄斑部有一圆形或椭圆形、约 1/4 PD 大小的边界清晰的暗红色孔,孔底有黄色颗粒

3. 治疗

对年龄较大、不合并视网膜脱离的干性裂孔者,可随访观察。目前,针对黄斑裂孔的手术治疗主要为玻璃体切割术,切除中心凹前的玻璃体皮质和后界膜,剥除视网膜内界膜来治疗黄斑裂孔。黄斑裂孔伴视网膜脱离者,如无明显玻璃体黄斑牵拉,可选择单纯眼内注气术;如合并增生性玻璃体视网膜病变(PVR)、裂孔周围视网膜前膜、玻璃体黄斑牵拉及单纯眼内注气失败者,可行玻璃体切割术联合玻璃体腔内填充术。

六、黄斑视网膜前膜

视网膜前膜是某些细胞在视网膜内表面增生形成的纤维化膜,可发生在视网膜任何部位,如发生在黄斑及其附近,则称为黄斑视网膜前膜(epiretinal membrane of macula),简称黄斑前膜。大多数黄斑前膜形成原因不明,发生在无任何眼病的老年人,称为特发性黄斑前膜(idiopathic macular epiretinal membrane),常见于 50 岁以上,男女均可发病,多为单侧,20% 为双侧,大多已有玻璃体后脱离,但可能仍有少量后皮质与黄斑粘连。少数为继发性黄斑前膜,可发生在视网膜静脉阻塞、慢性黄斑水肿、眼内炎症、视网膜色素变性等眼底疾病,或视网膜脱离术后、光凝术、冷凝术后、眼外伤后等。

1. 临床表现

患者轻者可无症状,重者可有中心视力下降、视物变形。前膜收缩使视网膜内表面皱褶,出现放射状条纹,小血管被牵拉而伸直、扭曲,严重时可致黄斑水肿、黄斑裂孔或浅脱离。多数前膜很薄且透明,曾称为"玻璃纸"膜,在检眼镜下看不到明显的膜,仅可见视网膜反光异常,有不规则的或放射状皱纹及小血管改变。继发性患者眼底可有原发病变或手术史。在荧光素眼底血管造影时,轻者仅见黄斑区视网膜小血管迂曲,重者可有荧光素渗漏。OCT 检查可准确地测量出黄斑前膜的厚度。

2. 治疗

目前,本病尚无有效的药物治疗。如仅轻度视力下降或视物变形,且比较稳定,无需处理。如视力进行性下降,且视物变形明显,可行玻璃体手术剥除黄斑前膜。视力恢复程度与手术时机选择有关。如无黄斑囊样水肿或视网膜脱离,术后视力恢复较好。一般在患者视力下降到 0.3 以下或有严重视物变形时才考虑手术。

七、黄斑和色素上皮营养不良

变性是病理解剖学概念,含有某些能引起细胞死亡的条件或过程,但其机制是多样的,不一定具有遗传因素。营养不良(dystrophy)则专指因遗传性疾病造成的早期或早熟细胞的病变与死亡。因此,黄斑和色素上皮营养不良是一类病因不明、累及眼底后极部,以早发细胞变性与死亡为特征的遗传性眼底病。主要表现为黄斑和 RPE 出现黄色物质沉着以及细胞逐渐丧失。此类疾病目前无有效的治疗方法。

(一)眼底黄色斑点症

本病为常染色体隐性遗传,也可为显性遗传。病理特征是在 RPE 水平有弥漫性黄色圆形斑点(脂褐素沉着)。仅出现在黄斑部,又称 Stargardt 病。若斑点散布于整个眼底,称眼底黄色斑点症(fundus flavinaculatus)。发病年龄大多数在 10 岁左右,视力进行性缓慢下降,有色觉障碍。发病早期,检眼镜下改变不明显,可有中心凹光反射消失,色素紊乱。随后黄斑区出现黄色斑点,地图样萎缩,呈金箔样反光。晚期脉络膜毛细血管萎缩。荧光素眼底血管造影检查,发病早期黄斑区显示椭圆形斑驳状透见荧光;疾病晚期后极部则呈弱荧光。ERG 检查有助于评估周边部病变和诊断。本病无特殊治疗。

(二)卵黄状黄斑变性

本病或称卵黄样营养不良、卵黄样黄斑变性(vitelliform dystrophy/degeneration)、Best 病,为常染色体显性遗传。11 号染色体长臂有突变。临床表现多样。儿童期(偶有成人)黄斑出现黄色的、卵黄样(脂褐素沉着)病变,"卵黄"破裂、吸收,伴瘢痕和地图样萎缩,偶有 CNV。EOG 有诊断价值,光反应明显丧失,明适应:暗适应比低于 1.5(常为 1.1),即使在无眼底改变的基因携带者也如此。多数患者可保留阅读视力。本病无特殊治疗。

要点提示:

- 年龄相关性黄斑变性分为非渗出性和渗出性两类,可根据患者的眼底改变结合辅助检查进行鉴别,不同亚型的治疗方法亦有区别。
- 中心性浆液性脉络膜视网膜病变需与葡萄膜炎引起的渗出性视网膜脱离相鉴别,两者治疗方式截然相反,中心性浆液性脉络膜视网膜病变禁用激素。

第六节　周边视网膜疾病

一、视网膜脱离

视网膜脱离（retinal detachment，RD）是指视网膜神经感觉层与视网膜色素上皮层之间发生分离。可根据病因分为：原发性视网膜脱离、牵拉性视网膜脱离及浆液性或出血性视网膜脱离。不同类型的视网膜脱离其临床表现、转归及治疗都不同。

（一）原发性视网膜脱离

原发性视网膜脱离又称孔源性视网膜脱离（rhegmatiogenous retinal detachment，RRD）是由于视网膜裂孔的形成，维持视网膜附着的生理机制受到削弱或消失，液化的玻璃体经裂孔进入视网膜下，引起视网膜脱离。某些情况下，虽有视网膜裂孔但无视网膜脱离，如视网膜下方萎缩孔或眼钝挫伤黄斑裂孔，称为干孔。视网膜裂孔的形成与玻璃体变性、玻璃体后脱离及视网膜变性有关，还可见于眼外伤或手术后，故孔源性视网膜脱离多见于老年人、高度近视眼和眼外伤后。无晶状体眼和人工晶状体眼、一眼有视网膜脱离或有家族史，也是高危因素。

1. 临床表现

多数患者为突然发病，出现视力下降和视野改变。视力下降的程度因脱离部位和范围而不等，若累及黄斑则视力显著下降，甚至仅存光感。视网膜脱离相应处有视野缺损，可表现为幕样遮挡。部分病例可有飞蚊症、闪光感等前驱症状。眼底检查可见脱离的视网膜为灰色，不透明，视网膜隆起呈波浪状，上面有暗红色视网膜血管（图9-9）。部分病例在裂孔形成时撕破视网膜血管，出现玻璃体积血，如影响视网膜观察应做超声检查。充分散瞳后用间接检眼镜配合巩膜压迫法或用三面镜检查，多可找到视网膜裂孔。大于90°圆周的裂孔称为巨大裂孔（giant break）。发生于锯齿缘的裂孔又称为锯齿缘离断（ora serrata dialysis），常与外伤有关。

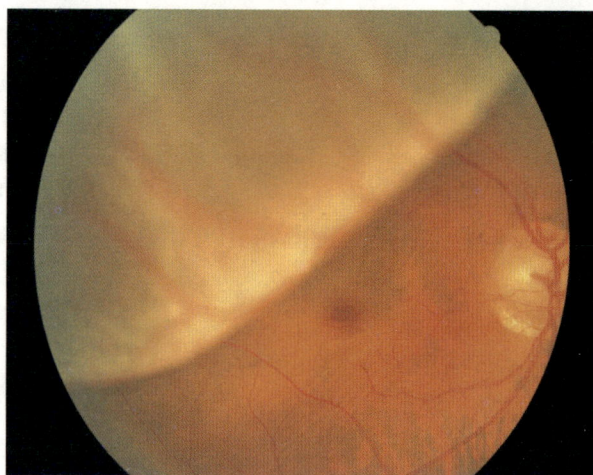

图9-9　黄斑裂孔合并视网膜脱离

眼底见颞上方大片脱离的视网膜，灰白色，不透明，并隆起呈波浪状，上面有红色视网膜血管，并见后极部黄斑裂孔，约1/4 PD大小

2. 治疗

本病的治疗原则是手术封闭裂孔。详细查找所有的裂孔是关键，应作眼底绘图，记录裂孔的数目、部位、大小、形态以及变性的情况。然后进行手术封闭裂孔。可采用激光光凝、透巩膜光凝、电凝及冷凝，以闭合裂孔；然后在裂孔对应的巩膜外做垫压术。复杂病例选择玻璃体切割手术、气体或硅油玻璃体腔内填充等手术，使视网膜复位。一眼发生视网膜脱离，应常规散瞳检查对侧眼，如有视网膜裂孔，可行预防性光凝术。

（二）牵拉性视网膜脱离

牵拉性视网膜脱离（traction retinal detachment，TRD）是指因增殖膜或机化组织收缩而牵拉引起的视网膜脱离，多无视网膜裂孔，但少数病例可因牵拉撕破视网膜而形成继发性视网膜裂孔。多见于增生性糖尿病性视网膜病变、增生性玻璃体视网膜病变、早产儿视网膜病变或眼外伤等。

1. 临床表现

视网膜脱离表面可见增殖膜或机化组织与之粘连，因其粘连部位、范围及牵拉强度不同，可形成多种形态的TRD。小的局部粘连往往牵拉视网膜呈局部脱离，除粘连处外脱离的视网膜表面较光滑；广泛粘连多见玻璃体视网膜前广泛增生膜,牵拉视网膜广泛脱离甚至全脱离,且常伴有视网膜皱褶;如果增殖膜或机化组织与视网膜局部粘连,且有视网膜裂孔,往往牵拉和孔源两种因素同时存在,视网膜脱离亦可广泛。

2. 治疗

对于牵拉性视网膜脱离,主要通过玻璃体视网膜手术治疗,其中包括玻璃体切割术、剥除视网膜前的增殖膜、巩膜环扎加压术、眼内注气或注硅油等。

(三) 浆液性或出血性视网膜脱离

浆液性或出血性视网膜脱离(serous or hemorrhagic retinal detachment)常因全身性疾病或眼局部循环障碍以及眼内炎症、肿瘤等引起,是一种继发性视网膜脱离。其发病机制主要是视网膜毛细血管和色素上皮的屏障功能受损,导致血浆或脉络膜液体大量渗出并积聚在视网膜下,形成渗出性视网膜脱离。

1. 临床表现

(1) 视网膜脱离随体位改变,视网膜下液体总是流向眼底最低处。

(2) 脱离的视网膜表明较光滑,无牵拉皱褶。

(3) 无视网膜裂孔。

(4) 存在原发病。

2. 治疗

此病主要针对原发性疾病进行治疗。

二、早产儿视网膜病变

早产儿视网膜病变(retinopathy of prematurity,ROP)以往曾称为 Terry 综合征或晶状体后纤维增生症(retrolental fibroplasias),因早产儿长时间吸氧导致未完全血管化的视网膜对氧产生血管收缩和血管增殖。根据目前的资料,妊娠期 34 周以下、出生体重小于 1 500 g、生后吸氧史,发生率约为 60%;妊娠期更短或更低出生体重者,发生率可达 66%~82%。根据早产儿视网膜病变国际分类法,ROP 分为 5 期,严重者如第 4、5 期可出现视网膜脱离甚至致盲。目前治疗主要以冷凝和激光治疗为主,第 4、5 期患儿可行玻璃体切割术。有关 ROP 的病程与分期及基本处理原则详见第十二章。

三、视网膜色素变性

视网膜色素变性(retinitis pigmentosa,RP)是一组以进行性感光细胞与色素上皮功能丧失为共同表现的遗传性视网膜变性疾病。常起病于儿童或少年时期,多为双眼受累,极少数可单眼发病。主要与遗传有关,有常染色体显性遗传、性连锁隐性遗传和常染色体隐性遗传三种类型,临床上还有相当一部分散发病例找不到遗传依据。

1. 临床表现

夜盲是 RP 最早出现的自觉症状,可在眼底出现可见改变之前数年出现,多起始于儿童或少年时期。随着病程进展,夜盲逐渐加重,视野逐渐缩小,最终中心视野受累,视力完全丧失。眼底主要改变为视盘呈蜡黄色萎缩,视网膜血管狭窄及骨细胞样色素沉着,称为 RP 的典型三联症。玻璃体可清晰或轻度混浊。后极白内障是最常见的眼部并发症。临床上也有少数病例表现不典型,如有些病变局限在眼底一部分;有些无骨细胞样色素沉着,但周边视网膜和色素上皮萎缩;有些视网膜深层出现明显的白点,称为白点状视网膜变性(retinitis punctata albescens)。荧光素眼底血管选影显示,早期可有多种异常荧光图像,如色素沉着处为遮挡荧光,色素缺失处为窗样缺损,屏障功能失代偿处为荧光素渗漏,未被色素遮挡处可出现透见荧光和渗漏;晚期因脉络膜毛细血管萎缩而呈大片弱荧光并见脉络膜血管。ERG 的异常远早于自觉症状和眼底改变,早期多为波幅降低,晚期呈熄灭性。EOG 常表现异常。视野检查可有中周部暗点或典型的环形暗点。

2. 治疗

本病目前无特效疗法。应对患者进行遗传咨询,每年定期随诊。营养素、血管扩张剂及抗氧化剂(如维生素 A、E 等)延缓本病的作用未确定,大剂量服用应注意不良反应。患眼视力低于 0.2 或为管状视力时,可予低视力治疗。墨镜有助于减轻视杆细胞外节损害。近年来,人们试用把带血管的眼外肌移植于脉络膜上腔,以改善色素上皮层营养,采用自体视网膜干细胞或视网膜色素上皮移植的治疗仍在探索中。

拓展阅读 9-2　典型病例分析

第七节　视网膜血管疾病

一、糖尿病性视网膜病变

(一)概述

糖尿病性视网膜病变(diabetic retinopathy,DR)是最常见的视网膜血管病。国外报道病史在 20 年以上,1 型糖尿病患者有 99%、2 型糖尿病患者有 60% 以上患有 DR。

目前对 DR 的确切发病机制尚不十分清楚。糖代谢失调是引起 DR 的根本原因,相关的血液学异常在发病中的详细作用有待阐明。DR 主要发生于视网膜毛细血管。长期的高血糖可导致毛细血管自身调节失常、基底膜增厚、周细胞变性及凋亡,致使内皮细胞屏障功能受损,血液成分析出,毛细血管闭塞。视网膜微循环障碍可导致广泛的视网膜缺血缺氧,引起视网膜水肿和新生血管形成。

(二)分类及分级

DR 早期一般无眼部自觉症状,随病变发展,可引起不等程度的视力障碍。其中以闪光感和视力减退最为常见。前者多因视网膜水肿引起光散射而使患者自觉闪光;后者则常因病变累及黄斑而引起,若发生玻璃体积血、牵拉性视网膜脱离可使视力严重减退。DR 的眼底表现包括:微血管瘤、出血灶、硬性渗出、视网膜血管病变、黄斑病变、玻璃体及视神经病变等。临床上将 DR 分为非增生性糖尿病性视网膜病变(nonproliferative diabetic retinopathy,NPDR)和增生性糖尿病性视网膜病变(proliferative diabetic retinopathy,PDR)。2002 年,国际眼科大会上制定了新的国际分级标准(表 9-1)。

表 9-1　糖尿病性视网膜病变 2002 年国际分级标准

病变的严重程度	散瞳后眼底检查所见
1 期　无明显视网膜病变	无异常
2 期　轻度 NPDR	仅有微血管瘤
3 期　中度 NPDR	介于轻度与重度之间
4 期　重度 NPDR	出现下列任一改变,但无 PDR 的体征: (1) 4 个象限的任一象限有多于 20 处视网膜内出血 (2) 2 个以上象限有明确的静脉串珠样改变 (3) 1 个以上象限有明显的视网膜内微血管异常
5 期　PDR	有以下任何一项或一项以上的改变: (1) 视网膜新生血管 (2) 玻璃体积血或视网膜前出血

在 DR 分类法中,最重要的组别是指有视力丧失危险的眼,而前 3 期是相对低危险度,后 2 期为高危险度。第 4 期有高度的危险发展为 PDR。

糖尿病性黄斑水肿(diabetic macular edema,DME)的临床分类见表 9-2。

表 9-2　糖尿病黄斑水肿（DME）的国际临床分类法

建议的疾病严重程度	散瞳下检眼镜可观察到的发现	
无明显的 DME	后极部无明显的视网膜增厚或硬性渗出	
有明显的 DME	后极部有明显的视网膜增厚或硬性渗出	
存在 DME	轻	有些视网膜增厚或硬性渗出，但远离黄斑中心
	中	视网膜增厚或硬性渗出趋向，但没有累及中心
	重	视网膜增厚或硬性渗出累及黄斑中心

（三）临床表现

1. NPDR

（1）微血管瘤（microaneurysm）：是最早可见的眼底病变。为边界清楚的深红色斑点。微血管瘤常先出现在眼底后极部，以后随病情延长，可分布于视网膜各处并密集成群。

（2）出血灶：多位于视网膜深层。常呈圆形斑点状，出血严重时可呈大片内界膜下或视网膜前出血。

（3）硬性渗出：为黄白色边界清楚的蜡样斑点，可融合成片状，病变位于视网膜外丛状层。

（4）黄斑病变：包括水肿、出血、渗出和微血管瘤等，可严重影响视力，其中以黄斑水肿最为常见。长期的黄斑囊样水肿可引起永久性囊样变性，甚至引起视网膜穿孔，导致不可逆的视力丧失。

（5）视网膜血管病变：视网膜小动脉闭塞和硬化，小静脉充盈扩张呈串珠状或腊肠状称为静脉串珠（venous beading），以及视网膜微血管异常（intraretinal microvascular abnormalities，IRMA）等，这些都是视网膜严重缺血的征象，预示将有视网膜新生血管形成，因此也被称为增殖前期病变（preproliferative diabetic retinopathy，PPDR）。若不及时治疗，1 年左右将发展为 PDR。图 9-10 和图 9-11 为 NPDR 患者眼底检查所见。

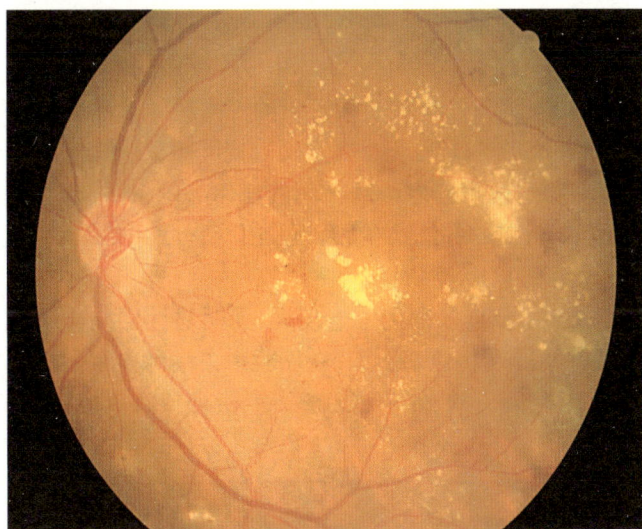

图 9-10　非增殖性糖尿病视网膜病变
照相散在出血灶及硬性渗出灶，后极部黄斑中心凹反光消失

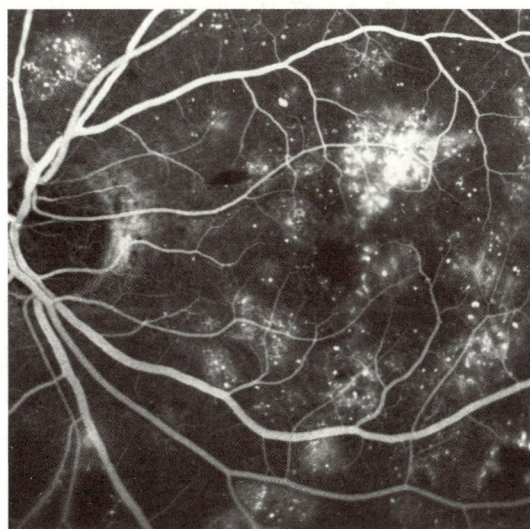

图 9-11　非增殖性糖尿病视网膜病变
荧光素眼底血管造影见散在荧光渗漏和无灌注区等

2. PDR

PDR 最重要的标志是新生血管形成。新生血管常见于视盘及其附近，或沿血管弓生长。新生血管因管壁异常，荧光素眼底血管选影检查时可见大量荧光素渗漏。新生血管发生时即伴有纤维增生，以后可穿出内界膜与玻璃体接触并产生粘连，或长入玻璃体，引起新生血管出血和牵拉性视网膜脱离等并发症。图 9-12 和图 9-13 为 PDR 患者眼底检查所见。

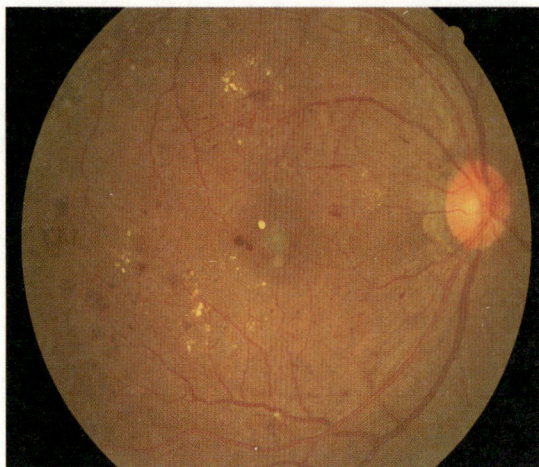

图 9-12　增殖性糖尿病视网膜病变
眼底照像见散在微血管瘤、点状出血、硬性渗出及新生血管丛，后极部黄斑中心凹反光消失

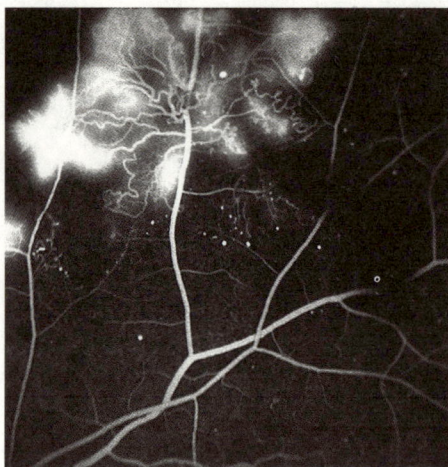

图 9-13　增殖性糖尿病视网膜病变
荧光素眼底血管造影见新生血管丛荧光充盈、渗漏

（四）治疗

DR 的治疗原则主要为：①治疗原发病：控制血糖水平及糖尿病的并发症，如高血压、高血脂、肾病等。②光凝治疗：NPDR 若有黄斑水肿可做格栅样光凝术，以保护中心视力；PPDR 和 PDR 可做全视网膜光凝术，但对已有新生血管膜或牵拉者，效果有限。③手术治疗：采用玻璃体手术及眼内光凝等技术，治疗新生血管膜所引起的玻璃体积血和视网膜脱离等并发症。④其他：可用活血化瘀中药及改善微循环药物，作为辅助治疗。目前亦可予玻璃体腔内注射抗 VEGF 药物治疗 DME。

二、视网膜动脉阻塞

视网膜的血液供应来自视网膜中央动脉与睫状动脉系统，视网膜中央动脉供应视网膜内层，睫状动脉系统发出的脉络膜血管供应视网膜外层。在一部分人中尚有自睫状动脉发出的视网膜睫状动脉供应视网膜内层小部分区域，尤其是对黄斑区的供应范围大小在临床上具有重要意义。视网膜动脉阻塞虽不是临床常见病，但却是严重影响视力的眼病。从颈总动脉到视网膜内小动脉间的任何部位阻塞，都会引起相应的视网膜缺血、缺氧。动脉阻塞的表现取决于阻塞所在的部位、血管大小及阻塞程度。

（一）视网膜中央动脉阻塞

视网膜中央动脉阻塞（central retinal artery occlusion，CRAO）多发生于老年人，无明显性别差异。绝大多数为单眼发病，双眼仅占 1%~2%。常为筛板水平的粥样硬化栓塞所致，视网膜中央动脉内有粥样硬化斑下出血、血栓形成、痉挛和夹层动脉瘤。系统性病因有偏头痛、外伤、凝血障碍、炎症或感染性疾病、口服避孕药、结缔组织病（包括巨细胞动脉炎）等。

1. 临床表现

CRAO 多为单眼突发性无痛性失明。患者之前常有一过性的黑矇。最初的视力检查可发现 90% 的患者视力可为指数或光感。眼部检查患眼瞳孔散大，直接对光反射消失或极度迟缓，间接对光反射存在。眼底检查视网膜乳白色水肿混浊，尤以后极部显著。中心凹处视网膜内层缺如，由于脉络膜循环正常，故可透见其深面的脉络膜橘红色反光，在周围的乳白色水肿衬托下，形成樱桃红斑（cherry-red spot）。视网膜中央动脉及其分支变细，小动脉几乎不可辨认，少见视网膜出血。4~6 周后，视网膜水肿消退，视网膜恢复透明，但其内层已坏死萎缩，不能恢复功能。视盘色苍白，血管变细呈白线状。荧光素眼底血管造影显示视网膜动脉充盈时间明显延长，灌注不良。

2. 治疗

如果视网膜血运被完全阻断超过 90 min，则几乎不可能恢复视力；如果血流未完全阻断，则数小时甚至数天后视力都有望恢复,因此需要及时诊断、及时治疗。治疗的目的在于恢复视网膜血液循环及其功能。

(1) 降眼压:前房穿刺或按摩眼球,也可口服乙酰唑胺,以降低眼压并增加视网膜血管血液灌注。

(2) 扩张血管:吸入亚硝酸异戊酯或舌下含服硝酸甘油,妥拉唑林球后注射,可扩张血管并解除痉挛。

(3) 吸氧:吸入 95% 氧气和 5% 二氧化碳的混合气体,可提高血氧含量,缓解视网膜缺氧状态,二氧化碳还可以扩张血管。

(4) 纤维蛋白溶解剂:对疑有血栓形成或纤维蛋白原增高者,可在发病后 8 h 内应用纤维蛋白溶解剂。

(5) 去除病因:作系统性检查寻找病因,对因治疗,预防另一眼发病。如怀疑为巨细胞动脉炎者,可立即全身应用高剂量糖皮质激素。

(二)视网膜分支动脉阻塞

视网膜分支动脉阻塞(branch retinal artery occlusion,BRAO)可发生于视网膜各动脉大小分支,以颞上支阻塞多见。

1. 临床表现

视网膜分支动脉因阻塞程度而有轻重不等的眼底改变及视功能损害。当分支完全阻塞时,该分支管径狭窄,其血供区视网膜水肿混浊,相应处视野突然消失。如果黄斑部亦包括在内,则出现樱桃红斑,中心视力急剧下降。荧光素眼底血管造影显示阻塞动脉和相应静脉充盈迟缓,甚至晚期无灌注。ERG 正常或轻度异常。

2. 治疗

本病治疗可参考 CRAO。发作时按摩眼球可能促使栓子进入周边的位置,而减小梗死区。

三、视网膜静脉阻塞

视网膜静脉阻塞(retinal vein occlusion,RVO)可发生于中央主干或其分支,以分支阻塞更为常见。根据荧光素眼底血管造影检查的结果,临床上可分为非缺血型和缺血型。通常,非缺血型病情较轻,多为疾病早期,视网膜毛细血管尚有血流灌注,视力预后较好;缺血型静脉阻塞程度较重,视网膜无灌注,视力预后也较差,部分非缺血型病例在其自然病程中可转变为缺血型。

(一)视网膜中央静脉阻塞

视网膜中央静脉阻塞(central retinal vein occlusion,CRVO)主要是在筛板或其后水平的阻塞,大多为血栓形成,与视网膜中央动脉的粥样硬化压迫有关。多发生于 50 岁以上的中老年人,无性别差异,多数患者伴有高血压、心血管疾病或糖尿病等系统性疾病。

1. 临床表现

本病起病急骤,病程长,可有自限性。视力多有明显下降。周边视野可有向心性缩小,中心视野常有中心或旁中心暗点。眼底特征为各象限的视网膜静脉扩张迂曲,视网膜内出血、水肿、渗出,视盘水肿。

(1) 非缺血型:视力下降不显著;瞳孔对光反射好,无相对性传入性瞳孔障碍;视野正常或轻度改变;各分支静脉扩张迂曲较轻,各象限视网膜有点状及火焰状出血,可有轻度视盘水肿及黄斑水肿。荧光素眼底血管造影检查显示视网膜循环时间正常或稍延长,毛细血管渗漏,少有无灌注区。

(2) 缺血型:视力明显减退;有相对性传入性瞳孔障碍;有浓密中心暗点的视野缺损或周边视野缩窄;各象限有明显的水肿和出血,静脉显著扩张,

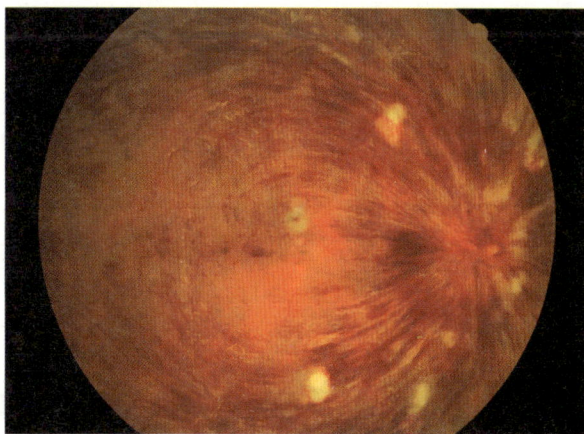

图 9-14 视网膜中央静脉阻塞
眼底可见视网膜各象限有明显的水肿、出血及棉绒斑,视盘高度水肿充血,边界模糊并可被出血掩盖,黄斑区可有明显水肿和出血

常见棉绒斑,视盘高度水肿充血,边界模糊并可被出血掩盖,黄斑区可有明显水肿和出血(图9-14)。荧光素眼底血管造影检查显示视网膜循环时间延长,并有广泛的毛细血管无灌注区。

2. 治疗

本病的治疗原则为积极寻找和治疗原发病,防治血栓形成。可用低分子右旋糖酐、阿司匹林等降低血液黏稠度;如有血管炎症可用糖皮质激素;如有黄斑水肿可行格栅样光凝术,以减轻水肿,但效果未被证实;如有广泛的视网膜内出血和毛细血管无灌注,可行广泛视网膜光凝术,以减少新生血管形成的机会;如有玻璃体积血和视网膜脱离,可做玻璃体手术。

(二) 视网膜分支静脉阻塞

视网膜分支静脉阻塞(branch retinal vein occlusion,BRVO)比中央静脉阻塞更常见。分支静脉阻塞以颞侧分支最易受累,尤以颞上支最多见,鼻侧分支阻塞较少见。

1. 临床表现

本病视力下降程度不等,一般较中央静脉阻塞轻。可有突发性的无痛性视野缺损。眼底检查可见受累静脉扩张迂曲,视网膜出血、渗出、水肿,日久可有伴随的动脉变窄(图9-15)。可有颞侧半或上、下一半的静脉主干阻塞,称为半侧RVO。如视网膜无灌注区域超过5个PD大小,则可促使视网膜新生血管进一步发展。广泛缺血可引起视网膜新生血管及黄斑水肿等并发症,是视力丧失的主要原因。荧光素眼底血管造影检查早期可显示受累静脉充盈迟缓,阻塞处静脉呈笔尖状或完全压断无荧光血流通过;晚期可见毛细血管无灌注区及微血管瘤、新生血管与侧支循环。本病也分为非缺血型和缺血型。

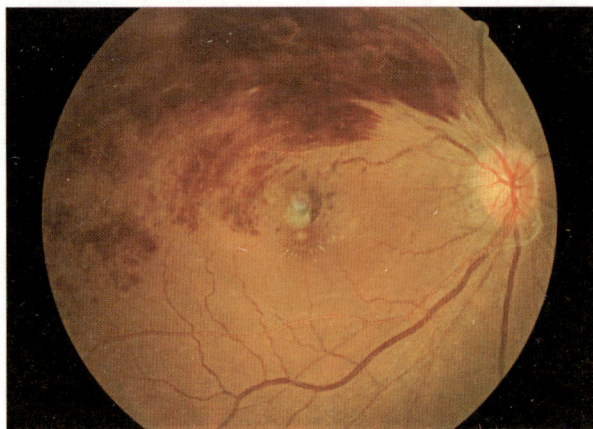

图9-15　视网膜分支静脉阻塞
眼底可见受累静脉引流区内静脉扩张迂曲,视网膜出血、水肿,伴随的动脉变窄,并见后极部黄斑水肿并见周围有少量硬性渗出

2. 治疗

本病治疗可参考视网膜中央静脉阻塞。

第八节　视网膜肿瘤

一、视网膜血管瘤

来源于视网膜血管性组织的肿瘤及肿瘤样病变,主要分为三类:视网膜毛细血管瘤、视网膜海绵状血管瘤和视网膜蔓状血管瘤。

(一) 视网膜毛细血管瘤

视网膜毛细血管瘤大多是孤立、散发的,部分为常染色体显性遗传。本病常见于10~30岁的青少年,有30%~50%为双眼发病。可为单发病灶,也可为多发。

1. 临床表现

本病早期肿瘤体积小,未侵犯黄斑部,可以没有任何症状。随着血管瘤逐渐增大,黄斑区出现渗出、水肿,可以导致视力下降。眼底检查可见肿瘤位于眼底周边部,单发或多发,为暗红色球形包块,有数根粗大迂曲的血管供应,检眼镜下有时很难区分供养动脉与回流静脉。随时间推移,肿瘤周围出现大量渗出,黄斑部可出现星芒状硬性渗出或伴小出血。渗漏逐渐增多,形成渗出性视网膜脱离,视网膜下可出现胆固醇结晶。

2. 治疗

治疗方式的选择依肿瘤的大小、部位及肿瘤表面是否有纤维化的不同而有所变化。直径<1.5 mm的肿

瘤可以观察;直径 <4.5 mm,隆起度 <1 mm 的肿瘤考虑氩激光光凝术;更大的肿瘤可行巩膜外冷凝术治疗。

(二)视网膜海绵状血管瘤

视网膜海绵状血管瘤是一种较少见的视网膜血管先天性畸形,常伴有皮肤及中枢神经系统的海绵状血管瘤。多为单眼发病,平均发病年龄 20 岁左右。

1. 临床表现

多数患者无明显的自觉症状,少数患者视物模糊。眼底检查可见囊状呈葡萄串样排列的血管瘤样组织,位于视网膜内层。肿瘤血管腔中充满暗红色血液,有时可见血浆与血细胞分层现象。有些肿瘤表面可有灰白色胶质组织覆盖,视网膜血管组织正常,视网膜下无渗出物。

2. 治疗

本病一般无需特殊治疗。

(三)视网膜蔓状血管瘤

视网膜蔓状血管瘤是一种先天性视网膜动静脉的直接吻合,使动静脉极度扩张、迂曲,形成血管瘤样畸形。如同时伴有同侧眼眶、面部及中枢神经系统的动静脉直接吻合,则称为 Myburn-Mason 综合征。本病多见于青年,多为单眼发病。

1. 临床表现

大多数患者无明显的自觉症状,少部分患者眼底病变范围非常广泛,有明显的视力下降。眼底表现为视网膜动静脉极度迂曲、扩张,可见动静脉直接吻合支。眼底无球形包块,无出血及渗出。如同时合并眼眶内动静脉直接吻合,可引起搏动性突眼,听诊可闻及收缩期杂音。

2. 治疗

因本病不发展,一般无需治疗。

二、视网膜星形细胞瘤

视网膜星形细胞瘤可以单独发生于视网膜组织,也可以作为结节性硬化(是一种累及多个器官的肿瘤综合征)出现。正常人群中的患病率约为 1∶10 000,其中 1/3 有家族史,2/3 为散发。无性别、种族方面的差异。发病年龄常在 6 岁以前。

1. 临床表现

本病的主要表现为双眼多发性视网膜星形细胞瘤、皮肤皮脂腺瘤样损害;脑部星形细胞瘤,智力低下,癫痫,及其他内脏器官的囊肿或肿瘤。其临床表现差异很大,有很多病人只有其中的部分表现。

结节性硬化的典型眼部表现为视网膜星形细胞瘤,起源于视网膜神经纤维层,后极部多见。小的肿瘤表现为视网膜斑片状半透明扁平病损,大的肿瘤则为灰白色不透明的肿物,实质性隆起,分叶状,其中常有钙化斑。

2. 治疗

此肿瘤生长缓慢,目前主要为对症处理。

三、视网膜色素上皮腺瘤

视网膜色素上皮腺瘤系起源于视网膜色素上皮的良性肿瘤,较罕见,主要发生于成年人。

1. 临床表现

视网膜色素上皮起源的腺瘤通常呈小管状排列,易于向玻璃体侧生长,很少向脉络膜基质侧生长。瘤细胞呈圆形、椭圆形、立方形,胞质丰富,核圆形或椭圆形,无明显异型及核分裂象。本病应与脉络膜黑色素瘤相鉴别。

2. 治疗

本病的治疗临床观察为主,无特殊治疗。

四、视网膜母细胞瘤

视网膜母细胞瘤(retinoblastoma,RB)是婴幼儿最常见的原发性眼内恶性肿瘤,可双眼发病。父母携带突变基因而遗传者约占 40%。按视网膜母细胞瘤的临床过程可分 4 期:眼内期、青光眼期、眼外期和全身转移期。临床上主要通过眼部检查、B 型超声、CT 及 MRI 等方法来诊断。其严重性在于肿瘤可经视神经管或淋巴系统、血液循环转移到颅内或全身而危及生命。临床上处理原则首先应考虑控制肿瘤生长、转移,挽救患儿生命;其次考虑是否保留眼球及有用视力。可根据肿瘤发展的程度,选择激光或冷凝治疗、放射治疗、眼球摘除术等治疗措施。有关 RB 的临床分期和治疗原则详见第十二章。

五、视网膜转移性肿瘤

视网膜转移性肿瘤远比葡萄膜转移瘤少见,临床报道很少。其中近一半来源于皮肤黑色素瘤,其余则来源于其他的转移性癌肿。治疗以眼球摘除为主。

思　考　题

1. 玻璃体疾病的症状有哪些? 它们与玻璃体视网膜疾病有什么联系?
2. 视网膜检查方法有哪些?
3. 视网膜脱离分为哪三种?
4. 试述糖尿病性视网膜病变的国际分期。

(许迅　文和照片)

网上更多……

本章小结　　思考题简答要点　　自测题　　教学 PPT

10

第十章

青 光 眼

本章学习思考要点

青光眼是全球仅次于白内障的第二位致盲眼病。视功能丧失的主要病因是由于眼压对视神经的损害。通过本章学习,主要掌握以下内容:

- 首先要熟悉眼压的形成和主要影响因素,房水以及房水循环的解剖学基础和循环路径。
- 各种疾病状况的房水循环障碍及其对视神经、视功能损害的病理生理。
- 掌握不同类型青光眼的发病机制和相关危险因素或诱发因素、临床规律和特征,与其他疾病的鉴别诊断,以及相应的防治措施。

关键词

原发性青光眼 继发性青光眼 发育性青光眼

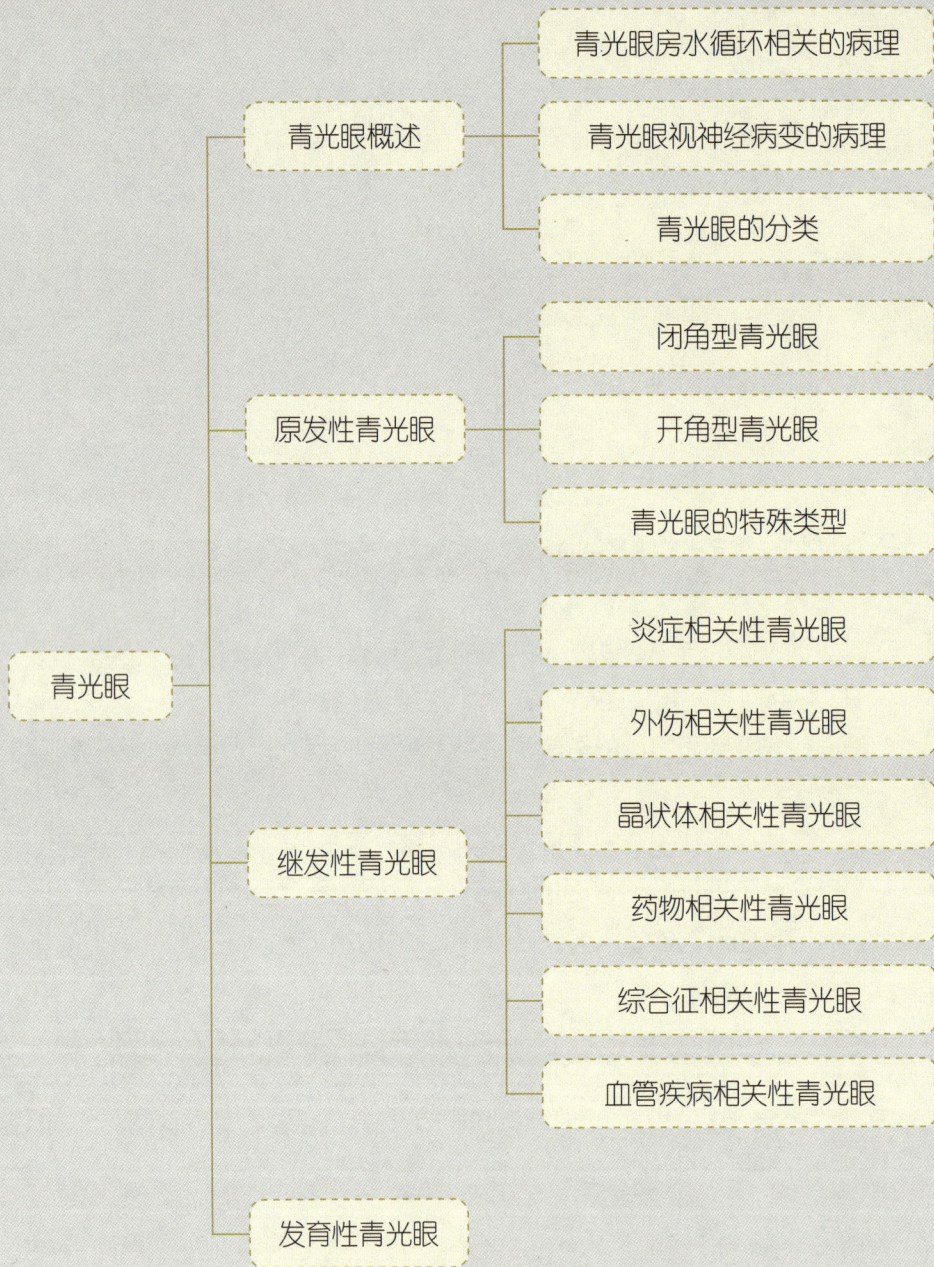

青光眼
├─ 青光眼概述
│ ├─ 青光眼房水循环相关的病理
│ ├─ 青光眼视神经病变的病理
│ └─ 青光眼的分类
├─ 原发性青光眼
│ ├─ 闭角型青光眼
│ ├─ 开角型青光眼
│ └─ 青光眼的特殊类型
├─ 继发性青光眼
│ ├─ 炎症相关性青光眼
│ ├─ 外伤相关性青光眼
│ ├─ 晶状体相关性青光眼
│ ├─ 药物相关性青光眼
│ ├─ 综合征相关性青光眼
│ └─ 血管疾病相关性青光眼
└─ 发育性青光眼

第一节　青光眼概述

青光眼（glaucoma）是一组威胁视神经视觉功能，主要与眼球内压力（intraocular pressure，IOP，眼压）升高有关的临床症群或眼病，即眼压超过眼球内组织（尤其是视网膜视神经）所能承受的限度，将造成眼球内各组织和视功能的损害，视盘凹陷性萎缩和视野缺损、缩小是其典型的特征性表现。青光眼的自然发展病程最终是视神经完全萎缩，视功能丧失，但目前的医学科学治疗手段还无法使青光眼性失明逆转而恢复。流行病学资料表明，青光眼在全球是仅次于白内障（可治疗复明）的第二位致盲眼病。

眼压是眼球内容物作用于眼球壁的压力。统计学上的正常眼压值是 11~21 mmHg，代表 95% 正常人群的生理性眼压范围。正常眼压的生理作用在于保持眼球固有形态、恒定角膜曲率、保证眼内液体（房水、血液）的正常循环及维持屈光介质的透明性，这对保障正常的视觉功能有着重要的意义。眼球内容物主要包括晶状体、玻璃体、眼内血流量及房水，前三者的变化不大，唯有房水循环的动态平衡直接影响到眼压的稳定性。房水循环途径中任何一个环节发生障碍，都会影响到房水生成与排出之间的平衡，表现为眼压的高低变化。对于青光眼的治疗，主要是针对青光眼眼压升高的病因机制，采用各种方法，使被扰乱的房水循环重新恢复平衡，控制眼压，保护视功能。

一、青光眼房水循环相关的病理

正常状况下，房水循环维持动态平衡；当房水产生正常而流出减少时，或流出正常而产生增加时，这种平衡被打破，就引起眼压的升高。临床上绝大多数青光眼眼压升高的病理机制主要是房水流出受阻。房水流出通道受阻的部位有小梁网前、小梁网组织及小梁网后，其中小梁网前最多见的是闭角型青光眼，主要病理改变是周边虹膜与小梁网的贴闭，形成病理性的前粘连；小梁网组织及小梁网后最多见的是开角型青光眼，其房水流出通路的病理是小梁网的房水引流功能受损，小梁内皮细胞活性改变，小梁束的胶原变性，小梁内间隙尤其是近小管组织的细胞外基质异常积蓄，巩膜静脉窦壁的内皮细胞吞饮泡减少等。

二、青光眼视神经病变的病理

早期青光眼的组织病理改变是筛板层的神经轴突丧失，形成青光眼性杯凹，尤其在视盘的上、下极更为明显。视盘的改变可早于视野的损害。随着病程进展，组织结构的改变扩张到筛板后区，筛板弓状后凹，视盘最终呈盂状凹陷。

青光眼视神经损害的主要因素是升高的眼压，同时也存在一些其他高危因素，如近视眼、糖尿病和心血管疾病等。传统上有机械压力学说和血管缺血学说两种理论。前者强调眼压作用于筛板直接压迫视神经纤维，阻碍了轴浆流运转；后者则强调血液循环对视神经的影响作用。目前认为，是机械压迫（病理性眼压升高）和血液循环障碍（尤其视网膜视神经血管的自我调节机制障碍）共同参与了青光眼视神经损害，存在青光眼类型和个体间的差异。

青光眼视神经损害临床上表现为特征性的视神经萎缩，是神经节细胞轴突变性的直接表现。已证实，青光眼视神经损伤中的神经节细胞的死亡机制是凋亡，发生凋亡的激发因素有两大类：神经营养性因子（neurotrophin），又称促神经激素的剥夺与谷氨酸兴奋毒素（excitotoxins）的损害。

三、青光眼的分类

根据病因学、解剖学和发病机制等，青光眼有多种分类方法，临床上通常将青光眼分为原发性、继发性和发育性三大类。

（1）原发性青光眼（primary glaucoma）：这类青光眼的病因机制经过长期的研究，已逐步了解但尚未完全阐明，习惯上仍称为原发性青光眼。

（2）继发性青光眼（secondary glaucoma）：由眼部其他疾病或全身疾病等明确病因所致的一类青光眼。

（3）发育性青光眼（developmental glaucoma）：为眼球在胚胎期和发育期内房角结构发育不良或发育异常所致的一类青光眼。

> 📝 **要点提示：**
> - 无论青光眼的致病学说是什么，最终导致的是视神经损害，这种损害目前是不能逆转的，因此危害性大。
> - 视神经损害呈现凹陷性萎缩，这是青光眼不同于其他视神经疾病的特征。

第二节　原发性青光眼

原发性青光眼是主要的青光眼类型，根据青光眼流行病学资料推算，2020 年全世界约有 7 960 万患者，青光眼所致双眼盲达到 1 120 万。原发性青光眼的发生有一定的家族倾向性，一般系双侧性，但两眼的发病可有先后，严重程度也常不相同。依据不同的解剖结构和发病机制，传统上将原发性青光眼分为闭角型青光眼（primary angle-closure glaucoma，PACG）和开角型青光眼（primary open angle glaucoma，POAG）两类，两者的临床表现过程及早期治疗原则不同。西方以开角型为主，我国以闭角型为主，其中致盲接近 50%。

一、闭角型青光眼

闭角型青光眼是由于前房角被周边虹膜组织机械性阻塞导致房水流出受阻，造成眼压升高的一类青光眼。闭角型青光眼的发病有地域、种族、性别、年龄上的差异：主要分布在亚洲地区，尤其是在我国；黄种人最多见，黑种人次之，白种人最少；女性多见，男女发病率之比约为 1∶3；多发生在 40 岁以上，50~70 岁者最多。我国目前闭角型青光眼的患病率为 1.79%，40 岁以上人群中为 2.5%，是我国最常见的青光眼类型。

（一）病因和发病机制

闭角型青光眼的发生需具备两个因素，一是其眼球有着特征性的解剖结构，即前房较浅（尤其周边前房），角膜（相对）较小，晶状体相对较大、较厚（随着年龄的增长尤其明显），房角入口狭窄，眼轴较短，晶状体位置相对偏前，眼前段相对狭小、拥挤。二是闭角型青光眼的发生往往有内在的或外在的促发因素，包括眼局部的或全身性的，生理性的或病理性的。临床上最多见的是情绪波动，也可见于过度疲劳、近距离用眼过度、暗室环境、全身疾病等。可能是这些刺激直接或间接引起眼部自主神经功能的失调，交感 - 副交感系统失去平衡，使得瞳孔扩大并增加瞳孔阻滞，房水从后房经由瞳孔流向前房的阻力增加，造成后房压力升高，将相对组织薄弱的周边虹膜向前推移；或睫状肌调节痉挛，顶推根部虹膜向前；或周边虹膜触碰摩擦小梁，眼局部血管舒缩功能失调而发生组织充血、水肿等，使原本狭窄的房角易于关闭堵塞和粘连，促使青光眼发病（图 10-1）。

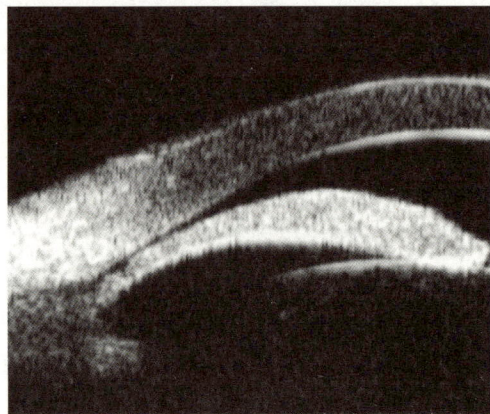

图 10-1　闭角型青光眼
前房浅、房角窄、虹膜膨隆（UBM）

（二）临床表现

闭角型青光眼的临床表现比较复杂，随着对该病认识的不断深入，临床更多地将其发展规律与病理发展过程相结合，而分为急性和慢性两种临床表现型。

1. 急性闭角型青光眼

急性闭角型青光眼（acute angle-closure glaucoma）多见于虹膜膨隆型的明显窄房角眼，由于房角关闭突然且范围较大,因此一般有明显眼压升高的急性表现。根据其临床发展规律,可分为4个阶段。

(1)临床前期:指具有闭角型青光眼解剖结构特征,如浅前房、窄房角等,但尚未发生青光眼的患眼。因为存在着急性发作的潜在危险而被认为是处于临床前期。有两种情况:一类是一眼已经发生急性闭角型青光眼,而另一眼却是从未有任何症状的"正常"眼。另一类是没有闭角型青光眼发作史,眼部检查显示具备一定的急性闭角型青光眼的解剖特征,暗室俯卧激发试验可呈阳性表现。

(2)发作期:一旦周边虹膜堵塞了房角,房水不能向外引流,眼压就立即上升,随之出现一系列临床症状,即为闭角型青光眼的急性发作。开始时,患者感到有些轻微的眼胀和头痛,或感恶心,白天视物呈蒙雾状,夜晚看灯光有虹视。根据临床表现,青光眼的发作可分为典型大发作和不典型发作。

1)典型大发作:即急性大发作,起病急和明显的眼部体征表现是其特征。多为一眼,亦可双眼同时发作。由于房角突然大部分或全部关闭,眼压急剧上升,出现明显的眼痛、头痛,甚至恶心、呕吐等症状;视力高度减退,可仅存光感。眼部检查可见球结膜水肿,睫状充血或混合充血,角膜水肿呈雾状混浊,瞳孔扩大,多呈竖椭圆形或偏向一侧,对光反射消失等。裂隙灯显微镜检查见角膜上皮水肿,角膜后可有色素颗粒沉着(色素性KP),前房极浅,房水闪辉,虹膜水肿,隐窝消失。发病略久的青光眼,尚可见虹膜色素脱落和(或)扇形萎缩。晶状体前囊下可呈现灰白色斑点状、粥斑样的混浊,称为青光眼斑。这些征象一般出现在眼压急剧升高而持续时间较长的情况下,即使眼压下降后也不会消失,作为急性大发作的标志而遗留下来。眼球坚硬如石,测量眼压多在50 mmHg以上,可超过80 mmHg。眼底则常因角膜水肿而难以窥见(图10-2)。

经降眼压治疗角膜恢复透明后,应行房角检查。房角有可能重新开放,或有局部粘连,小梁网上有色素黏着,甚或纤维素性渗出等。角膜水肿

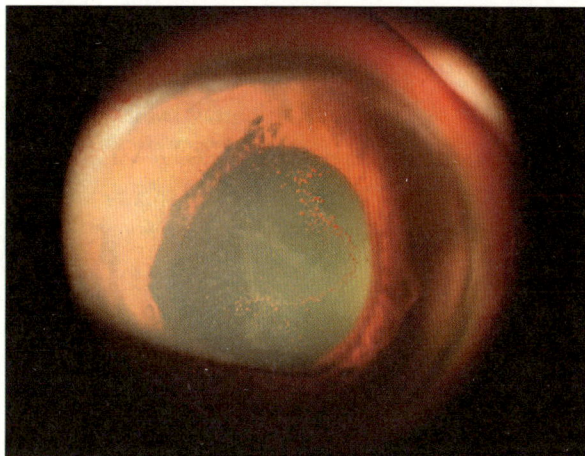

图10-2 原发性闭角型青光眼急性大发作

消退后的眼底检查可见到视盘正常或充血,视网膜轻度水肿、静脉轻度充盈(回流障碍),偶可见到出血斑点。如高眼压持续过久,则可出现视盘苍白(缺血),或视网膜中央静脉阻塞性出血。

急性发作如持续时间短,眼压控制及时,一般视力可以逐渐恢复,视野也保持正常。如未能及时得到控制,眼压水平过高,则可在短期甚至数日内失明。但多数患者可或多或少得到缓解,从而转入慢性进展期。

2)不典型发作:亦称小发作。临床特点是自觉症状轻微,仅有轻度眼部酸胀、头痛。视力影响不明显,但有雾视、虹视现象。眼部没有显著充血、水肿,角膜透明度减退,裂隙灯显微镜检查可见轻度角膜上皮水肿。瞳孔形态正常,光反应略迟钝,虹膜膨隆,前房较浅。眼底可见视盘正常,偶见视网膜中央动脉搏动。眼压一般在30~50 mmHg,亦可高达80 mmHg。发作时间短暂,经休息后可自行缓解。对这种症状轻微和没有明显充血的不典型发作,也有称之为亚急性发作或亚急性闭角型青光眼。

由于房角关闭不完全,眼内组织充血、水肿不明显,虹膜与小梁网组织虽然紧贴,但只要及时缩小瞳孔,房角仍可重新开放,不典型发作比较容易控制。但如反复发作,则可逐步产生房角损害,在大部分房角形成粘连后,就进入慢性进展期。

(3)间歇缓解期:闭角型青光眼的发作,经及时治疗(特别是不典型发作亦可自行缓解)使关闭的房角重新开放,眼压下降,病情得到暂时的缓解或稳定在一个相当长的时期,这阶段称为间歇缓解期。此期的时间,长者可达1~2年或更长,短者1~2个月,个别甚至数日内即可再次发作。反复的小发作,可形成局部的房角粘连,但并不影响大部分重新开放的房角房水引流功能,因而临床上眼压仍正常。只是当房角粘连的范围逐渐扩展到一定程度时,才表现出持续的眼压升高,即进入慢性进展期。但如果是药物控

制的眼压下降而房角大部分仍粘连关闭,不能算是间歇缓解期。

(4) 慢性进展期:房角内虹膜与小梁网组织产生了永久性粘连,眼压就会逐渐持续升高,病程转入慢性期而继续发展,这种状况称为慢性进展期。

如病变发生在急性发作未能控制的基础上,则仍保留着虹膜、瞳孔及晶状体方面的体征。如是由不典型发作而来,则除了前房浅、房角大部分或全部粘连外,可无其他症状或体征。另外,一些间歇缓解期甚至临床前期的患者长期滴用缩瞳药,虽然避免了青光眼的急性发作,但房角却可能逐步缓慢地发生粘连,达一定程度时表现出眼压的持续升高,而进入慢性进展期。

慢性进展期的早期,眼压虽然持续升高,但视盘尚正常。到一定阶段时,视盘逐渐凹陷和萎缩,视野也开始受损并逐渐缩小,最后完全失明(绝对期)。确定慢性进展期病程的主要依据是眼压升高,相应范围的房角粘连。如视盘已有凹陷扩大,则诊断更明确。

2. 慢性闭角型青光眼

慢性闭角型青光眼(chronic angle-closure glaucoma)多见于 50 岁左右的男性,临床表现类似原发性开角型青光眼,中央前房深度可以正常或接近正常,虹膜膨隆现象不明显,但其周边前房浅,房角为中等狭窄,可呈多中心地发生点状周边虹膜前粘连。由于房角粘连是由点到面逐步发展的,眼压水平也随之缓慢上升,所以临床上没有眼压急剧升高的急性闭角型青光眼的症状及体征表现。但视盘在高眼压的持续作用下,逐渐形成凹陷性萎缩,视野也发生相应的进行性损害。往往不易引起患者的警觉,多在作常规眼科检查时或于病程晚期患者感觉到有视野缺损时才被发现,因此更具有潜在的危害性。因其病程的慢性特征,临床难以做出像急性闭角型青光眼那样的明确分期。在疾病的早期,眼压、眼底和视野均正常,但存在房角狭窄,或可见到局限性的周边虹膜前粘连。随着房角粘连的扩展,眼压升高多为中等程度,常在 40~50 mmHg。到病程中、晚期,眼底有典型的青光眼性视神盘损害征象出现,并伴有程度不等的青光眼性视野损害。

(三)诊断与鉴别诊断

针对急性闭角型青光眼发作时的典型表现,易于诊断。但如果症状不典型,检查不仔细,有时会将青光眼发作误诊为急性虹膜睫状体炎。诊断要点是:闭角型青光眼发作后瞳孔常常扩大,前房浅,房角窄,还可以从另一眼也存在的闭角型青光眼解剖特征来协助诊断(图 10-3);如原发病为急性虹膜睫状体炎,则瞳孔常缩小,前房深度和房角均正常,对侧眼的正常解剖结构也有助于鉴别诊断。此外,急性发作患者因剧烈的头痛、恶心、呕吐等全身症状而忽视了眼部的表现和检查,急诊将青光眼误诊为心脑血管疾病、偏头痛、急性胃肠炎等疾病山莨菪碱,甚至给予解痉药(如山莨菪碱、阿托品等)治疗反而加剧病情的情况,也时有发生。

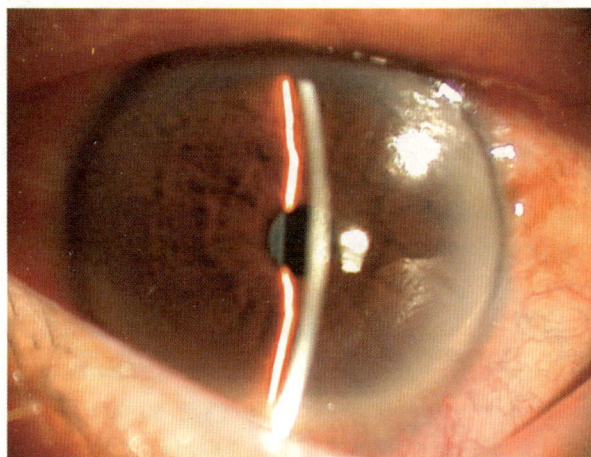

图 10-3 闭角型青光眼浅前房(裂隙灯检查)

慢性闭角型青光眼除了视物模糊、视野缺损外,常缺乏自觉症状,如果检查不细致,可被漏诊或误诊为老年性白内障、开角型青光眼等而贻误有效的治疗。强调全面的眼部检查,尤其前房角的检查非常必要。

间歇缓解期的闭角型青光眼,一切似乎都"正常",诊断较困难,主要依靠病史。凡是 40 岁以上患者具有浅前房、窄房角的体征,并有发作性的虹视、雾视、头痛或鼻根部酸胀等病史,均提示闭角型青光眼可能,应进行细致检查,必要时做激发试验以明确诊断。临床前期主要根据前房较浅、房角狭窄的体征,以及激发试验阳性来诊断,另一眼的发作史更有助于确诊。

目前临床常用的激发试验是改良的暗室俯卧试验。方法是测量眼压后嘱患者在暗室内保持清醒不入睡,且反坐在椅子上将头低俯在椅背上睁眼 1 h,然后在暗室内弱光下再测眼压一次。若前后眼压相差 9 mmHg 或以上则为阳性,这是一种比较安全的试验。眼压升高的机制是瞳孔扩大,并利用体位加重瞳孔阻滞等促发房角关闭,阳性率可达 90%。激发试验是协助诊断的手段,但阴性结果并不能排除闭角型青光眼的诊断。

对闭角型青光眼应详细询问病史,并进行全面细致的检查,尤其强调房角检查,才能做出准确的诊断和分期,以利于治疗。

(四) 治疗

闭角型青光眼的诊断一旦确立,就应根据其所处的不同阶段及时给予治疗。

1. 临床前期的闭角型青光眼

治疗目的是预防发作,主张及时做周边虹膜切除术(iridectomy),或激光周边虹膜切开术,以解除瞳孔阻滞。对暂时不愿手术者,应给予预防性滴用缩瞳药,常用 1% 毛果芸香碱(pilocarpine,即匹罗卡品)2~3 次 /d,并定期随访。

2. 急性发作的闭角型青光眼

挽救视功能和保护房角功能是治疗的主要目的。应作急诊全力抢救,以期在最短时间内控制高眼压,减少对视功能的损害,并防止房角形成永久性粘连。挽救视功能方面,首先是降低眼压,常常是促进房水引流、减少房水生成和高渗脱水三种手段联合应用;其次是及时应用神经保护药物。保护房角方面,常用缩瞳药和抗炎药物。

对急性发作患者的处理,首先眼局部频滴缩瞳药,常用 1% 毛果芸香碱,可每 15 min/ 次,眼压下降后或瞳孔恢复正常大小时逐步减少用药次数,最后维持在 3 次 /d。缩瞳药能够拉离根部虹膜,开放房角,既促进了房水引流,又保护了房角免于粘连损坏。如果发作眼充血明显,甚至有前房纤维素性渗出,可局部或全身应用皮质类固醇制剂或非甾体抗炎药,一则有利于患眼反应性炎症消退,二则减轻房角组织的炎症水肿,有利于房水引流并减少或避免粘连的发生。针对高眼压状况,还同时合并应用高渗脱水剂和抑制房水生成的药物降低眼压。高渗脱水剂有甘油、山梨醇、甘露醇、尿素等,常用 20% 甘露醇溶液,1.0~1.5 g/(kg·d),快速静脉滴注。临床使用时应注意老年患者,尤其是有高血压和心功能、肾功能不全,以及电解质失调患者的全身状况,以免发生意外。房水生成抑制剂有眼局部用药和全身用药两类。全身用主要是碳酸酐酶抑制剂,常用的有乙酰唑胺(醋氮酰胺),或醋甲唑胺,眼压控制后可停用;眼局部用药主要有碳酸酐酶抑制剂和 β 肾上腺素受体(β 受体)阻滞剂,前者有 2% 杜塞酰胺滴眼液和 1% 布林左胺滴眼液;后者有 0.5% 噻吗洛尔、0.25% 倍他洛尔、2% 卡替洛尔、0.3% 美替洛尔及 0.5% 左布诺洛尔等滴眼液,可选用一种,能有效地协助高眼压的控制。(具体用法见第四章。)

急性发作的患眼,如果采取上述药物治疗 3 天后眼压仍持续在 50~60 mmHg 或以上,则应考虑及时手术治疗。这时由于房角多已粘连丧失功能,只能做眼外引流术,但在眼部组织水肿、充血剧烈的情况下施行手术,组织炎症反应大,滤过泡容易纤维瘢痕化,也易发生手术并发症,往往效果较差。对于虹膜萎缩明显、瞳孔固定散大的急性发作眼,滤过性手术以虹膜嵌顿术(iridencleisis)为好。术前、术后加强皮质类固醇的应用,可减少手术的创伤反应,提高手术成功率。如果药物治疗眼压能被控制,则可参照不典型发作控制后的处理原则,选择做眼内或眼外引流手术。

对于眼压升高的青光眼,尤其是急性发作过的青光眼,及时给予全身应用自由基清除剂、抗氧化剂(如维生素 E、维生素 C 等),可对受损的视网膜视神经组织起到一定的保护作用。

对于闭角型青光眼的不典型发作,常常缩瞳药、β 受体阻滞剂、碳酸酐酶抑制剂联合应用,一般能较快控制病情。眼压下降后,可逐步停用 β 受体阻滞药和碳酸酐酶抑制剂。如眼压不再升高,房角大部分或完全开放,可做周边虹膜切除(开)术。如眼压再度回升,则表示房角的房水引流功能明显受损,只能选做眼外引流手术,如小梁切除术(trabeculectomy)等滤过性手术(图 10-4)。

3. 间歇缓解期的闭角型青光眼

因房角完全或大部分开放,眼压正常,应施行周边虹膜切除(开)术,以解除瞳孔阻滞,避免房角关闭,达到阻止病程进展的治疗目的。暂时不愿手术者,则应在滴用缩瞳药的情况下加强随访。

4. 慢性进展期的闭角型青光眼

治疗目的是控制眼压。因房角已大部分粘连或全部粘连,房水引流功能破坏,眼压升高,只能选择做小梁切除术或巩膜咬切术等眼外引流术。

5. 慢性闭角型青光眼

早期病例及相对"正常"眼的处理原则同急性闭角型青光眼的间歇缓解期和临床前期眼。针对其根部虹膜有较多嵴突的解剖特征,施行周边虹膜切除(开)术的同时进行激光周边虹膜成形术(irioplasty)可能效果更好,尚待临床的验证。对于中、晚期的病例,因房角大多

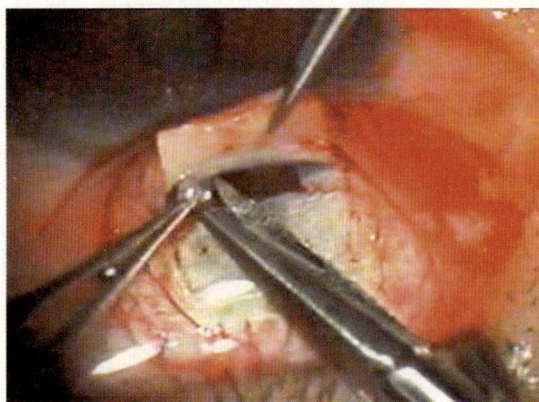

图 10-4　小梁切除手术

数失去正常房水引流功能,眼压已升高,则只适于选做小梁切除术等滤过性手术;同时因已存在高眼压对视网膜视神经的损害,故应给予神经保护药物治疗。

6. 绝对期的青光眼

治疗目的仅在于解除不适症状,多需手术治疗,应尽量避免眼球摘除给患者带来的精神痛苦。

二、开角型青光眼

原发性开角型青光眼具有以下特征:①两眼中至少一只眼的眼压持续≥21 mmHg,没有与眼压升高相关的病因性眼部或全身其他异常;②房角开放且外观正常;③存在典型的青光眼性视盘;④具有特征性的视野损害。其临床病程进展较为缓慢,多数没有明显症状,因此不易早期发现。开角型青光眼的患病率为 1.5%~2%。我国的原发性青光眼中开角型少于闭角型,但近年有上升的趋势。多见于 20~60 岁之间,随年龄增大,发病率增高。具有种族(白种人较多)和家族(同胞比双亲或子女的发病率要高)倾向性。糖尿病、甲状腺功能症、心血管疾病和血液流变学异常、近视眼以及视网膜静脉阻塞等患者是高危人群。

(一)病因和发病机制

房角开放,但房水外流排出系统病变使房水流出阻力增加造成眼压升高,主要学说有:①小梁组织局部的病变;②小梁后阻滞,即房水流经小梁组织后的巩膜静脉窦到集液管和房水静脉部位的病变,包括表层巩膜静脉压升高等;③血管-神经-内分泌或大脑中枢对眼压的调节失控。目前,大多数的临床和基础研究表明,小梁组织尤其近巩膜静脉窦区的组织(近小管部)是主要病变所在部位。分子生物学研究表明,开角型青光眼具有多基因或多因素的基因致病倾向性,确切的发病机制尚未阐明。

(二)临床表现

1. 症状

本病早期几乎没有症状,部分患者表现为变性近视,常觉视疲劳;病变进展到一定程度,眼压波动较大或眼压水平较高时患者方有视物模糊、眼胀和头痛等,甚至虹视和雾视;晚期因双眼视野缩小,可有行动不便和夜盲等表现。中心视力多数病例在短期内不受影响,甚至在晚期管状视野病例也可保持良好。

2. 眼局部体征

本病早期眼前部可无任何改变。前房深度正常或较深,虹膜平坦,眼前部表现很"安静",前房角开放,房角的形态并不会随眼压的升降而有所改变。房角镜检查一般看不到房角结构的明显异常,有时可见较多的虹膜突(梳状韧带)、虹膜根部附着偏前、小梁网色素较多等。晚期眼压较高时可有角膜水肿,在患眼视神经损害较重时可有瞳孔轻度散大,对光反射迟钝(相对性传入性瞳孔障碍)。

青光眼眼底视神经损害的典型表现为视盘凹陷的进行性扩大和加深,是所有青光眼发展到一定阶

段后的共同特征。开角型青光眼早期,视盘特征性的形态改变有视网膜神经纤维层缺损(retinal nerver fiber layer defect,RNFLD)、局限性的盘沿(rim)变窄以及视盘杯凹的切迹(notch)(图 10-5)。有些可表现为视盘表面或其附近小线状或片状的出血。随着病程的继续进展,视盘的杯凹逐步扩展,最终导致杯/盘比(cup/disc ratio,C/D ratio)的增加。晚期病例的视盘呈盅状凹陷,色泽淡白,视网膜中央血管在越过视盘边缘处呈屈膝或爬坡状,类似"中断"一样。

3. 眼压

开角型青光眼的最早期表现为眼压的不稳定

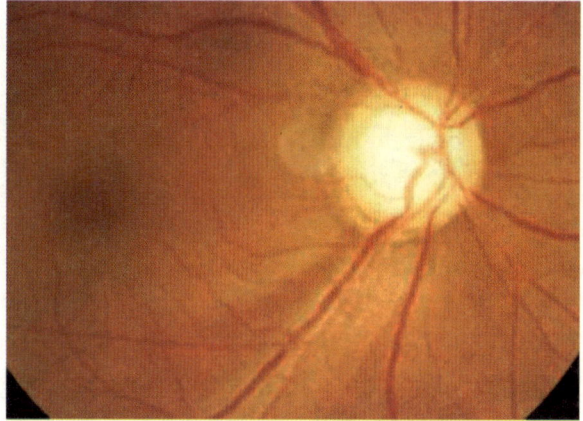

图 10-5　视网膜神经纤维层缺损眼底像

性,眼压波动幅度增大。眼压可有昼夜波动和季节波动,一般在清晨和上午较高,但也有下午和晚上高峰的;冬天的眼压较夏天的要高些。随着病程发展,眼压水平逐步升高,多在中等水平,少有超过 60 mmHg 的。

4. 视功能

开角型青光眼的主要表现为视野(visual field)损害和缺损。视野改变与视盘凹陷等体征相对应,也反映病变的严重程度。典型的青光眼视野损害如下:

(1) 中心视野的损害:中心视野是指中央 30° 范围。早期改变最常见的是旁中心暗点,在注视点周围 10° 以内范围,以鼻上方为最多见,可单独存在或与其他早期损害并存。鼻侧阶梯也较常见,是指鼻侧视野水平分界线附近等视线的上、下错位或压陷。随着病程进展,旁中心暗点逐渐扩大,多个暗点相互融合形成典型的弓形暗点(Bjerrum 暗点)。这种视野损害可以延伸至鼻侧的中央水平分界线,形成大的鼻侧阶梯,如有上方和下方的弓形暗点相接则形成环形暗点(图 10-6)。

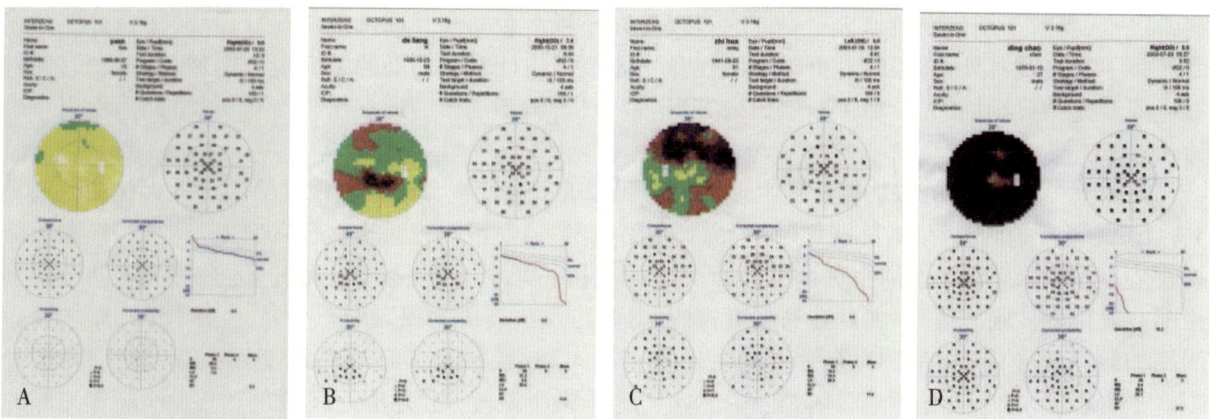

图 10-6　正常视野及开角型青光眼的视野损害
A. 正常视野;B. 旁中心暗点;C. 弓形暗点;D. 管状视野

(2) 周边视野的损害:在中心视野出现暗点损害的同时或稍后,周边视野可开始出现变化,通常先是鼻上方,然后是鼻下方,最后是颞侧。颞侧视野的改变,可表现为周边部的楔形或扇形等视线压陷缺损;随后进行性缩小,与鼻侧缺损共同形成向心性缩小,最后可仅剩中央部 5°~10° 的一小块视野,称管状视野。管状视野可保留较好的中心视力。鼻侧的视野损害进展速度较快,可最终在颞侧留下一小片岛状视野,称颞侧视岛。这些残存的视野丧失,就导致完全失明。

早期视野损害的概念,随着视野检查手段的不断发展而改变。Goldmann 视野计检查是定性评价,电子计算机辅助的视野检查是定量的阈值测定。因此,青光眼最早期视野损害应是光阈值的增高,发生在局部暗点出现之前,系可逆性改变。

(三) 诊断与鉴别诊断

依据眼压升高、视盘的青光眼性改变和相应的视野损害等典型表现,房角开放,本病易于做出诊断,但已不属早期。开角型青光眼的早期诊断往往较为困难,要基于下述几个指标的综合分析判断。

1. 眼压

早期眼压水平并不太高,又有波动性,应进行细致的阶段性观察,必要时作 24 h 昼夜眼压测量。如果最高眼压超过 30 mmHg,波动又大于 10 mmHg,则基本可以做出诊断。如果波动大于 6 mmHg,最高水平略超过正常,应属青光眼可疑,要定期随访观察,并结合其他指标来分析判断。这里要区别高眼压症(ocular hypertension),即眼压超过正常水平,但长期随访观察并不出现视神经和视野的损害,通常眼压在 21~30 mmHg 间。亦有将高眼压症视为可疑青光眼的,尤其是在同时伴有青光眼家族史、高度近视眼、糖尿病等青光眼高危因素时。长期随访显示,有 5%~10% 的高眼压症最终发展为开角型青光眼。

眼压的正常值是指正常人群中眼压平均值(16 mmHg)±2 个标准差(2.5 mmHg)的统计学数值,即 95% 正常人的生理眼压值是 11~21 mmHg,不能机械地将超出这一统计学范围的眼压都视为病理值,要综合分析判断。此外,眼压测量方法上的差异,也会造成对实际眼压的偏差错误,压陷式 Schiotz 眼压计、气流式非接触眼压计(NCT)都不如 Goldmann 压平式眼压计准确、可靠,但后者技术操作要求较高。诊断时,尤其对可疑病例的眼压判断应该做压平式眼压计测量。

2. 眼底

本病的眼底改变主要是视盘的形态学改变。正常眼底的杯/盘比(C/D)大多不超过 0.4,如果 C/D 达 0.6 以上,或两眼的 C/D 差值 >0.2 时,应引起重视。定期随访,发现视盘凹陷进行性加深扩大,更有诊断意义。在视盘凹陷明显改变之前细致地检查,如发现有视网膜神经纤维层缺损(无赤光眼底镜检或黑白眼底照相会更清楚),相应处的视盘盘沿变窄,特别是颞上、颞下象限处,视杯凹陷也在相对应处出现切迹,均是青光眼视神经损害的特征。这些形态学的改变可以早于比较敏感的阈值视野检查出现异常之前,具有早期诊断价值。更早期的表现可以是视盘表面或其周围的小线状、片状出血灶。除了眼底镜下直接观察外,有条件者可以借助视盘立体照相或计算机辅助的眼底视盘影像分析仪器(如偏振光或激光共焦扫描、光学相干断层扫描等)定量分析,判断细微的形态结构变化,更早期地做出正确诊断。

临床上,易于混淆的眼底体征是生理性大杯凹和近视眼性视盘改变。视盘的生理性大杯凹比率为 5%~10%,通常是两眼对称,杯凹均匀扩大的,盘沿宽窄一致,没有视盘出血、杯凹切迹和神经纤维层缺损改变,近 50% 有家族性的生理性大杯凹。其眼压和视野均正常,随访也无进行性扩大,有助于鉴别诊断。近视眼性眼底改变(尤其在高度近视或病理性近视)表现为视盘形态变异,色泽较淡,加之视盘周围的脉络膜萎缩弧,视野检查常伴有生理盲点扩大和(或)中心暗点(黄斑变性),易于误诊为青光眼。当高度近视眼伴有青光眼时,也易于被上述征象所掩盖,误为是近视眼的改变,延误青光眼的早期诊断。

3. 视功能

视功能的改变是青光眼诊断和病情评估的重要指标之一。通常临床应用的视野检查(包括阈值定量检测)尚不够敏感,需视神经纤维受损达一定程度后方能检测出。另外,视野检查属于一种主观检查,即心理物理学检查,可受多种因素的干扰。因此,分析结果时应考虑到可靠性参数,并综合眼压、眼底的状况来做出判断。视野损害也可见于其他眼病和神经系统、血管系统等疾病。当一时难以判断视野损害时,可定期随访检查,对比分析视野变化。因此,不要单独依据一次视野检查就排除或确定早期青光眼的诊断。

4. 房角

开角型青光眼的房角大多较宽,可以见到睫状带,无粘连,当眼压升高时,房角仍开放,即使到了病程晚期,也是如此。少部分病例,房角入口可以较窄,眼压升高时并不关闭,也不会发生房角粘连,属窄角性的开角型青光眼(房角的宽窄和开放是两个不同的概念)。有些开角型青光眼的前房角中可见到残留的中胚叶组织(梳状韧带)附着在睫状带、巩膜突,甚至小梁网上,易将其误为虹膜周边前粘连,其特点是呈丝状突起,表面光滑,边界清晰;而虹膜周边前粘连则多呈小片状前粘连,边界模糊,表面纹理不清,结合虹膜根部膨隆与否也有助于区别。

(四) 治疗

本病的治疗目的是尽可能地阻止青光眼的病程进展。治疗方案的制订应以青光眼患者的全面检查(眼部和全身)为基础,包括准确掌握眼压的高度和波动的规律,视野的定量阈值变化,视盘形态的细致改变,以及视网膜视神经血液供应状况的异常与否,并且结合全身心血管系统、呼吸系统等有否疾病来综合考虑。开角型青光眼的治疗方式有药物、激光和显微手术治疗。

1. 药物降眼压治疗

(1) 眼局部应用的降眼压药:若局部滴用 1~2 种药物即可使眼压控制在安全水平,视野和眼底改变不再进展,患者能耐受并能定期复查,则可选用药物治疗。目前的药物作用机制可归纳为三方面:增加小梁网途径的房水引流,减少睫状体的房水产生,增加葡萄膜巩膜途径的房水引流。最早应用于开角型青光眼治疗的是增加小梁网途径房水引流药物,如拟胆碱作用药(毛果芸香碱)、非选择性肾上腺素受体激动剂(肾上腺素及其前体药地匹福林),但其不良反应较多,目前较少选用。应用最广泛的是减少房水生成药物,如 β 受体阻滞剂(噻吗洛尔、倍他洛尔、美替洛尔、左布诺洛尔、卡替洛尔),还有碳酸酐酶抑制剂(杜塞酰胺、布林佐胺),以及具有抑制房水生成和增强房水外流的 α 受体激动剂(阿伯拉可乐定、溴莫尼定)。最新应用的是增加葡萄膜巩膜途径房水引流药物,如前列腺素衍生物(拉坦前列素、曲伏前列素、贝美前列素、乌诺前列素)。目前一些复合制剂也已开始应用。(具体特点及应用见第四章眼科常用药物。)

滴眼液药物治疗要注意相关的眼部和全身不良反应,如 β 受体阻滞剂主要有心血管系统和呼吸系统的不良反应,表现为心率减缓、心律不齐、血压下降及诱发或加重慢性阻塞性肺疾病和支气管哮喘。因此,对有较重心血管疾病(如心力衰竭、窦性心动过缓、二或三度房室传导阻滞)、较重呼吸系统疾病(如支气管哮喘、严重阻塞性呼吸道疾病者)应避免使用。前列腺素衍生物药物目前没有发现全身不良反应,眼局部反应少见,有眼部充血、不适感,长期应用可增加虹膜色素,引起睫毛粗长。

(2) 全身应用的降眼压药:多作为局部用药不能良好控制眼压时的补充,或手术治疗前的术前用药,剂量和时间均不宜过大或过长,以免引起全身更多的不良反应。目前主要有以下两大类。

1) 口服碳酸酐酶抑制剂(乙酰唑胺或称醋氮酰胺,醋甲唑胺或称甲氮酰胺):减少房水生成(见前)。该类药系磺胺类制剂,过敏者禁用。常见的不良反应有唇面部及手指、脚趾麻木感,胃肠道刺激症状,尿液混浊等,如果长期服用可诱发尿路结石、肾绞痛、代谢性酸中毒、低钾血症、肝功能损害等不良反应。因此,临床上长期服用的同时,给予氯化钾和碳酸氢钠,以减少不良反应的发生。对伴有肝、肾功能不全,呼吸性酸中毒者应谨慎使用,最好不用。个别患者服用该药后可发生再生障碍性贫血,其与剂量无关,是特异性反应。

2) 高渗脱水剂:以甘露醇(mannitol)为代表,通过提高血浆渗透压来降低眼压,使用同急性闭角型青光眼(见前)。

此外,还有口服的复方甘油制剂、静脉注射的呋塞米等。这类药物降眼压作用起效快,但维持时间短。在高血压、心功能不全、肾功能不全患者,要注意全身状况,以防意外。过多地应用或应用较长时间易引起全身脱水、电解质失调,颅内脱水严重时可引起头痛,血液脱水严重时可引起血栓形成,尤其在儿童和老年人更应注意。

2. 青光眼的神经保护治疗

青光眼性视神经病变中,由自由基、兴奋毒素、生长因子剥夺等形成的病理环境,对受损的神经节细胞及其周围健康神经元仍是潜在的危险。青光眼神经保护(neuroprotection)治疗是解救受损的神经元免于凋亡,以及防止周围健康神经元继发损害的一种治疗手段,目前认为,抗氧自由基的维生素 C 和维生素 E,钙离子通道阻滞剂倍他洛尔、尼莫地平等能部分地防止由谷氨酸毒性和缺氧引起的视网膜损伤,改善视网膜血液循环的药物也是青光眼的有效神经保护制剂。其他如神经营养性因子等尚在实验研究阶段。此外,我国的中医药也是神经保护治疗的重要手段。

3. 激光治疗

当眼局部降眼压药物治疗不理想时,可试行激光小梁成形术,尤其是近 10 多年广泛开展的选择性激光小梁成形术(selective laser trabeculoplasty,SLT),可作为首选治疗。其原理是采用特定波长的激光照射房角处的小梁网,通过生物物理、生物化学等反应疏通小梁组织的堵塞,改善房水流出,降低眼压。在欧洲一些国家,已经尝试将此方法作为替代药物降眼压治疗的选择。对于老年患者或身体虚弱不能耐受药物治疗的患者,或者特定时期内(如准备或已经怀孕的女性)青光眼患者,可采用此法治疗。SLT 的治疗效果可能只维持数月,但因其不对组织造成损害,可以反复多次施行。虽然多数病例最终需行滤过性手术,但 SLT 可以延缓手术时间和减少抗青光眼药物的使用。

4. 手术治疗

最常用的滤过性手术方式是小梁切除术,即人为地创建一条滤过通道,将房水引流到巩膜瓣和结膜瓣下,以缓解升高的眼压。近年有针对开角型青光眼的非穿透性小梁手术(non-pentrating trabecular surgery,NPTS),特点是不进入前房,术中、术后并发症(主要是浅前房或前房消失)大大减少(图 10-7)。年轻患者为防止滤过通道的纤维瘢痕化,可在术中或术后恰当应用抗代谢药,常选丝裂霉素 C(mitomycin C,MMC)和 5-氟尿嘧啶(5-fluorouracil,5-Fu),但要特别注意防止该类药物的毒性作用和可能的并发症。术后也可选用干扰素滴眼液滴眼,有利于瘢痕的控制。对于多次滤

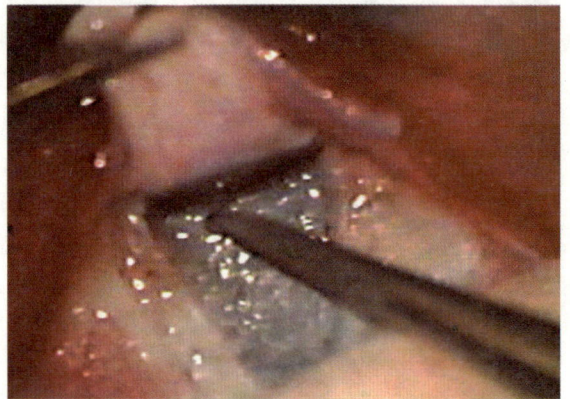

图 10-7 非穿透性小梁手术

过性手术失败的患眼,可采用人工导管引流术,常选青光眼减压阀(Krupin 或 Ahmed glaucoma value)植入手术。

三、青光眼的特殊类型

特殊类型的青光眼与前述的闭角型和开角型青光眼不同,有其独特之处。

(一) 高褶虹膜性青光眼

高褶虹膜(plateau iris)结构是指虹膜根部前插在睫状体上,虹膜周边部成角状高褶向前再转向瞳孔区的解剖结构,其特征是形成的房角窄、浅,虹膜平坦,但中央前房并不浅(图 10-8)。较少见,年龄多在30~50 岁,常有闭角型青光眼家族史。虹膜褶的形态有完全性的(虹膜褶较高)和不完全性的(虹膜褶较低)前者多为急性表现,后者多为慢性过程。

房角高褶虹膜的,形态用 UBM 检查更加直观,其引起的眼压升高可用虹膜周边切除术后暗室试验阳性来明确。

高褶虹膜性青光眼的治疗需用缩瞳药,也可施行激光周边虹膜成形术以拉平高褶、加宽房角。如果伴有白内障,则可采用晶状体摘除人工晶状体植入手术来加宽房角。如果已发生粘连,房角失去引流房水功能,则只能进行滤过性手术治疗。

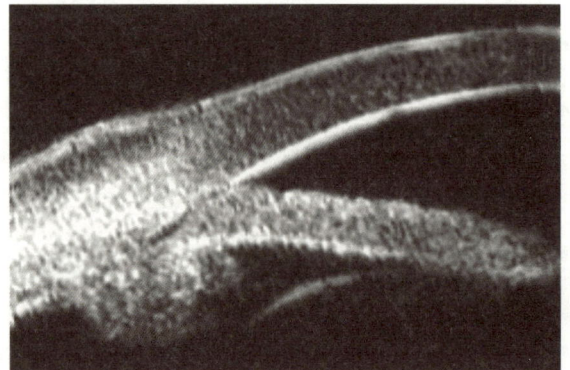

图 10-8 房角高褶虹膜形态(UBM)

（二）恶性青光眼

原发性闭角型青光眼术后眼压不但未下降反而升高，病情更重，故称为恶性青光眼（malignant glaucoma），根据发病机制又称为睫状环阻塞性青光眼（ciliaryblock glaucoma）、房水引流错向性青光眼（aqueous misdirection glaucoma）。这是一组多因素的难治性青光眼，好发于小眼球（短眼轴、大晶状体）的患眼，多见于青光眼、白内障等手术后，亦可见于缩瞳药治疗后或为自发性的。其病理机制是睫状体的肿胀或肥大、前转，晶状体悬韧带松弛，导致晶状体虹膜膈前移，瞳孔缘被晶状体前部紧紧顶住，并且将虹膜整个推向小梁网和角膜，关闭房角，前房极浅或消失。房水在睫状突、晶状体赤道部和前玻璃体界面的附近向前流动被阻滞后（睫状环阻滞），反流向后进入玻璃体腔或玻璃体后间隙积聚（房水引流错向），玻璃体内压力增高，又进一步顶推晶状体虹膜膈向前，产生恶性循环，形成其特殊的临床表现：前房消失，眼压不断升高（图 10-9）。

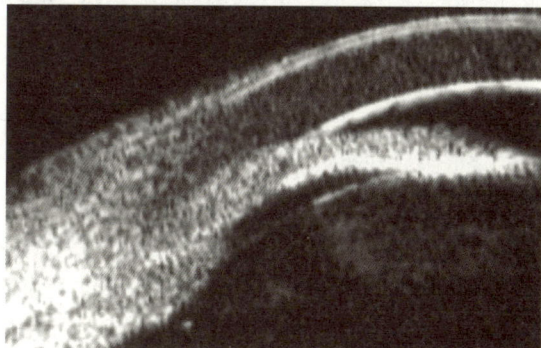

图 10-9　恶性青光眼晶状体虹膜膈前移形态（UBM）

恶性青光眼一旦确诊，应立即采取积极措施，以恢复前房，降低眼压。

本病药物治疗主要有：①睫状肌麻痹剂，可松弛睫状肌，可加强晶状体悬韧带的张力，使晶状体后移。常选用 1%~4% 阿托品滴眼液，4~5 次 /d，夜间加用阿托品眼膏。②降眼压药物：用高渗脱水剂和减少房水生成药物，使玻璃体脱水浓缩，降低眼压。③皮质类固醇抗感染治疗：局部或全身应用，可减少组织水肿和炎症反应，促进睫状环阻滞的解除。

本病还可施行激光治疗，可直视或经房角镜或经内镜做睫状突的激光光凝术，使其皱缩而解除阻滞，常选用氩激光。在无晶状体眼、人工晶状体眼可用 Nd:YAG 激光做晶状体后囊膜和玻璃体前界膜的切开治疗，利于玻璃体内积液的向前引流。

如上述治疗无效，则需施行手术治疗：①抽吸玻璃体积液术；②晶状体玻璃体切除术，需将晶状体后囊膜和玻璃体前界膜尽量切除，以达根治。

（三）正常眼压性青光眼

正常眼压性青光眼具有与其他类型青光眼类似的视盘凹陷扩大和视野缺损，但缺乏眼压升高的证据，一般认为，其与高眼压性开角型青光眼是属同一类原发性青光眼，为不同的表现型，又称低眼压性青光眼，但实际上其眼压是在统计学正常值范围内，所以用正常眼压性青光眼（normal tension glaucoma）更为确切。文献报道，本病可占开角型青光眼的 20% 以上，尤以日本、韩国多见，以 40~60 岁年龄组最多，女性患者较多。

1. 临床特征

就诊主诉为视力减退和视野缺损，早期往往由于无症状和中心视力尚好而延误确诊，其主要表现是眼底视盘的改变。与高眼压性青光眼比较，正常眼压性青光眼的杯凹较浅，呈缓坡状，视盘周围的晕轮（halos）和萎缩征较多，视盘出血发生率较高（图 10-10）。视盘杯凹与视野损害不成比例，即同样的视野缺损，正常眼压性青光眼的 C/D 比值较高眼压性青光眼的要大。视野损害具有以下特征：视野缺损靠近固视点的比例较大，局限性缺损较多，且损害较深，边界较陡。虽然这类青光眼的眼压在正常范围内，但存在日夜波动，眼压偏于正常范围的高限一侧（18~20 mmHg），提示这类青光眼的视神经损害阈值降低，不能承受相对

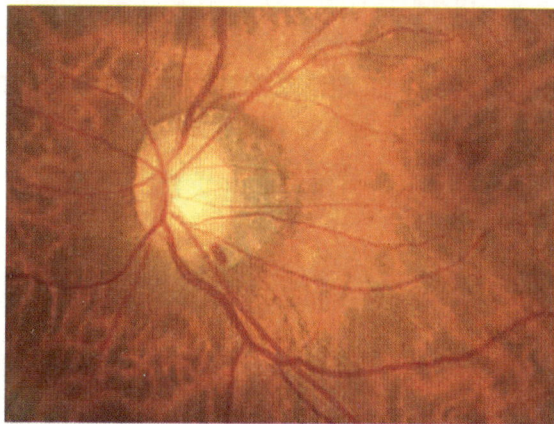

图 10-10　青光眼视盘边缘（颞下）线状出血

"正常"的眼压，一般认为这与视神经和视网膜神经节细胞缺血损伤有关。

正常眼压性青光眼的易患危险因素：近视眼、血压异常（低血压或高血压）、血流动力学危象（如失血、休克）、血液流变学改变（如高血黏度等）及全身心血管疾病，尤其是周围血管痉挛（如雷诺症、偏头痛）等。

2. 诊断与鉴别诊断

正常眼压性青光眼的诊断需综合眼部和全身检查及完整细致的病史，一般认为，其峰值眼压不应超过 21 mmHg。需与下列情况鉴别：①具有较大日夜眼压波动的高眼压性开角型青光眼，可进行 24 h 眼压（尤其是夜间眼压）的监测；②已经缓解的高眼压性青光眼遗留有扩大的视盘杯凹和视野损害；③非青光眼性视神经病变，如各类视神经萎缩、缺血性视神经病变等。

3. 预后与治疗

影响正常眼压性青光眼预后的因素有相对较高的眼压、较薄的角膜和血液循环障碍等。其治疗目的主要是降低眼压和改善循环，保护视神经。通常认为，需降低基础眼压达 1/3 或将眼压控制在低于 15 mmHg 水平，降眼压药宜选择不影响血管收缩的，如碳酸酐酶抑制剂、前列腺素类衍生物、有扩张血管作用的药物（如倍他洛尔）及有神经保护作用的（如溴莫尼定）。一般来说，药物难以控制眼压或病情仍在进展者，才考虑手术治疗。可采用较薄（1/4~1/3 厚）巩膜瓣的小梁切除术来获得较低的眼压。改善眼局部血液供应治疗，常选用钙离子通道阻滞药和 5- 羟色胺拮抗剂等，以利于增进视网膜视神经的血液循环。同时应用视神经保护剂，如抗自由基药物和阻断谷氨酸神经毒性药物。

要点提示：

- 急性与慢性青光眼的不同表现是与其眼压升高的机制不同密切相关的，应该从房角关闭机制上来认识其症状、体征。
- 急性闭角型青光眼的慢性进展期与慢性闭角型青光眼是两个不同的概念，有必要对其有所认识和区别。
- 开角型青光眼的诊断是一个综合眼压、眼底、视野、房角等多因素的分析判断过程，有时还需要经过一段时间的随访观察对比，才能做出结论。
- 原发性开角型青光眼的高危因素，如青光眼阳性家族史、近视眼、糖尿病、视网膜静脉阻塞等，对其早期诊断有一定的参考价值。
- 了解青光眼的复杂性，从不同临床表现理解其内在的致病机制，进而掌握如何给予相应的治疗。

第三节 继发性青光眼

继发性青光眼（secondary glaucoma）是某些眼部疾病或全身疾病，或某些手术或药物的应用，干扰了正常的房水循环（阻碍房水外流或增加房水生成），造成眼压升高的眼部病理状况。根据高眼压状态下房角的开或闭，也可分为开角型和闭角型两类，但有些病例在病变过程中可由开角转为闭角，有些病例则两种机制共存。临床上继发性青光眼可归为与炎症相关与外伤相关、与出血相关、与晶状体相关、与药物相关、与综合征相关、与血管疾病相关、与眼部占位性病变相关和与眼部手术相关等。

一、炎症相关性青光眼

（一）虹膜睫状体炎引起的青光眼

虹膜睫状体炎（iridocyclitis）可导致严重的急、慢性青光眼发生，或为开角型或为闭角型，其眼压升高可继发于活动性炎症、炎症后遗症，或过量的皮质类固醇治疗。慢性葡萄膜炎发生青光眼要比急性葡萄膜炎（<3 个月病程）高 1 倍以上。继发性青光眼的病理机制有多种，导致开角型青光眼的病理有炎性细胞、纤维蛋白、血清蛋白质及受损的组织细胞碎片等阻塞小梁网，炎性介质和毒性物质对小梁细胞的损害导致功能失调，房水外流障碍。继发性闭角型青光眼的病理状况可以是非瞳孔阻滞性的周边虹膜前粘连，

也可以是瞳孔阻滞性的瞳孔后粘连(瞳孔闭锁或瞳孔膜闭),阻滞前后房的房水交通,并引起虹膜膨隆,加重或促使周边虹膜前粘连。

本病的治疗原则为:对急性虹膜睫状体炎合并高眼压患者,以控制急性炎症为主,充分扩瞳和应用足量的皮质类固醇或非甾体消炎药(局部和全身)是关键性措施,配合降眼压药治疗,多能较快控制高眼压状况。慢性虹膜睫状体炎尤其需要系统、正规的抗感染治疗,同时注意继发性青光眼的随访。陈旧性虹膜睫状体炎合并青光眼时,多需手术治疗,虹膜膨隆早期可试行周边虹膜切除(开)术,晚期需行滤过性手术加用适量的抗代谢药。手术前后应给予适量的皮质类固醇治疗,以防手术引起虹膜炎症的活动。

(二)青光眼睫状体炎危象

青光眼睫状体炎危象(glaucomatocyclitic crisis)又称 Posner-Schlossmann 综合征,以非肉芽肿性睫状体炎伴明显眼压升高为特征,发生机制不明,似乎与病毒感染、劳累(尤其是脑力疲劳)和精神紧张有关。

临床多见于青壮年,起病甚急,可有发作性视物模糊、虹视、雾视等症状,单眼居多,可反复发作。炎症表现轻微,局部充血很轻,眼压升高达 40~60 mmHg,可引起角膜水肿,但通常对视力影响较小。房水闪辉轻微,一般在发作 3 天内出现 KP,多为粗大的羊脂状 KP,也可见小灰白色 KP,通常数目不多,有 1~10 颗不等,大多沉积在角膜下方 1/3 区域。房角开放,无粘连,从不发生瞳孔后粘连。炎症发作和眼压升高可持续数小时到数周,多在 1~2 周内,也能自行缓解。在眼压升高眼找到典型的 KP 是诊断的关键。

青光眼睫状体炎危象是一种自限性疾病,大多数预后较好,部分反复发作的病例可呈原发性开角型青光眼的表现,眼压持续升高,出现视盘凹陷性萎缩,视野损害。

本病的治疗原则:①控制炎症:通常给予表面滴用皮质类固醇,但对部分敏感人群可致升高眼压,应尽量缩短使用时间,或用非甾体抗炎药。②降眼压:通常药物治疗,如发生视功能损害,可施行滤过性手术治疗,往往需用抗代谢药。

二、外伤相关性青光眼

眼球钝挫伤引起的青光眼较多见,可在损伤后立即发生,也可迟至数月、数年后才表现出来,眼压的升高可是暂时性的,也可是持续性的;可为轻度的,也可为显著的,依据钝挫伤的程度和引起眼压升高的原因而不同。常见有以下几种情况。

(一)眼内出血

前房积血最常见,其次是玻璃体积血。前房积血(hyphema)伴发的眼压升高多为暂时性的,与积血量的多少有关。引起眼压升高的最常见原因是红细胞等血液成分机械性阻塞小梁网,也可是大量血凝块引起的瞳孔阻滞。其治疗主要是通过限制活动以减少再出血,药物促进积血吸收和降眼压。一般都能较快控制眼压,前房积血也能完全吸收。如外伤后眼压很高(常因多种原因导致眼压升高),伴全前房积血,可行前房穿刺放血冲洗。如果眼压仍不能控制,则应施行滤过性手术。玻璃体积血后红细胞变性可发生血影细胞性青光眼(ghost cells glaucoma),临床上多见于玻璃体积血后约 2 周,前房内有许多小的土黄色的血影细胞在慢慢地循环,后期可沉积像前房积脓,房角开放。多数血影细胞性青光眼可通过前房冲洗手术解除,如存在玻璃体积血,则需行玻璃体切割术。

(二)房角后退

眼球钝挫伤房角后退所致的眼压升高较多,伤后早期发生的原因是小梁组织水肿、炎症介质释放和组织细胞碎片阻塞等,主要用皮质类固醇治疗。伤后晚期数月到数年发生的为慢性眼压升高过程,多见于房角后退范围≥180°的伤眼,系小梁组织损伤后瘢痕修复阻碍了房水外流。房角镜检查可见程度不同、宽窄不一的房角后退体征(图10-11)。通常房角后退性青光眼(angle-recession glaucoma)较难用药物控制,可选择滤过性手术治疗,常需加用抗代谢药。

(三)其他原因

钝挫性眼外伤也可因晶状体和玻璃体解剖位置异常或葡萄膜炎症等引起继发性青光眼。

眼球钝挫伤所伴发的青光眼往往是多种因素共同作用所致,应注意分析观察,抓住主要的病因,施行治疗时有所侧重,但又要全面。

三、晶状体相关性青光眼

与晶状体有关的青光眼包括晶状体自身物质诱致的青光眼(主要是开角型)和晶状体位置异常所致的青光眼(主要是闭角型)。比较特殊的是晶状体溶解性青光眼,应该引起重视的是晶状体皮质残留性青光眼。

(一)晶状体溶解性青光眼

晶状体溶解性青光眼(phacolytic glaucoma),为成熟或过熟的白内障中高相对分子质量的可溶性晶状体蛋白大量逸出,阻塞了小梁网房水外流通道所致的继发性开角型青光眼(图 10-12)。

1. 临床表现

本病临床表现为急性眼压升高,类似急性闭角型青光眼发作,充血、疼痛,角膜水肿,视力变化因原有的完全性白内障而不明显。房水闪辉明显(可溶性晶状体蛋白为主),有中等量的较大透明细胞(巨噬细胞),常见有呈彩虹样或明显折射的胆固醇结晶等小颗粒物质在房水内循环。晶状体完全混浊,皮质液化,核漂浮,囊膜上有软性白色斑点,房角开放。

2. 鉴别诊断

临床诊断应与瞳孔阻滞性青光眼、晶状体膨胀性青光眼、伴葡萄膜炎的青光眼及血影细胞性青光眼等鉴别。

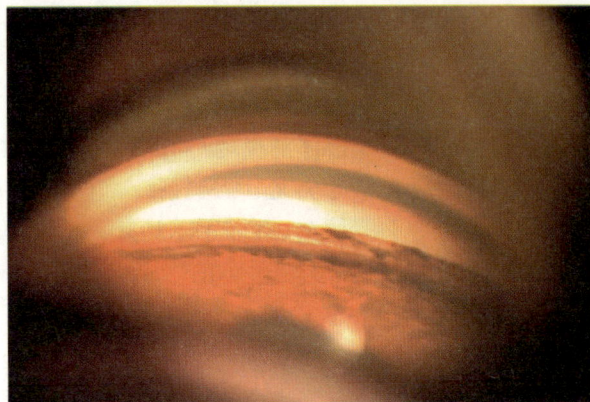

图 10-11 房角镜查见房角后退体征

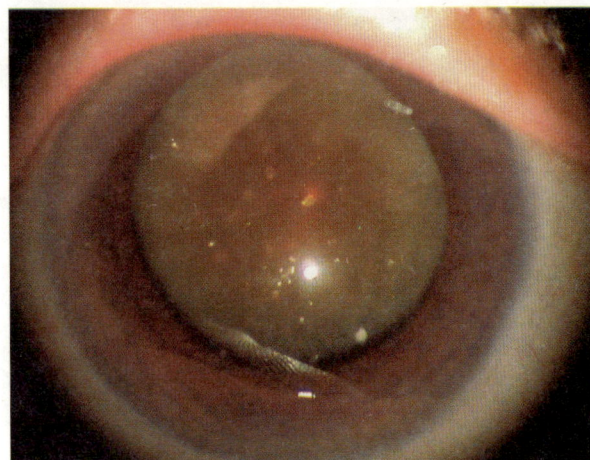

图 10-12 过熟白内障前房彩色结晶颗粒物

3. 治疗

晶状体溶解性青光眼常难以用药物控制,需针对病因摘除白内障治疗。在施行白内障手术前,尽量用药物治疗控制高眼压和减轻炎症反应。根据不同状况,可选择白内障囊内摘除术、囊外摘除术及人工晶状体植入,一般在白内障手术后青光眼可得到缓解和控制而不需施行抗青光眼手术。

(二)晶状体皮质残留性青光眼

晶状体皮质残留性青光眼大多数见于白内障手术后或后发性膜性白内障 Nd:YAG 激光切开术后,主要是由可在房水中自由移动的颗粒状、碎屑状晶状体残留物质(皮质、囊膜碎片)等逐步阻塞房水外流通道所致,又称晶状体颗粒性青光眼(lens particle glaucoma)。本病也可有以下因素的参与:如手术后的炎症反应,手术中使用的粘弹剂残留,炎症所致的虹膜周边前粘连或瞳孔后粘连,以及治疗使用的皮质类固醇等。

1. 临床表现

本病常在术后数天至数周发病,临床表现为房水中有白色晶状体皮质和(或)透明、半透明的囊膜碎片循环,也可沉积在角膜内皮上,房水闪辉严重,细胞游动(巨噬细胞和白细胞)明显,严重的可伴前房积脓。房角内可见上述物质,炎症反应明显时有周边虹膜前粘连。

2. 诊断与治疗

这类青光眼根据病史和临床所见易于做出诊断。对高眼压的处理首先是应用降眼压药,同时给予睫状肌麻痹药和皮质类固醇抗感染治疗。如果药物治疗不能很快控制或存在多量的晶状体残留物质,则应及时手术灌注冲洗,一般能较快控制高眼压而无需施行抗青光眼手术。

四、药物相关性青光眼

临床常见的是皮质类固醇性青光眼(corticosteroid-induced glaucoma)。有潜在升眼压效应的皮质类固醇最常见的是曲安奈德、倍他米松、地塞米松和泼尼松龙,较少有眼压升高危险性的是氯替泼诺、氟甲松龙和甲羟孕酮。易感人群有原发性开角型青光眼及其一级亲属、高度近视、糖尿病、结缔组织病(尤其是类风湿关节炎)等。病理生理学研究表明,皮质类固醇诱致的眼压升高是小梁细胞功能和细胞外基质改变,房水外流通道阻力增加之故。

1. 病因及临床表现

临床常见的药物治疗途径有眼表面局部给药(滴眼液、眼膏),眼内注射(玻璃体腔注射)、眼周组织内给药(结膜下、球旁、球后注射)和全身性应用(口服、肌内注射、静脉滴注、吸入及皮肤用药),其中以眼表给药最多,主要见于春季卡他性结膜炎和近视眼屈光手术(RK、PRK、LASIK)后的皮质类固醇治疗,近年来玻璃体腔注射曲安奈德导致的眼压升高多见且顽固。眼压升高可发生在开始治疗后数天至数年内,多数易感者常在2~6周出现。其发生时间及程度与所用药物的剂量、用法、给药途径、用药时间长短及药物导致眼压升高的潜在可能性等相关,也与个体易感性有关。除个别患者有类似急性青光眼的症状外,大部分病例的眼压都是逐步上升的。

2. 诊断

本病诊断的主要根据:①有较长期使用皮质类固醇药物的病史;②没有其他继发性青光眼的证据;③存在皮质类固醇性青光眼的高危因素;④停用药物后,眼压可能逐步下降。但有时难以与原发性开角型青光眼鉴别,如果伴有后皮质混浊的并发性白内障就有支持证据。

3. 治疗

对于这类青光眼,以预防为主。尽量少用皮质类固醇或换用如必须使用则选用低浓度和较少可能升高眼压的皮质类固醇,并告知患者加强随访。已发生的皮质类固醇性青光眼,首先停药,多数病例眼压会逐步下降,如小梁功能正常,则可完全恢复。如果小梁功能部分损害,则需加用降眼压药治疗,一些患者在足够长的药物治疗过程中可逐步恢复小梁的房水引流功能。如果应用降眼压药物也难以控制高眼压,尤其是伴有严重视功能损害及原发疾病不能停用皮质类固醇药物治疗时,则施行滤过性手术治疗。

五、综合征相关性青光眼

(一)虹膜角膜内皮综合征

虹膜角膜内皮综合征是一组伴有继发性青光眼的眼病,包括 Chandler 综合征、原发性虹膜萎缩(essential iris atrophy)和 Cogan-Reese 综合征(iris nevus syndrome,虹膜痣综合征),总称虹膜角膜内皮综合征(iridocorneal endothelial syndrome,ICE 综合征)。其共同的特点是角膜和虹膜的内皮细胞进行性变性异常,导致角膜水肿,房角关闭伴发青光眼。ICE 综合征的确切病因不明,其组织病理显示角膜内皮细胞异常是最根本的改变,房角内见到一层细胞样膜,延续到虹膜前表面。

1. 临床表现

本病以中青年女性多见,最常见的主诉是虹膜异常、瞳孔形状和位置异常、视力减退和眼痛。病程早期,虹膜表现为不同程度的萎缩,伴瞳孔移位和色素外翻,并形成虹膜裂。房角见虹膜周边前粘连,常超过 Schwalbe 线。如角膜水肿,则有视物模糊。约有一半的 ICE 综合征患者后期发生青光眼。绝大多数为单眼性表现,但对侧眼通常有亚临床的角膜内皮异常。

ICE 综合征中各自的特征:Chandler 综合征的角膜水肿发生早且重,而虹膜改变轻微或缺乏;原发性虹膜萎缩以虹膜异常为主,有明显的瞳孔移位、虹膜萎缩和虹膜裂形成,常进行性发展;Cogan-Reese 综合征以虹膜结节或较弥漫、平坦的虹膜痣为主,伴不同程度的虹膜萎缩和角膜水肿。

2. 治疗

伴发青光眼的早期，可用药物控制，主要是抑制房水生成的药物。如药物不能控制，则需滤过性手术治疗，小梁切除术往往因细胞样膜长入滤过通道而失败，可选择青光眼减压阀手术。角膜水肿的治疗可应用高渗盐水滴眼，或戴软性角膜接触镜，最终可施行角膜移植手术。该综合征目前尚无理想的治疗方法。

（二）Sturge-Weber 综合征

Sturge-Weber 综合征是一种先天性血管发育畸形，涉及软脑膜、眼和颜面，属于斑痣性错构瘤病，又称脑三叉神经颜面血管瘤病、颜面血管瘤综合征、眼 – 神经 – 皮肤血管瘤病。无家族遗传和性别倾向，病理为呈瘤样异常扩张的薄壁毛细血管。

1. 临床表现

颜面部沿三叉神经第一和第二分支区域见葡萄样紫红色皮肤血管瘤，常为单侧，眶上区几乎均累及，血管瘤区域的面部外观常常肥大。脑膜蔓状血管瘤通常在面部血管瘤的同侧，可导致癫痫发作、精神发育迟缓。眼部血管瘤可累及眼睑、结膜、表层巩膜、虹膜、睫状体和脉络膜。有 1/3 的病例眼压升高，常发生在血管瘤累及眼睑、结膜和脉络膜者，60% 为先天性青光眼，40% 到成年发病，多为开角型青光眼。青光眼的发生机制主要是血管畸形造成动 – 静脉短路，表层巩膜静脉压升高，以及房角发育不良（畸形），导致房水引流障碍；也有认为是房水生成增加所致。

2. 治疗

伴发青光眼的药物治疗可选用减少房水生成药，如碳酸酐酶抑制剂；或促进房水引流药如肾上腺素受体激动剂、拟胆碱作用药物等。大多数病例的眼压常难以用药物控制，需要手术。常选用小梁切除术，但疗效较差，应注意避免两种严重并发症：即脉络膜渗漏和脉络膜上腔暴发性出血。

六、血管疾病相关性青光眼

血管疾病相关性青光眼是一组最终以虹膜和房角新生血管为特征表现的青光眼，主要与引起眼部缺氧（尤其视网膜缺氧为主）的血管性疾病相关，统称新生血管性青光眼（neovascular glaucoma）。组织病理学上眼内纤维血管膜由增生的成肌纤维细胞（myofibroblast）平滑肌分化和新生血管组成，膜的纤维部分透明，平滑肌可收缩。

1. 临床表现

新生血管性青光眼是顽固性青光眼，其典型表现为眼痛、畏光，视力常为指数至手动，眼压可达 60 mmHg 以上，结膜中到重度充血，常伴角膜水肿，虹膜新生血管，瞳孔领色素外翻，房角内有不同程度的周边前粘连（图 10-13）。

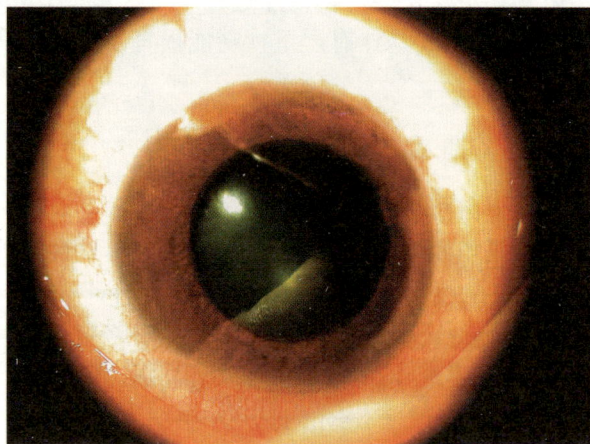

图 10-13 虹膜新生血管
瞳孔固定扩大

最初可见瞳孔缘有细小的新生血管芽，随着病程进展，新生血管从瞳孔周围延伸开蜿蜒走行在虹膜的表面，晚期可完全遮盖原来虹膜的表面结构。累及房角时，新生血管穿过睫状体带和巩膜突呈树枝状分布于小梁网上。房角新生血管伴有的纤维组织膜可阻塞小梁网，引起开角型青光眼，最终纤维血管膜收缩，形成周边前粘连，房角关闭。虹膜前表面的纤维血管膜收缩，造成瞳孔领的色素外翻，瞳孔固定扩大。

2. 病因

导致新生血管性青光眼的病因众多，主要有视网膜中央静脉阻塞、糖尿病视网膜病变，各约占 1/3。缺血型视网膜中央静脉阻塞和增生性糖尿病性视网膜病变发生新生血管性青光眼的比例最高。常于静脉阻塞后 3~6 个月发生，糖尿病视网膜病变所致的新生血管性青光眼在白内障、玻璃体视网膜手术后更易发生。

3. 治疗

发生虹膜新生血管化时，可采用全视网膜激光光凝术或全视网膜冷凝术。此期的药物治疗可用 1% 阿托品和皮质类固醇等滴眼液减少炎症反应。当发生新生血管性青光眼时，加用降眼压药治疗，大多数病例需行滤过性手术并加用抗代谢药，但成功率不高，青光眼减压阀植入手术的疗效相对较好。对已无有用视力的终末期或绝对期新生血管性青光眼，治疗以减缓眼痛等症状为主要目的，可选用睫状体破坏性手术（如睫状体冷凝、热凝、光凝术等），有疱性角膜病变时可选戴软性角膜接触镜治疗。对不能或不愿接受这些手术的患者可行球后乙醇注射镇痛，最终可行眼球摘除术。

> **要点提示：**
> - 继发性青光眼除了眼压增高的危害外，还伴有较为严重的原发病变，病情更为复杂，预后往往也较差。
> - 继发性青光眼的诊断和治疗要同时考虑眼压和原发病变。

第四节　发育性青光眼

发育性青光眼（developmental glaucoma）是胚胎期和发育期内眼球房角组织发育异常所引起的一类青光眼，多数在出生时已存在，但可以到青少年期才表现出症状和体征，曾称先天性青光眼（congenital glaucoma）。分为原发性婴幼儿型青光眼、青少年型青光眼和伴有其他先天异常的青光眼三类。发育性青光眼的发病率在出生活婴中约为 1/10 000，原发性婴幼儿型青光眼的发病率约为 1/30 000，双眼累及者约 75%，男性较多，约 65%。有明确家族遗传史者约 10%，目前多认为本病是多基因遗传。

一、病理和发病机制

发育性青光眼有三类发育异常：①单纯的小梁发育不良。②虹膜小梁发育不良：除了小梁发育不良外，表现为虹膜轮辐（卷）缺损、隐窝明显减少；虹膜基质增生，前基质增厚呈天鹅绒样粗糙外表；虹膜结构缺损及无虹膜；虹膜血管异常等。③角膜小梁发育不良：有周边部角膜（透明角膜 2 mm 内）病变，通常环绕整个角膜；中周部角膜病变，通常呈节段性；中央部角膜病变，中央基质变薄混浊；小角膜和大角膜等。

青光眼的发生机制是由于发育的遏制，阻止了虹膜睫状体的后移，虹膜呈高位插入小梁网内，并且小梁网板层和 Schlemm 管的形成不完全，导致房水外流阻力增加。

二、临床表现

（一）婴幼儿型青光眼

婴幼儿型青光眼（infantile glaucoma）最初的表现常是畏光、流泪和眼睑痉挛，由高眼压性角膜上皮水肿刺激所致。儿童眼球胶原纤维富于弹性，如在 3 岁以前发病，眼压升高常导致眼球增大，尤其是角膜和角巩膜缘。初始角膜云雾状混浊，随着病情发展，角膜的 Descemet 膜和内皮细胞层被伸展，最终导致破裂，留下 Haab 纹。此时，角膜水肿、畏光、流泪均突然加重，患儿烦躁哭闹，喜欢埋头以避免光线的疼痛刺激。长期持续的眼压升高将导致角膜薄翳样瘢痕、上皮缺损，甚至溃疡；角膜或角巩膜缘葡萄肿；眼球继续增大，晶状体悬韧带断裂，可产生晶状体半脱位（图 10-14）。

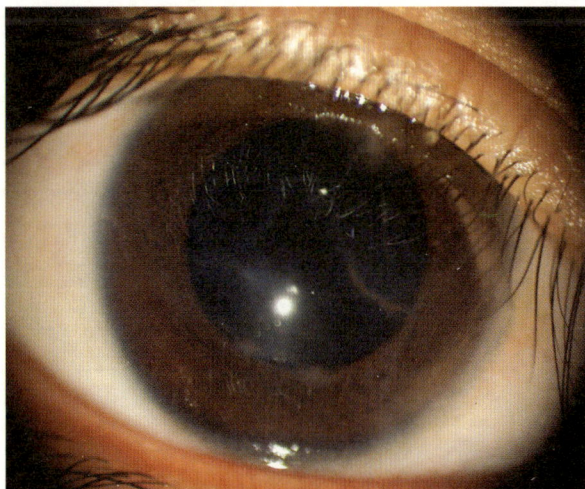

图 10-14　婴幼儿型青光眼
大角膜，Haab 纹

应对所有怀疑青光眼的儿童进行常规眼科检查及必要的特殊检查。不合作的患儿,可给予镇静剂如口服水合氯醛糖浆(25~50 mg/kg 体重),或全身麻醉后检查。

(二)青少年型青光眼

青少年型青光眼(juvenile glaucoma)一般无症状,多数直到有明显视功能损害时(如视野缺损)才被注意,有的甚至以失用性斜视为首次就诊主诉,其表现与原发性开角型青光眼类似。因为眼压升高开始在 3 岁以后,故通常无眼球增大征,但由于巩膜仍富弹性,可以表现为变性近视。

(三)伴其他先天异常的青光眼

伴其他先天异常的青光眼常见的有 Axenfeld 异常、Rieger 异常和 Peters 异常。

1. Axenfeld-Rieger 综合征

Axenfeld-Rieger 综合征是一组发育异常性疾病,大多数在婴幼儿和儿童期发现,可呈家族性,为常染色体显性遗传,双眼发病,无性别差异。约 50% 的患者发生青光眼,较多见于儿童或青少年期。如仅有角膜和房角的病变,称 Axenfeld 异常,裂隙灯显微镜检查见角膜后部近角膜缘处有白线样结构,房角镜检查主要是 Schwalbe 线明显增粗和前移,又称"后胚环"。如还伴有虹膜的病变,则称 Rieger 异常,虹膜从轻微基质变薄到显著萎缩伴裂孔形成不等,瞳孔移位,色素外翻。如伴有眼外的发育缺陷,则称为综合征,最常见的是牙齿和颌面骨的发育缺陷。近年来的研究认为,这两种发育缺陷是同一起源的不同程度表现,因此又统称为 Axenfeld-Rieger 异常或 Axenfeld-Rieger 综合征。

2. Peters 异常

Peters 异常发生机制尚未阐明,主要有宫内感染及晶状体泡从表层外胚叶分离不完全等学说。其临床特征是角膜中央先天性白斑伴角膜后基质和 Descemet 膜缺损,并见中央虹膜粘连到白斑的周边部,前房常较浅,80% 的病例为双侧。早期,角膜毛玻璃样、水肿及上皮剥脱,青光眼可加剧角膜水肿,如眼压正常,水肿常可消退,角膜瘢痕很少有血管长入。周边角膜透明,但角膜缘常巩膜化,虹膜角膜的粘连可局限一处或多处,或延展至 360°。无粘连的则见前极性白内障。Peters 异常大多数为散发性病例,有50%~70% 可发生青光眼。

三、诊断与鉴别诊断

伴有其他眼部先天异常的患眼,如有眼压升高,即可诊断。眼压的测量最好用 Tonopen 眼压计测定,可减少或不受角膜白斑等的影响。

青少年型青光眼主要依据房角检查见到有发育异常(如中胚叶组织残留)来诊断,而单纯以年龄来分别原发性开角型青光眼与发育性青光眼欠合理,况且实际上常难以知晓患者真正的发病时间。

婴幼儿型青光眼的诊断依据有:①眼压,除非明显升高,一般不足以确诊青光眼。②角膜,常以水平径来判断,如果增大 >0.5 mm 有诊断意义。另外见有云翳、Haab 线,尤其是伴大角膜时更具诊断价值。③眼底 C/D 比值,儿童的视盘杯凹发生快,恢复也快,其特点是较深、圆、居中。如 C/D 比值增大,有助诊断。④房角,常见厚实的深棕色带覆盖在从整个小梁网到周边虹膜的区域,虹膜根部累及的宽窄不一。该深棕色带即为条索状中胚叶组织,称虹膜突或梳状韧带。未见棕色带的房角,看不到小梁网结构,为致密的无结构样区带,与虹膜根部附着处直接相连。

如上述检查不能明确诊断,可间隔 4~6 周再复查,观察角膜、眼压和眼底的变化来明确诊断。尚需与下列患儿眼部病变鉴别:①大角膜:无其他青光眼体征;②产伤性 Descemet 膜破裂:常为垂直纹,但无角膜增大和视神经改变;③视盘异常:如先天性小凹(pits)、缺损、发育不全、生理性大杯凹和高度近视等。

四、治疗

原则上一旦诊断应尽早手术治疗。抗青光眼药物仅作为短期的过渡治疗,或适用于不能手术的患儿。

婴幼儿型青光眼通常首选小梁切开术(trabeculotomy)或房角切开术(goniotomy),患儿 12 个月龄以内的手术成功率最高。而对于所有伴角膜混浊影响前房角观察的病例,则只适于小梁切开术,3 岁以上患儿也可选用。特点是术后不须滤过泡引流,其房水循环仍为生理性的外流途径。小梁切开术和房角切开术可多次施行,但首次手术成功率高,术后畏光、流泪、睑痉挛症状多数很快解除(图 10-15)。如手术失败,则可选择小梁切除术等其他滤过性手术。

大年龄儿童的青光眼手术治疗可参照开角型青光眼,但往往因滤过泡易于纤维瘢痕化而失败。

药物治疗的原则是选择低浓度和全身影响小的制剂,如 0.25% 噻吗洛尔、0.25% 倍他洛尔(选择性 β_1 受体阻滞剂)、1% 毛果芸香碱等滴眼液,口服乙酰唑胺为 5~10 mg/kg,3~4 次 /d。

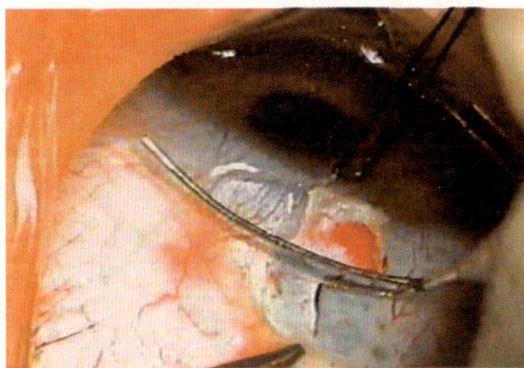

图 10-15　小梁切开术

> **要点提示:**
> ■ 发育性青光眼疗效评价中眼压是一重要因素,但有时干扰因素较多。
> ■ 婴幼儿型青光眼更有价值的观察是视盘 C/D 比值的变化,其不变或减小说明控制良好,如增大则说明病情仍在进展。
> ■ 对儿童青光眼的处理,还应注意视功能的恢复治疗,如屈光不正、弱视、斜视等。

思 考 题

1. 临床病例分析

病例资料:女性,54 岁,突发性右眼红痛伴视力明显减退 3 天。曾于发病后 3 h 就诊当地医院,病例记录:右眼视力 0.05,混合性充血(+++),角膜略水肿,前房 Tyn 征(++),瞳孔区有渗出,瞳孔 4 mm×5 mm;左眼视力 1.2,未见异常。拟诊为右眼急性虹膜睫状体炎,给予典必殊(地塞米松和妥布霉素)滴眼液,每 2h/ 次,1% 阿托品滴眼液 3 次 /d,并静脉滴注地塞米松 5 mg/d 治疗。因症状不减并加重,伴恶心、呕吐,转诊到某大学附属眼科医院。眼部检查:右眼视力指数 / 眼前,混合性充血(+++),角膜雾状水肿,色素性 Kp(++),前房偏浅,瞳孔约 6 mm,竖椭圆形,对光反射消失,颞下方虹膜节段性萎缩,瞳孔区有絮片状纤维素样渗出,晶状体前表面似有片状混浊斑,眼底无法视清;左眼视力 1.2,不充血,角膜明,前房偏浅,Kp 和 Tyn 征均(-),瞳孔 2.5 mm,对光反射灵敏,虹膜略向前膨隆,晶状体密度增高,眼底视盘略小,C/D 为 0.2,视网膜未见异常。

该病例的诊断是什么眼病?应做哪些检查来完善和明确诊断?应与什么眼病鉴别?其治疗原则和措施是什么?

2. 临床上如何早期诊断原发性开角型青光眼(包括与高眼压症的鉴别)?

(孙兴怀　文和照片)

网上更多 ……

　本章小结　　　思考题简答要点　　　自测题　　　教学 PPT

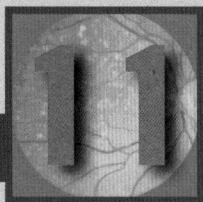

11

第十一章
眼屈光问题及矫治

本章学习思考要点

眼球的最重要特征之一就是光学属性。从光学角度看,眼球是一个精密无比的复合光学系统,眼球中任何屈光界面和介质的问题,都会影响正常的光学成像和视觉感受。通过本章学习,需要掌握以下主要内容:

- 熟悉眼球从角膜至视网膜的各生理结构及其"光学属性""光路作用"。
- 眼球光学结构相当复杂,为便于学习,可以将眼球理解为一个很简单的光学复合体(简略眼)。同时,通过对几何光学基本知识的温习,如折射定律、高斯公式、薄透镜的半径与屈光力关系公式等,掌握眼球光学和成像的基本规律。
- 眼球的成像系统中,屈光力最大的是角膜,因调节需要而处于变化状态的是晶状体,需重点理解和掌握。
- 以简略眼为模型,熟悉近视、远视、散光成像规律。根据其成像特性,掌握对应的临床症状和体征。
- 熟悉老视的原理和实质,及其对应的临床问题。
- 矫治屈光不正主要有三大方法:配戴框架眼镜、角膜接触镜和屈光手术,其矫正的光学原理都是一样的。

关键词

眼球光学特性　屈光不正　屈光检查　屈光不正矫正

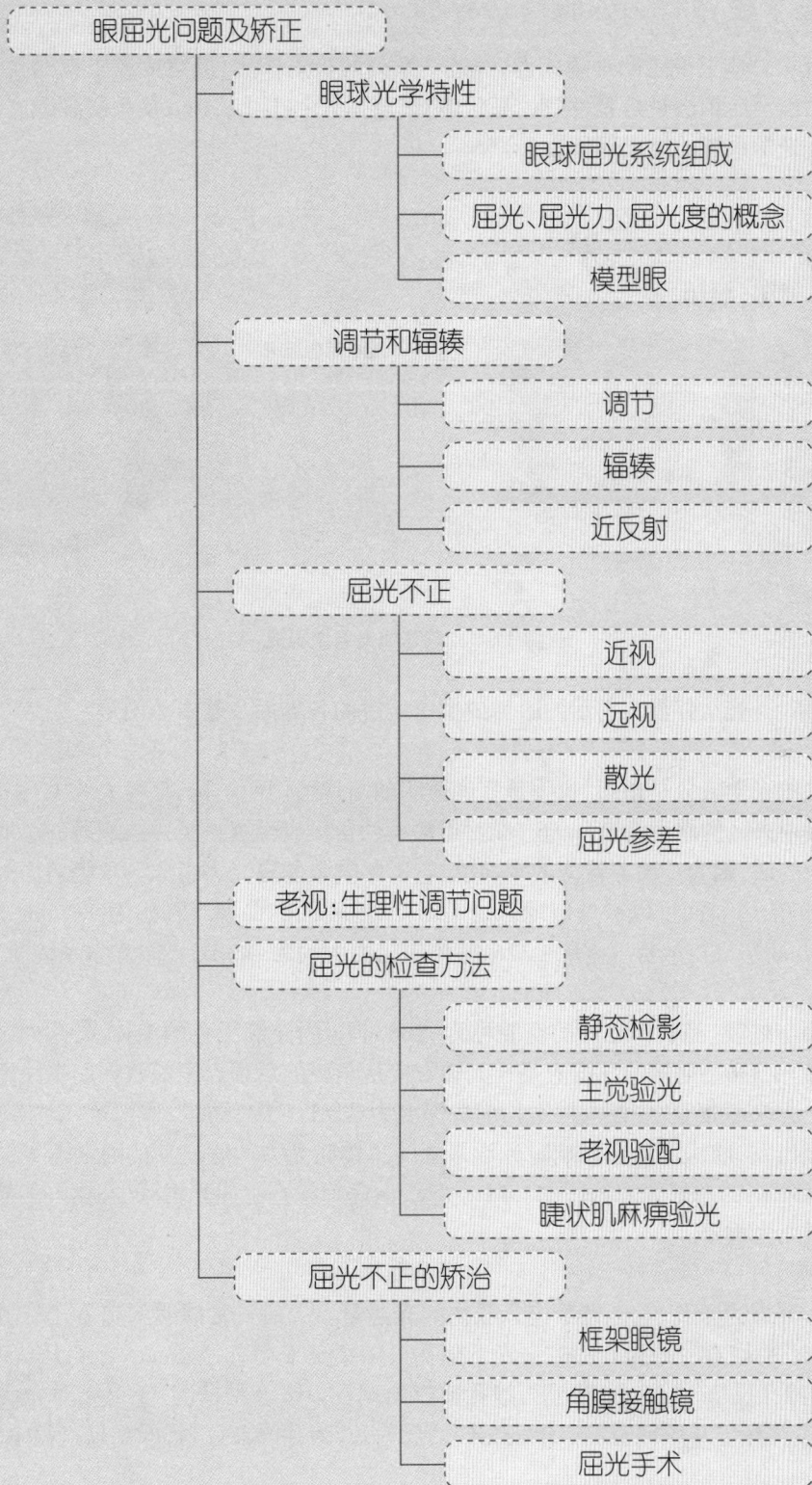

- 眼屈光问题及矫正
  - 眼球光学特性
    - 眼球屈光系统组成
    - 屈光、屈光力、屈光度的概念
    - 模型眼
  - 调节和辐辏
    - 调节
    - 辐辏
    - 近反射
  - 屈光不正
    - 近视
    - 远视
    - 散光
    - 屈光参差
  - 老视:生理性调节问题
  - 屈光的检查方法
    - 静态检影
    - 主觉验光
    - 老视验配
    - 睫状肌麻痹验光
  - 屈光不正的矫治
    - 框架眼镜
    - 角膜接触镜
    - 屈光手术

第一节　眼球的光学

眼是以光作为适宜刺激的视觉生物器官,从光学角度可将眼视为一种光学器具,即一种复合光学系统。

一、与光学成像有关的眼球各界面

眼屈光系统从总体上说是凸透镜成像,经过一系列的折射作用,最终成像于视网膜上。眼球光学系统的主要成分由前至后依次是角膜、房水、晶状体、玻璃体(图 11-1A,B)。从角膜到眼底视网膜前的每一界面都是该复合光学系统的组成部分。

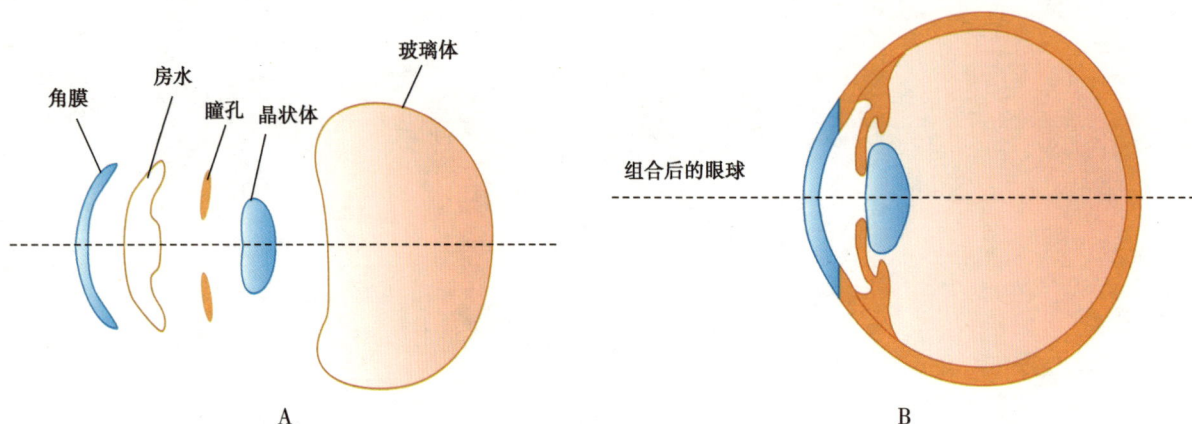

图 11-1　眼球屈光系统组成

如图 11-1 所示,光从外界入射后的眼球成像所经过的各界面及基本作用是:

1. 角膜

眼球最前面的光学成分是角膜,角膜是高度透明的新月形切面结构,直径大约 12 mm,其垂直径略小于水平径。角膜中央区的厚度为 0.5~0.6 mm。正常人的角膜表面覆盖了一层菲薄的泪液,若将泪膜考虑为角膜前一透镜的话,则为一面非常薄的平面镜,它不影响眼的屈光力组成。角膜表面为非球面,但为了易于理解,角膜的前后表面可以被近似地认为是球面,前表面的曲率半径约为 7.7 mm,后表面的曲率半径约为 6.8 mm。角膜实质层的折射率取 1.376,整体屈光力大约为 +43 D,占眼光学系统屈光力的 2/3 以上。

2. 前房

角膜后表面与虹膜、晶状体之间的空腔称为前房,前房内充满无色的液体,即房水。房水中 98% 是水分,其折射率为 1.336。前房的深度应是在光轴方向从角膜的后顶点至晶状体前表面之间的距离,平均大约为 3.0 mm。据文献报道,中国人的平均前房深度为 (2.75±0.03) mm。

从光学观点出发,前房深度会影响眼光学系统的总体屈光力。假设其他因素不变,前房深度每减少 1 mm(晶状体前移),眼的总屈光力约增加 1.4 D;相反,前房加深则总屈光力减少。在人工晶状体的计算中,前房深度的影响尤为重要。

3. 虹膜和瞳孔

虹膜的环形开口为瞳孔,它能调节进入眼内的光通量。一般日常照明状态下,瞳孔平均直径大约为 4 mm,夜间暗光下平均直径约为 6 mm,强光下瞳孔可缩小至平均直径 2 mm 左右,因光亮而发生的瞳孔直径变化称为"瞳孔反应"。正常情况下,瞳孔反应出现在以下 3 种情况:①直接对光反射;②间接对光反射,即亮度改变作用于单眼而对侧眼出现相同的反射;③瞳孔调节反射,即视近过程中伴随调节产生瞳孔收缩的反射。

4. 晶状体

晶状体作为屈光系统的重要组成成分，不仅能够平衡眼屈光力（相当于 20 D 左右正透镜），而且提供了一种对不同距离物体的聚焦能力，即自动调节能力。

从解剖学和光学角度看，晶状体是一个高度复杂的组织结构，由放射状的纤维层构成，晶状体实质部分包裹在一个弹性囊袋中，即晶状体囊。晶状体悬韧带（Zinn 韧带）从囊袋的周边延伸到睫状体，支撑晶状体位于正常位置，并通过睫状肌的作用产生睫状小带张力的变化，从而改变晶状体表面的曲率。

晶状体的直径约 9 mm，呈双凸状，其前表面的曲率半径是后表面曲率半径的 1.7 倍。在静止状态（即非调节状态）下，年轻的成年人晶状体的中央厚度约是 3.6 mm；而在调节状态下，晶状体的前后表面，特别是前表面变凸，中央厚度随之增加，晶状体前顶点向前移动，前房深度减少（图 11-2）。

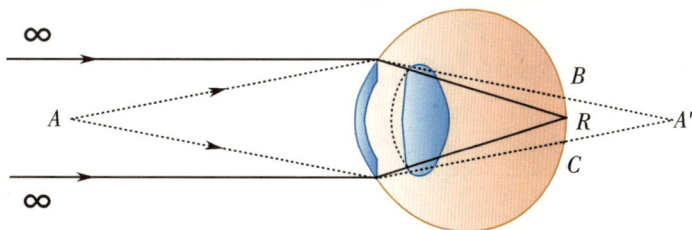

图 11-2　晶状体及其调节时的变化

晶状体类似洋葱样的结构，外层纤维对内层纤维的挤压作用，使得晶状体的折射率不均匀。晶状体中央双凸部分称为核，包绕核周围的成分称皮质。核中心的折射率达到最大值为 1.40~1.41。离开晶状体核折射率逐渐减小，前后皮质折射率为 1.375。

5. 玻璃体

玻璃体是一种透明的凝胶，充满了眼球的后段。玻璃体的化学组成与房水十分相近。其折射率为 1.336。

6. 视网膜

视网膜是一层菲薄而又高度复杂的结构。从光学角度看，视网膜可以被认为是眼光学系统的成像屏幕，它是一个凹形的球面，其曲率半径约为 12 mm，传递来自视网膜感受器冲动的神经纤维跨越视网膜的表面，经由视神经主干传出至大脑。视网膜的分辨力在整体范围内是不均匀的，黄斑区具有最强的分辨能力。黄斑区是一个直径为 1.5 mm 的圆形区域，中央有一小区，称为中心凹，全部由视锥细胞所占据。中心凹使人眼达到其最大的分辨能力。

要点提示：

- 眼球光学系统中，最重要的镜头之一是角膜，因为它屈光力最强，稍微改变一点就能明显改变眼球总屈光力。
- 最复杂的镜头之一是晶状体，它会快速使视物准确变化，它的变化使我们既能看远，又能看近。

二、有关眼"屈光"的概念

为了便于学习和临床应用，可以将眼球理解为一个简单的透镜。几何光学中有关透镜的简单概念和运算，便可运用到眼球光学运算中，使得复杂的眼球光学容易理解。

1. 焦距和屈光度

光学元件（透镜）的折射力 D 可以定义为其焦距 f'（focal length）的倒数，即 $D=1/f'$。其本质上是表示当物在主轴上无穷远处的像距。当焦距的单位为米（m）时，折射力的单位为屈光度（diopter），以 D 表示。

💻 **举例:**

　　一光学镜片(头),平行光入射后成像在离镜片 40 cm 处,该镜片的焦距为 0.4 m,则折射力为 1/0.4=2.50 D。

　　在光学领域,以焦距作为镜片(头)的单位,但在眼科领域,通常以"屈光度"为折射力单位来计量眼镜和眼科试验镜片。该方法由 Monoyer 在 1872 年首先提出,被眼科界广泛应用,其优点之一是使透镜折射力能够相加,给眼科临床的验光和配镜带来很大方便。

💻 **举例:**

　　某患者试戴镜架中放置了 3 片试戴镜片,焦距 33 cm(+3.00 D)、焦距 25 cm(+4.00 D)、焦距 100 cm(+1.00 D),显而易见,前者不能直接相加,后者可直接相加,能轻而易举读出,该患者需要 +8.00 D 的试戴镜片。

　　2. 屈光、屈光度和屈光力

　　(1) 屈光(refraction):当光从一种介质进入另一种不同折射率的介质时,光线将在界面发生偏折,该现象在眼球光学中称为屈光。

　　(2) 屈光力(refractive power):光线在界面的偏折程度,代表透镜的折射能力,即屈光力越大,其折射光线的能力越强。屈光力取决于两介质的折射率和界面的曲率半径。

　　(3) 屈光度(diopter):在眼球光学中,应用屈光度作为屈光力的单位。

💻 **举例:**

　　(角膜前表面的屈光力 $F=(n'-n)/r$(这里 n' 是角膜的折射率,n 为空气的折射率,r 为角膜前表面的曲率半径

角膜前表面屈光力 $F=(1.376-1)/0.007\ 7=49.00\ D$

三、模型眼

　　为了便于分析眼的成像和计算,人们常用"模型眼"来分析眼的屈光问题。近十几年来,屈光矫正高新技术不断推进,如角膜屈光手术、人工晶状体植入手术等,需要有更精确的模型眼来研究和解决临床的实际问题。

　　较常用的模型眼有:Gullstrand 精密模型眼(Gullstrand exact model eye)(图 11-3)、简易模型眼(Gullstrand simplified eye)、简略眼(reduced eye)。

　　图 11-3 所示是 Gullstrand 精密模型眼,其结构与真实的人眼接近,利用该模型眼来计算物体在眼中的成像相对比较复杂。但在拥有现代计算机技术的时代,这些复杂问题已迎刃而解。

　　适合临床医师做直观分析用的简略眼(图 11-4),将眼球复杂的多个光学界面简化。常见的简

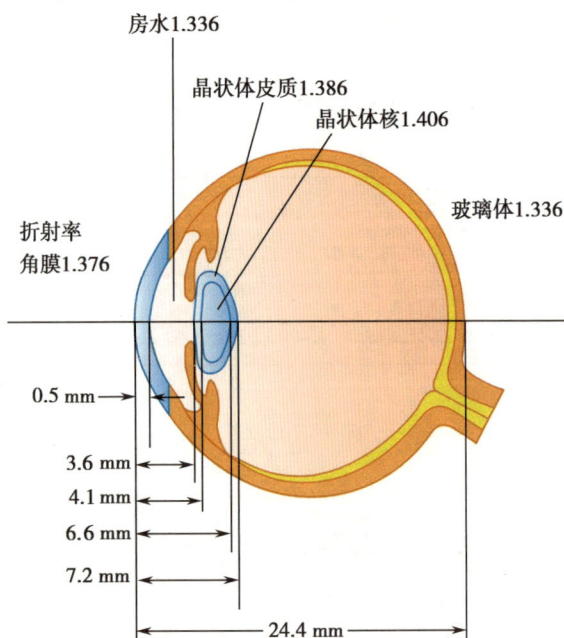

图 11-3　Gullstrand 精密模型眼

略眼为 Emsley 简略眼，是基于 Gullstrand–Emsley
模型眼的数据设计的。该简略眼采用了最简洁的
表达方式，将眼球总屈光力(非调节状态下)定为
60 D，其中角膜的屈光力约为 43 D，晶状体约
为 19 D；眼球屈光介质的折射率为 1.336，前焦距
为 −16.67 mm，后焦距为 22.27 mm。

　　在临床上我们可以借用简略眼来理解屈光问
题或者计算成像的规律等。例如，正常情况下，平
行光线经过 60 D 折射后，恰好聚焦在 Fp 上，若此
时眼的总屈光力为 56 D，则光线聚焦在 Fp 后；若此
时为 65 D，则光线聚焦在 Fp 前(图 11–5)。

　　从以上简略眼中还可以看出，除了眼的各界面
屈光力外，眼的轴长(后焦长)也起着重要作用。图

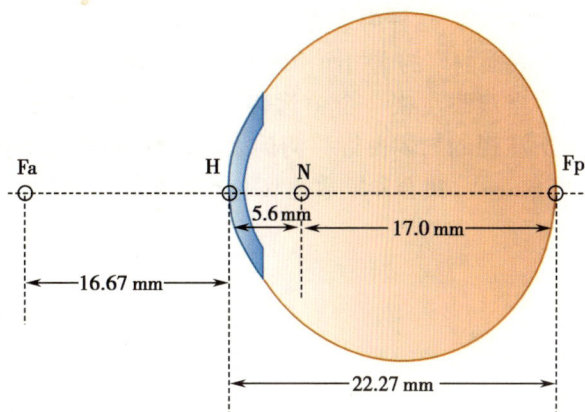

图 11–4　简略眼

Fa 为前焦点，H 为主点，N 为节点，Fp 为后焦点

11–6 为后焦长改变所产生的聚焦改变：眼球总屈光力依然是 60 D，后焦长变为 21.27 mm，则光线聚焦在
Fp 之后；此时若后焦长变为 24 mm，则聚焦在 Fp 之前了。

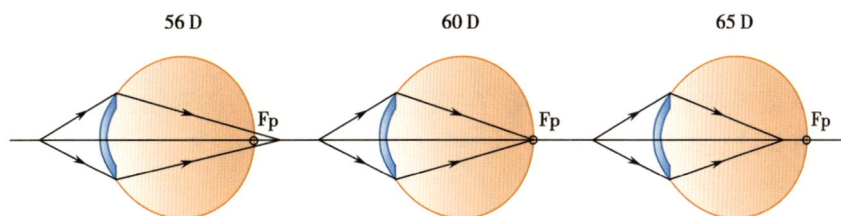

图 11–5　眼球总屈光力的改变而产生的聚焦变化

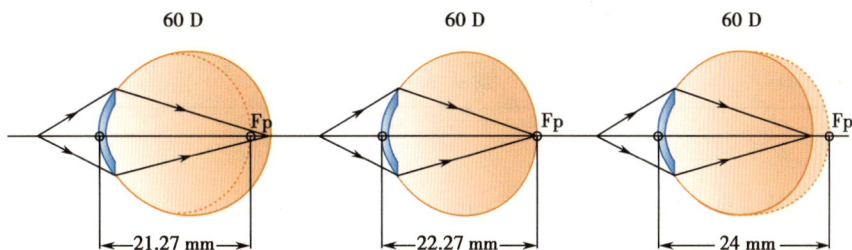

图 11–6　后焦长改变所产生的聚焦改变

可见，眼的屈光力与眼轴长度匹配与否是决定屈光状态的关键。

要点提示：

- 掌握简略眼的参数，可临床上方便理解和推测屈光度问题。
- 记得有精密模型眼可以查阅，需要时，借用现成的计算软件。

第二节　调节与辐辏

一、调节和辐辏的定义

为了看清近距离目标，需增加晶状体的曲率(弯曲度)，从而增强眼的屈光力，使近距离物体在视网膜

上成清晰像,这种为看清近物而改变眼的屈光力的功能称为调节(accommodation)。调节主要是通过晶状体前表面曲率的增加而使眼的屈光力增强。调节作用的原理和产生的变化过程参见图 8-2。

当双眼注视一个由远移近的物体时,两眼视轴向鼻侧会聚的现象称为集合(convergence)。当双眼所注视的物体由近移向远处时,两眼视轴向颞侧发散的现象称为发散(divergence),两者统称为辐辏(vergence)。集合和发散是双眼像向内或向外的协同运动(图 11-7)。

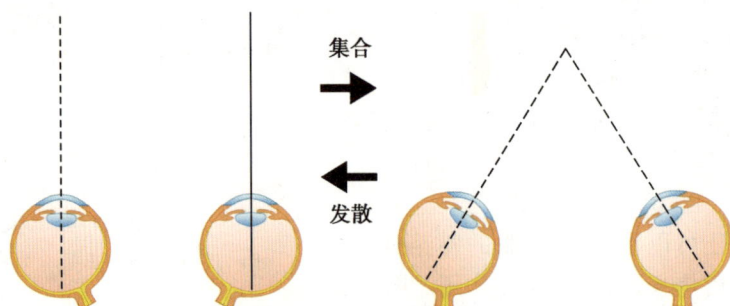

图 11-7 集合和发散示意图

二、调节和辐辏的常用参数

调节和辅辏是人眼非常重要的视觉功能,直接关系视敏度、视力的变化,并与人的生理状态直接相关。与调节和辅辏有关的一些基本概念有:

1. 调节力

调节力是人眼应对调节刺激所做出的调节反应的量,一般用屈光力(度)来表达。

举例:

一正视者阅读 40 cm 处目标(调节刺激),则此时所需调节力为 1/0.4 m=2.50 D。

2. 调节幅度

人眼所能产生的最大调节力称为调节幅度(amplitude of accommodation)。调节幅度与年龄密切相关,青少年调节力强,随着年龄增长,调节力将逐渐减退。当人眼的调节幅度低于某阅读距离所需要的调节力时,就出现模糊,也就是“老视(花)”。

调节力与年龄的关系(Hoffstetter 最小调节幅度公式)如下:

$$最小调节幅度 =15-0.25× 年龄(年)$$

举例:

某人 54 岁,根据以上公式,计算出调节幅度为:1.50 D。可以看出,该人需要把字放到 67cm 距离才勉强能看清。

3. 远点、近点和调节范围

在调节放松(静止)状态下所能看清的最远一点称为远点(far point)。远点与眼主点之间的距离,称为远点距离(far point distance)。眼在极度(最大)调节时所能看清的最近一点称为近点(near point)。近点与眼主点之间的距离,称为近点距离(near point distance)。远点至近点的空间线性范围称为调节范围。

举例:

　　某 20 岁正视眼者,其"远点"在无穷远处。根据调节幅度公式,其调节幅度为 10.00 D,近点为 1/10=0.1 m,即眼前 10 cm 处。该人能看清无穷远,同时利用其调节能力,能看清从无穷远至眼前 10 cm 之间的视标。

4. 棱镜与棱镜度

　　辐辏(集合和发散)的表达是以"棱镜度"(prismatic diopter)为单位,即在 1 m 处能使光线偏移 1 cm 的棱镜为 1^Δ(图 11-8)。

举例:

　　某正视者双眼瞳距为 60 mm,阅读 40 cm 的目标,其集合量为 6 cm/0.4 m=15^Δ。集合和发散的大小与眼的转动中心和镜架平面有关。通常认为,眼的转动中心位于角膜顶点后 12 mm,或镜架后 27 mm(图 11-9)。

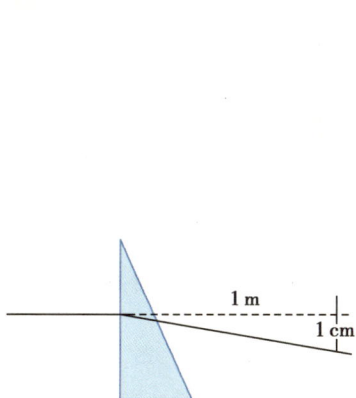

图 11-8　棱镜度

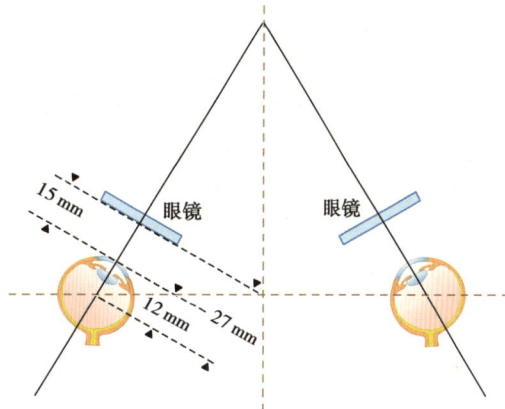

图 11-9　眼的转动中心位置

5. 调节、集合与瞳孔反应

　　产生调节的同时引起双眼内转即发生集合;同样,双眼内转时也可以发生调节。因此,调节和集合之间的关系非常密切,调节和集合是一个联动过程,两者保持协同关系。AC(调节性辐辏)/A(调节)比值是表示调节和辐辏协同作用的一个指标,正常 AC/A 为 3∶1~5∶1。此外,当视近物时,可反射性地引起双侧瞳孔缩小,称为瞳孔近反射或瞳孔调节反射。因此,调节(晶体变凸)、集合(双眼视轴向鼻侧会聚)和瞳孔缩小为眼的视近三联动现象,即近反射(near reflex)(图 11-10)。

要点提示:

- 调节是一个自动反应过程,相当于相机的变焦过程,调在哪里,怎么调,取决于眼睛想看哪里,正常情况下应该又快又准确。
- 辐辏也是一个自动反应过程,它表达的是双眼的协同。
- 调节、辐辏和瞳孔是联动的,正常情况下,双眼同时等量发生。
- 人眼调节能力是有极限的,随着年龄增长,晶状体的变化能力下降,调节幅度下降。当调节幅度低于某阅读距离所需的调节力时,就出现"老视"。

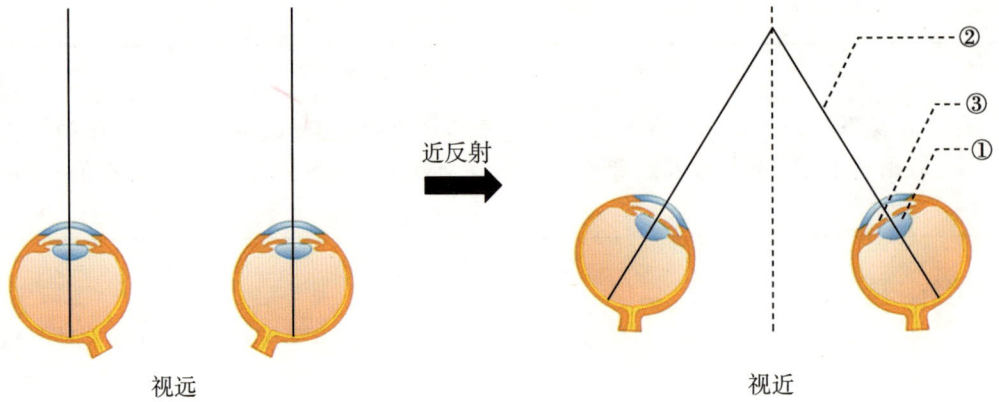

视远　　　　　　　　　　　　　　　视近

图 11-10　近反射示意图
①调节,②集合,③瞳孔缩小

第三节　屈光不正

当眼调节静止时,外界的平行光线(一般认为来自 5 m 以外)经眼的屈光系统后恰好在视网膜黄斑中心凹聚焦,这种屈光状态称为正视(emmetropia),即正视眼的远点为无限远(图 11-11)。若不能在视网膜黄斑中心凹聚焦,将不能产生清晰像,称为非正视(ametropia)或屈光不正(refractive error),也就是临床上的屈光问题。

出生时,人眼的屈光状态的分布呈正态分布,并向远视方向倾斜;到学龄前,屈光度分布逐渐向正视方向移位,并向近视方向倾斜。因此,正常情况下,婴幼儿出生不久大部分都是处于远视状态,随着生长发育,逐渐趋于正视,至学龄前(6~8 岁)基本达到正视,该过程称为"正视化"。

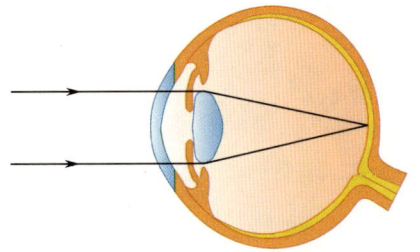

图 11-11　正视眼

一、近视

在调节放松状态下,平行光线经眼球屈光系统后聚焦在视网膜之前,称为近视(myopia)(图 11-12A),近视眼的远点在眼前某一点(图 11-12B)。近视的发生受遗传和环境等多因素的综合影响,目前确切的发病机制仍在探索中。

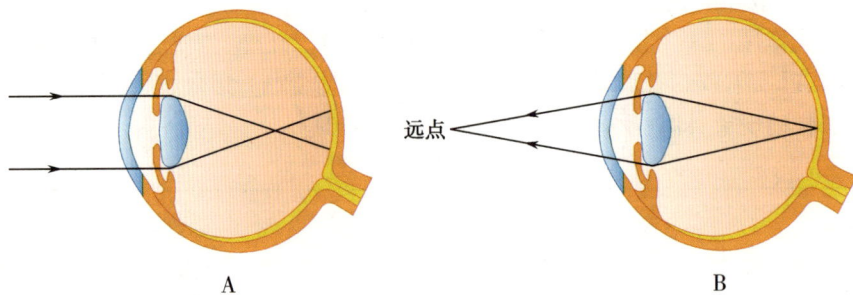

远点

A　　　　　　　　　　　　　　　B

图 11-12　近视眼
A.近视眼(无调节);B.近视眼的远点

(一)分类
根据不同的分类标准,近视主要有以下几种分类方法:
1. 根据屈光成分分类

（1）屈光性近视（refractive myopia）：眼轴长度正常或基本在正常范围内，多由于眼各屈光成分异常，如角膜或晶状体曲率过大等，或各成分间组合异常，屈光力超出正常范围，而使平行光束入眼经屈折后聚焦于视网膜前，而形成屈光性近视。

（2）轴性近视（axial myopia）：由于眼轴延长，眼轴长度超出正常范围，角膜和晶状体曲率在正常范围，平行光束进入眼内聚焦于视网膜之前，而形成轴性近视。

2. 根据近视度数分类

（1）轻度近视：<−3.00 D。

（2）中度近视：−3.00 D~−6.00 D。

（3）高度近视：>−6.00 D。

3. 根据病程进展和病理变化分类

（1）单纯性近视：眼球在发育基本稳定之后发展的近视，屈光度约在 −6.00 D 之内。其中绝大多数眼是健康的，用适当的镜片即可将视力矫正至正常。

（2）病理性近视（pathologic myopia）：20 岁以后眼球仍在发展，并有病理性变化者，称为进行性或病理性近视眼。其特点是眼部组织尤其是视网膜合并发生一系列变性的病理变化。如病理性高度近视多合并脉络膜进行性萎缩变薄，视网膜迟行性变化等。

（二）临床表现和诊断要点

1. 远距视物模糊，近距视力好，近视初期常表现为远距视力波动，注视远处物体时眯眼。

2. 近视度数较高者，除远视力差外，常伴有夜间视力差、飞蚊症、漂浮物、闪光感等症状，并可发生程度不等的眼底改变。

3. 通过客观验光和主觉验光确定近视，并确定度数

4. 一般近视患者，在未获得矫正时，由于在近距离某一点能获得清晰视力，所以很少发生弱视。

（三）近视矫正的光学原理

近视矫正是应用合适的凹透镜使光线发散，使之进入眼屈光系统后聚焦在视网膜上（图 11-13）。

临床上矫正或治疗近视的方法多种多样，但基本机制相同，均是通过将入眼光线进行发散后聚焦在视网膜上，可以是以光学镜片的方式，如框架眼镜或角膜接触镜；可以改变角膜屈光力的方式，如角膜屈光手术；也可以通过改变晶状体的屈光力方式，如眼内屈光手术。

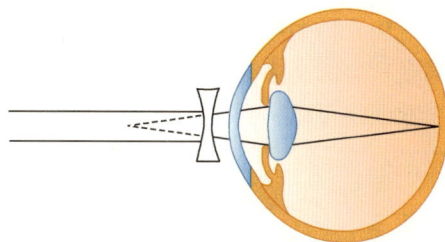

图 11-13　近视眼的凹透镜矫正

二、远视

当调节放松时，平行光线经过眼的屈光系统后聚焦在视网膜之后，称为远视（hypermetropia 或 hyperopia）（图 11-14A），远视眼的远点在眼后，为虚焦点（图 11-14B）。因此，典型的远视者视远不清，视

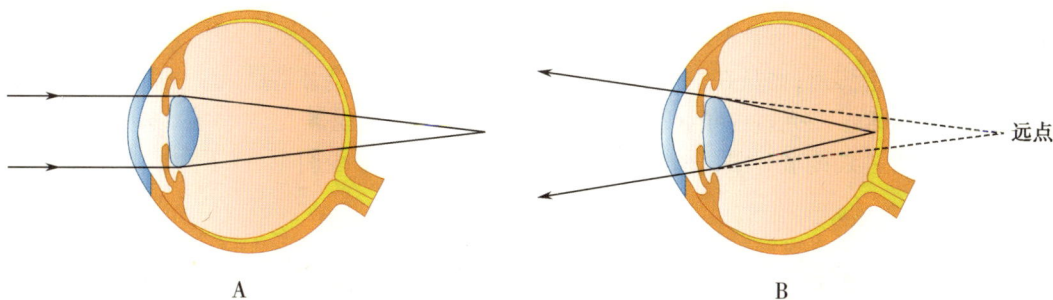

A　　　　　　　　　　　　　　　　　　B

图 11-14　远视眼

A. 远视眼（无调节）；B. 远视眼的远点（虚焦点）

近更不清。

当远视度数较低时,患者可以利用其调节能力,增加眼的屈光力,将光线聚焦在视网膜上,从而获得清晰视力,但由于频繁并过度使用调节,远视者视疲劳症状比较明显。

(一) 分类

根据不同的分类标准,远视主要有以下几种分类方法:

1. 根据屈光成分分类

(1) 屈光性远视(refractive hyperopia):指由于眼球屈光成分的屈光力下降所造成的远视,其眼轴长度正常或基本在正常范围内。

(2) 轴性远视(axial hyperopia):指由于眼轴相对缩短所造成的远视,其屈光成分正常或基本在正常范围内。

2. 根据远视度数分类

(1) 低度远视:<+3.00 D。范围远视在年轻时由于能在视远时使用调节进行代偿,大部分人40岁以前不影响视力。

(2) 中度远视:+3.00 D~+5.00 D。视力受影响,并伴有不适感或视疲劳症状,过度使用调节还会出现内斜。

(3) 高度远视:>+5.00 D。视力受影响,非常模糊,但视觉疲劳或不适感反而不明显,因为远视度数太高,患者无法使用调节来代偿。

在临床中,远视的低、中、高度等分类并不重要,因个体间反应差异很大,所以,重要的是能分析和判断针对个体的远视状态或程度对其视力或眼位的影响,尤其在个体的不同年龄段。

(二) 与远视有关的问题

1. 屈光性弱视

屈光性弱视一般发生在高度远视且未在6岁前给予适当矫正的儿童,因为看远不清,看近更不清,视网膜黄斑部从来没有受到清晰像的刺激。但这类弱视可以通过检查及早发现并完全矫正,同时给予适当视觉训练可以达到良好的治疗效果。

2. 内斜

内斜容易发生在轻中度远视患者,因为该类患者可以通过动用"调节"达到清晰成像的目的。未进行屈光矫正时,为了获得清晰视力,在远距工作时就开始使用调节,近距工作时使用更多的调节。但是,集合和调节是联动的,当调节时,必然会出现集合,从而产生内隐斜或内斜。如果内斜持续存在,就会出现斜视性弱视。

(三) 远视矫正的光学原理

与近视的矫正正好相反,远视眼用凸透镜矫正。应用合适的凸透镜使光线会聚,使之进入眼屈光系统后聚焦在视网膜上(图11-15)。

三、散光

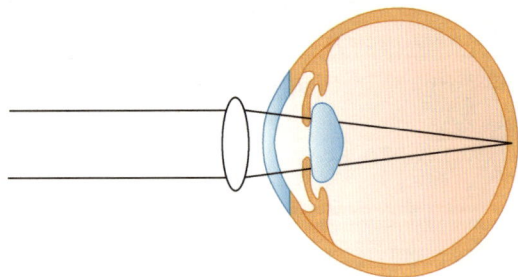

图11-15 远视眼的凸透镜矫正

眼球在不同子午线上屈光力不同,平行光通过眼球折射后所成像并非一个焦点,而是在空间不同位置的两条焦线和最小弥散圆的一种屈光状态,称为散光(astigmatism)(图11-16)。散光可由角膜或晶状体产生,前者称为角膜散光,后者称为眼内散光。

图11-16所示为一规则散光眼,垂直子午线曲率高于水平子午线曲率,以下为散光中需要掌握的几个基本概念:

1. 前后焦线

平行光线经过该光学系统结成两条互相垂直的焦线,称为前后焦线。

2. Sturm光锥(Sturm's conoid)

两焦线之间的间隙,称为Sturm间隙(interval of Sturm);整个光束的形态像一圆锥,称为Sturm光锥。

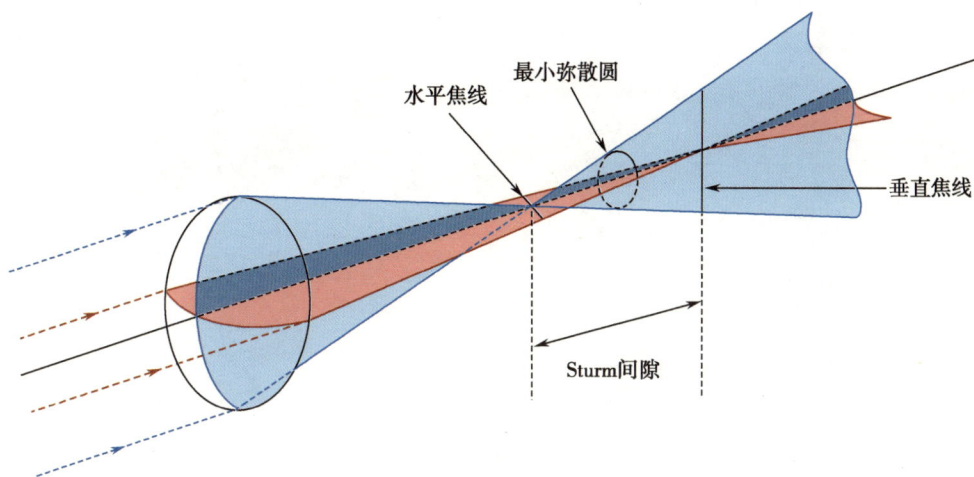

图 11-16　散光的光路和 Sturm 光锥

3. 最小弥散圆（circle of least confusion）

前后焦线之间为一系列大小不等的椭圆形光学切面，其中最小的光学切面为一圆形，称为最小弥散圆。当最小弥散圆恰位于视网膜上时，未矫正的散光眼视力最佳。

（一）分类

散光的分类见图 11-17。

1. 根据散光的规则程度分类

（1）规则散光（regular astigmatism）：最大屈光力和最小屈光力主子午线相互垂直者为规则散光。在规则散光的患者，双眼主子午线上的柱镜度数通常是相等的。

（2）不规则散光（irregular astigmatism）：最大屈光力和最小屈光力主子午线不相互垂直者为不规则散光。

2. 规则散光根据子午线定位分类

不规则散光按子午线定位分类见（图 11-18）。

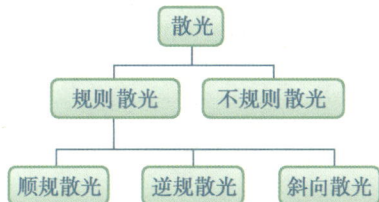

图 11-17　散光的分类

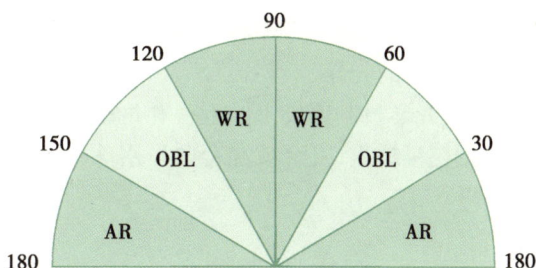

图 11-18　规则散光按子午线定位分类

（1）顺规散光（astigmatism with the rule，AWR）：指最大屈光力主子午线位于 90°±30°位置的散光。

（2）逆规散光（astigmatism against the rule，AAR）：指最大屈光力主子午线位于 180°±30°位置的散光。

（3）斜向散光（oblique astigmatism，OBL）：指最大屈光力主子午线位于 30°~60°之间或是 120°~150°之间的散光。

3. 散光根据两条主子午线聚焦与视网膜的位置关系分类

（1）单纯近视散光（simple myopia astigmatism，SMA）：一主子午线聚焦在视网膜上，另一主子午线聚焦在视网膜之前（图 11-19A）。

（2）单纯远视散光（simple hyperopia astigmatism，SHA）：一主子午线聚焦在视网膜上，另一主子午线聚焦在视网膜之后（图 11-19B）。

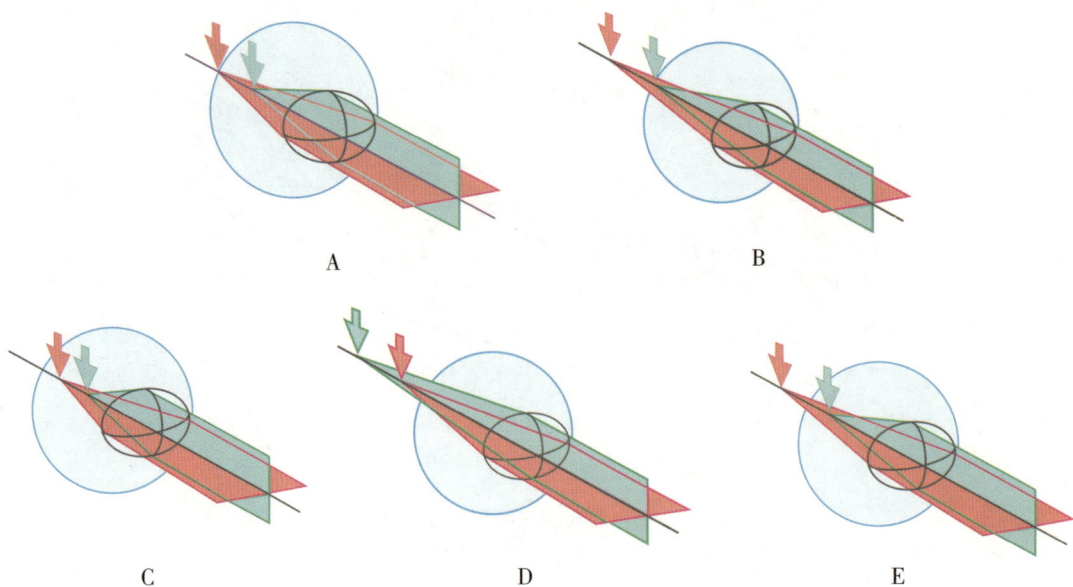

图 11-19　散光根据两条主子午线聚焦与视网膜的位置关系分类
A. 单纯性近视散光；B. 单纯性远视散光；C. 复合近视散光；D. 复合远视散光；E. 混合散光

（3）复合近视散光（compound myopia astigmatism，CMA）：两互相垂直的主子午线均聚焦在视网膜之前，但聚焦位置前后不同（图 11-19C）。

（4）复合远视散光（compound hyperopia astigmatism，CHA）：两互相垂直的主子午线均聚焦在视网膜之后，但聚焦位置前后不同（图 11-19D）。

（5）混合散光（mixed astigmatism，MA）：一主子午线聚焦在视网膜之前，另一主子午线聚焦在视网膜之后（图 11-19E）。

（二）散光对视力的影响

1. 散光对视力下降的影响取决于散光的度数和轴位，散光度数高或斜轴散光对视力影响较大。

2. 逆规散光对视力的影响比顺规散光大。

（三）散光矫正的光学原理

散光矫正的光学机制原则上同近视和远视矫正，不同的是散光需分别矫正两条主子午线的不同屈光度，单纯散光用柱镜矫正，复合或混合散光用球柱镜来矫正（图 11-20）。

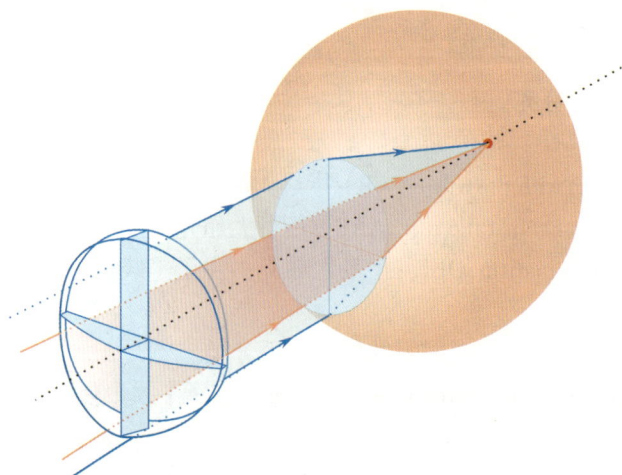

图 11-20　单纯散光的柱镜矫正

四、屈光参差

（一）双眼单视和屈光参差

外界物体同时成像在双眼的视网膜上后,通过视觉神经系统传递至大脑视觉皮质系统,在此融合成单一像,称为"双眼单视"(图11-21),双眼单视的条件是:分别成像在双眼视网膜的像在大小、亮度和式样上达到一致。

所谓的屈光参差(anisometropia),指的是双眼在一条或者两条子午线上的屈光力存在差异,该差异可能会造成双眼视网膜上所成像之间在大小等方面的不同,当差异很小时,可以被人眼所忽略。如临床上一般认为,当参差量小于1 D时,我们基本感觉不到差异造成的问题,我们称之为生理性屈光参差。参差量相差超过2.50 D者,有可能会因融像困难出现症状。

此外,由于双眼的调节活动具有同时性,屈光参差者,度数较高眼常处于视觉模糊状态,容易引起弱视。屈光参差的远视者,其度数较高眼,更容易成为弱视。

（二）屈光参差矫正的光学原理

对屈光参差者进行屈光矫正时,需考虑矫正方法的视网膜像放大率,应通过各种方式,使矫正后双眼视网膜上的像差异不要太大。

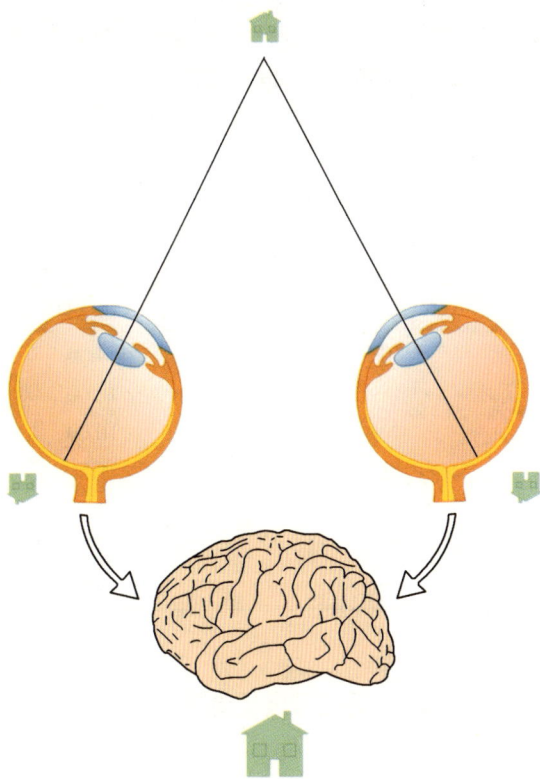

图11-21　双眼单视模拟图

> **要点提示:**
> - 关于屈光不正的定义都是在"眼调节放松状态下,平行光入射时"的前提下。
> - 部分"远视"者能看清远处,是因为使用了调节。
> - 由于"远视"者常常使用"调节"来看清外界物体,所以相应的问题就比较复杂,如视觉疲劳、内斜视等。
> - 中高度远视很容易发生弱视。

第四节　老　视

老视是一种生理现象,并不是"屈光不正",但由于其变化所造成的问题归属并符合眼球光学成像原理,所以常常放在"眼屈光"章节中去描述。

人随着年龄增长,其晶状体逐渐硬化、弹性减弱,睫状肌的功能逐渐减低,从而引起眼的调节功能逐渐下降。从40~45岁开始,出现阅读等近距离工作困难,这种由于年龄增长所致的生理性调节减弱称为老视(presbyopia)。

（一）临床表现和诊断要点

1. 视近困难

患者会逐渐发现在往常习惯的工作距离阅读,看不清楚小字体,患者会不自觉地将头后仰或者把书报拿到更远的地方才能把字看清,而且所需的阅读距离随着年龄的增加而增加。

2. 阅读需要更强的照明度

因为足够的光线既增加了书本与文字之间的对比度,又使患者瞳孔缩小,加大景深,提高视力。

3. 视近不能持久

因为调节力减退,患者要在接近双眼调节极限的状态下近距离工作,所以不能持久;同时由于调节集合的联动效应,过度调节会引起过度的集合,故看报易串行,字迹成双,无法阅读。某些患者甚至会出现眼胀、流泪、头痛等视疲劳症状。

(二)与老视发生相关的其他因素

老视是一种生理现象,不论屈光状态如何,每个人均会发生老视。除年龄外(表11-1),老视的发生和发展还与以下因素有关:

表 11-1 年龄与调节幅度的关系:Donder 调节幅度表

年龄(岁)	幅度(D)	年龄(岁)	幅度(D)
10	14.00	45	3.50
15	12.00	50	2.50
20	10.00	55	1.75
25	8.50	60	1.00
30	7.00	65	0.50
35	5.50	70	0.25
40	4.50	75	0.00

1. 屈光不正

远视眼比近视眼出现老视的时间早。近视者配戴框架眼镜后,由于矫正负镜片离角膜顶点存在12~15 mm的距离,减少了同样阅读距离的调节需求,出现老视的年龄后延;远视者正好相反。

2. 用眼方法

调节需求直接与工作距离有关,因此,从事近距离精细工作者容易出现老视的症状,从事精细的近距离工作的人比从事远距离工作的人出现老视要早。

3. 患者的身体素质

长手臂的高个子比手臂较短的矮个子有比较远的工作距离,需要比较少的调节,因此后者较早出现老视症状。

4. 地理位置因素

因为温度对晶状体的影响,生活在赤道附近的人们较早出现老视症状。

(三)老视矫正的光学原理

老视矫正采用凸透镜补偿"阅读附加",可选择单纯满足视近需求的单光眼镜,也可选择同时满足视近和视远需求的双光眼镜和渐变多焦点眼镜。老视患者制定配镜处方时,应首先进行远距离检查和验光,矫正屈光不正,同时了解患者的工作性质和阅读习惯,选择合适的阅读距离进行验配。

要点提示:

■ 人人都会发生老视,部分近视患者不用配戴阅读镜能看书,是因为近视的负镜片度数和老视的正度数镜片产生抵消,而不是近视者不发生老视。

第五节 屈光的检查方法

屈光检查的主要内容是验光。验光是一个动态的、多程序的临床诊断过程。从光学角度来看,验光是让位于无穷远的物体通过被检眼眼前的矫正镜片后恰好在视网膜上产生共轭点。但是仅达到这样的目标是远远不够的,因为验光的对象是人,而不只是眼球,验光就是要为被测者找到既看清物体又使眼睛舒适的矫正镜片;既看到被测者需要看到的一切,又能持续使用眼睛而无不适感觉。

完整的验光过程包括3个阶段,即初始阶段、精确阶段和终结阶段。

1. 验光的第一阶段(初始阶段)

在此阶段,检查者主要收集有关被测者眼部屈光状况的基本资料,根据这些资料,预测验光的可能结果。该阶段的具体内容有:①检影验光或电脑验光等客观验光(objective refraction);②角膜曲率计检查;③镜片测度仪检测。检影验光是该阶段的关键步骤。

2. 验光的第二阶段(精确阶段)

对起始阶段所获得的预测资料进行检验,精确阶段使用的主要仪器为综合验光仪,让被测者对验光的每一微小变化做出反应。由于这一步特别强调被测者主观反应的作用,所以一般又称之为主觉验光(subjective refraction)。

3. 验光的第三阶段(终结阶段)

此阶段包括双眼平衡和试镜架测试,最后根据被测者的具体情况调整至最佳平衡状态。

在上述检测的基础上要进行近视力的检测,对于老视者,该步骤就是检测老视的"加光"度数。

一、静态检影

静态检影(static retinoscopy)为一种客观验光方法,所得的结果作为综合验光的起始点。

(一)检影镜和检影原理

检影镜是利用检影镜的照明系统(图11-22)将眼球内部照亮,光线从视网膜反射回来,这些反射光线经过眼球的屈光成分后发生了变化,通过检查反射光线的变化可以判断眼球的屈光状态(图11-23)。

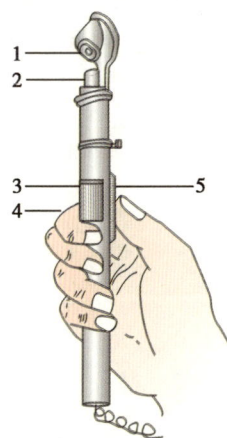

图 11-22 检影镜

1. 平面反光镜及中央小孔;2. 集光板;3. 条纹套管;4. 持镜的手法;5. 活动推板(上下动)

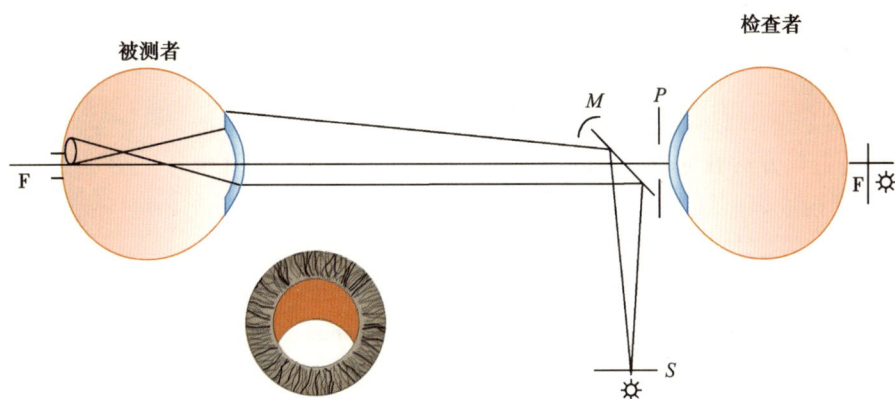

图 11-23 检影的原理

目前根据检影镜投射光斑的不同,分为点状光检影镜(spot retinoscopes)和带状光检影镜(streak retinoscpes)两类。由于带状光检影的光带判断的简洁性和精确性,目前基本使用带状光检影镜。

检影镜由投影系统和观察系统两部分构成。检影镜的投影系统照明视网膜,通过观察系统可以窥视视网膜的反光,经视网膜反光的部分光线进入检影镜,通过反射镜的光圈,从检影镜头后的窥孔中出来。当我们移动检影镜的带状光时,可以观察到投射在视网膜上的反射光的移动,光带和光带移动的性质可以确定眼球的屈光状态。

(二)检查方法

根据眼的屈光类型,平行光或发散光射入后,反射回来的光线如图11-24所示:①正视眼——平行光线;②远视眼——发散光线;③近视眼——会聚光线。

观察反射光时,首先需要判断影动为逆动还是顺动(图11-25),其次根据速度、亮度和宽度快速并准确地判断离中和点还有多远。当检影镜与视网膜面共轭时,则满瞳孔反光影动不随光带动。

显然在无穷远处进行检影是不可能的,但是检查者可以通过在被测者眼前一定距离放置工作镜达到无穷远的效果,工作镜的度数必须与检影距离的屈光度一样。临床上我们的工作距离常为67 cm或50 cm。

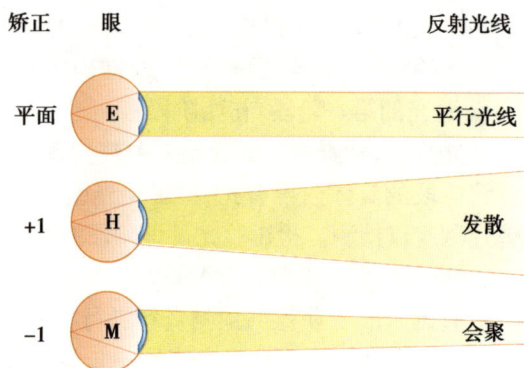

图11-24　反射光线随屈光状态不同而不同

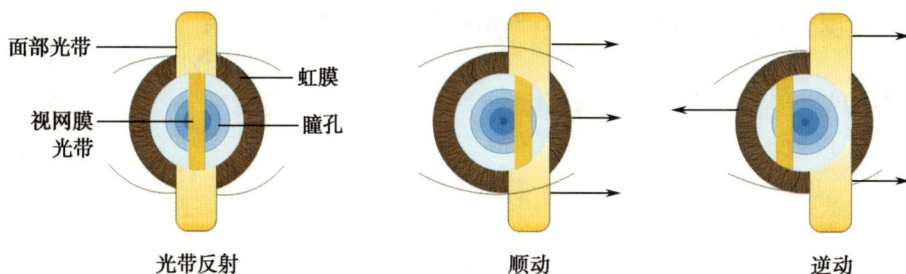

图11-25　检影影动观察:顺动和逆动

举例:

如在眼前67cm(+1.50 D)检影,达到中和的度数为+5.00 D,则该被测者的屈光不正度数为(+5.00 D)-(+1.50 D)=+3.50 D。

二、主觉验光

主觉验光是用主观方法确定被测者的眼屈光状况,所需设备包括标准的综合验光仪、投影视力表。

微视频 11-1　检影验光

(一)综合验光仪及其原理

综合验光仪(phoropter)又称为屈光组合镜,顾名思义,就是将各种测试镜片组合在一起。phoropter由两个词根组成:phoro+optometer,phoro的含意是测量肌肉;optometer的含意是验光,这两种意思至今仍很正确,因为综合验光仪不仅被用于验光,而且用于隐斜视等视功能的检测。

大部分的现代综合验光仪将球镜和柱镜分别安装在转轮上,如图11-26所示,转轮间有联动齿轮控制,通过旋转转轮达到级率增减和柱镜的轴向变化。

除了球镜和柱镜外,现代综合验光仪还包含有各种实用的附加镜片,如遮盖镜、Maddox杆、+1.50 D(或+2.00 D)的检影工作距离抵消镜、针孔镜、偏振片、Risley棱镜和交叉柱镜等,装在翼臂上,可根据检测需要旋转至视孔前。

(二)检查方法

1. 单眼远距主观验光

单眼远距主观验光法分为3个阶段:①找到初步有效的球性矫正度数,即最正之最佳视力,称为"初步MPMVA"(maximum plus to maximum visual acuity);②用交叉柱镜精确确定柱镜的轴向和度数(初步柱镜读数已通过角膜曲率计和检影验光获得);③确定最后的球镜读数,称为"再次MPMVA"。

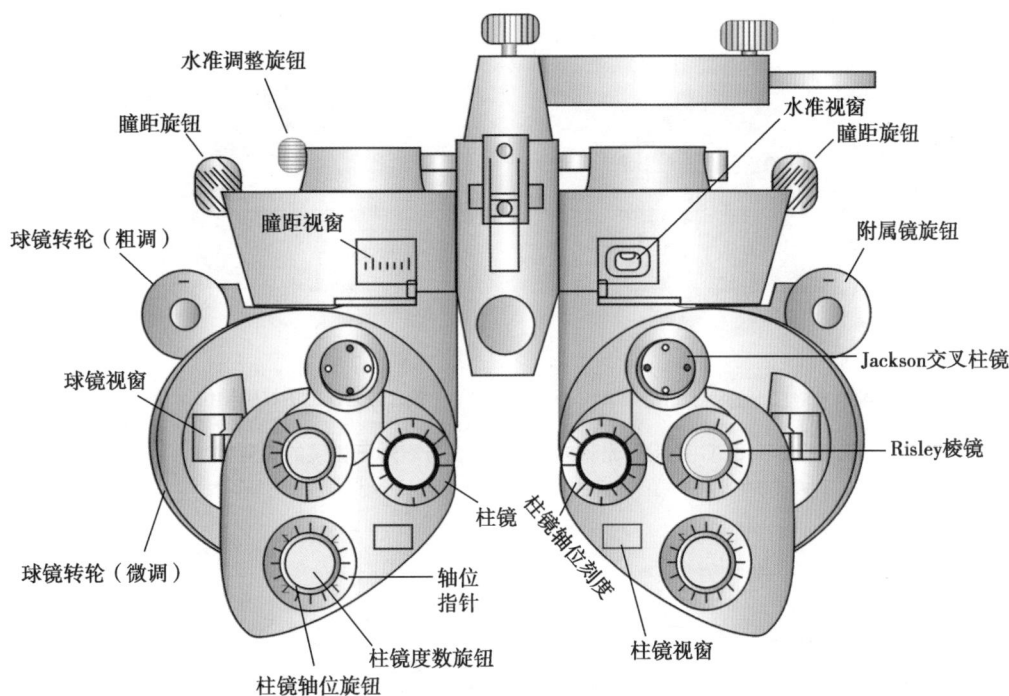

图 11-26 综合验光仪及其原理

（1）初步 MPMVA：MPMVA 意为对被测者使用尽可能高的正镜片或尽可能低的负镜片而又使被测者获得最佳视力。

1）初步 MPMVA 第一步：单眼 MPMVA 的主要目的就是控制被测者的调节，最常用的方法是将视力"雾视"。比较理想的雾视度数为 +0.75 D~+2.00 D（依被测者的具体度数而定），将其视力雾视至 0.3~0.5 范围内。

2）初步 MPMVA 第二步：在被检眼前逐步减少正镜片（或增加负镜片）度数，使度数每降低 +0.25 DS（或增加 –0.25 D），患者视力提高一行，直至达到最佳矫正视力。

3）初步 MPMVA 终点判断：①最佳矫正视力：去雾视若已经达到最佳矫正视力，如 1.0 以上，再加 –0.25 D，矫正视力也无法提高，即终点。②"小而黑"：去雾视过程中，询问被测者视标是"更清楚"还是"变小变黑"，若减一个 +0.25 D（加一个 –0.25 D），视标看起来是"变小变黑"而非更清晰，则退回，即终点。③双色试验：又称"红绿试验"，两组视标，一组视标背景为红色（长波），一组视标背景为绿色（短波），红光折射率稍小，绿光折射率稍大，在正视状态下，绿光视标成像在视网膜前，红光视标成像在视网膜后，白光视标像在视网膜。利用红绿测试可以发现微量的欠矫和过矫。如近视微欠矫，表现为红光视标比绿光视标清，近视微过矫，表现为绿光视标比红光视标清。

（2）交叉柱镜精确散光的轴位和散光度数：确定柱镜的简单而标准的方法是使用交叉柱镜（jackson cross cylinder，JCC）。JCC 在相互垂直的主子午线上的屈光力度数相等，但符号相反，一般为 ±0.25 D。主子午线用红白点来表示：红点表示负柱镜轴位置，白点表示正柱镜轴位置，两轴之间为平光等同镜。一般将交叉柱镜的手柄或手轮设计在平光度数的子午线上，JCC 的两条主子午线可以快速转换。交叉柱镜精确散光轴位和散光度数是利用了柱镜可以矢量相加的原理。

1）JCC 确定柱镜轴（图 11-27）：具体如下：视标选择为最好矫正视力上一行的视标，JCC 手轮位置同柱镜轴向一致，告诉患者"你将通过两面镜片观察视标，请比较两面看到的视标的清晰度，哪一面比较清晰"。JCC 翻转。如果患者报告两面一样清晰，说明柱镜轴向放置正确，则可进行 JCC 散光度数确定；如果两面清晰度不同，将柱镜的轴向转向较清晰那面的红点方向，一般首次转动角度为 15°，之后如果反转，则可微调转动角度 5~10°，直至两面一样清晰为止。

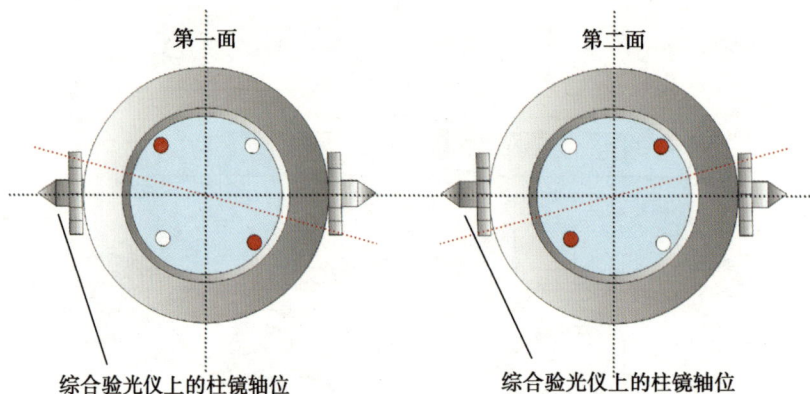

第一面　　　　　　　　　　　　　　　　第二面

综合验光仪上的柱镜轴位　　　　　　　　综合验光仪上的柱镜轴位

图 11-27　JCC 确定散光轴向（交叉柱镜与眼矫正柱镜的矢量相加）

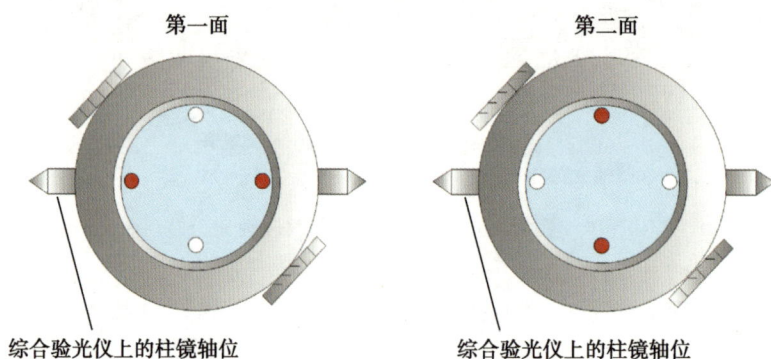

第一面　　　　　　　　　　　　　　　　第二面

综合验光仪上的柱镜轴位　　　　　　　　综合验光仪上的柱镜轴位

图 11-28　JCC 确定散光度数

2）JCC 确定柱镜度数（图 11-28）:选择最好矫正视力上一行的视标,红点 / 白点位置同柱镜轴向,同样翻转 JCC,要求患者比较两面视标的清晰度。如果两面一样清晰,说明柱镜度数正确;如果两面清晰度不同,较清晰面上的红点与柱镜轴一致时,增加一个 –0.25 D 的柱镜;如较清晰面上的白点与柱镜轴一致时,减掉一个 –0.25 D 的柱镜,再次判断直至两面一样清晰。

（3）再次 MPMVA:其操作步骤同初步 MPMVA。右眼完成验光后,遮盖右眼,左眼去遮盖。左眼的验光步骤同右眼。

2. 双眼远距主觉验光

双眼远距包括:双眼调节均衡和双眼 MPMVA。从理想的观点讲,单眼主观验光已分别将左右眼的调节变为零,但实际上有可能未达到这种完美的地步,有调节存在或双眼调节差异存在时,双眼平衡将有助于减少或消除这些潜在的误差。双眼平衡只能用于双眼视力均已在单眼验光中达到同样清晰的情况下。

（1）双眼调节平衡:其目的是将"双眼调节刺激等同起来",企图通过双眼的视觉均衡进一步将调节反应降为零。它只能用于双眼视力均已在单眼验光中达到同样清晰的情况下,且矫正视力相差不超过1 行,具体步骤如下:

1）第 1 步:双眼去遮盖且同时雾视标准度数 +0.75 D（必要时可增加）,必须使视力雾视为 0.5~0.8。

2）第 2 步:用垂直棱镜将双眼分离（图 11-29）,即打破融像。用 Risley 棱镜,在右眼前放 3~4$^\triangle$ BU,在左眼放 3~4ΔBD,注视视标选择雾视后最佳视力的上一行,此时,被测者将看到上下两行相同视标。

3）第 3 步:询问被测者上下两行视标哪行更清,若上行较清,则在左眼上加 +0.25 D（该眼看的是上行）,重复提问,在较清晰的眼前加雾视镜,直至双眼同样模糊。双眼均衡的终点是双眼看视标具有同样清晰度,此时调节为零而且雾视相同,若双眼不能达到同样清晰,则保持优势眼更清。

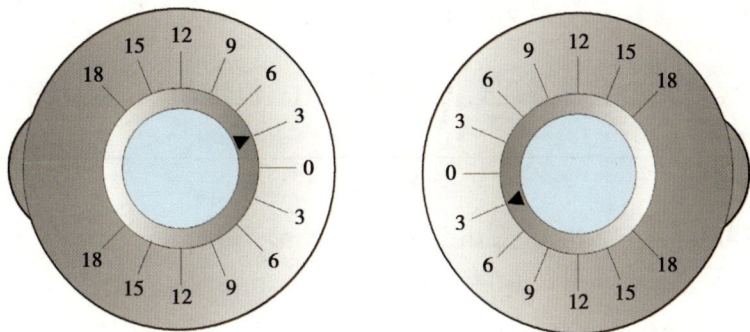

图 11-29 双眼棱镜分离

双眼调节均衡的整个过程中必须一直保持两种状况:①双眼均看到视标。②双眼一直处于雾视。

(2) 双眼 MPMVA:双眼调节均衡达到终点后,移去棱镜,进行双眼 MPMVA,即双眼同时去雾视直至验光终点,其步骤基本同单眼 MPMVA,只是此时是双眼同时同步进行。

三、老视的验配

确定老视被测者的近附加度数。所需设备包括:综合验光仪上的测近杆、测近阅读卡。

(一) 检查方法

1. 选择试验性阅读镜附加

根据下面的几种方法(可选其中一种),选择试验性阅读镜附加:

微视频 11-2　主觉验光

(1) 根据年龄和屈光不正关系选择试验性阅读附加。

(2) 融合交叉柱镜(fusion cross cylinder,FCC)的测量结果也可用于试验性度数。

(3) 调节幅度的一半原则,即将被测者的习惯阅读距离换算成屈光度,减去被测者调节幅度的一半,就是试验性附加度数了。

2. 精确阅读镜附加度数

在试验性附加的基础上,作负相对调节(negative relative accommodation,NRA)/正相对调节(positive relative accommodation,PRA),使用 NRA 和 PRA 检测结果,相加后除 2,其结果加入原试验性附加。

3. 最后确定度数

以上的测量在标准阅读距离(40 cm)进行,此时根据被测者的身高和阅读习惯距离移动阅读卡,对阅读附加也进行相应的补偿调整,增加 +0.25 D 或增加 -0.25 D 等。

(二) 试戴

试镜架试戴、阅读适应及评价,必要时作一定调整。

(三) 处方

开出处方,包括远距处方和阅读近附加。

四、睫状肌麻痹验光

人眼的调节状况直接影响屈光的检测,因此为了准确获得人眼调节静止状态下的屈光不正度数,有时需作睫状肌麻痹验光。由于麻痹睫状肌的药物(如阿托品)同时伴有散大瞳孔的作用,过去常称为"散瞳验光"。

某些特殊的患者也需要行睫状肌麻痹验光,如首次进行屈光检查的儿童、需要全矫的远视者、有内斜的远视儿童、有视觉疲劳症状的远视成人等。

常用于睫状肌麻痹验光的药物有:① 1% 硫酸环戊通滴眼液,每 5 min 1 次,共 3 次,末次点眼 45 min 后行验光检查,恢复时间较短;② 1% 硫酸阿托品眼用凝胶点眼,根据患者情况不同用法略有不同,通常为 3 次 /d × 3 天,于第 4 天复查验光,该法散瞳恢复时间相对较长,且可能会出现某些不良反应,故需严格遵照医嘱。

睫状肌麻痹的验光结果提供了人眼屈光状态的重要信息,但其结果不能直接作为最后处方。

要点提示:

- 验光是动态、多程序、多种技术构成的临床诊断过程,一个都不能少。
- 验光的目的:最佳视力、最舒适用眼、最持久用眼。
- 验光宜客观和主观方法交融。
- 花几分钟时间检影,花较长时间做主觉验光和调整。

第六节　屈光不正的矫治

现代眼视光学的目标之一就是通过各类屈光矫治方法,达到看得清楚、看得舒服、看得持久的目的,以获得最佳的视觉效果。矫正或治疗屈光不正的方法目前主要分 3 种类型:框架眼镜、角膜接触镜和屈光手术。不管采用何种方式,其光学原理均为:通过镜片或改变眼屈光面的折射力,达到清晰成像在视网膜上的目的。

一、框架眼镜

框架眼镜(spectacles)主要使用球镜、柱镜或球柱镜(现多为环曲面)。球镜用于矫正单纯远视或近视,正球镜用于矫正单纯远视,负球镜用于矫正单纯近视。柱镜或球柱镜用于矫正散光。

框架眼镜的光学矫正原理可以用于对其他矫治方法的理解,其光学原理一致。框架眼镜的特点是安全、简便、经济。

镜片材料通常采用透明介质,主要包括玻璃材料和树脂材料。目前,临床配镜工作多配用有机树脂镜片,其特点主要为不易破碎、较轻、抗紫外线,且镀膜工艺的发展已逐步克服了树脂镜片的易磨损等问题。

镜片设计已有突破性进展。非球面镜片使镜片更薄、更轻,并减少像差,提高了像质。用于矫正老视的渐变多焦点镜片(progressive addition lens, PAL),通过同一镜片的不同区域看清远、中、近不同距离的物体(图 11-30)。镜片上方为视远区,下方为视近区,之间为看中距离的渐变区,即度数逐渐变化的区域,两侧为畸变(像差)区。

眼镜处方的规范写法为:标明眼别,先写右眼处方,后写左眼处方。右和左可缩写为 R 和 L,或用拉丁文缩写 OD(右眼)、OS(左眼)、OU(双眼)。如需同时配远用(distance vision, DV)和近用(near vision, NV)眼镜,先写 DV 处方,后写 NV 处方。球镜度数用 DS(diopter of spherical power)表示,柱镜度数用 DC(diopter of cylindrical power)表示,同时标明柱镜轴向。

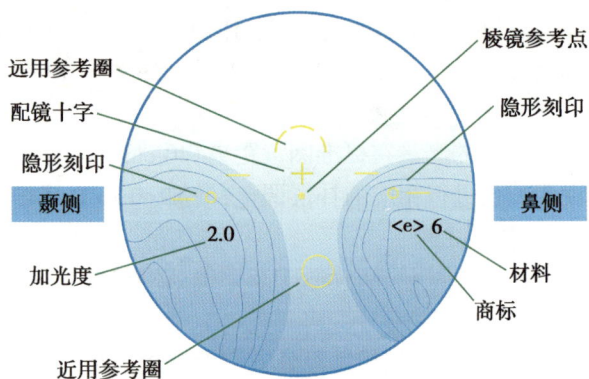

图 11-30　渐变多焦点镜片设计示意图

举例:

-3.50 DS/-1.50 DC × 165 表示:-3.50 D 球镜联合 -1.50 D 柱镜,轴子午线为 165°。

验配框架眼镜时,通常需将镜片的光学中心对准瞳孔中心,否则将产生棱镜效应,所产生的棱镜效应大小与镜片度数和瞳孔偏离光心的距离成正比,即:

$$P=cF$$

其中 P 为棱镜度,c 为镜片光心偏离瞳孔中心的距离(单位为 cm),F 为镜片度数。

由于框架眼镜镜片与角膜顶点存在一定距离,高度数镜片存在放大率问题,尤其是屈光参差者会因双眼像放大率差异而难以适应。

二、角膜接触镜

角膜接触镜(contact lens)亦称隐形眼镜,矫正原理与框架眼镜基本相同,不同之处为角膜接触镜与角膜直接接触,使得角膜顶点距离缩短,减少了框架眼镜所致的像放大率问题等。但由于镜片与角膜、结膜、泪膜等直接接触,容易影响眼表正常生理。角膜接触镜从材料上分为软镜和硬镜。

(一)软镜

软镜由含水的高分子化合物制成,镜片透氧性与材料的含水量和镜片厚度有关。软镜直径一般为13.5~14.5 mm,后表面曲率半径为 8.4~8.8 mm。

软镜的特点是验配较简单,配戴舒适。镜片更换方式有传统型(更换周期较长)、定期更换型和抛弃型。软镜易产生蛋白质等镜片沉淀物,配戴不当常引起巨乳头性结膜炎(GPC)、角膜炎症等并发症。目前认为软镜更换周期不宜过长。

软镜适合不同类型的屈光不正患者,有泪膜和角膜等眼前表疾患者要慎重选择。除了矫正屈光不正外,一些特殊设计的软镜可用于美容,如彩色角膜接触镜、人工瞳孔角膜接触镜、绷带镜、药物缓释镜等。

(二)硬镜

目前所用的硬镜一般是指硬性透氧性接触镜(rigid gas-permeable contact lens,RGP),由质地较硬的疏水材料制成,其透氧性较高。

普通设计的硬镜一般直径较小,为 9.2~9.6 mm,后表面曲率比角膜前表面稍平坦一些,具体配镜参数需根据个体屈光状态和角膜形态,通过规范的验配程序和标准的配适评估后确定。硬镜处方的基本参数包括:直径、基弧(镜片后表面曲率半径)和屈光力等。

硬镜的特点是透氧性强,抗蛋白质沉淀,护理方便,光学成像质量佳;但验配较复杂,配戴者需要一定的适应期。由于硬镜和角膜之间有一层"泪液镜",矫正散光效果好。一些特殊设计的硬镜还可以用于某些眼疾的视力矫正,如圆锥角膜、不规则角膜等。

角膜塑形镜(orthokeratology,OK)是一种特殊设计的高透氧硬镜,配戴一定时间,通过机械压迫、镜片移动的按摩作用及泪液的液压作用达到压平角膜中央形状,暂时减低近视度数的作用(图 11-31)。其优点是能有效地提高近视者的裸眼视力,晚上戴镜,白天取镜后一般可以保持一天清晰的裸眼视力。由于角膜形态的改变存在一定的限度,一般下降的近视度数为 −6.00 D 以下,角膜散光在 −1.50 D 以内,也有特殊的周边双轴角

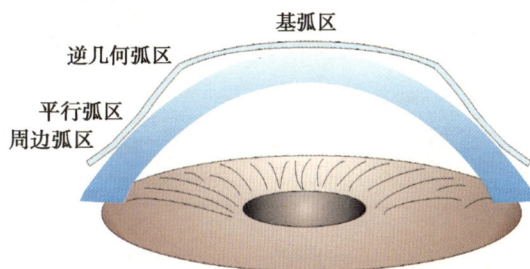

图 11-31　角膜塑型镜矫治近视的原理图

膜塑形镜可矫正更高度数的角膜散光。角膜具有记忆性和可恢复性,一旦停止配戴镜片,近视度数将逐渐恢复到原状态,这既为角膜塑形镜的缺点,即若想维持效果,必须每晚配戴镜片;但同时也是它的优点,欲放弃配戴,则角膜恢复原形,近视度数也反弹回原状态,故称为可逆性近视矫治方法。因临床上多为近视少年儿童选配角膜塑形镜,其原理为改变角膜形态,验配和使用不当容易引起并发症,故应严格选择适应证,使用合格镜片,在医疗机构中由专业医疗人员进行规范验配。近期临床研究发现,分青光眼镜对化,角膜塑形镜还能延缓青少年近视进展,相关机制尚在探讨中,值得深入关注。

三、屈光手术

屈光手术(refractive surgery)是以手术的方法改变眼的屈光状态,包括角膜屈光手术、眼内屈光手术和巩膜屈光手术。现代的屈光手术不仅用准分子激光,还采用其他激光(如飞秒激光)和非激光的方式;不只采用一项技术一次完成,还可以采用联合手术或多种技术总体设计、分步实施的方式。

由于大多数屈光不正者可以通过眼镜和角膜接触镜等非手术的方法得到良好的屈光矫正,因此他们对屈光手术的期望值很高,术者应特别注意此类手术的安全性、有效性和准确性;做此类手术必须具备精良的手术器械、接受过系统培训的专科医师;还须严格掌握手术适应证,术前让患者充分了解手术的可能效果及危险性,尽量避免并发症。

(一) 角膜屈光手术

角膜屈光手术(keratorefractive surgery)是通过手术的方法改变角膜前表面的形态,以矫正屈光不正。其基本方法是通过去除部分角膜组织或在角膜上做不同形状的切口松解角膜纤维的张力等方法,以使角膜前表面变平或变陡。根据是否采用激光又分为非激光性和激光性手术。

1.激光角膜屈光手术

一般可分两大类,一类为表层切削术(surface ablation techniques),另一类为板层(基质)切削术。表层切削术的代表手术方式为准分子激光屈光性角膜切削术(photorefractive keratectomy,PRK),准分子激光上皮瓣下角膜磨镶术(laser epithelial keratomileusis,LASEK),机械法准分子激光上皮瓣下角膜磨镶术(epipolis laser in situ keratomileusis,Epi-LASIK)以及激光法准分子激光上皮瓣下角膜磨镶术(trans-epithelial PRK,T-PRK)。板层切削术的代表术式为准分子激光原位角膜磨镶术(laser in situ keratomileusis,LASIK),前弹力层下激光角膜磨镶术(sub-Bowman's keratomileusis,SBK)、飞秒激光制瓣的准分子激光原位角膜磨镶术(Femto-LASIK)。各种激光手术方法的类型不断改进,方式也不断改善,新的方法也不断涌现,现阶段各种个性化切削手术如波前像差引导的个体化切削(wavefront-guided ablation)和角膜地形图引导的个体化切削(topography-guided ablation)等,以及全激光手术如微小切口飞秒激光基质透镜切除术(small incision lenticule extraction,SMILE)和T-PRK等成为研究的新热点。

(1) 表层切削术:表层切削术的原理是将角膜上皮去除,暴露前弹力层,然后再行准分子激光切削矫正。根据去除上皮的方式不同可以分为机械法(PRK、Epi-LASIK)、化学法(LASEK)以及激光法(T-PRK)。以最早开展的PRK手术为例,是用角膜上皮刀刮除角膜上皮后,用准分子激光切削少量角膜浅表组织以改变角膜表面曲率,减弱或增强屈光力,从而矫正近视、远视或散光的手术(图11-32,图11-33)。与板层手术相比,表层手术术后生物力学较稳定、避免了角膜瓣并发症等优点。目前T-PRK、LASEK等手术是表层手术的主流方式,其手术方式的改良,加快了视力的恢复、减少术后疼痛以及角膜haze等并发症的发生。

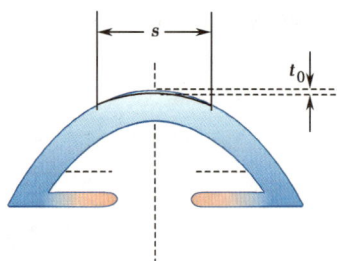

图 11-32 PRK 治疗近视的光学原理   图 11-33 PRK 治疗远视的光学原理

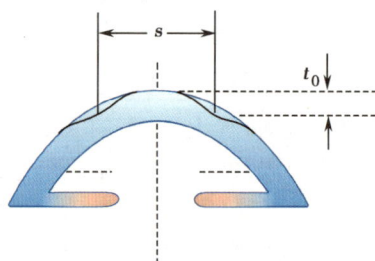

(2) 板层切削术:板层切削术的原理是先做一角膜板层瓣,将其掀开后再行激光切削。以准分子激光原位角膜磨镶术LASIK为例,先在角膜上用特制的微型角膜板层刀(microkeratome)作一个带蒂的角膜瓣,掀开后在暴露的角膜基质床上进行准分子激光切削,以矫正近视、远视及散光(图11-34),是目前主流的板层切削术式。与PRK相比,LASIK保留了角膜上皮及前弹力层的完整性,更加符合角膜的解剖生理结

构,可以避免或减少 PRK 术后的一些并发症,如 haze、屈光回退等,手术后无明显疼痛。而近年来发展了新的技术前弹力层下激光角膜磨镶术(SBK)即薄瓣 LASIK 技术,是利用飞秒激光或机械式显微角膜板层切开刀来制作角膜瓣,制作角膜瓣的厚度介于 90~110 微米(常规 LASIK 手术,其角膜瓣的厚度为 120~160 微米)。薄瓣 LASIK 可以保留更多的角膜基质,使手术安全性进一步提高。

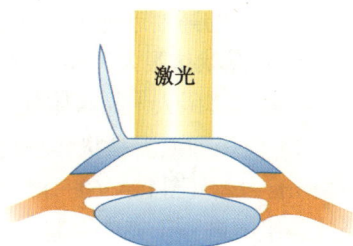

图 11-34　LASIK 矫正近视

(3) 飞秒激光手术:飞秒激光是一种脉冲形式发射的激光,持续时间只有几个飞秒(1 飞秒 =1/1000 万亿秒)。飞秒激光制作角膜瓣更精确、均匀且更具预测性,它将激光矫正近视推向了一个更精确、更安全、更清晰的高度。飞秒激光角膜屈光手术方式主要有:①飞秒激光制作角膜瓣联合基质面行准分子激光切削的飞秒激光 LASIK 术(Femto-LASIK);②飞秒激光角膜基质透镜切除术(Femtosecond lenticule extraction,FLEx);③小切口飞秒激光基质透镜切除术(SMILE)等。飞秒 LASIK 术中安全性好,角膜瓣异常均少见;术后角膜知觉减退及干眼、光学并发症方面的眩光等基本相近,术后诱导高阶像差少,感染机会减少。近年来,飞秒激光不仅应用在角膜屈光手术,而且在治疗性角膜手术、晶状体手术以及抗青光眼手术等方面发挥重要作用。

2. 非激光角膜屈光手术

非激光角膜屈光手术包括:放射状角膜切开术、角膜基质环植入术、散光性角膜切开术和角膜胶原交联术等。

(1) 放射状角膜切开术(radial keratotomy,RK):是一种在光学区外的旁周边角膜做若干条非穿透性放射状对称松解切口,在眼内压作用下使角膜中央前表面相对变平,屈光力降低以矫正近视的方法。

(2) 角膜基质环植入术(intrastromal corneal ring segments,ICRS):是一种在角膜周边实质层 2/3 深度植入 PMMA 材料制成的一对半环或一个圆环,而重塑角膜前表面使之光学区变平。

(3) 散光性角膜切开术(astigmatic keratotomy,AK):是在角膜曲率陡的径线上对称地切开角膜实质层使之变平,而与其垂直之径线曲率相应变陡,从而矫正散光。

(4) 角膜胶原交联术(corneal collagen cross-linking,CXL):是利用维生素 B_2 作为光敏剂,在紫外线作用下产生活性氧,并进一步与多种分子作用后,在相邻胶原纤维的氨基间形成共价键,从而增加角膜强度。

3. 角膜屈光手术的适应证和禁忌证

(1) 手术适用于排除眼部疾病,眼压和泪膜等正常患者。严重糖尿病、全身结缔组织疾病、免疫功能抑制患者慎行手术。

(2) 对手术效果期望值过高者应谨慎手术。

(3) 患者年龄不宜过小,一般要求年龄在 18 周岁以上。

(4) 一般认为,角膜屈光手术的屈光力矫治范围为:近视 -1.00 D~-12.00 D,远视 +1.00 D~+6.00 D,散光 6.00 D 以下,且近 2 年屈光状态稳定(每年变化在 0.50 D 以内)。

(5) 手术时患者角膜情况的要求为:角膜曲率在 39.00 D~48.00 D。角膜厚度一般大于 460 μm。对于 LASIK 术式,角膜瓣下残余基质床厚度要求达到 280 μm 以上。对于 PRK、LASEK、Epi-LASIK 术式,术后角膜总厚度保留 360 μm 以上,即角膜上皮下基质层厚度约为 300 μm。

(6) 瞳孔直径,包括测量暗室及一般照明下的数值。瞳孔直径过大的患者(暗光下 7 mm 以上)应慎行或不行手术,以避免术后眩光和夜间视力障碍等。

(二) 眼内屈光手术

眼内屈光手术是在晶状体和前后房施行手术以改变眼的屈光状态,根据手术时是否保留晶状体分为两类。

1. 屈光性晶状体置换术

屈光性晶状体置换术是以矫正屈光不正为目的摘除透明或混浊的晶状体,植入人工晶状体的一种手术方式。该方法要求手术对象为成年人,年龄偏大者为宜,如 40 岁以上。大多数手术医生选择不适合角膜屈光手术的高度近视患者或远视患者。

2. 有晶状体眼人工晶状体植入术

有晶状体眼人工晶状体分为前房型和后房型两大类。

（1）前房型人工晶状体：根据固定方式的不同，可分为：房角固定型（angle-fixated）（图 11-35）和虹膜夹型（iris-claw）（图 11-36）。前者和无晶状体眼前房型人工晶状体相仿，弹性开放襻设计。后者为夹型设计，将虹膜组织嵌顿于夹内而起到固定人工晶状体的作用。

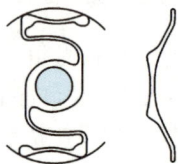

图 11-35　房角固定型人工晶状体植入术

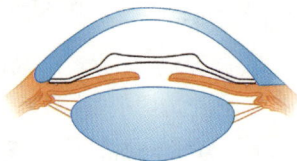

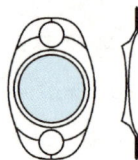

图 11-36　虹膜夹型人工晶状体植入术

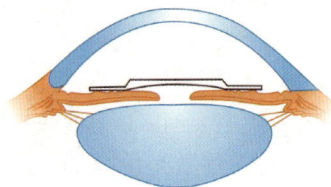

（2）有晶状体眼后房型人工晶状体：采用软性材料，适合于小切口折叠式植入、单片式后拱形设计，以适应自身晶状体的前表面形态，保持植入人工晶状体与自身晶状体之间有一定的间隙（图 11-37）。

理论上有晶状体眼人工晶状体植入术可以矫正的屈光力范围是 +10.00 D~−20.00 D（根据不同产品选择）。适用于屈光状态稳定，不宜或不愿接受眼镜或接触镜，有接受屈光手术愿望者；或在临床上，屈光力过高（≥−12.00 D 的近视和≥+6.00 D 的远视）以及角膜厚度较薄的中高度屈光不正不宜行 LASIK 者。

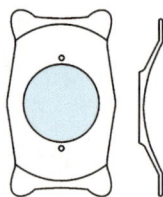

图 11-37　后房型人工晶状体植入术

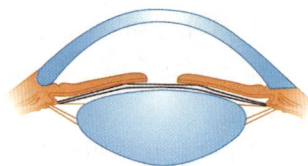

由于有晶状体眼手术的目的之一是为了保留调节力，年龄较轻者更能获得益处。如有晶状体混浊或早期白内障、葡萄膜炎病史、青光眼、角膜内皮细胞不健康或角膜变性、外伤致角膜形状改变、瞳孔直径偏大等患者均不宜选择该手术。

（三）老视屈光手术

根据不同的理论和实践，各种老视矫正手术不断涌现。按手术部位，老视矫正手术可以分为 3 类：施于巩膜的、施于角膜的和施于晶状体的。

（1）施于角膜的老视矫正手术：老视 LASIK、单眼视式 LASIK、传导性角膜成形术等。

（2）施于巩膜的老视矫正手术：前睫状体巩膜切开术、前睫状体巩膜切开合并硅胶扩张条植入等。

（3）施于晶状体的老视矫正手术：无晶状体眼多焦点人工晶状体或可调节性人工晶状体植入术、有晶状体眼多焦点人工晶状体植入术等。

目前所有针对老视的手术方法都尚未能带来持久的真正生理意义上的调节改善。

（四）后巩膜加固术

后巩膜加固术（posterior scleral reinforcement，PSR）又称巩膜后兜带术、后巩膜支撑术或后巩膜加强术，是应用异体或自体的生物材料或人工合成材料加固眼球后极部巩膜，以期阻止或缓解近视发展的一种手术。临床可用于近视度数在 −8.00~−10.00 D 及以上，伴发后巩膜葡萄肿、黄斑裂孔等高度近视患者。针对该类患者，PSR 手术有一定的治疗效果。对青光眼和既往已有视网膜脱离史、眼部慢性炎症史患者，一般不宜选择该手术。

要点提示:

■ 框架眼镜最简便、最安全,但改变了自然面容。

■ 角膜接触镜与眼前表接触,应该注意有关安全性问题。

■ 角膜塑形镜片对矫治近视有作用,但所降低的度数是有一定限度并且是暂时性的。

■ 屈光手术也是一种有效的矫正方式,但不是根治近视的方法,它是不可逆手术方式,应该严格掌握其适应证。

思 考 题

1. 某眼屈光力为 60 D,眼轴为 20 mm,问该患者可能会有哪些症状?

2. 镜片(镜头)强弱可以使用焦距或屈光度来表达,它们是怎样的关系?为什么在眼科领域使用"屈光度"比较普遍?

3. 为什么现代的近视激光手术大部分都在角膜进行?

4. 我们看近时,晶状体屈光力增大,该过程称为调节。晶状体是如何改变的?该过程有极限吗?

5. 在眼球光学系统中,瞳孔起什么作用?

6. 一位正视者想看清25 cm处的物体,该眼需做出的调节力是多少?双眼处于什么位置?

7. 为什么有些远视患者远近都能看清楚?为什么这些患者容易出现内斜视?

8. 某患儿的母亲来找您抱怨,说:一位医师告诉她,她小孩有近视还有散光;但另一位医师告诉她,她小孩有远视还有散光。她都糊涂了,到底怎么回事。假若两位医师的诊断都正确,会是怎样?您如何解释?

9. 有些近视患者上了年纪后,看书不用老花镜,大家都说:近视眼可能不会"老花",你是怎么看的?

10. 如何理解屈光手术的"安全性"?

(吕帆 文,郑君翊 绘图)

网上更多 ......

本章小结　　思考题简答要点　　自测题　　教学 PPT

12

第十二章
小儿眼科与斜弱视

本章学习思考要点

　　小儿眼病不同于成人眼病的最主要特点是任何不恰当或不及时的处理将有导致弱视的可能性。斜视为眼科常见疾病,是导致弱视和双眼视功能障碍的主要原因。通过本章学习,掌握以下要点:

- 婴幼儿的视功能检查是学习和了解小儿眼病的第一步,因此要熟悉婴幼儿眼部检查的特殊性和掌握正确的检查方法。
- 许多小儿眼病是由于胚胎期发育异常所造成的,因此对这些眼部先天性异常临床特征的判断很重要。
- 由于小儿眼病的致盲率高,严重影响患儿家庭和社会,因此要熟练掌握常见小儿眼病,特别是弱视和早产儿视网膜病变的临床表现和治疗。
- 斜视的分类和诊断是学习的重点和难点,特别要注意掌握各种类型斜视的鉴别和治疗原则。

关键词

　　婴幼儿　视功能检查　斜视　弱视　小儿眼病

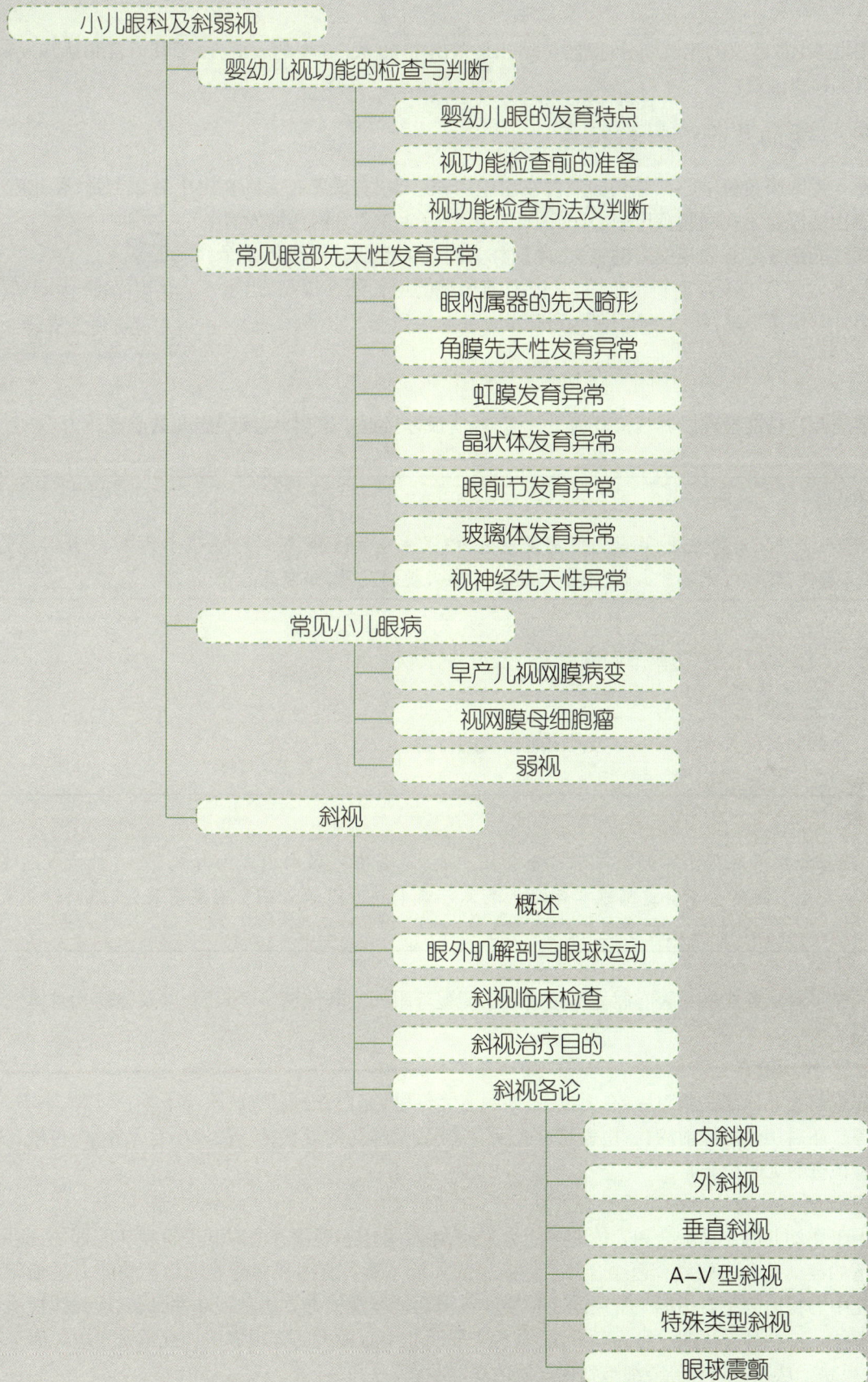

- 小儿眼科及斜弱视
  - 婴幼儿视功能的检查与判断
    - 婴幼儿眼的发育特点
    - 视功能检查前的准备
    - 视功能检查方法及判断
  - 常见眼部先天性发育异常
    - 眼附属器的先天畸形
    - 角膜先天性发育异常
    - 虹膜发育异常
    - 晶状体发育异常
    - 眼前节发育异常
    - 玻璃体发育异常
    - 视神经先天性异常
  - 常见小儿眼病
    - 早产儿视网膜病变
    - 视网膜母细胞瘤
    - 弱视
  - 斜视
    - 概述
    - 眼外肌解剖与眼球运动
    - 斜视临床检查
    - 斜视治疗目的
    - 斜视各论
      - 内斜视
      - 外斜视
      - 垂直斜视
      - A-V 型斜视
      - 特殊类型斜视
      - 眼球震颤

第一节　婴幼儿视功能的检查与判断

根据 WHO 建议的年龄划分标准,婴幼儿是指出生 28 天 ~3 岁的人群,由于其语言和认知发育不全,所以眼部检查困难。

一、婴幼儿眼的发育特点

婴儿视网膜黄斑中心凹结构的发育在出生后 40 天左右成熟。大约在出生后 2 个月,婴儿就会转动眼睛使物体成像于视网膜黄斑中心凹,因此在出生后 2~3 个月内任何发育障碍都可能造成中心固视能力的丧失,此期称为固视关键期。婴幼儿 2 周岁前是视力发育的关键期。出生后,其视力随年龄的增长不断提高,出生到 6 个月时快速提高,然后慢速上升,到 6 岁时基本达到成人水平。

拓展阅读 12-1　婴幼儿视功能发育特点

二、婴幼儿视功能检查前的准备

婴幼儿视功能检查以客观检查为主,检查环境最好接近于家居,以减轻患儿的心理压力。

> **举例:**
>
> 患儿坐在父母膝盖上,由父母吸引其注意力;医生态度随和,不时呼唤孩子的名字,让其感觉检查是在玩游戏;环境灯光不宜太暗,准备一些幼儿感兴趣的玩具,如布娃娃等。

三、婴幼儿视功能的检查方法及判断标准

(一)先期评估

首先询问父母关于患儿平时与视功能相关的行为。

> **举例:**
>
> 是否能用手取得小东西? 双眼是否在正中央,是否有一眼向内或向外偏斜,这种情况通常在什么时候发生? 眼睛会不会追随眼前运动的物体? 看电视时是否歪头? 有没有畏光、眼睛睁不大的习惯? 是否常揉眼睛? 有没有受过伤?

同时了解家族成员是否有屈光不正、斜视、弱视等眼病或其他遗传性眼病,以及婴幼儿身体发育有无异常等。

(二)外观检查

先观察患儿面部是否对称,有无歪头,眼睛有无红肿,充血,内眦赘皮,眼睑下垂,眼球大小不一,眼球内陷等。然后用笔灯照射瞳孔,检查其对光反射情况,及瞳孔的形状、位置、大小有无异常,再做 33 cm 遮盖试验检查有无眼位异常。

(三)婴幼儿视功能的客观检查方法

由于婴幼儿的主动配合和表达理解能力欠缺,主要采用客观检查法对其进行视功能评估,适用于 2.5 岁以下的婴幼儿和一些发育迟缓合并其他疾患的大龄儿童。有固视并能追随目标的能力是临床上评估婴幼儿中心视力的主要指标。常用的 3 种婴幼儿视功能客观检查方法是视动性眼震、优先注视法和视觉诱发电位。前两种方法属于行为学方法,是检查婴幼儿中心视力的客观方法。视觉诱发电位属于电生理方法,反映了从视网膜神经节细胞到视皮质的功能状态。

1. 视动性眼球震颤

视动性眼球震颤(optokinetic nystagmus,OKN)是 Helmhotz 根据正常人追随火车窗外目标时眼球运动的情况设计的,利用此原理,Corman 将特定频率黑白相间的垂直光栅条纹或正方形格子做成鼓,在婴幼儿眼前慢慢水平转动(图 12-1)。正常婴幼儿眼球会跟随注视,然后产生急骤的矫正性逆向运动,眼球跟着转动时称为眼球震颤的慢相,待不能继续追随转动而产生逆向性运动时称眼球震颤的快相。医师观察婴幼儿的双眼是否转动并注意双眼是否为同时协调运动。逐渐增加光

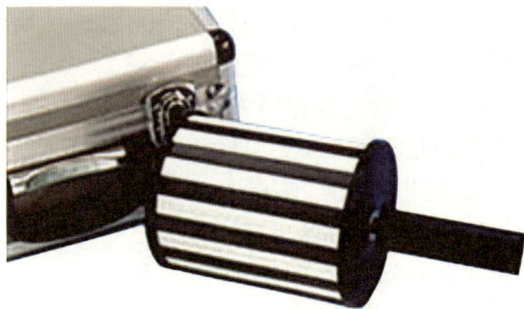

图 12-1　视动性眼震仪

栅条纹频率,观察婴幼儿眼球,若至无视动性眼震发生,则上次的条纹频率就是其视力。

2. 优先注视法

优先注视法或称选择观看法(preferential looking tests,PL),测试的是被试者可分辨的最高空间频率,即分辨视力(resolution acuity)。PL 法判断标准为:观察者从一个窥视孔观察婴儿的注视情况,判断婴儿注视方向的时间百分比。如果婴儿一次实验时间(30 s)内注视条纹图案的时间百分比达到 75%,就认为该条纹能被婴儿所识别。逐渐减小条栅的宽度,增加空间频率,直到婴儿不再出现注视倾向,则婴儿所能识别最细条栅的空间频率为其条栅视力(图 12-2)。

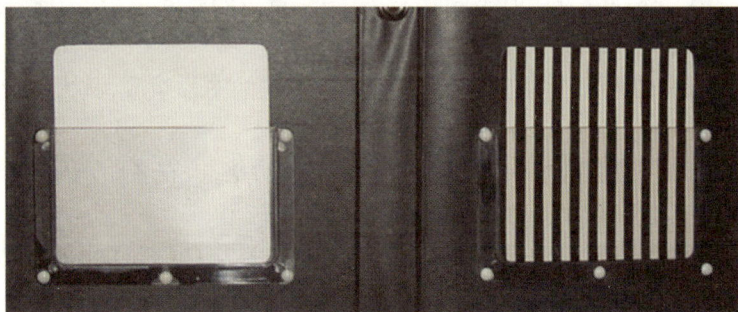

图 12-2　优先注视法检测视力的条纹图片和对照图片

PL 法在临床上适用的人群为正常婴儿、智障的幼儿和尚不能说话的幼儿。

OKN 和 PL 这两种视力检查方法属于心理物理检查方法,都需要幼儿不同程度的配合,应根据幼儿的具体情况采用不同的检查方法。

3. 视觉诱发电位

视觉诱发电位(visually evoked potential,VEP)是相对较客观的检查方法,在婴幼儿视功能检测方面有很重要的价值。目前婴幼儿的 VEP 记录方法根据刺激类型分为闪光 VEP 和图形 VEP(图 12-3)。

(1)闪光视觉诱发电位(FVEP):能提示视觉发育成熟情况及锥细胞的光感受能力,但是不能提供立体视觉信息。FVEP 的波形随年龄变化而变化。

(2)图形视觉诱发电位(PVEP):波形较稳定,变异小,临床应用较多。可将其 p100 波的潜伏期作为判断婴幼儿视功能发育的客观指标。3 个月的婴儿在低、中空间频率的 p100 波潜伏期较长,6 个月时对于低空间频率的视知觉发育已经达到成

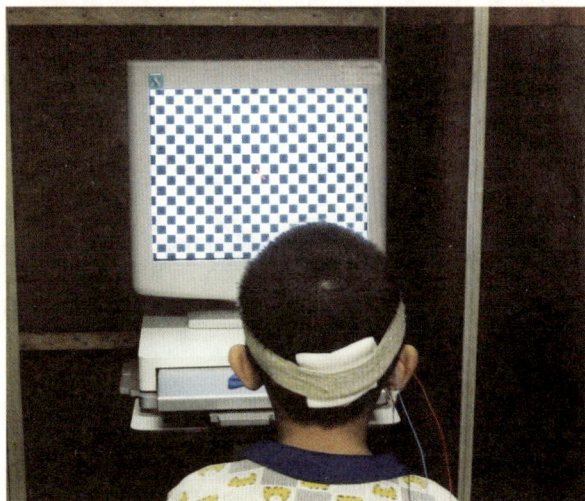

图 12-3　视觉电生理检查(PVEP)的检查

人水平,但是中、高空间频率的 p100 波潜伏期在 4~5 岁时达到成人水平。皮质盲婴幼儿的 PVEP 表现为波形平坦,或波幅降低和潜伏期延长。

(四) 婴幼儿视力的主观检查方法

婴幼儿的智力和表达理解能力发育不完善,因此对不同年龄阶段的婴幼儿应采用不同的视力检查方法。

1. 婴儿的检查方法

(1) 瞬目反射:婴儿 7~8 周时已具备瞬目反射,当一物靠近其眼球时,会引起保护性的瞬目反应,盲的新生儿则没有这样的反应。

(2) 固视和跟踪注视:使用小灯源或熟悉人脸(如母亲)来观察婴儿能否固视或跟踪注视,这是检查新生儿最好、最简单的方法。

(3) 对遮盖的拒绝试验:如果婴儿眼睛能看见的话,会拒绝被遮盖。

(4) 遮盖试验:利用常规的遮盖试验,可发现婴儿的交替性斜视或间歇性斜视。

(5) 直接定位取物试验:需要仔细观察婴儿的行为,视力差的婴儿会表现出用手摸东西,而视力正常的婴儿则会直接做出取物运动。

(6) 选球试验:用各种大小白色的聚苯乙烯塑料球,在黑色背景的地板上滚动,观察婴儿的取球行为。

(7) 旋转婴儿测试:该方法只针对怀疑有视力问题的婴儿。检查者将婴儿面对面抱稳旋转,当旋转突然停止时,前庭性眼震被诱发出来,若视力正常,则很快消退,若为盲儿,则震颤持续较久。

2. 幼儿的检查方法

幼儿相对于婴儿的配合较好一点,但主动性差,集中注意力的时间很短,因此,使用一些特制的可以引起幼儿兴趣的检查方法,可粗略判定幼儿的视力情况。

(1) 图片测试:一般用于 2 周岁的孩子,由一系列大小不同的图片组成,其大小组成与 Snellen 视力表相似。最常用的图片检测卡是 Kay picture 测试卡。

(2) Sheridan Gardiner 字母匹配测试:用于 3 周岁以上的幼儿,检查者距离幼儿 5~6m,出示大小不同的字母卡片,幼儿则指出其手中卡片上与之相同的字母。

(3) Lea-screener 图形视力表:芬兰学者 Lea Hyvarinen(1994)根据 Snellen 视力表原理设计的一种图形视力表,可适用于 18 个月以上的幼儿。我国郑曰忠(2000)将其应用在 1~4 岁的小儿视力检查,它是一种方便、快捷和准确的幼儿视力检查方法(图 12-4)。

(4) Landolt C 视力表:形象生动、趣味化的 Landolt C 视力表更适合于幼儿视力的检测(图 12-5)。

3. 视力判断标准

≤6 岁儿童视力可低于 1.0,若 5~6 岁 ≤0.8,4~5 岁 ≤0.6,3~4 岁 <0.6 者属低常视力。低常视力(subnormal)不等于视力异常(abnormal),视力有一个发育过程,均由低常逐步发育至正常。

(五) 婴幼儿眼屈光状态的检查方法

6~8 个月平均屈光状态为 +2.00 D±2.00 D,呈正态分布;1 周岁时为 +1.00 D±1.10 D,4~6 岁开始正视

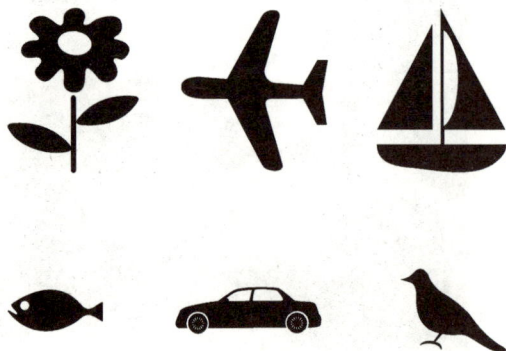

图 12-4 Lea-screener 图形视力表

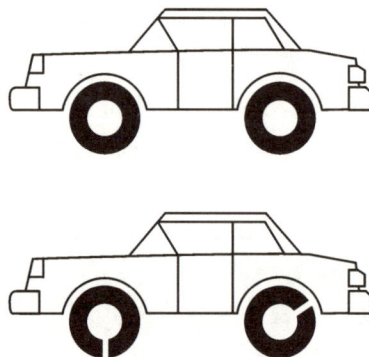

图 12-5 Landolt C 视力表

化。儿童理想的屈光度数为:4~5 岁为 +2.10~+2.20 D,6 岁为 +1.60~+1.70 D,7 岁为 +1.30~+1.50 D。

目前对婴幼儿屈光状态的客观检查方法主要是睫状肌麻痹检影验光,这种方法对屈光不正和屈光参差检出率高,对验光师的技术和婴幼儿的配合程度要求更高。在睫状肌麻痹药物的选择上最好采用 1% 的硫酸阿托品眼膏点眼 3 天,每天 3 次,使睫状肌麻痹后,第 4 天验光,其所得的屈光结果仍存在调节成分。准确测出婴幼儿的屈光状态是评价与处理婴幼儿眼病问题的基础(图 12-6)。

(六) 婴幼儿视野的检查

视野是一种心理物理的检查方法,只有对于年龄稍大、理解能力较好的幼儿可以进行。一般可采用对照法或使用平面视野计、弧形视野计、Goldmann 视野计、自动视野计等各种视野计来检查视野(图 12-7)。新生儿的视野范围在垂直径 28°,上方 11°,下方 16°(图 12-8),1 岁内发育很快,1 岁时上方视野已达成人水平,随后发育减慢,10 岁时视野与成人相当。

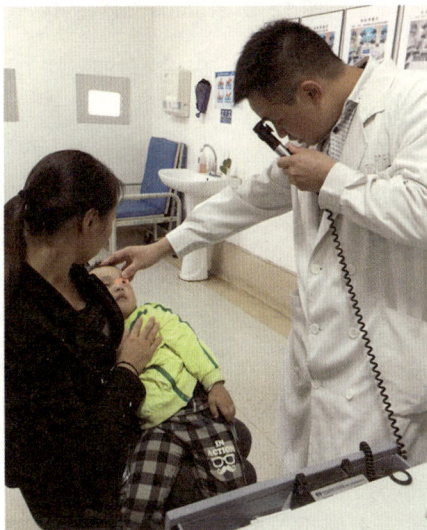

图 12-6　小儿在水合氯醛镇静下验光

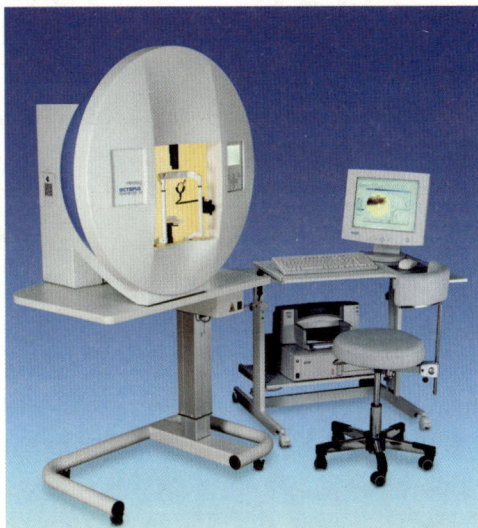

图 12-7　OCTOPUS101 自动视野计

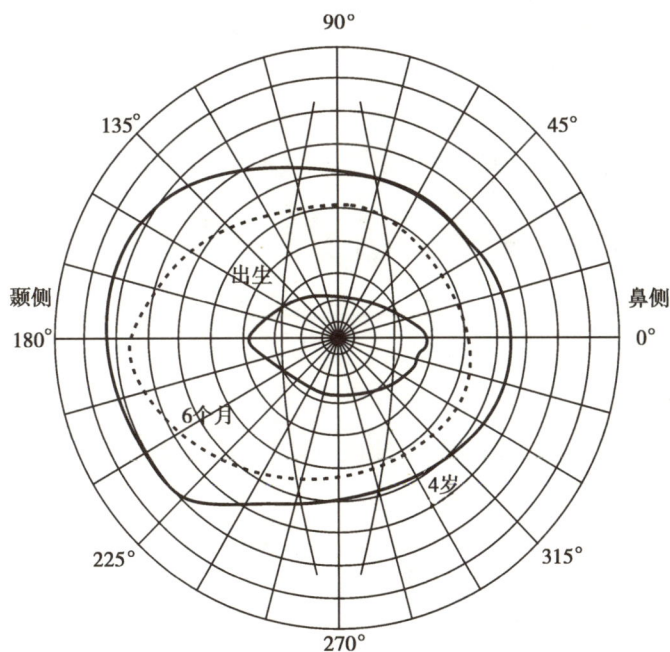

图 12-8　儿童视野示意图

（七）婴幼儿双眼视功能的检查

可在单眼前放置 15$^\triangle$ 基底向外的 棱镜,观察眼睛是否有运动,若有运动说明有融合功能。婴幼儿在生后 3~6 个月开始出现立体视觉,2 岁以上可用 Titums(图 12-9)粗略地检测双眼是否有融合和立体知觉,9 岁左右双眼视功能达成人水平。一些理解能力和表达能力较好的幼儿可以用同视机检查其双眼视功能。

（八）婴幼儿色觉的检查

当幼儿有一定领悟能力时,可用彩色绒线束试验判断孩子是否有色觉异常。检查时将不同颜色与不同深浅度的彩色毛线束混在一起,取出一束毛线作为样本,令被检者从混在一起的毛线中选出与样本颜色相似的毛线束,如选择正确为色觉正常,如不能选出为色觉异常。也可让被检查者将毛线按颜色分组。对于表达和理解能力较好的幼儿可以采用假同色图检查法、FM-100 色彩试验及 D-15 色盘试验进行色觉检查。

图 12-9　Titmus 立体视觉检查图本

（九）婴幼儿对比敏感度的检查

对比敏感度的检查是根据灰度调制曲线的变化将不同灰度、不同宽度、明暗相间条栅图作为检查表,反映空间、明暗对比二维频率的形觉功能。而视力仅反映了高对比度(黑白反差明显)时的分辨能力,因此对比敏感度的检查更能较全面地反映视功能的情况,但是需要幼儿很好地配合和理解才能进行。

（十）婴幼儿视觉电生理的检查

婴幼儿常用的视觉电生理检查包括:视网膜电图(electroretinogram,ERG)和视觉诱发电位(visual evoked potential,VEP),可用于初步鉴别视网膜和视神经病变。

（十一）数码折射摄像系统在婴幼儿视功能检查中的应用

数码折射摄像系统能简单、快速、客观地评价婴幼儿的部分视功能情况,可用于视力筛查。在暗室内,将婴儿抱坐在数码折射镜前 4 m 处,用婴儿感兴趣的玩具在镜头处吸引婴儿,使其注视镜头,检查者乘机迅速拍照。结果分析时,角膜反光点可判断婴儿眼位是否偏斜,瞳孔区反光的清晰度反映屈光介质是否混浊,瞳孔区黄色新月形反光大小反映屈光状态,瞳孔区有不规则反光提示有眼底改变。

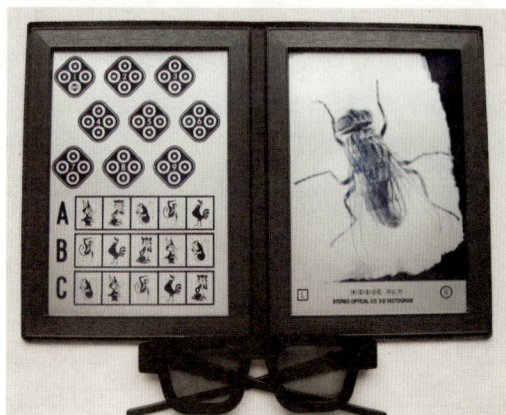

要点提示:

- 优先注视法是目前临床上应用较多的婴幼儿视力客观检查方法。
- 对于视力的主观检查方法,婴儿时期主要采用瞬目反射、注视和跟踪注视等,幼儿时期可用趣味性视力表卡检查。
- 屈光状态的检查主要采用阿托品睫状肌麻痹检影法。
- 视野、双眼视功能、色觉、对比敏感度的检查对认知能力较好的幼儿有效。
- 数码折射摄像系统也成为婴幼儿视力筛查的一项重要手段。

第二节　常见的眼部先天性发育异常

一、眼附属器的先天畸形

（一）眼睑先天性发育异常

1. 先天性眼睑缺损

先天性眼睑缺损(palpebral coloboma)为少见的先天异常。表现为眼睑出现三角形缺损凹陷(图 12-

10),上睑内侧多见。常合并眼部或全身其他部位的缺损和先天异常,如睑球粘连、虹膜和脉络膜缺损、唇裂、腭裂、并趾、腹疝等。可行眼睑成形术。

2. 内眦赘皮

内眦赘皮(epicanthus)是一种常见的先天异常,为常染色体显性遗传。表现为鼻根至眉内端竖立的半月状皮肤皱襞,遮盖内眦及泪阜,通常为双侧性,多见于儿童(图12-11)。轻者一般不需治疗,常随患儿面部发育和鼻梁长高而渐渐消失。症状重者可行内眦成形术。

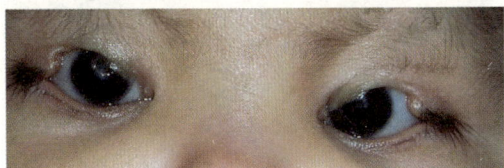

图 12-10　双眼先天性上睑缺损

图 12-11　双眼内眦赘皮

3. 先天性上睑下垂

先天性上睑下垂(congenital ptosis)是一种常见的先天异常,为常染色体显性或隐性遗传。主要由动眼神经核或提上睑肌发育不全引起,常伴有上直肌功能不全。表现为上睑不能上提,多为双侧(图12-12);患儿常皱额或仰头视物。上睑下垂遮挡瞳孔者应争取早期手术,以防弱视形成。手术方式有增强提上睑肌力量的手术和借助额肌牵引力量的手术。

4. 先天性睑裂狭小综合征

先天性睑裂狭小综合征(congenital blepharophimosis syndrome)的典型特征为睑裂水平径明显变小、上睑下垂、逆向内眦赘皮和内眦距离过远,常伴鼻梁低平、上眶缘发育不良等一系列眼睑和颜面发育异常,面容十分特殊(图12-13)。可分期进行整形手术。

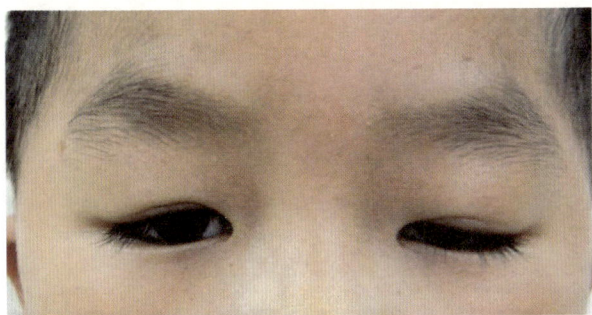

图 12-12　双眼先天性上睑下垂

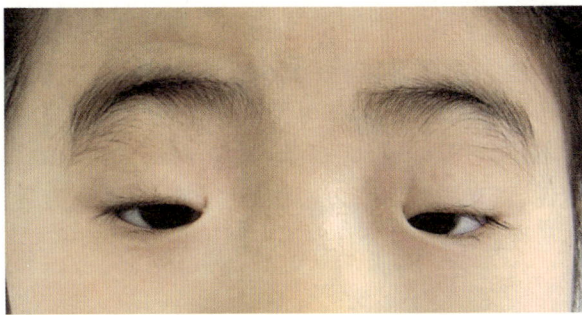

图 12-13　先天性睑裂狭小综合征

(二)泪器先天性发育异常

先天性鼻泪管阻塞(congenital nasolacrimal duct obstruction)是常见的先天性异常,约6%的足月婴儿发生。由于鼻泪管下端的胚胎残膜没有退化,阻塞鼻泪管下端,泪液潴留在泪囊内,引起继发性感染导致新生儿泪囊炎。但绝大多数残膜在生后4~6周内自行萎缩而恢复通畅。生后溢泪、结膜囊分泌物是最主要症状(图12-14),泪道冲洗可帮助确诊。如经6个月按摩仍不见效者,可用探针探通,多可获得痊愈。

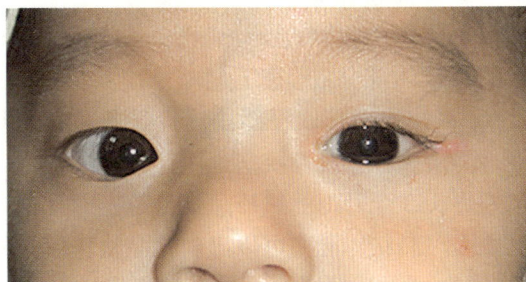

图 12-14　左眼先天性鼻泪管阻塞导致的溢泪和
分泌物增多

二、角膜先天性发育异常

（一）先天性大角膜

先天性大角膜（megalocornea）是指角膜横径超过13mm，但眼压不高，角膜透明。本病多为性连锁遗传，男性多见，双眼发病。病情为非进展性 常伴有屈光不正。

（二）先天性小角膜

先天性小角膜（microcornea）是指角膜直径在10mm 以下，伴角膜弯曲度增大，前房浅。常伴有高度屈光不正或弱视。

（三）角膜皮样瘤

角膜皮样瘤（corneal dermoid）是一种先天性肿瘤，侵犯角膜和巩膜，肿物表面光滑，呈黄红色圆形状，通常出现于角巩膜缘处，特别常见于颞下方（图 12-15）。可行手术切除，同时进行板层角膜移植术。

（四）球形角膜

球形角膜（keratoglobus）为常染色体隐性遗传，是一种角膜弯曲度特别大的先天异常。角膜透明，呈半球形扩张，曲率可达 50 D，基质层均一性变薄，厚度仅为正常人的 1/3。可伴有蓝色巩膜、关节延伸过长、听力减退等结缔组织疾病。

三、虹膜发育异常

先天性无虹膜症（aniridia）是一种严重的双眼疾病，病因是 11 号染色体上 *PAX6* 基因的缺失。临床表现为眼球震颤和畏光，检查可见无虹膜或虹膜组织高度发育不良，可伴随眼部的其他一些异常，如白内障、角膜变性、青光眼等。约 2/3 患者有家族史，表现为常染色体显性遗传方式，外显率很高，但临床表现有多样性（图12-16）。

四、晶状体发育异常

（一）晶状体混浊

先天性白内障（congenital cataract）指出生时已存在的晶状体部分或全部混浊（图 12-17）。单眼或双眼发病，并常伴发其他眼部异常。双眼发病者多为遗传性，此外，多种系统性疾病也可伴发先天性白内障。母亲妊娠头 3 个月内的风疹感染也是先天性白内障的常见原因。晶状体混浊可以出现在晶状体形成的任何阶段，通常可以根据混浊部位来判断发生晶状体混浊的阶段。晶状体混浊区未遮挡瞳孔者，暂不必手术，但需随访观察；晶状体混浊区遮挡瞳孔者，单眼需在生后 6~8 周手术，双眼则需在生后 8~12 周手术。如双眼明

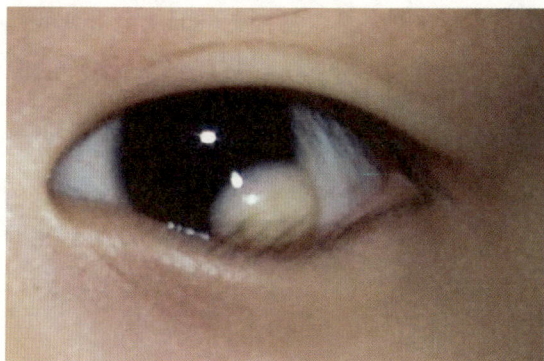

图 12-15　左眼角膜皮样瘤

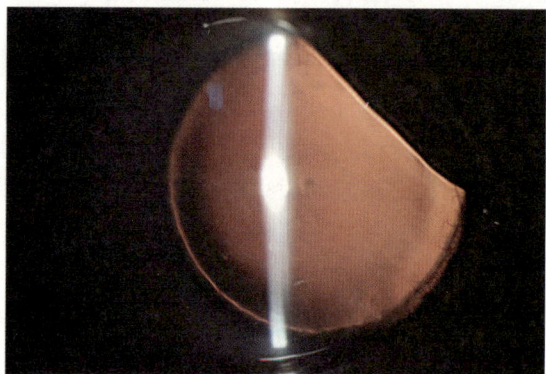

图 12-16　裂隙灯后照法可见无虹膜

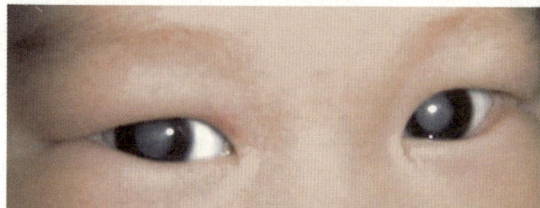

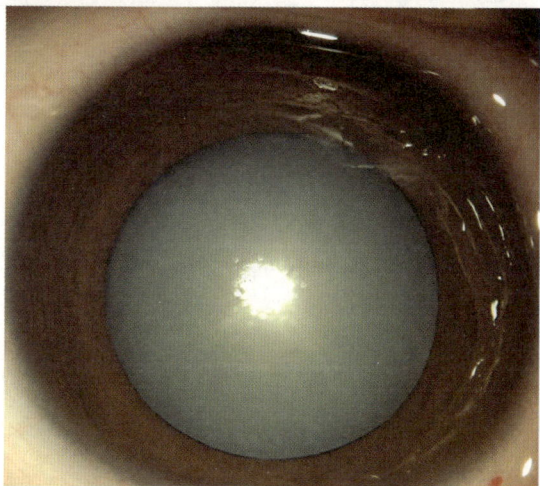

图 12-17　双眼先天性白内障 1 例

显的晶状体混浊未在出生后 3 个月内手术,会因固视功能障碍而出现眼球震颤。术后配合积极的光学矫正措施和弱视治疗是获得理想视力的重要环节。

(二)晶状体形态异常

先天性球形晶状体(spherophakia)系常染色体隐性遗传疾病。检查发现晶状体小而厚,呈球形,充分散大瞳孔后,可见晶状体赤道部和悬韧带;由于晶状体屈光力增大,常合并高度近视;经常发生晶状体不全脱位,有时可完全脱位于玻璃体中或前房内。

(三)先天性晶状体异位(ectopia lentis)

发育不良或部分断裂的晶状体悬韧带可导致部分晶状体失去支持力,从而发生半脱位或全脱位,常见于马方(Marfan)综合征、同型胱氨酸尿症和球形晶状体 - 短矮畸形综合征。晶状体半脱位可表现为单眼复视,眼球转动时有虹膜震颤,前房深浅不均,散大瞳孔可见一侧晶状体的赤道部(图 12-18)。晶状体全脱位表现为向前脱位于前房或向后脱位于玻璃体。

五、眼前节发育异常

由于房角结构先天异常,阻塞了房水排出通道,导致眼压升高,因此先天性青光眼(congenital glaucoma)是眼前节发育异常最主要的临床表现。3 岁前的高眼压可导致整个眼球不断增大(图 12-19)。

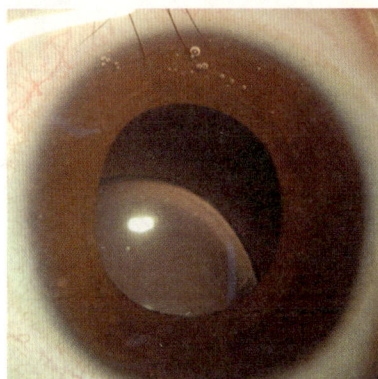

图 12-18　散瞳后检查见瞳孔区晶状体的赤道部

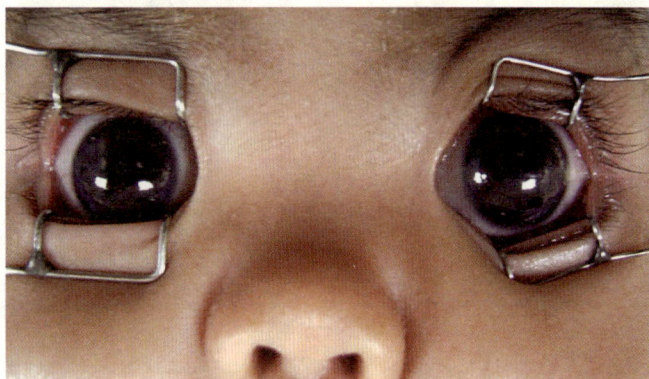

图 12-19　先天性青光眼:示角膜扩大

六、玻璃体发育异常

永存原始玻璃体增生症(persistent hyperplastic primary vitreous,PHPV)系胚胎期原始玻璃体未消失而继续增生所致的一种玻璃体先天异常,多见于足月婴幼儿。临床上多单眼发病,以瞳孔区白色反光为其典型特征。裂隙灯检查可见晶状体后囊膜后有白色机化膜,在充分扩瞳后可看到晶状体赤道部及数个被纤维机化膜拉长的睫状突起(图 12-20A)。B 超检查可提示玻璃体腔内条索状回声,其前端与晶状体相连,后端连接视神经(图 12-20B);眼球较对侧偏小。彩色超声多普勒显示在玻璃体腔内的条索状回声影内有血流,由视盘向晶状体后延伸,频谱分析为动脉血流。PHPV 常伴发小眼球和斜视。目前,早期进行晶状体及玻璃体切除手术是 PHPV 的主要治疗手段。

七、视神经先天性异常

(一)视神经发育不全

视神经发育不全(optic nerve hypoplasia)系胚胎发育过程中,视网膜神经节细胞分化障碍所致。眼底表现为视盘小、色苍白,圆形或椭圆形,生理凹陷不见或很小;视盘周围可有黄白色外晕包绕,形成“双环征”(图 12-21)。有视力及视野的异常,也可伴有小眼球、眼球震颤、虹膜脉络膜缺损等。全身可有内分

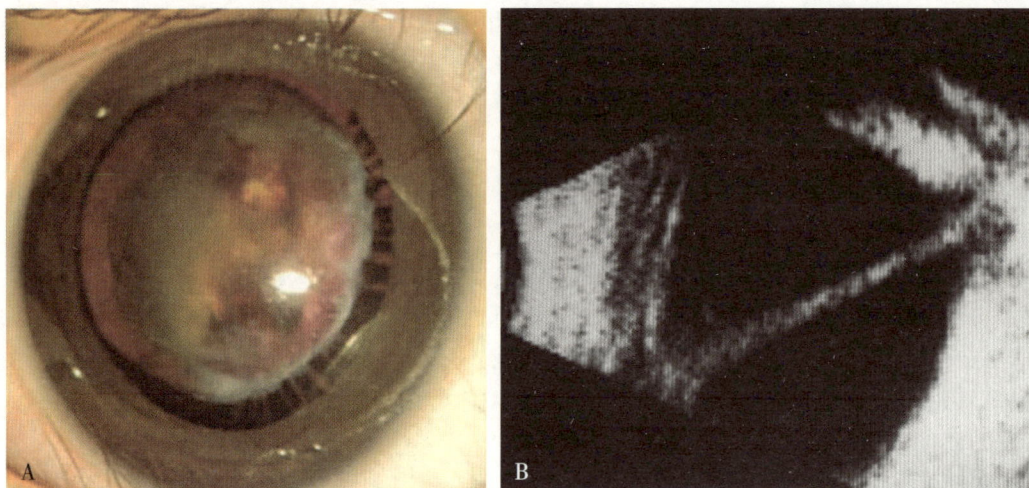

图 12-20 永存原始玻璃体增生症
A. 散瞳检查所见拉长的睫状突；B. B 超检查见玻璃体腔内条索状回声

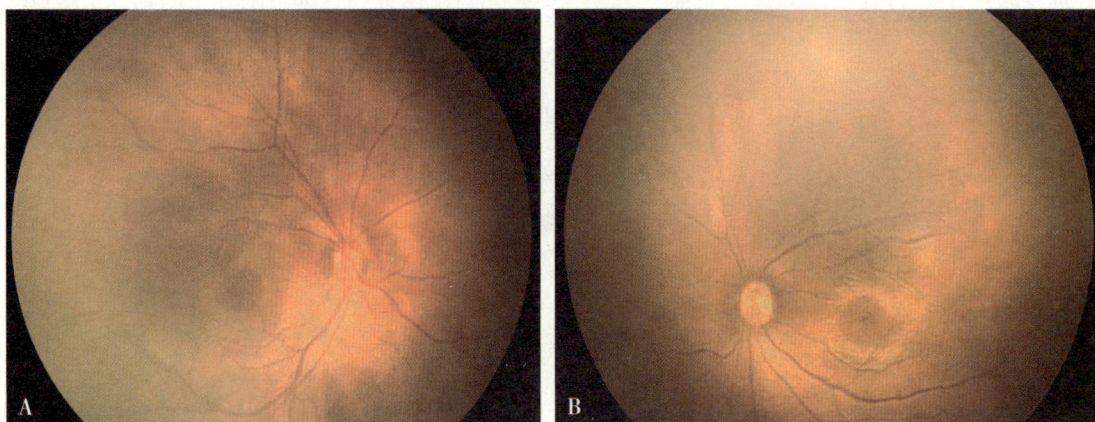

图 12-21 永存原始玻璃体增生症合并视神经发育不全
A. 右眼为视神经发育不全；B. 左眼为正常视盘

泌和中枢神经系统异常。

（二）视盘缺损

视盘缺损（coloboma of the optic nerve）分为两型：第一型为单纯的视神经入口缺损；第二型合并有脉络膜、视网膜缺损；有家族史，呈不规则的显性遗传，也可为散发性；常为单眼发病，双侧者罕见；缺损程度在出生后不再发展；多数患者视力严重障碍，甚至完全丧失，并伴有眼球震颤。眼底检查可见视神经入口内，巩膜管向下或向一侧偏斜扩大，形成一个凹陷。缺损常包括视盘周围或其下侧脉络膜及视网膜，缺损区呈白色（图 12-22），视网膜动静脉管径正常。

（三）牵牛花综合征

牵牛花综合征（morning glory syndrome）因眼底形态犹似一朵盛开的牵牛花而得名，可能是视神经入口缺损的一种特异类型。大多为单侧发病，自幼视力不佳，伴有知觉性斜视。检查眼底可见视盘面积明显扩

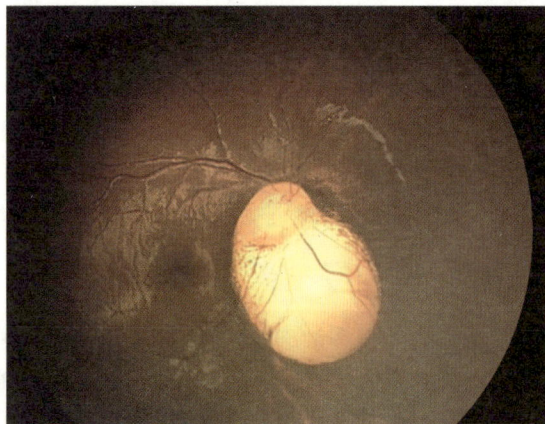

图 12-22 右眼视盘下方缺损伴下方脉络膜缺损

大,一般达4~5 PD,呈粉红色,中央漏斗状凹陷,凹陷底部被白色胶质组织充填,外周有与之呈同心圆的脉络膜视网膜萎缩区,自视盘中央发出的视网膜血管分支增多,不能分清动静脉(图12-23)。

(四)有髓鞘神经纤维(myelinated retinal nerve fibers)

正常视神经纤维的髓鞘在生后10周才完全形成,并在筛板后方停止。如果髓鞘形成越过筛板,分布在视网膜上,则在视盘周围形成不透明的白色丝样混浊,并从视盘边缘向外扩展呈羽毛样(图12-24);有的遮盖视网膜血管,或在血管后面;除非黄斑受累,一般视力不受影响。生理盲点往往相应扩大。

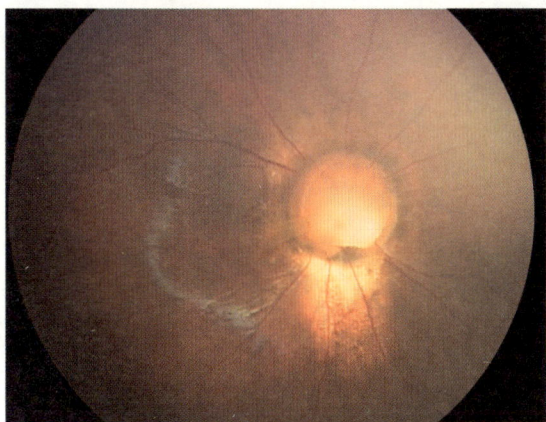

图12-23 右眼视盘牵牛花综合征

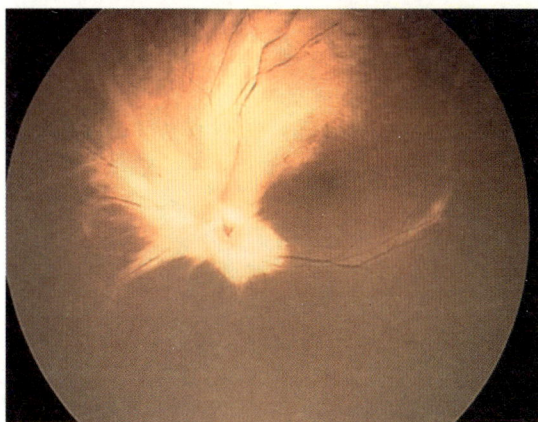

图12-24 左眼视神经有髓纤维未累及黄斑

要点提示:

- 眼睑、泪器的先天性发育异常较常见,应根据情况采取不同治疗方式,注意把握手术适应证。
- 眼眶的先天性发育异常临床罕见,以手术治疗为主。
- 眼前节(从角膜到晶状体)的先天性发育异常,应根据病情及合并症情况选择手术时机及手术方式。
- 永存原始玻璃体增生症重在早期诊断、早期治疗。
- 视神经的先天异常重在早期筛查发现、长期随访观察。

第三节 常见小儿眼病

一、早产儿视网膜病变

(一)概述

早产儿视网膜病变(retinopathy of prematurity,ROP)是一种因视网膜血管异常增殖而导致幼儿视力严重丧失的疾病,绝大多数发生于低体重的早产儿。近年来,随着医学技术的发展,越来越多的低体重早产儿得以存活,故该病的发病率也呈上升趋势。

(二)病因和发病机制

胚胎4个月时,由中胚叶分化而来的视网膜血管开始出现于视盘周围,随着胚胎发育,血管向鼻侧和颞侧延伸,胎儿8个月时接近鼻侧锯齿缘,出生时接近颞侧锯齿缘。而早产儿的视网膜血管尚处于非成熟阶段,故其视网膜周边部为无血管空白区。早产儿的胎龄越小,体重越低,视网膜血管发育越不成熟,此无血管空白区越大。胎儿期周边视网膜血管尚未分化为毛细血管,这些组织对氧需求特别敏感,因此当吸入高浓度氧时,网膜血管收缩,甚至闭塞;当停止吸氧时,氧张力降低,随之出现视网膜缺血、缺氧,刺激新生血管形成。

（三）临床表现

根据 ROP 的病变部位和范围，1984 年，国际 ROP 会议制定了统一的 ROP 分类标准。

1. 按病变部位分区（图 12-25）

Ⅰ区：以视盘为中心划一圆，其半径约 2 倍于视盘至黄斑部距离。

Ⅱ区：Ⅰ区以外，以视盘为中心至鼻侧锯齿缘为半径的环行区域。

Ⅲ区：Ⅱ区以外的周边区域，主要为颞侧周边视网膜。

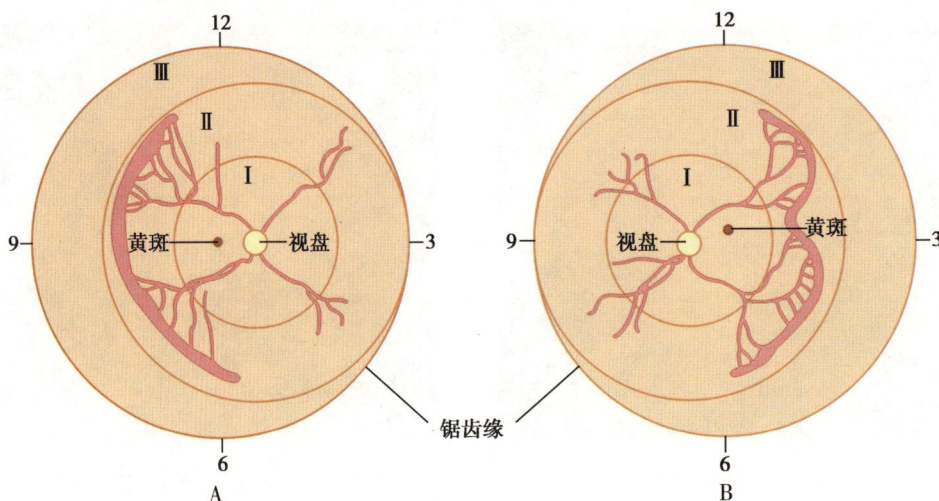

图 12-25　ROP 的分区

A. 右眼；B. 左眼

2. 按病变进程分期（图 12-26）

Ⅰ期（分界线期）：视网膜无血管区与有血管区之间的分界线。

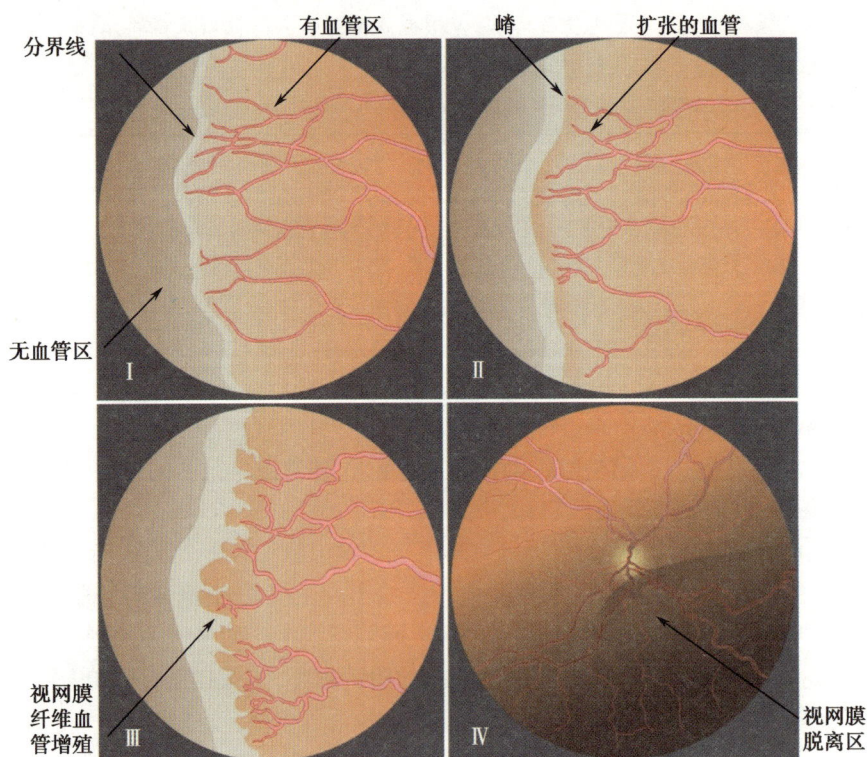

图 12-26　ROP 的分期

Ⅱ期(嵴期):分界线较第Ⅰ期增宽增高,呈嵴状隆起。

Ⅲ期(增殖期):嵴上可见视网膜外表面纤维血管组织增生。

Ⅳ期(部分视网膜脱离期):在Ⅲ期的基础上,出现部分视网膜脱离。

Ⅴ期(全视网膜脱离期):全视网膜呈漏斗状脱离。

(四)诊断

我国卫生部规定,对孕周≤32周或出生体重≤2 000g的早产儿进行常规筛查。首次眼底检查可以在出生后4~6周或矫正胎龄32周时进行。若发现阈值病变,患儿至少一眼必须在72h内进行治疗。

(五)治疗措施

(1) 冷凝治疗:适应证为阈值病变。冷凝治疗的并发症有球结膜水肿、出血、撕裂以及视网膜出血、玻璃体积血等。

(2) 激光治疗:适应证为阈值病变。激光治疗的操作少,创伤小,病变位于后极部时易于操作。成功率较冷凝治疗高。

(3) 巩膜扣带术:适应证为ROP Ⅳ期。

(4) 玻璃体手术:ROP Ⅴ期及部分Ⅳ期患者可行玻璃体切割术。

(5) 玻璃体腔注射抗VEGF药物治疗:目前抗VEGF药物玻璃体腔治疗成年人视网膜新生血管性疾病已经正式进入临床应用,但其对于ROP的有效性还有待进一步研究。

二、视网膜母细胞瘤

视网膜母细胞瘤(retinoblastoma,RB)是婴幼儿最常见的眼内恶性肿瘤。多发生于5岁以下儿童,发病率为1∶15 000~1∶28 000,无种族、地域或性别的差异。

(一)病因和发病机制

约40%病例属于遗传型,另外60%为非遗传型。遗传型和非遗传型的RB都是由位于染色体13q14的等位基因控制。遗传型RB患者的后代有50%的患病可能。

(二)临床分期

A 期:低风险,范围包括远离重要组织结构的、局限于视网膜内散在的小肿瘤(直径≤3 mm),距离黄斑>3 mm,距离视神经>1.5 mm,没有玻璃体或视网膜下的种植。

B 期:较低风险,范围包括在A级基础上,没有大小和位置的限制,没有玻璃体或视网膜下的种植,视网膜下液局限于肿瘤基底部3 mm以内。

C 期:中等风险,范围包括在B级基础上,可以有局限的(≤3 mm)细小的玻璃体和视网膜下种植,视网膜下液局限于1个象限内。

D 期:高风险,范围包括弥散的玻璃体或视网膜下的种植,和(或)巨大的、非散在的内生或者外生型的肿瘤,可以玻璃体种植或无血管的团块;视网膜下种植可以是片状;视网膜脱离可以超过1个象限。

E 期:极高风险,范围包括眼球的解剖或者功能受到肿瘤的损害,具有以下症状之一的:新生血管性青光眼;大量的球内出血;无菌性眶蜂窝织炎;肿瘤达到玻璃体前面;肿瘤触及晶状体,弥漫浸润型视网膜母细胞瘤;眼球痨(图12-27)。

(三)诊断

一般根据典型的临床表现与眼部体征即可做出诊断,但眼科影像检查也很重要。B超检查显示玻璃体内弱或中强回声光团,与眼底光带相连,60%~80%有强光斑状回声(图12-28A)。CT对钙化斑(图12-28B)和眶内侵犯更为敏感,若肿瘤向颅内蔓延,则视神经变粗(图12-28C)。MRI对颅内转移病灶有较高分辨率。

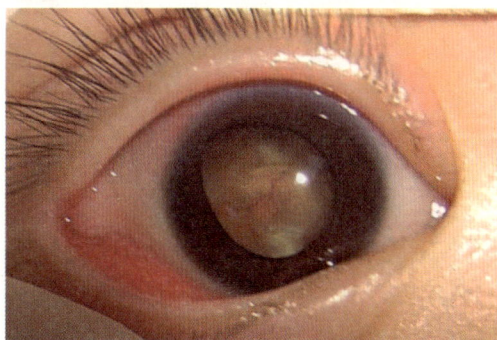
图12-27　视网膜母细胞瘤E期

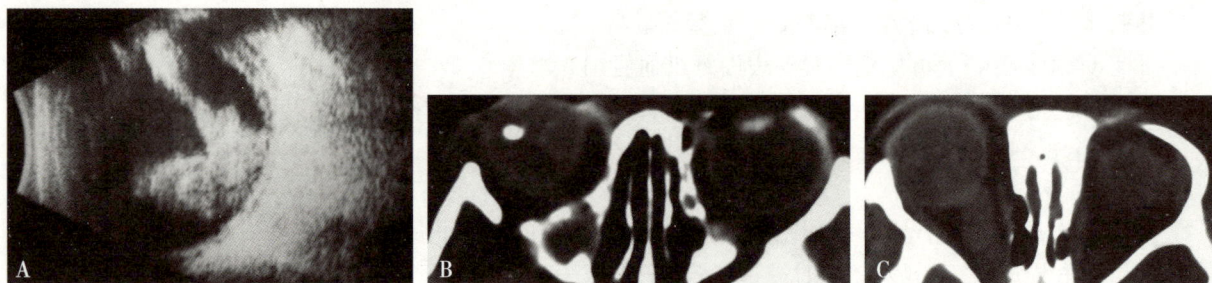

图 12-28　视网膜母细胞瘤的影像诊断
A. B 超检查示玻璃体腔内团状回声；B. CT 示眼球内钙化斑（右眼）；C. CT 示视神经变粗（右眼）

（四）治疗

本病的治疗原则首先应考虑保存和挽救患儿生命，再根据肿瘤发展的程度，进一步考虑保存患眼和保留视力。

三、弱视

弱视（amblyopia）是视觉发育期，由于单眼斜视、未矫正的屈光参差、高度屈光不正及形觉剥夺引起的。单眼或双眼最佳矫正视力低于相应年龄的视力为弱视，或双眼视力相差两行及以上，视力较低眼为弱视。我国弱视发病率为 2%~4%。儿童早期视力筛查可以预防弱视，对已经产生弱视者可以早发现、早干预。

（一）分类

1. 斜视性弱视

斜视性弱视（strabismic amblyopia）发生在单眼性斜视，是由于眼位偏斜后引起斜视眼的黄斑中心凹接受的不同物象（混淆视）受到抑制，导致斜视眼视力下降。交替性斜视不形成弱视。

2. 屈光参差性弱视

两眼之间存在屈光参差（正球镜相差≥1.5 D，柱镜相差≥1.0 D），屈光度较高的一眼可以形成弱视。屈光参差性弱视（anisometropic amblyopia）是由于视觉发育过程中受累眼成像不清以及两眼竞争抑制作用引起的。

3. 屈光不正性弱视

屈光不正性弱视（ametropic amblyopia）常为双眼性弱视，发生在双眼高度屈光不正未及时矫正者，主要由于物体在双眼视网膜上成像模糊引起。

4. 形觉剥夺性弱视

在视觉发育关键期内，由于屈光间质混浊（角膜白斑或白内障）、完全性上睑下垂等，造成患眼视力下降，导致形觉剥夺性弱视（form deprivation amblyopia）。

（二）临床表现

（1）视力不良：患者最佳矫正视力低于正常。

（2）拥挤现象（crowding phenomenon）：患者分辨排列成行视标的能力较分辨单个视标差。

（3）旁中心注视：部分程度较重的弱视由于视力下降显著导致中心凹失去注视能力，形成旁中心注视。

（4）双眼单视功能障碍。

（5）视觉诱发电位异常：PVEP 潜伏期延长，波幅下降。

（三）治疗

弱视治疗目的是为了达到双眼视力平衡或正常，从而获得双眼单视。弱视治疗的方法分为两类：第一是解除形觉剥夺，如矫正中、高度远视或高度近视、摘除先天性白内障、治疗上睑下垂等；第二是解除主导眼对弱视眼的抑制，如采用遮盖疗法和压抑疗法等。孩子年龄越小，对治疗的反应越快，并且视力恢复得越好。

第四节 斜 视

一、概述

斜视（strabismus）是指任何一眼视轴偏离的临床表现，可因双眼单视异常或控制眼球运动的神经肌肉异常引起。通常有以下几种分类方法：

1. 根据融合状态分类

（1）隐斜（phoria）：是一种被融合机制控制的眼位潜在偏斜。

（2）间歇性斜视（intermittent tropia）：为一种部分时间可被融合机制控制的眼位偏斜。

（3）显斜（heterotropia manifest strabismus）：是一种不能被融合机制控制的眼位偏斜。

2. 根据发病原因分类

（1）共同性斜视（concomitant strabismus）：眼位偏斜随注视方向或注视眼的改变偏斜量不变或改变不超过几个棱镜度。

（2）非共同性斜视（noncomitant strabismus）：眼位偏斜随注视方向的改变而变化，也因注视眼的改变而变化，大多数非共同性斜视为麻痹性或限制性。尤其是获得性斜视常提示神经系统或眼眶疾病。

3. 根据注视眼分类

（1）交替性斜视（alternative strabismus）：可自主地由一眼注视交替到另一眼注视。

（2）单眼性斜视（monocular strabismus）：只选择用一眼注视。

4. 起病的年龄分类

（1）先天性斜视（congenital strabismus）：生后 6 个月内发现的斜视，可能和出生时存在缺陷相关。常称为婴幼儿性斜视。

（2）后天性斜视：生后较晚发生的斜视，一般发生在正常视觉功能发育一段时间之后。

5. 根据偏斜的方向分类

此类可分为水平斜视（包括内斜和外斜）、垂直斜视（上斜或下斜）、旋转斜视（内旋或外旋）以及混合型斜视（上述斜视的联合）。

二、眼外肌的解剖与眼球运动

两眼各有 6 条眼外肌，其中 4 条直肌，2 条斜肌。单独眼外肌在第一眼位时的主要作用、次要作用见表 12-1。当眼球运动离开第一眼位时，眼外肌因其收缩方向与视轴角度的变化，其主要作用和次要作用

表 12-1 眼外肌的功能

肌肉	主要功能	次要功能	肌肉	主要功能	次要功能
外直肌	外转	无	下直肌	下转	内转、外旋
内直肌	内转	无	上斜肌	内旋	下转、外转
上直肌	上转	内转、内旋	下斜肌	外旋	上转、外转

也发生相应的改变。

(一)拮抗肌、协同肌、配偶肌

(1)拮抗肌(antagonist):同一眼作用方向相反的眼外肌互为拮抗肌。例如,内直肌与外直肌,上直肌与下直肌,上斜肌与下斜肌即互为拮抗肌。

(2)协同肌(synergist):同一眼向某一方向注视时具有相同运动方向的肌肉为协同肌。例如,上转时上直肌和下斜肌,下转时下直肌和上斜肌为协同肌。

(3)配偶肌(yoke muscles):向某一方向注视时,双眼具有相同作用的一对肌肉称为配偶肌。例如,右转时,右眼的外直肌和左眼的内直肌;左转时,左眼的外直肌和右眼的内直肌为配偶肌。

(二)眼球运动定律

(1)神经交互支配定律(Sherrington's law):即眼外肌在接受神经冲动产生收缩的同时,其拮抗肌相应松弛。例如,向右侧注视时,右眼外直肌收缩、内直肌松弛,而左眼内直肌收缩、外直肌松弛。

(2)配偶肌定律(Hering's law):即两眼向相同方向注视时,相对应的配偶肌同时接受等量的神经冲动。

三、斜视临床检查

(一)一般检查

1. 询问病史

仔细了解病史对诊断斜视具有重要价值。

(1)发病年龄:对预后有重要影响。一般来说,发病越早,对双眼视觉功能的影响越明显。

(2)发病的形式:了解斜视是逐渐发生的,还是突然发生的,是间歇出现的,还是恒定的。

(3)斜视的类型:包括斜视的方向,斜视角是否随注视位置的变化而改变,斜视是单眼的还是双眼交替性的,斜视能否被控制,斜视是否伴有代偿头位等。

(4)既往史:了解斜视的治疗史。

(5)个人史及家族史:了解有无斜视家族史、母亲生产过程、个人其他疾病及外伤史等情况。

(6)收集既往照片:提供有效重要线索。

2. 视力检查

根据年龄确定不同儿童视力检查方法(详见第十二章第一节)。

3. 屈光检查

药物麻痹睫状肌后的屈光检查可以获得准确的屈光度数。

(二)专科检查

1. 斜视度检查

(1)遮盖法(cover test):常用遮盖 – 去遮盖法、交替遮盖法、三棱镜加遮盖法。交替遮盖比遮盖 – 去遮盖破坏融合更充分,所查的结果含显斜视和隐斜视两种成分;而遮盖 – 去遮盖法检查的结果仅含显斜视成分。三棱镜加遮盖检查法可比较精确地定量测定斜视角。

(2)角膜映光法(Hirschberg test):患者注视 33 cm 处的点光源,根据反光点偏离瞳孔中心的位置判断斜视度(图 12-29)。该方法优点是比较简便,不需要患者特殊合作,缺点是不够精确,没有考虑到 Kappa 角的因素。

(3)三棱镜加角膜映光法(Krimsky test):患者注视一个点光源,三棱镜置于注视眼前,尖端指向眼位偏斜的方向,逐渐增加度数至斜视眼角膜反光点位于瞳孔中央,所需三棱镜度数即为斜视偏斜度。该方法的优点是适用于单眼视力不佳或配合差的患者。

(4)同视机法:被检者一眼注视画片中心,检查者把对侧眼镜筒调整到被查眼反光点位于瞳孔中央处,在刻度盘上可以直接读取斜视度数。

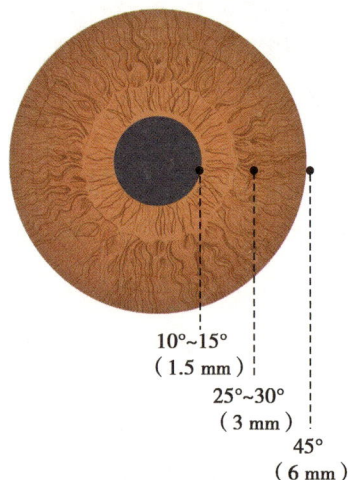

10°~15°
(1.5 mm)

25°~30°
(3 mm)

45°
(6 mm)

图 12-29 角膜映光法
根据反光点偏离瞳孔中心的位置
判断斜视度

此检查结果为他觉斜视角（客观斜视角）。也可通过交替点灭法测量主观斜视度，还可转换镜筒的角度测量九方位斜视度。

2. 眼球运动功能检查

（1）单眼运动检查：检查时遮盖一眼，另一眼追踪向各注视方向移动的视标，如发现任何眼球运动的减弱，则提示向该方向运动的肌肉力量不足，或存在限制因素。

（2）眼球运动检查

1）双眼同向运动：根据配偶肌定律，可以发现相对功能不足的肌肉和相对亢进的配偶肌。

2）双眼异向运动：双眼异向运动包括集合（convergence）和分散（divergence）运动，临床上多检查集合功能。

（3）牵拉试验：主要用于鉴别眼球运动障碍系机械性限制还是源于神经肌肉麻痹。分为主动牵拉试验和被动牵拉试验。

3. 感觉功能检查

常见方法为抑制检查（suppression testing）、融合储备力检查（fusion potential）、立体视检查（stereopsis testing）、复视像检查。

> 拓展阅读 12-2 Parks 三步法

四、斜视治疗的目的

斜视治疗的目的分功能性和美容性两类。儿童斜视治疗的目标除改善外观外，主要是希望恢复双眼视觉功能。治疗时首先应消除斜视造成的感觉缺陷，包括治疗弱视；两眼视力经治疗达到平衡后，则运用非手术的或手术的方法矫正斜视，进一步恢复双眼视。成人斜视治疗主要是改善外观。突然发生的获得性斜视最重要的是努力检查发现相关病因，对因治疗。斜视的手术时机由促进双眼视觉发育的需要来决定。

五、斜视各论

（一）内斜视

内斜视是指双眼任何一眼偏向内侧，是最常见的一类斜视，可伴有弱视和下斜肌作用过强。分为非共同性和共同性。

1. 共同性内斜视（concomitant esotropia）

（1）非调节性内斜视

1）先天性（婴幼儿型）内斜视（congenital/infantile esotropia）

A. 诊断要点：生后 6 个月内发病，斜视度数较大，斜视度一般大于 $40^\triangle$，视远和视近时斜视度相等（图 12-30），有假性外展受限，用娃娃头试验可以排除。有时合并下斜肌亢进、DVD 和眼球震颤等。屈光状态和年龄基本相符，常为轻度远视。交替性斜视者无弱视，单眼性斜视常合并弱视。

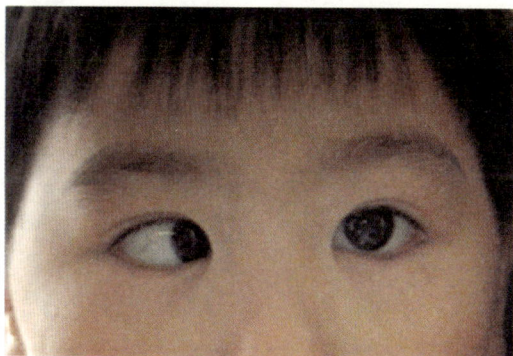

图 12-30 婴幼儿内斜视患者

B. 治疗：诊断明确者，目前提倡早期手术治疗（2 岁内），甚至部分研究者认为对 4~6 个月婴幼儿手术治疗更有助于恢复其双眼视功能，尤其是立体视觉。

2）后天性非调节性内斜视

A. 诊断要点：2 岁后出现，很少或没有调节因素。斜视度数通常比婴幼儿性内斜视小，但可随时间延长而增加，其他的临床表现与婴幼儿内斜视相同。

B. 治疗：如有单眼弱视需先行治疗，待双眼视力平衡或可交替注视后，手术矫正斜视。

（2）调节性内斜视（accommodative esotropia）：有两种作用机制单独或共同参与：中高度远视需要较多的调节以得到清晰的物像而导致内斜，高 AC/A 使一定量的调节引起更多的集合而形成内斜。

1）屈光性调节性内斜视

A. 诊断要点：发病平均年龄为 2.5 岁。有中度或高度远视性屈光不正，斜视度视远和视近相等。戴全矫正远视眼镜后可以矫正眼位（图 12-31）。调节集合 / 调节值（AC/A）正常。

B. 治疗：此类斜视不适于手术矫正，应配戴矫正眼镜，有弱视者治疗弱视。一般至少每年重新验光 1 次，根据屈光变化决定是否调换眼镜。

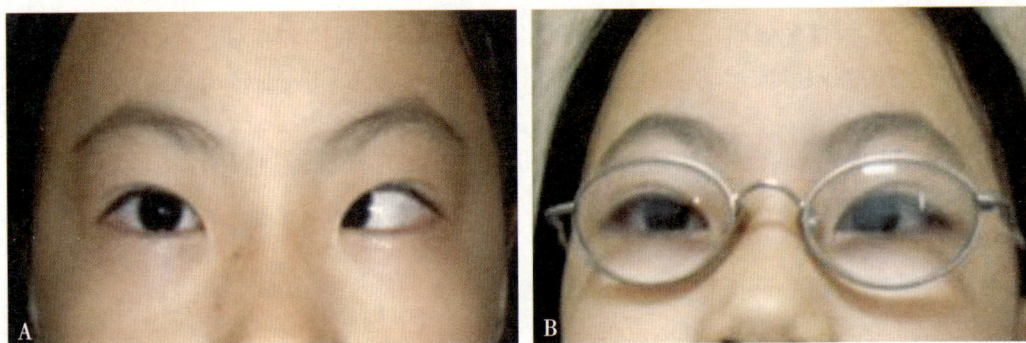

图 12-31　调节性内斜视
A. 裸眼内斜；B. 戴镜正位

2）高 AC/A 型调节性内斜视

A. 诊断要点：看近时的内斜视斜视度看近大于看远的内斜度（ ≥15 $^{\triangle}$ ），屈光状态接近于正常同龄人，为轻度远视。AC/A 高。

B. 治疗：①光学矫正法：戴双光镜即全屈光矫正，下加 +2.50~+3.00 D 球镜。②手术疗法：尚有一定争议，一般手术行双眼内直肌减弱加后固定术。

（3）部分调节性内斜视（partially accommodative exotropia）

1）诊断要点：充分矫正远视后，内斜视明显减轻，但仍有残余内斜视。

2）治疗：以全屈光矫正处方配镜，有弱视者治疗弱视。戴镜 6 个月后眼位不能完全矫正者，应手术矫正斜视非调节部分，调节性斜视部分继续戴镜矫正。

2. 非共同性内斜视

非共同性内斜视（incomitant esotropia）主要为展神经麻痹（abducens/sixth nerve palsy）。

（1）诊断要点：展神经麻痹多数为获得性，颅脑外伤是常见原因，也常见于患全身性疾病（如高血压、糖尿病）的成年患者，颅内肿瘤或感染性疾病也可能表现为展神经麻痹。主要表现为内斜视，视远大于视近，向受累侧注视时更大，外转明显受限，严重时外转不能超过中线（图 12-32）；水平性复视，有代偿头位，面转向受累肌方向。

（2）治疗：尽力查找原发病，以确定病因。复视明显患者早期可行肉毒杆菌毒素内直肌注射治疗，可

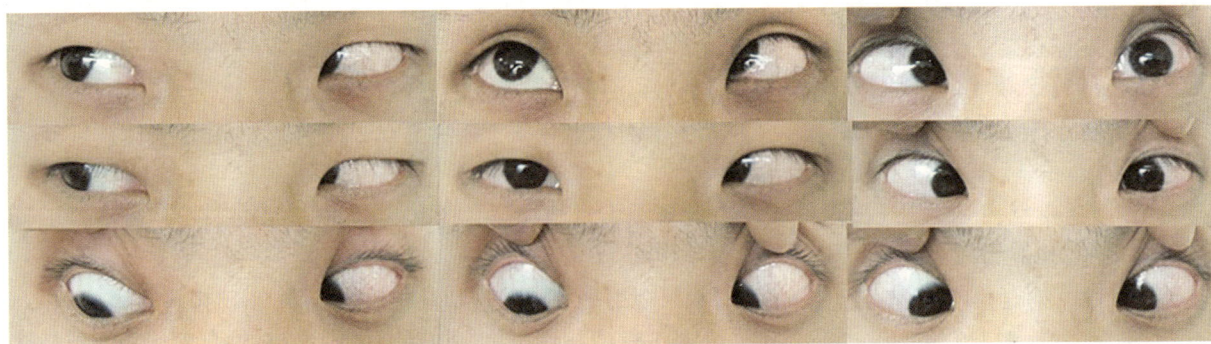

图 12-32　左眼展神经麻痹

以避免或缓解肌肉挛缩,以消除复视;不愿意注射者可直接遮盖麻痹眼消除复视。对病情稳定 6 个月以上仍有斜视者,可手术矫正内斜视。

(二)外斜视

1. 间歇性外斜视(intermittent exotropia)

(1)诊断要点:发病较早,常逐渐加重。特征性改变为强光下常喜闭一眼。由于受融合控制,所以斜视度变化较大,疾病、疲劳及融合遭到破坏时斜视易于暴露,常表现为视远有显性斜视,视近时中度或大角度隐斜视,控制正位时有一定的双眼视功能(图 12-33)。

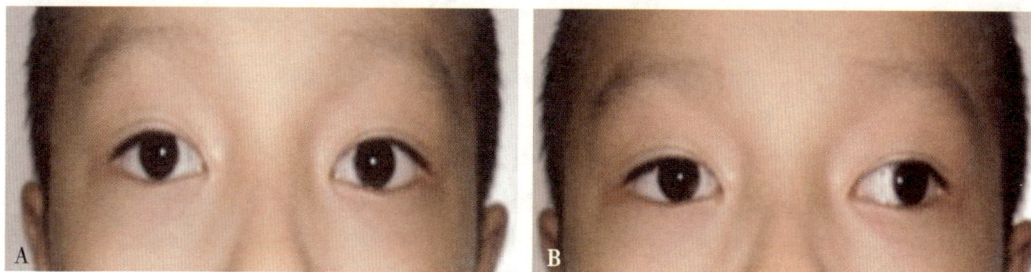

图 12-33　间歇性外斜视

A.第一眼位正;B.遮盖后外斜

(2)治疗:以手术治疗为主,手术时机应在双眼视功能受损之前。

2. 恒定性外斜视(constant exotropia)

(1)诊断要点:生后 6 个月以内发病,表现为大角度的外斜视(图 12-34)。有神经系统缺陷的儿童中先天性外斜视常见。立体视和双眼注视功能较差。

(2)治疗:以手术治疗为主,有神经系统缺陷的儿童需注意请神经科会诊。

3. 动眼神经麻痹(third cranial nerve palsy)

(1)病因:儿童动眼神经麻痹的原因包括先天性(40%~50%)、外伤或炎症。成人动眼神经麻痹多由于颅内动脉瘤、糖尿病、神经炎、外伤及感染等所致。

(2)临床表现:患者常存在大角度的外斜视,同时伴麻痹眼的下斜视。受累眼上睑下垂(图 12-35),内转明显受限,内上、外上、外下运动均有不同程度的限制(图 12-36)。眼内肌受累时瞳孔扩大,对光反射消失或迟钝。

(3)治疗:获得性动眼神经麻痹患者首先要检查病灶,以确定病因,不要漏掉重要疾病的诊断。先观察 6~12 个月,对仍有眼位偏斜的可考虑手术治疗。因为多条眼外肌包括提上睑肌受累,手术的目的只能尽量在第一眼位矫正斜视,而不能恢复眼球运动功能。由于动眼神经累及多条眼外肌,故手术效果差。当患者上转运动严重受限制时,则上睑下垂矫正手术应慎重。

(三)垂直斜视

垂直斜视病因很多,先天性的可以是解剖异常(眼外肌的附着点异常、肌肉缺如等)或神经肌肉麻痹,

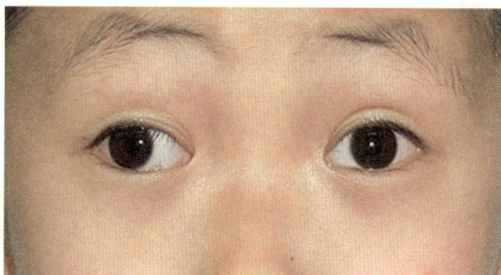

图 12-34　恒定性外斜视

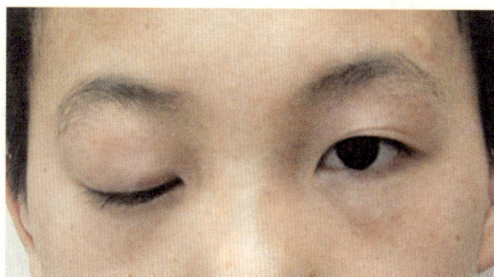

图 12-35　右眼动眼神经麻痹所致上睑下垂

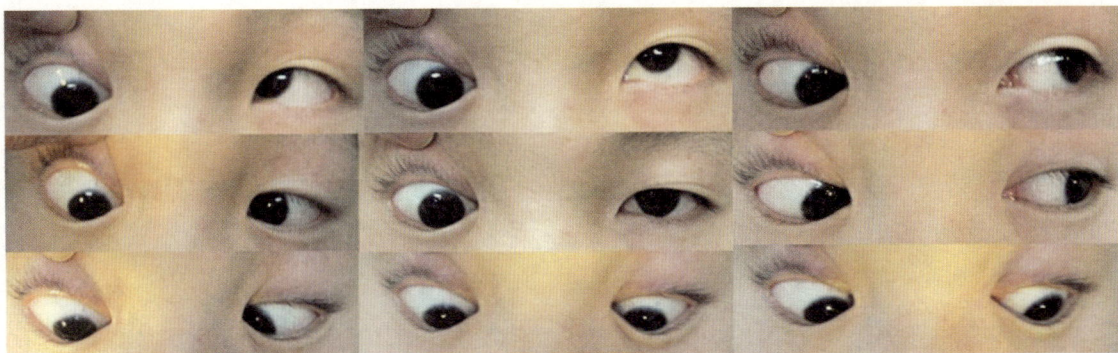

图 12-36　右眼动眼神经麻痹所致眼球运动障碍

后天性的可以是闭合性颅脑外伤、眶壁骨折和眶肿瘤、脑干病变以及全身性病变等。垂直斜视几乎都是非共同性斜视,其检查、诊断、处理都比水平斜视复杂。上斜肌麻痹最为常见。

1. 先天性上斜肌麻痹(congenital superior oblique muscle palsy, CSOP)

(1) 诊断要点:代偿头位是单眼先天性上斜肌麻痹患者主要的体征和就诊原因,头向健侧肩部倾斜,面部发育常不对称(图 12-37)。患眼内下转不足,常合并其直接拮抗剂下斜肌功能亢进,故患眼高位眼(图 12-38)。歪头试验阳性。如果双眼发病则呈交替性上斜视,存在 V 征。

(2) 治疗:手术治疗为主。客观检查结果可靠者应尽早手术,早期手术不仅能及时恢复双眼视觉功能,而且可以减少面部和骨骼的发育畸形。

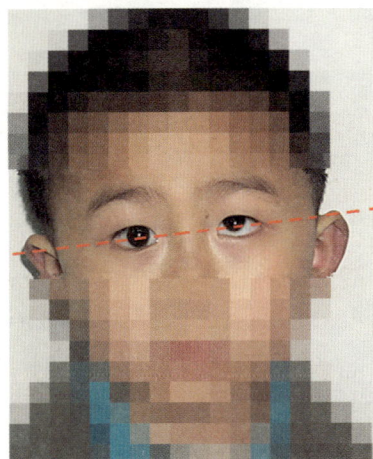

图 12-37　左眼上斜肌麻痹所致头位和面部发育不对称

2. 后天性上斜肌麻痹(acquired superior oblique muscle palsy, ASOP)

(1) 诊断要点:突然出现复视,特别是在下楼梯时感觉明显。眼球运动的检查(特别是双眼运动的检查)可见受累眼向鼻下运动有不同程度受限制。有代偿头位。

(2) 治疗:后天性上斜肌不全麻痹应以病因检查和治疗为主,经多次详细检查未查出确切病因者,先行对症治疗。病因清楚,病情稳定 6 个月后仍有斜视者,行手术治疗。手术以矫正正前方及前下方眼位并恢复双眼视功能为主。棱镜片矫正对小度数垂直斜视(一般小于 $10^{\triangle}$)者有较好矫正效果,但对旋转斜视者无帮助。

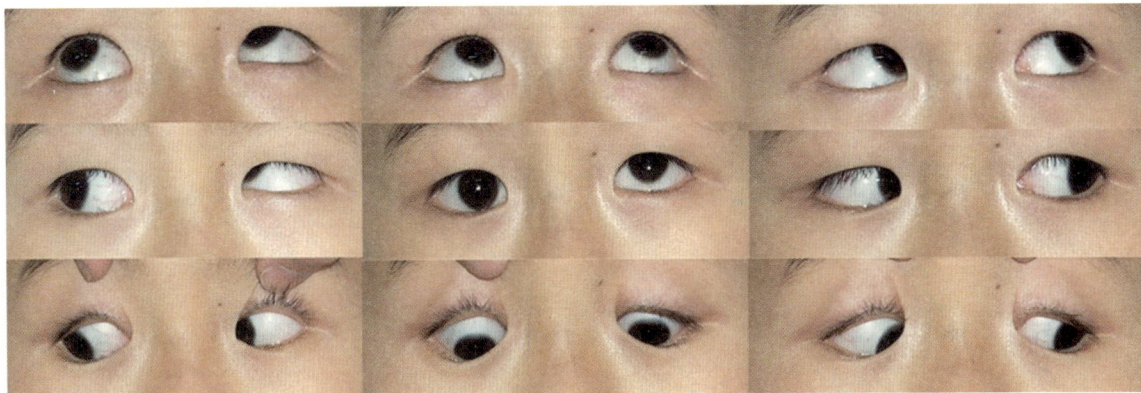

图 12-38　左眼上斜肌麻痹所致眼球运动异常

(四) AV 型斜视

水平斜视在垂直方向上可有非共同性,AV 型(AV patterns)斜视为水平斜视的一种亚型,在向上注视和向下注视时斜视度数不同,很像字母 A 或 V,故称 AV 型斜视。

1. 诊断要点

嘱患者向上 25°和向下 25°分别注视,测量其视远时的斜视角。V 型斜视,上下分别注视时的斜视角相差≥15$^{\triangle}$;A 型斜视,上下分别注视时的斜视角相差≥10$^{\triangle}$。A 型斜视常伴有双眼上斜肌功能亢进(图 12-39),V 型斜视常伴有双眼下斜肌功能亢进(图 12-40)。

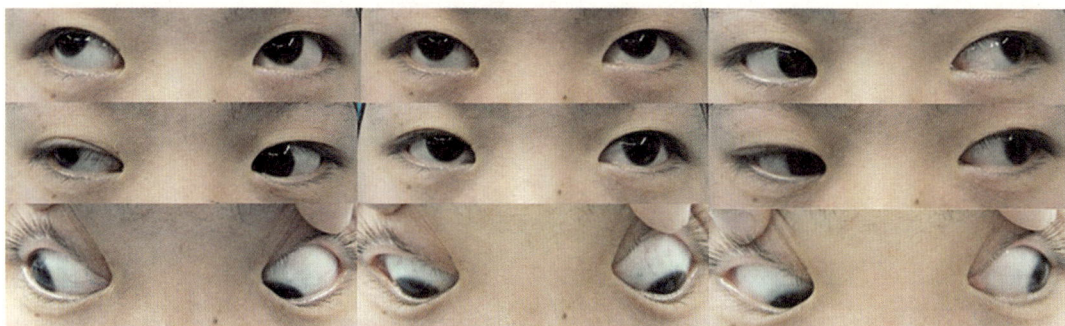

图 12-39 A 型外斜视伴双眼上斜肌亢进

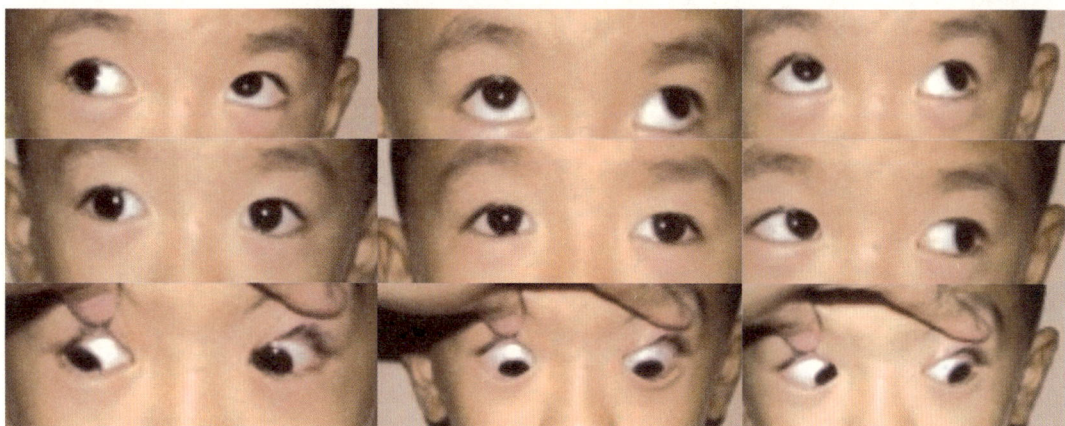

图 12-40 V 型外斜视伴双眼下斜肌亢进

2. 治疗

V 型斜视,有下斜肌功能亢进者,先行下斜肌减弱术,再矫正水平斜视。无下斜肌功能亢进者,在矫正水平斜视时行水平直肌移位术。A 型斜视,有明显的上斜肌功能亢进者,一般要行上斜肌减弱术后再行水平斜视矫正术。上斜肌功能亢进较轻或无明显上斜肌功能亢进者行水平肌肉移位术。

(五) 特殊类型斜视

有些斜视病因不详且临床分类困难,临床表现也比较复杂,这类斜视统称特殊类型斜视。

1. 垂直分离性斜视(dissociated vertical deviation,DVD)

本病发病机制不明,其主要特点为两眼交替上斜视,眼球运动不遵循 Hering 法则,两眼运动呈分离状态。

(1) 诊断要点:交替遮盖时被盖眼上漂且合并外旋转,去遮盖后眼球缓慢回到注视时的静止眼位,看远时更容易暴露,有时是自发的。经常合并先天性内斜视、眼球震颤和弱视。常为双眼发病,且更多情况表现为双侧非对称性(图 12-41)。

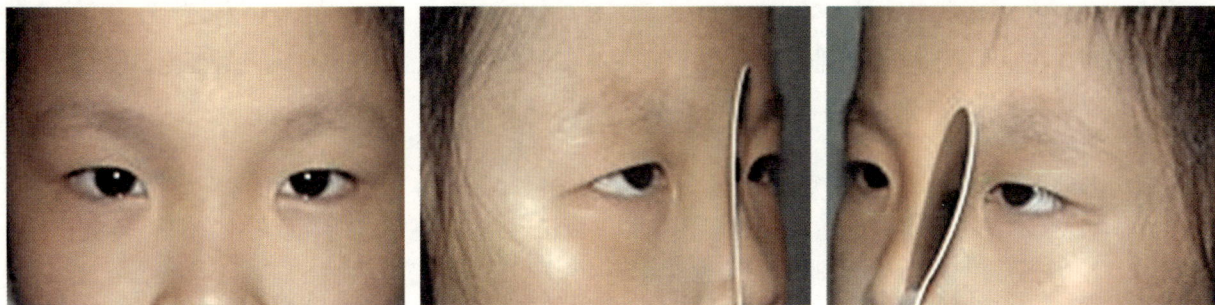

图 12-41　双眼垂直分离性斜视

（2）治疗：平时无明显交替上斜视，只在检查时才暴露者可保守治疗。如患者合并屈光不正，在配戴眼镜时可以用光学手段转换注视眼，避免暴露上漂现象。严重影响外观者可以行上直肌后徙联合后固定术。

2. 眼球后退综合征（Duane retraction syndrome，DRS）

（1）诊断要点：眼球外转不能或受限制，外转时睑裂开大，内转时眼球后退，睑裂变小。有时眼球内转时会合并眼球上射或（和）下射现象。常伴有代偿头位。多数病人保持较好的双眼单视功能，很少发生弱视。

（2）分类：眼球后退综合征临床分 3 型：Ⅰ型，占多数，受累眼外转不能或显著受限，内转无明显限制，常合并内斜视。Ⅱ型，受累眼内转不能或明显受限，外转无明显限制，常合并外斜视（图 12-42）。Ⅲ型，受累眼内外转均不能或明显受限，可无斜视或合并内斜视或外斜视。

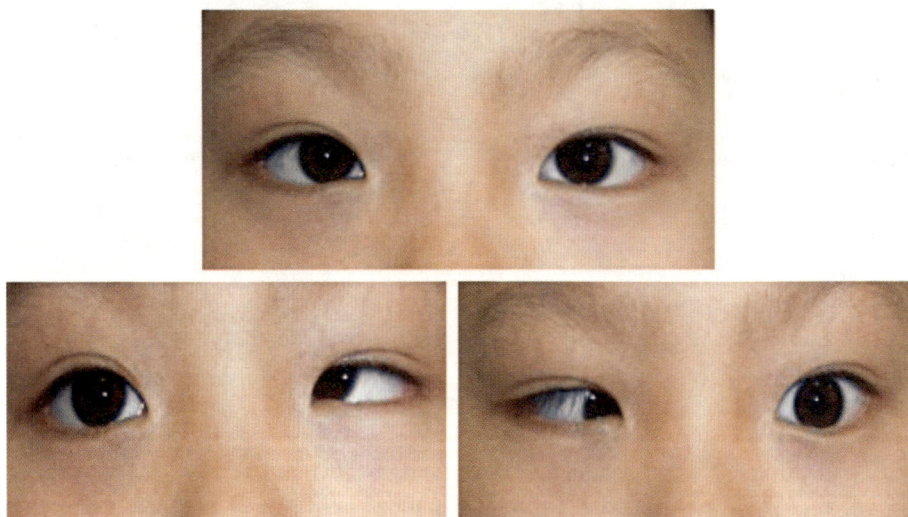

图 12-42　眼球后退综合征Ⅰ型（双眼）
双眼外转受限，内转时睑裂缩小，眼球后退

（3）治疗：第一眼位无明显斜视和代偿头位者无特殊治疗。对有明显代偿头位和第一眼位有斜视者可手术治疗，手术仅限于改善眼位和代偿头位，对恢复眼球运动无帮助。手术以减弱术为主，禁忌行加强手术，否则术后会加剧眼球后退。

六、眼球震颤

眼球震颤（nystagmus）是一种非自主性、有节律的眼球往复运动。

（一）分类

（1）根据眼球震颤的节律：分为冲动型和钟摆型眼球震颤。

（2）根据眼球震颤的形式：分为水平性、垂直性、旋转性和混合性眼球震颤。

（3）根据发生时期：分为先天性和后天性眼球震颤。

（二）先天性眼球震颤

1. 先天性运动性眼球震颤

先天性运动性眼球震颤（congenital motor nystagmus）主要是传出机制缺陷，可能累及神经中枢或同向运动控制径路，而眼部无异常改变，确切病因不清。通常为双眼水平性同向眼球震颤，可以表现为钟摆型、旋转性，也可以多种类型同时存在于一个患者。先天性运动性眼球震颤可存在静止眼位（中间带），患者采取代偿头位以在该位置获得最佳视力，增加中心凹注视的时间。初期常合并点头现象，随年龄增长逐渐好转。

2. 感觉缺陷性眼球震颤

感觉缺陷性眼球震颤（sensory defect nystagmus）是继发于视觉传入径路的缺陷，其黄斑部模糊的物像可引起反馈紊乱，造成固视反射发育障碍，使正常维持目标于中心凹的微细运动系统功能丧失，形成眼球震颤。此类眼球震颤为钟摆型，侧方注视时，震颤变为冲动型。

3. 隐性眼球震颤

隐性眼球震颤（latent nystagmus）的病因不明，为一种水平性冲动型眼球震颤，双眼睁开时无眼球震颤，遮盖一眼时出现双眼眼球震颤，快相指向未遮盖眼。

（三）眼球震颤的治疗

眼球震颤不仅发病机制不明，而且迄今没有直接有效的治疗方法，目前只有一些改善临床症状的治疗方法。

1. 屈光矫正

麻痹睫状肌验光后，如果存在明显的屈光不正，应配镜矫正。

2. 棱镜

利用先天性运动性眼球震颤在静止眼位或使用辐辏时可以减轻或抑制眼球震颤的特点，配戴棱镜片，以消除代偿头位，增进视力。

3. 手术治疗

对先天性眼球震颤有静止眼位和代偿头位者，手术可改善或消除代偿头位、增进视力，使静止眼位由侧方移向中央，但不能根治眼球震颤。临床上常采用的术式为：①Anderson 术式：双眼与静止眼位方向一致的一对配偶肌减弱术。②Kestenbaum 或 Parks 术式：双眼与静止眼位方向一致的一对配偶肌减弱术加同眼拮抗肌缩短术。

📋 要点提示：

- 斜视检查包括一般检查、专科检查、眼位检查、眼球运动功能检查、感觉功能检查。
- 遮盖法的意义：交替遮盖回答了有无眼位偏斜；遮盖去遮盖回答了眼位偏斜属于显斜视还是隐斜视；交替遮盖法比遮盖－去遮盖法破坏融合更充分，前者所查的结果含显斜视和隐斜视两种成分，而后者的结果仅含显斜视成分。棱镜片加遮盖检查法可比较精确地定量测定斜视角。
- 斜视治疗的目的：儿童斜视治疗的主要目标是恢复双眼视觉功能。成人斜视治疗主要是改善外观。突然发生的后天性斜视最重要的是努力检查发现相关病因，对因治疗。
- 斜视治疗的手术时机：一般儿童 5 岁以前即可进行斜视手术，对婴幼儿内斜视，提倡早期手术，争取获得一定程度的双眼视觉发育。如果斜视发生在已建立双眼视觉的儿童或成人，则一旦斜视稳定，就应立即手术。对于成人，美容斜视可在任何时候进行。

思　考　题

1. 斜视的治疗目的是什么?
2. 永存原始玻璃体增生症与先天性白内障最主要的鉴别点是什么?
3. 早产儿视网膜病变是如何分区和分期的?
4. 视网膜母细胞瘤的临床分期是什么?
5. 弱视的治疗原则是什么?

（阴正勤　文和照片,郑君翊　图）

网上更多……

本章小结　　　思考题简答要点　　　自测题　　　教学 PPT

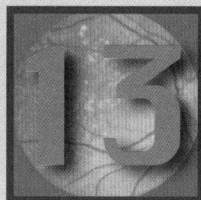

13

第十三章

视神经疾病与神经眼科学

本章学习思考要点

从光学刺激至视觉感受、从眼睑开启闭合至瞳孔反应、从眼球运动至视野变化等功能,均与眼神经系统及中枢神经系统有关。眼部异常表现常能提供中枢神经系统疾病的诊断线索。通过本章学习,掌握以下要点:

- 视神经的炎症、水肿及缺血性病变的诊断及鉴别诊断。
- 炎性脱髓鞘性视神经炎的临床特点。
- 根据视野损害特点对视路疾病进行定位诊断。
- 了解各种瞳孔反应异常的原因及与某些综合征,如艾迪综合征、霍纳综合征等的神经学关系。

关键词

视神经疾病　视交叉与视路疾病　瞳孔异常

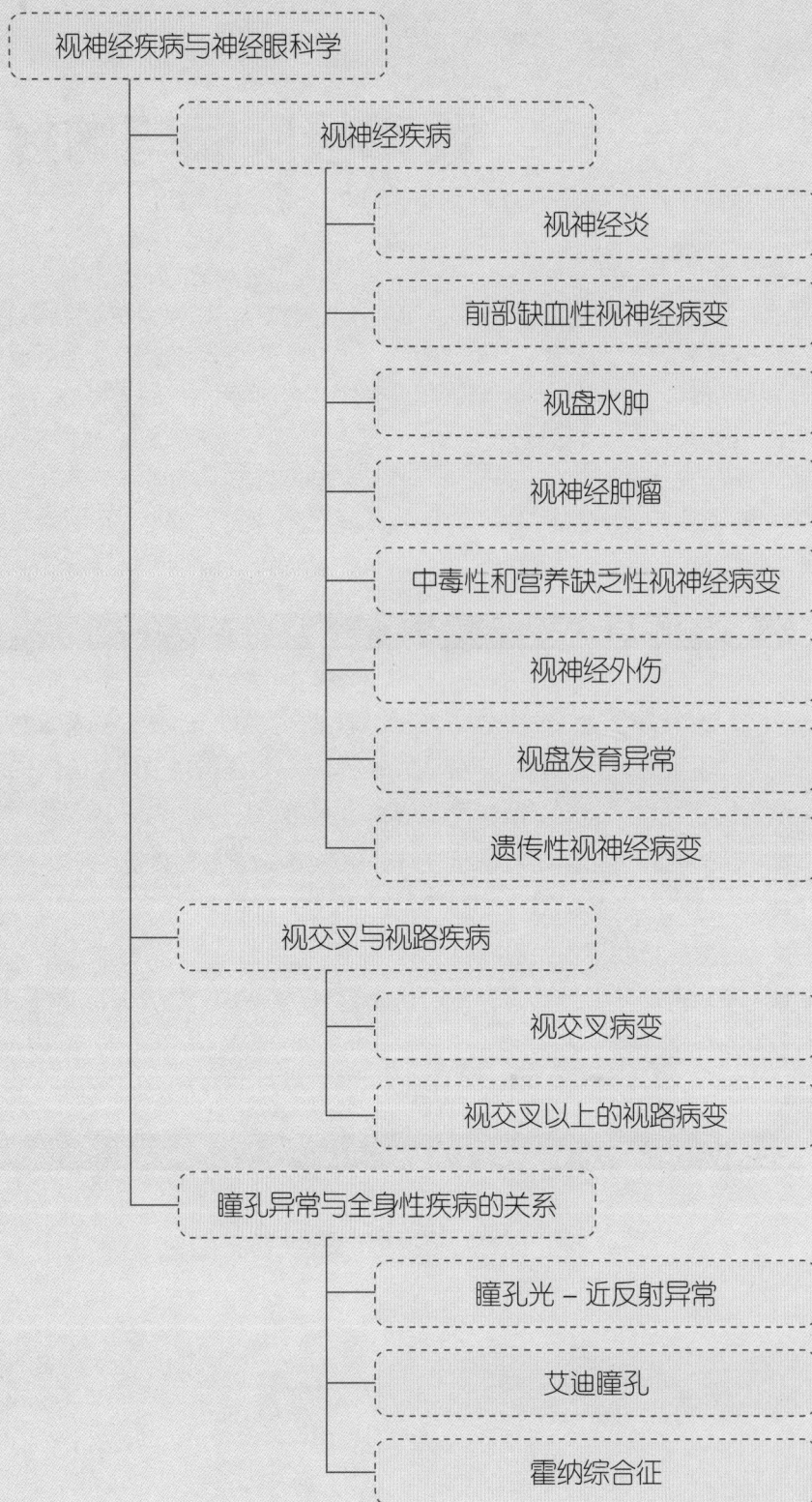

视神经疾病与神经眼科学

视神经疾病

视神经炎

前部缺血性视神经病变

视盘水肿

视神经肿瘤

中毒性和营养缺乏性视神经病变

视神经外伤

视盘发育异常

遗传性视神经病变

视交叉与视路疾病

视交叉病变

视交叉以上的视路病变

瞳孔异常与全身性疾病的关系

瞳孔光－近反射异常

艾迪瞳孔

霍纳综合征

第一节 神经眼科学概论

眼球与大脑密切相关,眼部异常表现常能提供中枢神经系统疾病的诊断线索。视神经是中枢神经系统的一部分,各种压迫或者破坏视路的颅脑疾病常可引起视觉障碍。第Ⅲ、Ⅳ、Ⅵ脑神经与眼球运动相关,第Ⅴ、Ⅶ脑神经与眼功能相关。

一、视神经及视路解剖

第Ⅱ脑神经掌管视觉。视网膜视锥和视杆细胞感受光线刺激,为视觉的终末感受器。这些感受器与视觉通路上的第二级神经元——双极细胞形成突触连接,同样双极细胞又与视网膜神经节细胞形成突触连接。神经节细胞的轴突组成了视网膜神经纤维层,其轴突汇集形成视神经。视神经起自视盘,向后穿过肌锥,通过视神经管进入颅腔。

在颅内,两条视神经聚集交叉形成视交叉。在视交叉,多数纤维起源于视网膜鼻侧,交叉到对侧并与对侧未交叉的颞侧纤维一起形成视束。每一视束都绕过大脑角到达外侧膝状体核,在此形成突触。双眼所发出的传送右半视野刺激的纤维组成了左侧视束并投射到大脑左半球;同样地,接受左半视野刺激的纤维最终投射到大脑右半球。视束中有 20% 的纤维支配瞳孔,这些纤维在外侧膝状体核前离开视束,通过上丘脑臂到达中脑顶盖前核。其余的纤维在外侧膝状体核形成突触连接。这种结构的胞体产生膝距束,膝距束穿过内囊后支加入视放射,途中横过部分颞叶和顶叶到达枕叶视皮质(距状体、纹状体或初级视皮质)(参见图 2-12)。

拓展阅读 13-1 视觉传导通路解剖学

二、视野分析

在临床工作中,通过中心和周边视野的检查,可以对视路损伤进行定位,视野检查法见第三章。

图 13-1 显示了视路不同部位的损伤引起的各种视野缺损。视交叉前的损伤(视网膜或视神经)可引起单眼视野缺损,视交叉后的视路损伤引起双眼同侧视野缺损。视交叉损伤通常引起双眼颞侧视野

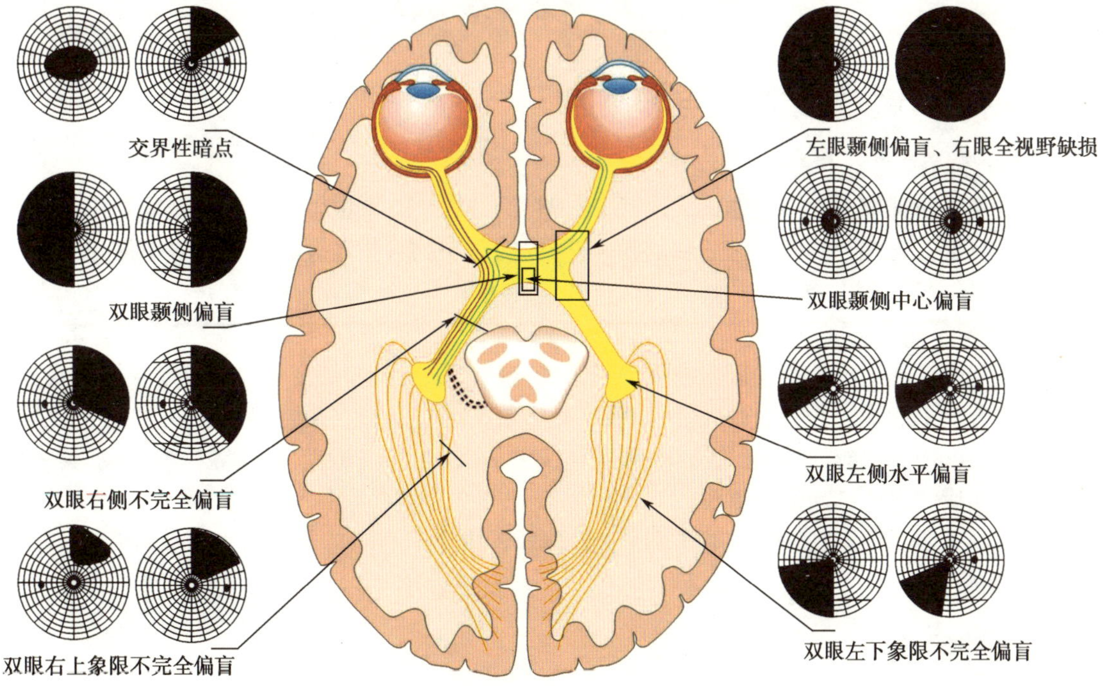

交界性暗点

左眼颞侧偏盲、右眼全视野缺损

双眼颞侧偏盲

双眼颞侧中心偏盲

双眼右侧不完全偏盲

双眼左侧水平偏盲

双眼右上象限不完全偏盲

双眼左下象限不完全偏盲

图 13-1 视路不同部位损伤引起的视野缺损

缺损。

视神经水肿或受压多表现为视野的"相对暗点",视神经缺血性或血管性损伤表现为视野的"绝对暗点"。

两眼视野缺损越接近一致,即双眼半侧视野缺损的大小、形状越一致,损伤就越靠近视路的后部。枕叶区损伤常引起双眼一致的视野缺损,而视束病变引起的双眼视野缺损常是不一致的。在保留的视野中,由于其黄斑功能存在,同侧偏盲应该还保留了良好的中心视力。在枕叶皮质病变中,视野缺损和皮质损伤部位密切相关,皮质后部代表中心视野,下部代表上方视野。由于枕叶有双侧血液供应,来自中部和后部脑循环的枕部梗死可以不损伤到枕叶,这就导致偏盲侧的中心视野保留或丧失,前者称为黄斑回避。

三、瞳孔检查

正常瞳孔的大小因年龄、个体、精神状态、灵敏程度、调节水平以及周围光线的强弱而不同。正常瞳孔直径为 2~4 mm,幼儿及老年人瞳孔较小,儿童较大。20%~40% 的正常人双眼瞳孔大小略有差异(直径相差不超过 0.5 mm),且瞳孔反应及药物试验无异常,称为生理性瞳孔不等(physiological anisocoria)。

瞳孔光反射通路较为复杂(参见第二章),瞳孔反应对于确定视神经通路的损伤部位十分重要。检查者应熟悉瞳孔对光反应通路,了解瞳孔缩小与调节的关系(参见图 2-13)。

相对性瞳孔传入障碍(relative afferent pupil defect, RAPD)是单眼视觉传入异常或双眼不对称性视觉损害的特征,病因通常是视神经病变(参见第二章第二节中的瞳孔检查)。

要点提示:

- 视神经是中枢神经系统的一部分,视神经本身及颅脑疾病均可引起视觉障碍。
- 第Ⅲ、Ⅳ、Ⅵ脑神经与眼球运动相关,第Ⅴ、Ⅶ脑神经与眼功能相关;视交叉前的损伤可引起单眼视野缺损,视交叉后的视路损伤常引起双眼同侧视野缺损,视交叉损伤通常引起双眼颞侧视野缺损。
- 正常瞳孔直径为 2~4 mm,双眼相差不超过 0.5 mm。

第二节 视神经疾病

一、视神经疾病的结构特点和原因

(一)视神经的结构特点

视神经由视网膜神经节细胞的轴索组成,每眼视神经约含 110 万根轴索。视神经轴索在离开巩膜筛板后即有鞘膜包裹。视神经外面覆盖三层脑膜,与颅内的三层脑膜相连续。视神经为中枢神经系统的一部分,受损后不易再生。

(二)视神经疾病

视神经疾病包括视盘至视交叉以前的视神经段的疾病。除视盘的病变可以通过检眼镜检查外,视神经疾病其余部分均不能直视,因此诊断视神经疾病必须依据病史、视力、视野、瞳孔、暗适应、色觉等检查,并借助视觉诱发电位、荧光素眼底血管造影、眼眶与头颅的 X 线、CT、B 超、MRI 等检测手段,其中视野对视神经及视路疾病的定位诊断最为重要。

视神经疾病常见三种病因:炎症、血管性疾病、肿瘤。中老年患者应首先考虑血管性疾病,青年则应考虑炎症、脱髓鞘疾病。

二、视神经炎

视神经炎(optic neuritis)泛指视神经的炎性脱髓鞘、感染、非特异性炎症等疾病。因病变损害的部位不同而分为球内段的视盘炎(papillitis)及球后段的视神经炎。视神经炎大多为单侧性,视盘炎多见于儿童,球后段视神经炎多见于青壮年。

(一)特发性脱髓鞘性视神经炎

特发性脱髓鞘性视神经炎主要发生在女性,女性约为男性3倍,好发年龄在30~40岁之间,有13%~85%伴多发性硬化,发生率与随访人群和随访时间有关。

1. 临床表现

视力丧失一般呈亚急性,发病后2~7天内发生。约1/3患者第一次发病时视力高于0.5,1/3的患者视力低于0.1,其色觉和对比敏感度也有相应损害。90%以上的患者有眼部疼痛,约50%的患者眼球运动时疼痛加重。

视野缺损可呈多种形式。手动视野计检查常可以发现中心暗点呈环形,其大小和密度变化幅度较大,如果中心暗点发展到周边部,提示存在压迫性病变的可能。自动视野计主要检测中心视野,最常见的就是弥散性视野缺损。瞳孔检查可发现瞳孔对光反射迟钝及相对性瞳孔传入障碍。

约35%的视盘炎患者在早期表现为视盘充血、静脉怒张,常可见视盘边界模糊、视盘显著水肿,但高度一般不超过3 PD(1 mm),视网膜渗出和水肿在乳斑束区很少发生(图13-2)。低于10%的患者会在视盘附近发生神经纤维层的火焰状出血。

2. 检查与诊断

典型病例根据临床表现就可明确诊断。在视神经炎的急性阶段,MRI显示钆增强在超短时间反转恢复(STIR)序列上信号增强,有时也可显示受累肿胀的视神经。待钆增强和视神经肿胀消失后,STIR序列的增强信号持续存在。颅脑MRI可显示25%的视神经炎患者其损伤与脱髓鞘相一致,其随后发展为临床定义的多发性硬化的风险明显上升,但仍不能确立多发性硬化的诊断。

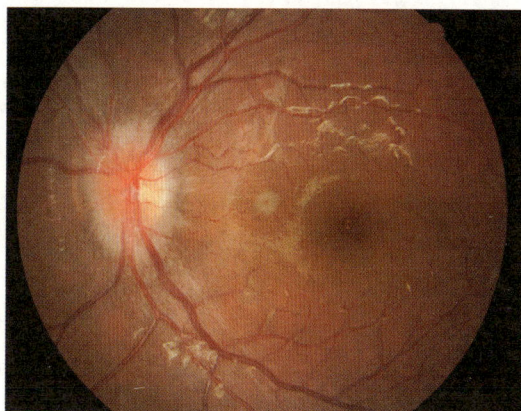

图13-2 左眼视盘炎

在视神经炎急性期患眼视觉诱发电位(VEP)可显示波幅降低或潜伏期延长。VEP在诊断方面意义不大,但可以用于鉴别球后视神经炎和亚临床黄斑病变。视神经炎发作后,随着视力的恢复,有1/3的患者,VEP将继续表现为潜伏期延长。这些患者需做检查以确定有无多发性硬化的可能。

3. 鉴别诊断

(1) 视盘水肿(papilledema):与颅内压有关,视盘水肿的程度较视神经炎更严重,视力接近正常,瞳孔光反射正常,除生理盲点扩大外,视野检查正常。假如存在血管代偿失调(如出血和棉绒斑)的急性视盘水肿和视神经继发性缺血引起的慢性视盘水肿,其视野缺损就会包括鼻侧神经纤维束缺损和鼻侧偏盲。视盘水肿常为双侧,而视盘炎常为单侧。尽管两者各自特征明显,但眼底镜所见相似,视盘水肿可以出现双眼不对称表现,视盘炎也可以双眼同时发作,鉴别诊断仍然困难。

(2) 缺血性视神经病变(ischemic optic neuropathy, ION):视力骤然丧失,眼球运动时无疼痛,视盘肿胀趋于灰白色,视野缺损最常见于下方。在巨细胞动脉炎所致的缺血性视神经病变中,患者年龄多大于50岁,常见于70岁左右,红细胞沉降率和C反应蛋白(CRP)检查有助鉴别诊断;非动脉炎性前部缺血性视盘病变多见于40~60岁,病史中多数有可导致动脉粥样硬化性血管病的危险因素,如高血压、高血脂、糖尿病、长期吸烟史等。

(3) Leber遗传性视神经病变(Leber's Hereditary Optic Neuropathy, LHON):属线粒体遗传性疾病,常发生于10~35岁的男性,女性多为遗传基因携带和传递者,本身发病较少。表现为一眼视力迅速下降,另眼在数天至数月内视力也下降。视盘旁浅层毛细血管明显扩张,但无荧光素渗漏,视盘轻度水肿,随后发展为视神经萎缩。90%~95% 的患者由线粒体 DNA 11778、14484 或 3460 位点突变所致,线粒体 DNA 点突变检查有助于鉴别诊断。

(4) 中毒性或代谢性视神经病变:进行性无痛性双侧视力丧失,可继发于酒精中毒、营养不良、贫血或各种药物(如乙胺丁醇、氯喹、异烟肼、氯磺丙脲等)、毒素及重金属中毒。

4. 治疗

糖皮质激素治疗。静脉点滴甲泼尼龙,1 g/d 连用 3 天,3 天后可给予口服治疗,服用泼尼松龙,1 mg/(kg·d),10~21 天后减量。球后注射可促进视力恢复,但不能提高最终视力。单独口服糖皮质激素者,视神经炎复发的概率高于静脉滴注者。

5. 预后

未经任何治疗,视力多在发病 2~3 周后开始恢复,有的患者在数天内就可达到正常水平,一些患者数月后视力还能缓慢提高。发病后 1 年,90% 的患者视力可恢复到 0.5 或更好。一般来说,若急性发作期患者视力下降显著,那么预后视力也会较差。但也有病例视力下降至无光感,最终亦完全恢复。预后视力差与视神经(尤其视神经管内的视神经)长期损伤有关。如果炎症破坏性强,视神经退化萎缩,视网膜神经纤维层出现神经纤维束缺损,视盘苍白。

拓展阅读 13-2 视神经炎诊断和治疗专家共识(2014 年)

(二) 多发性硬化

多发性硬化是一种典型的中枢神经系统的慢性复发和缓解的脱髓鞘疾病,原因不明。一些病例呈慢性进展,在经历反复发作后缓解,或者从初发后逐渐进展。特征性表现是:病变可发生在不同时期,在神经系统中的定位也是不连续的。常在青壮年时发病,15 岁之前和 55 岁之后发病的较少见。该病有累及视神经、视交叉、脑干、小脑角和脊髓的倾向,但是周围神经系统很少受累。

1. 临床表现

(1) 症状和体征:视神经炎可能为首发症状,可以反复发作,另一只眼也常常受累及。多发性硬化患者,视神经炎的发生率为 90%,识别出症状性或亚临床性视神经受累是诊断多发性硬化的一个重要线索。

复视是该病常见的早期症状,多因核内性眼外肌麻痹引起,常为双侧性。另外,脑干内第Ⅲ脑神经的病变亦可引起复视。

眼球震颤是早期常见的体征,与该病的其他临床表现不同(倾向于自行缓解),眼震多是永久性的(70%)。除了眼部异常外,常伴有锥体束征,如运动减弱、共济失调、尿路紊乱、感觉失常、构音困难,意向性震颤等。感觉过敏和尿失禁是早期常见的体征。

(2) 实验室检查:脑脊髓液 γ 球蛋白浓度常增高,但血清中的寡克隆带阴性。如果脑脊液中出现淋巴细胞或蛋白质浓度略升高,则可能与急性复发有关。

病理上,多发性的脱髓鞘区域位于白质。早期存在磷脂鞘变性和相对赦免的轴突;到晚期可见神经胶质组织过度生长,神经纤维完全破坏伴有周细胞浸润。

(3) 特殊检查:68% 的多发性硬化患者可检测出与亚临床视神经炎相一致的视网膜神经纤维层缺损。视觉诱发电位(VEP)可以帮助确定视路有无受累。在 80% 确诊的、43% 可能的和 22% 可疑的多发性硬化病例中,VEP 表现异常。在可疑病例中,虽然 VEP 表现正常,但如果寡克隆带呈阳性或对比敏感度出现异常,也可确诊。MRI 可以检测到亚临床白质脱髓鞘病变和视神经的病变,还可以用来诊断符合多发性硬化诊断的散在病变。

2. 病程、治疗和预后

此疾病的病程无法预料,其缓解和复发具有特征性。体温升高可引起一过性症状加剧(Uhthoff 现象)。妊娠或妊娠的次数对疾病造成的失能没有影响,但是产后该病复发的风险升高,妊娠期间发病者比非妊娠发病者预后要好。糖皮质激素治疗尤其是静脉滴注甲泼尼龙,在多发性硬化急性发作中对促进其恢复有帮助,但是其应用并不影响最终的失能情况或将来的复发率。应用 β 干扰素和 γ- 醋酸盐(聚合物 1)可以减少 1/3 的复发率,而且对复发病例的病情也有缓解作用,其应用对长期失能的疗效尚无定论。以上两种治疗均可减慢脑 MRI 异常病例的病程。

三、前部缺血性视神经病变

前部缺血性视神经病变（anterior ischemic optic neuropathy，AION）的特征是视盘苍白、水肿伴急性视力丧失，常伴一处或两处视盘前片状出血，这是由睫状后短动脉的阻塞或灌注减少引起的筛板后视神经梗死所致。

1. 临床表现

突然发生无痛、非进行性的视力减退。开始为单眼发病，数周至数年后可累及另一眼。发病年龄多在 50 岁以上。

患眼 RAPD（+）。

眼底检查：视盘多为局限性灰白色水肿（图 13-3），相应处可有视盘周围的线状出血，后期出现视网膜神经纤维层缺损。早期视盘轻度肿胀呈淡红色，乃视盘表面毛细血管扩张所致。此病多见于小视盘无视杯者，健眼的检查也有助于诊断。

视野缺损常为与生理盲点相连的弓形或扇形暗点，与视盘的改变部位相对应，多为水平视野缺损，特别是下方或鼻下方。

颞动脉炎者可触及索状血管并有压痛，往往无搏动，可伴发视网膜中央动脉阻塞或脑神经麻痹（特别是第Ⅵ脑神经麻痹）。

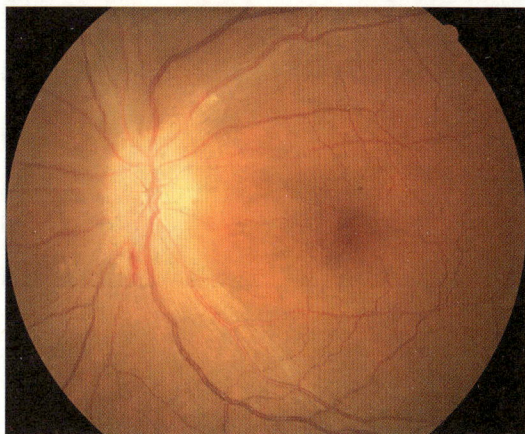

图 13-3 左眼前部缺血性视神经病变

2. 临床类型

（1）非动脉炎性：或称动脉硬化性，多见于 40~60 岁患者，可伴有糖尿病、高血压、高血脂等危险因素。相对夜间性低血压可能在本病中起一定作用，特别是对于服用高血压药物的患者。25%~40% 的患者另一眼亦会发病。

（2）动脉炎性：较前者少见，主要为颞动脉炎或称巨细胞动脉炎（giant cell arteritis，GCA）所致的缺血性视神经病变，以 70~80 岁的老年人多见。其视力减退、视盘水肿较前者更明显，也可双眼同时发生。从症状、体征或红细胞沉降率结果而疑为巨细胞动脉炎者，可进行颞动脉活组织检查。常伴有风湿性多肌痛症，可累及颈、肩、上肢、臀部和大腿肌肉。由于颞动脉受累，可出现局限性或弥漫性头痛、头皮触痛、下颌痛等症状。此外，还可出现体重下降、厌食、低热、全身不适、肌痛和关节痛等症状。

3. 治疗

对于非动脉炎性缺血性视神经病变无有效的治疗方法。

（1）针对全身病治疗，改善眼部动脉灌注。

（2）全身应用糖皮质激素，以缓解循环障碍所致的水肿、渗出。这点对动脉炎性尤为重要。如结合临床表现和红细胞沉降率、C 反应蛋白检查考虑为动脉炎性缺血性视神经病，应早期大剂量使用糖皮质激素冲击疗法，挽救患者视力，预防另一眼发作。

拓展阅读 13-3 前部缺血性视神经病变诊断和治疗专家共识（2015 年）

（3）静脉滴注血管扩张药，改善微循环。

（4）口服肠溶阿司匹林抗凝药物。

（5）口服乙酰唑胺降低眼压，提高眼灌注压。

四、视盘水肿

视盘水肿是视盘的一种非炎性充血隆起。视神经外的 3 层鞘膜分别与颅内的 3 层脑膜相连续，颅内的压力可经脑脊液传至视神经处。通常眼压高于颅内压,一旦此平衡破坏可引起视盘水肿。

1. 病因

最常见的原因是颅内肿瘤、炎症、外伤及先天畸形等神经系统疾病所致的颅内压增高,其他原因则有恶性高血压、肺源性心脏病、眼眶占位病变、葡萄膜炎、低眼压等。

2. 临床表现

短暂视力丧失(持续数秒),往往是双侧,常由姿势改变而突然引发,但视力下降少见;亦可出现精神症状、癫痫发作、头痛、复视、恶心、呕吐。慢性视盘水肿可发生视野缺损及中心视力严重丧失。

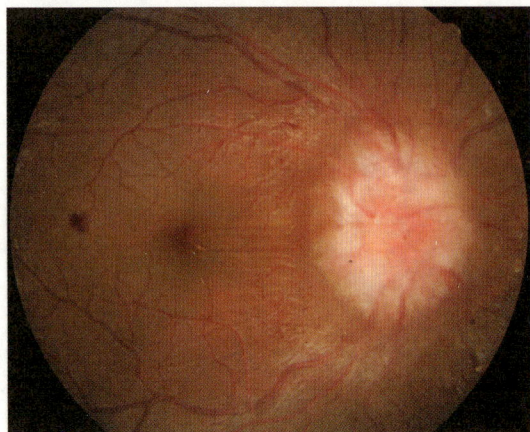

图 13-4　右眼视盘高度水肿

眼底表现:早期视盘肿胀可不对称,边界模糊,往往遮蔽血管,神经纤维层也常受累。如果患者一眼已存在视神经萎缩或发育不全,在颅内高压时不会发生视盘水肿,则该患者只存在单眼视盘水肿。Jackson 将视盘水肿分为 4 型:①早期型:视盘充血,可有视盘附近的线状小出血,由于视盘上下方视网膜神经纤维层水肿混浊,使视盘上下方的边界不清。②进展型(图 13-4):双侧视盘肿胀充血明显,常伴火焰状出血,神经纤维层梗死的棉絮状改变,黄斑部可有星形渗出或出血。③慢性型:视盘呈圆形隆起,视杯消失,若出现闪亮的硬性渗出表明视盘水肿已持续数月。④萎缩型:视盘呈灰白色,视网膜血管变细、有鞘膜,视盘血管短路,可伴视盘周围及黄斑色素上皮改变。

视野检查:表现为生理盲点扩大;慢性视盘水肿发展至视神经萎缩时,视野有中心视力丧失以及周边视野缩窄,鼻下方尤为明显。

3. 诊断

典型视盘水肿诊断并不困难,但患者还需行头部或眶部 CT、MRI 检查,或请神经科医生会诊,明确视盘水肿的原因。若 CT 及 MRI 仍不能说明视盘水肿的原因,则应请神经科医生行腰椎穿刺,检查颅内压及脑脊液成分,并考虑行与甲状腺病、糖尿病或贫血等疾病的相关检查。

图片 13-1　视盘水肿的转归

4. 鉴别诊断

(1) 假性视盘水肿:如视盘玻璃膜疣,表现为视盘小、不充血,血管未被遮蔽,往往有自发性视网膜静脉搏动,B 超和 CT 检查易于发现埋藏于视盘的玻璃膜疣。

(2) 视神经炎:有传入性瞳孔传导阻滞,色觉减退,眼球运动痛。大多数患者视力下降明显,且常为单侧。

(3) 缺血性视神经病变:单侧突然起病,视盘非充血性肿胀,呈灰白色,有典型的视野缺失。

(4) Leber 遗传性视神经病变:常发生在 10~35 岁男性,单侧起病,快速进展为双侧,进行性视力减退。视盘肿胀伴有视盘周围毛细血管扩张,最终发展为视神经萎缩。

5. 治疗

针对颅内压增高的原发病进行治疗。

五、视神经肿瘤

视神经肿瘤不多见,主要表现为眼球突出及视力逐渐减退。可分为视神经胶质瘤(glioma of optic nerve)及视神经脑膜瘤(meningioma of optic nerve)。前者多见于 10 岁以内的儿童,为良性肿瘤,发生于成年人者多为恶性。后者多见于 30 岁以上的成年人,女性多于男性,虽为良性肿瘤,但易复发,发生于儿童者多为恶性。这两种视神经肿瘤均可能是斑痣性错构瘤(或称母斑病)中的神经纤维瘤(neurofibromatosis)

的一部分,诊断时应引起注意。

发生于视盘上的肿瘤较少见,主要有视盘毛细血管瘤(图 13-5)及黑色素细胞瘤(图 13-6)。前者可能为 von Hippel-Lindau 病的眼部表现;后者表现为视盘上的黑色肿块,发展极慢,为良性肿瘤,对视功能多无影响。治疗上前者可采用激光光凝,但视力预后不良;后者无特殊处理,只需定期随诊。

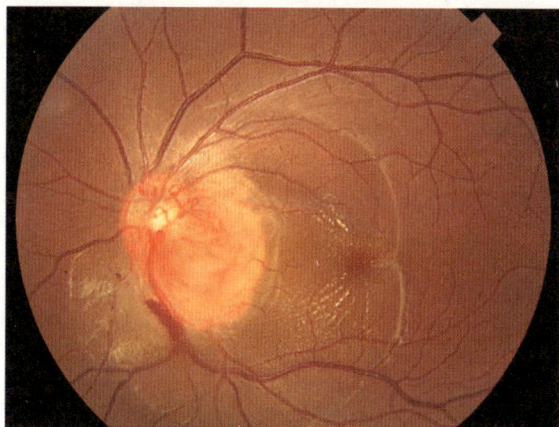

图 13-5　左眼视盘毛细血管瘤

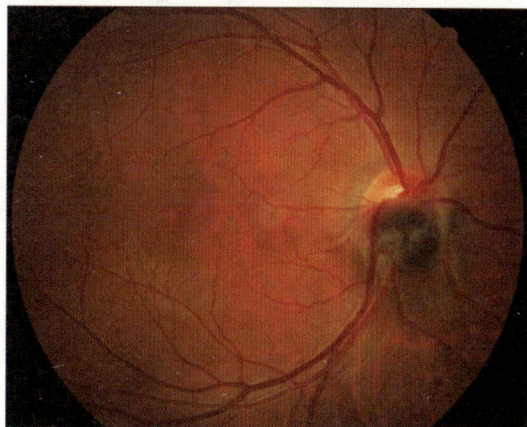

图 13-6　右眼视盘黑色素细胞瘤

六、中毒性和营养缺乏性视神经病变

有些中毒性和营养缺乏性视神经病变有明确的中毒或营养缺乏的病因,但多数中毒或营养缺乏性视神经病变是一种推测。

患者呈亚急性、进行性、对称性的视力丧失,伴中央视野缺损、色觉减弱和颞侧视盘苍白。

(一)药物所致视神经病变

乙胺丁醇、异烟肼及戒酒硫(双硫醒)均可致球后视神经炎或视盘炎。过量奎宁可导致视神经病变,伴视网膜动脉变细。胺碘酮可引起双侧视神经病变,伴慢性视盘水肿,复发性角膜病变是其特征性改变。

(二)化学物质所致的视神经病变——甲醇中毒

视力下降是甲醇中毒的首发症状,随后可逐渐出现大范围视野缺损,甚至累及中心视野,有时可致视力完全丧失。

发病前 2 天可见视盘及周围视网膜出现苍白条纹状水肿,水肿可持续 2 个月,随后出现轻度到重度视神经萎缩。瞳孔对光反射随视力丧失的程度而变化,严重病例可见瞳孔散大而固定,可伴眼肌麻痹及上睑下垂。

针对病因进行治疗。静脉滴注碳酸氢钠以中和酸中毒。可口服或静脉给予乙醇以阻止甲醇代谢。甲醇血浓度超过 500 mg/L 时可血液透析。

(三)重金属中毒

慢性铅、铊(存在于脱毛霜中)及砷中毒均可引起视神经的毒性反应。

(四)烟酒性弱视

烟酒性弱视又称营养性弱视。男性多见,常有不良饮食习惯,尤其以食物中缺乏维生素 B_1 者为多。过度饮酒合并或不合并重度吸烟者常有营养不良。超过 50% 的患者有双眼视力丧失,视力常下降至 0.1 以下,双眼视力常不一致。视野检查可发现中心暗点,多呈卵圆形,边界清晰规则,密度不均匀。

此外,还需考虑其他中毒原因,如香烟中的氢化物可降低维生素及含硫氨基酸含量,但在灵长类动物中进行的实验研究并未证实这一理论。此外,本病还应与 Leber 遗传性视神经病变、恶性贫血、甲醇中毒、球后视神经炎及黄斑变性相鉴别。

如果早期发现,均衡的饮食并补充维生素 B、叶酸、维生素 B_{12} 可治愈本病。治疗期间禁烟戒酒,可缩短疗程。通常在治疗后的 1~2 个月内病情得到改善,但也有患者发生永久性的视神经萎缩或颞侧视盘苍白。黄斑部神经节细胞丢失及视神经有髓纤维破坏,是其主要的组织学改变。

(六) 维生素缺乏

维生素 B_{12} 缺乏引起视神经病变相对少见,但却常常是恶性贫血的首要表现。单独叶酸缺乏能否导致视神经病变还不清楚。

七、外伤性视神经病变

外伤性视神经病变分为视神经的直接损伤和间接损伤,前者多见于眼穿通伤、眼眶或颅骨外伤导致视神经损伤;后者是由视神经远距离的力量传导引起,继发于远处颅骨损伤的视神经外伤约占颅脑外伤的 1%,损伤的部位通常在额部眉弓处,常不伴颅骨骨折。

全身应用糖皮质激素适于直接或间接视神经损伤,并辅以神经营养类药物。眶内、骨膜下或视神经鞘内出血和眶骨骨折时,可手术治疗。间接视神经损伤时,也可进行骨性视神经管减压术,但其疗效不确切。视神经撕脱无有效治疗方法。

八、视盘发育异常

(一) 视神经发育不全

视神经发育不全(optic nerve hypoplasia)是胚胎发育 13~17 mm 时视网膜神经节细胞层分化障碍所致,与妊娠期应用苯妥英钠、奎宁等有关。

眼底表现:视盘小(图 13-7),呈灰色,可有黄色外晕包绕,形成双环征。出现视力及视野的异常,可伴有小眼球、眼球震颤、虹膜脉络膜缺损等,并可有内分泌和中枢神经系统异常。

(二) 视盘小凹

视盘小凹(optic pit)为神经外胚叶的发育缺陷所致。多单眼发病,视力正常,但合并黄斑部视网膜脱离时视力多下降。眼底表现:视盘小凹呈圆形或多角形(图 13-8),多见于视盘颞侧或颞下方,常被灰白纤维胶质膜覆盖。小凹可与黄斑部视网膜下腔相通,形成局限性视网膜脱离,对此可采用激光光凝治疗。

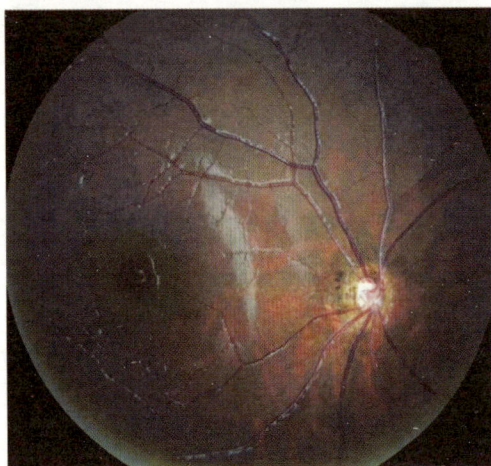

图 13-7　右眼视神经发育不全　　　　图 13-8　右眼视盘小凹

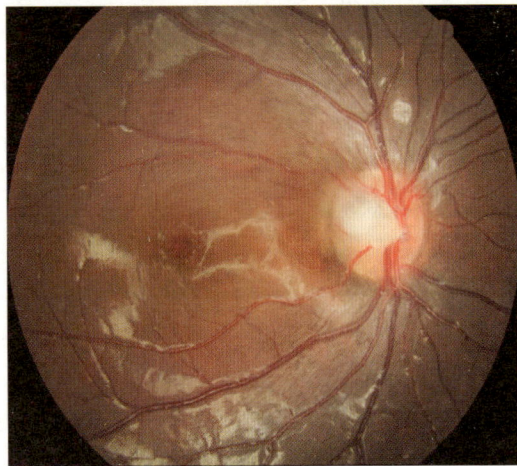

九、遗传性视神经病变

遗传性视神经病变是经视神经功能损害呈家族聚集性发病所提示或经基因分析证实的一组视神经疾病,主要包括 Leber 遗传性视神经病变、常染色体显性或隐性遗传性视神经萎缩等,其遗传学特点和临床特点参见第十六章。

第三节 视交叉与视路疾病

视路病变大致分为视交叉、视束、外侧膝状体、视放射和视皮质的病变。偏盲型视野是视路病变的特征，分为同侧偏盲及对侧偏盲。同侧偏盲为视交叉以上的病变，双眼视野缺损越一致，其病变部位越靠后。对侧偏盲主要是双颞侧偏盲，为视交叉病变的特征。外侧膝状体之前的病变后期出现原发性视神经萎缩。

一、视交叉病变

视交叉位于蝶鞍上方，其周围组织多而复杂。下方为脑垂体，两侧为颈内动脉，上方为第三脑室，周围为海绵窦，前方为大脑前动脉、前交通动脉以及鞍结节。这些周围组织的病变均可引起视交叉损害。

（一）病因

引起视交叉最常见的病变为脑垂体肿瘤，其次为鞍结节脑膜瘤、颅咽管瘤、前交通动脉瘤；有时偶可因第三脑室肿瘤或脑积水、视交叉蛛网膜炎或视交叉神经胶质瘤引起视交叉损害。

（二）临床表现

视交叉病变特点为双眼颞侧偏盲(图13-1)。但是，视交叉病变并非一开始就是典型的双眼颞侧偏盲，其视野改变是从象限性缺损开始的。发生在视交叉下方的脑垂体肿瘤首先压迫视交叉鼻下纤维，引起颞上象限视野缺损，随后出现颞下、鼻下、鼻上象限视野缺损。绝大多数脑垂体肿瘤患者因视力减退首诊于眼科，眼科医师对早期诊断脑垂体肿瘤负有重大责任。来自视交叉上方的肿瘤，如鞍结节脑膜瘤、颅咽管瘤、第三脑室肿瘤等，因自上而下地压迫视交叉，其视野损害的顺序不同。因此，病程早期通过分析视野有助于区别鞍上或鞍下的病变。

脑垂体肿瘤除引起视交叉综合征(视力障碍、视野缺损及原发性视神经萎缩)外，还可伴肥胖、性功能减退、女性月经失调、男子无须、阳痿等内分泌失调表现。第三脑室肿瘤所致的视交叉病变，多伴有头痛、呕吐、视盘水肿等颅内压增高的表现。颅咽管瘤除颅内高压征外，X线检查还可发现肿瘤部位的钙化斑。

（三）治疗

视交叉病变的治疗在于积极治疗其原发疾病。脑垂体肿瘤压迫视交叉所至的视力、视野损害，经手术切除肿瘤后，视功能可全部或部分恢复，恢复程度取决于肿瘤压迫的时间和部位。而第三脑室肿瘤伴颅内高压者，视盘水肿后继发视神经萎缩，其视功能预后多较差。

二、视交叉以上的视路病变

（一）视交叉以上视路病变的视野缺损特点

视交叉后的视路损害大多由脑血管疾病和肿瘤引起，其视野缺损呈同侧性(图13-1)。视束和外侧膝状体核部分损害时，由于每一视束在穿过视交叉时发生90°旋转，会造成两侧视野缺损不一致，更易出现鼻侧偏盲。视交叉后病变造成的视野缺损并不影响视力,因为来自另一半球的视神经未受损。视束和外侧膝状体至少有两部分血液供应,所以血管损害并不常见,许多患者是由于颅脑创伤、肿瘤、动静脉畸形、脓肿、脱髓鞘疾病引起的。

(二)视路不同部位损害的视野缺损特点

1. 从外侧膝状体到枕叶皮质的损害

从外侧膝状体到枕叶皮质的损害会导致同侧视野缺损,但不会导致视神经萎缩。通常,损伤部位越靠后部,同侧视野缺损就越一致。下方通路穿过颞叶,上方通路穿过顶叶,而黄斑部通路在两者之间,故下方视路的损害导致上方视野缺损。隐匿性多发性的神经损害多由肿瘤引起,而急性严重的神经损害则常为血管性病变。

在 50 岁以上的有同侧视野缺损的患者中,超过 80% 为枕叶血管损害。两大脑半球的枕叶末端投射同侧黄斑部视野,其前方是周边部视野的投射区。血管阻塞能选择性地影响后方枕叶皮质,产生同侧一致性中心暗点;或不影响后部皮质,从而产生伴有黄斑回避的同侧视野缺损。受损会产生旋转性眼球震颤的皮质中枢位于枕叶和颞叶之间以及后顶叶,这些部位均为大脑中动脉血液供应区域。顶叶损害比枕叶受损更易引起旋转性眼球震颤。CT 和 MRI 可以清晰显示出皮质损害的部位。

2. 视束病变

视束病变常由邻近组织的肿瘤、血管病变或脱髓鞘性疾病引起。表现为病变对侧的、双眼同侧偏盲。例如,左侧视束病变引起左眼鼻侧、右眼颞侧视野缺损。由于视束中交叉及不交叉的视神经纤维在两侧排列不十分对称,双眼视野缺损可不一致。由于瞳孔纤维在视束中伴行,视束病变可表现 Wernicke 偏盲性瞳孔强直,即裂隙光照射视网膜偏盲侧,不引起瞳孔收缩。视束病变晚期还可引起下行性视神经萎缩。

3. 外侧膝状体病变

外侧膝状体病变极为少见。其视野缺损为病变对侧、双眼同侧偏盲,但双眼视野缺损较为对称。由于伴行视神经纤维的瞳孔纤维在进入外侧膝状体之前已离开视束,因而没有 Wernicke 偏盲性瞳孔强直。外侧膝状体病变晚期也可引起下行性视神经萎缩。

4. 视放射病变

视放射病变的特点为:①一致性的双眼同侧偏盲。②有黄斑回避,在偏盲视野内的中央注视区,保留3°以上的视觉功能区。③无视神经萎缩及 Wernicke 偏盲性瞳孔强直。④可伴有相应的大脑损害症状,如失读、视觉性认识丧失。

5. 枕叶病变

枕叶病变以血管病、脑外伤多见,脑脓肿及脑肿瘤较少见。其损害特点为:①双眼一致性同侧偏盲。②伴有黄斑回避。③无视神经萎缩及 Wernicke 偏盲性瞳孔强直。④一般不伴有其他神经症状。

皮质盲系双侧枕叶皮质损害。其临床特征为:①双眼全盲。②瞳孔光反应完好。③眼底正常。④ VEP 检查异常,有助于与伪盲及癔症的鉴别。

(三)治疗

视路病变针对原发病治疗。

要点提示:

偏盲型视野是视路病变的特征:

- 视交叉病变视野特点为双眼颞侧偏盲。
- 视束病变常导致对侧、双眼同侧偏盲。
- 外侧膝状体病变的视野缺损为病变对侧的双眼同侧偏盲。
- 视放射病变的视野缺损特点为一致性的双眼同侧偏盲。
- 枕叶病变的视野缺损特点为双眼一致性同侧偏盲。

第四节　瞳孔异常与全身性疾病的关系

瞳孔功能障碍可反映视觉系统传出神经通路和传入神经通路损伤,在很多情况下不仅能协助视路的定位损害,还能提供可能的病因学诊断,与全身性疾病关系密切。

一、瞳孔光—近反射异常

正常的对光反射比近反射更易引起瞳孔缩小,反过来则称之为瞳孔光 – 近反射分离。此时,受累眼对光反射减弱而近反射正常。这常是由传入性瞳孔缺陷引起的,也可以在睫状神经节或中脑受损时发生,在这些部位瞳孔光反射通路相对靠近背侧,而近反射通路相对靠近腹侧。其病因主要包括中脑肿瘤和梗阻、糖尿病、慢性酒精中毒、脑炎以及中枢神经系统变性疾病。

Argyll–Robertson 瞳孔常为特征性的双侧性瞳孔不规则缩小(直径不到 3 mm),瞳孔对光反射消失,近反射存在,常伴有虹膜萎缩,对散瞳药物反应较差。这种瞳孔强烈提示中枢神经系统梅毒。

二、艾迪瞳孔

埃迪瞳孔又称强直性瞳孔(tonic pupil),其特征性地表现为光 – 近反射分离,近刺激过后瞳孔扩张延迟(强直性近反射),节段性虹膜括约肌麻痹,对低浓度的毛果芸香碱产生收缩反应(去神经支配高敏性)。它是睫状神经节或睫状短神经受损的结果。急性期,瞳孔扩大,调节受损;恢复期,由于睫状短神经内支配近反射的神经纤维在数量上远远超过支配对光反射的纤维(大约 30：1),调节往往完全恢复,但是不完全的虹膜神经再支配导致节段性虹膜括约肌麻痹和瞳孔光 – 近反射分离,因而瞳孔常常变得比对侧眼小。

埃迪瞳孔常是一个独立的良性病变,多出现在年轻女性,可同时存在腱反射减弱或消失(Adie 综合征)。50% 的患者在 10 年后另一眼也可受累,双侧的埃迪瞳孔可能由自发性神经病变引起。

三、霍纳综合征

霍纳综合征(Horner syndrome)由交感神经通路损伤引起,主要包括以下部位:①中枢(第一级)神经元,从视丘下部通过脑干到上脊束(C8~T2);②节前(第二级)神经元;③节后(第三级)神经元,从上颈部神经节穿过颈动脉丛和三叉神经的眼支,通过后者到达眼眶。交感神经纤维随三叉神经眼支的鼻睫神经和睫状长神经到达虹膜,支配眼睑平滑肌(Müller 肌)和虹膜开大肌。虹膜开大肌麻痹导致瞳孔缩小,在暗光线下更明显。婴儿虹膜中黑色素细胞成熟依赖交感神经的支配,故先天性交感神经损伤会导致少色素虹膜(蓝虹膜)。Müller 肌麻痹可致上睑轻度下垂,下睑轻微抬高,使睑裂变窄,并有明显的眼球内陷。部分面部血管舒缩和泌汗功能控制丧失,导致同侧面部和颈部无汗等症状。由于到达面部支配汗腺和血管舒缩的节后纤维伴随颈外动脉而不是颈内动脉,因此节后神经纤维损伤,面部的汗液分泌系统仍然正常。

导致中枢霍纳综合征的常见病因主要包括脑干梗死,特别是外侧延髓梗死(Wallenberg 综合征)、脊髓空洞症和颈束肿瘤。

节前霍纳综合征可以由颈肋、颈椎骨折,肺尖部病变、臂丛损伤等引起,恶性肿瘤也是常见原因,如肺癌和乳腺癌。节后霍纳综合征可由颈动脉解剖异常(自发性颈内动脉夹层动脉瘤)、颅底肿瘤或神经丛性头痛引起。中枢和节前霍纳综合征的定位诊断常通过临床症状可以明确。突发的单独的疼痛性霍纳综合征,特别是有近期颈部外伤史,伴颈部或下颌疼痛的,需要立即行高分辨率的 MR、MRA 及脑血管造影检查,明确是否有颈内动脉夹层动脉瘤。海绵窦病变导致的霍纳综合征常伴有第Ⅲ、第Ⅳ、第Ⅴ、第Ⅵ脑神经不全麻痹。

![要点提示图标] **要点提示:**

瞳孔功能障碍可协助视路疾病的定位及定性诊断,与全身性疾病密切相关。

■　瞳孔光 – 近反射异常多由各种原因导致传入性视觉功能异常引起。

■　埃迪瞳孔常是各种原因导致睫状神经节或睫状短神经受损的结果。

■　霍纳综合征由交感神经通路损伤引起,定位中枢性、节前、节后神经纤维损伤非常重要。

思 考 题

1. 简述视觉通路各部位损伤的视野缺损特点。

2. 临床病例分析

(1) 病例资料:35 岁女性患者,突然右眼视力下降 1 天,伴有眼周疼痛,运动时加重。最佳矫正视力:右眼 0.1,左眼 1.0,右眼 RAPD(+),色觉异常,右眼视盘边界稍模糊,色红,无明显隆起,余未见明显异常,视野显示右眼中心暗点。

(2) 问题:该患者的诊断是什么? 应做哪些检查来完善? 应与什么眼病鉴别? 治疗原则和措施为何?

(徐亮　文和照片,郑君翊　绘图)

网上更多 ……

![USB图标] 本章小结　　![显示器图标] 思考题简答要点　　![文档图标] 自测题　　![书本图标] 教学 PPT

14

第十四章

眼 外 伤

本章学习思考要点

　　眼外伤的发生率很高,是导致失明的主要因素之一。通过本章学习,掌握以下要点:

■ 机械眼球伤的国际分类。

■ 眼睑裂伤修复手术的重点:充分探查、尽量保存组织、准确对位、重点重建支架组织。

■ 眼表化学伤急救关键和不同修复阶段的处理要点。

■ 钝伤所致前房积血的继发性出血的临床意义和处理上的注意点。

■ 评价眼球外伤严重程度的 4 个重要参数:最初视力、外伤类型、损伤部位和相对性传入性瞳孔障碍。

■ 外伤性感染性眼内炎的诊断和治疗要点。

关键词

　　机械性眼外伤　闭合眼球伤　开放眼球伤　眼球破裂伤　眼球穿孔伤
化学伤　前房积血　球内异物　脉络膜破裂　交感性眼炎

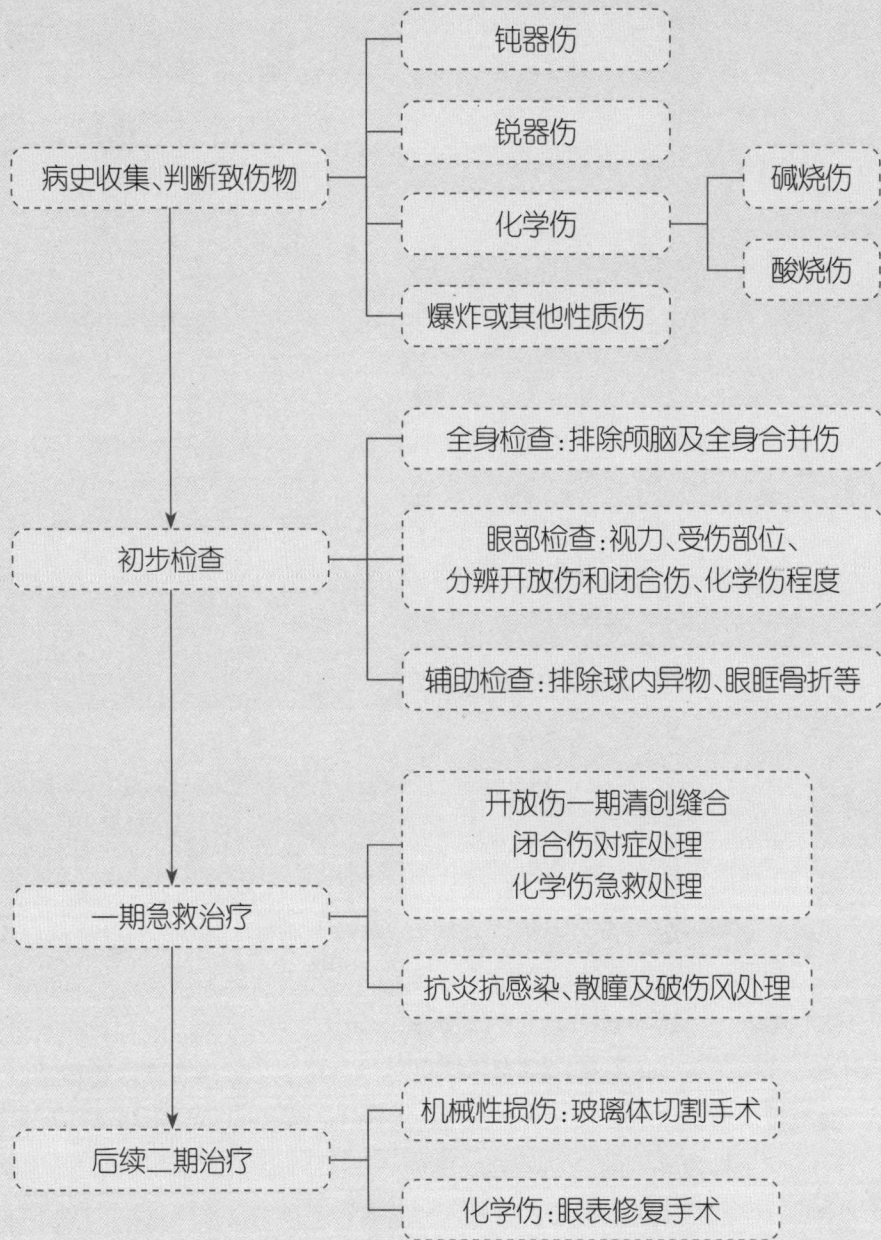

第一节　眼外伤分类定义及预防

我国由外伤致盲者占全体盲人总数的 20%。仅次于白内障(52%),居第 2 位。在眼科住院行眼球摘除患者中,外伤原因位居首位。儿童和青壮年是罹患眼外伤最主要的两个人群。

一、机械性眼外伤的分类、定义和分区

(一)分类和定义

目前,国际上已基本接受 1996 年由美国"伯明翰眼外伤命名"(The Birmingham Eye Trauma Terminology,BETT)倡导的分类(图 14-1)。

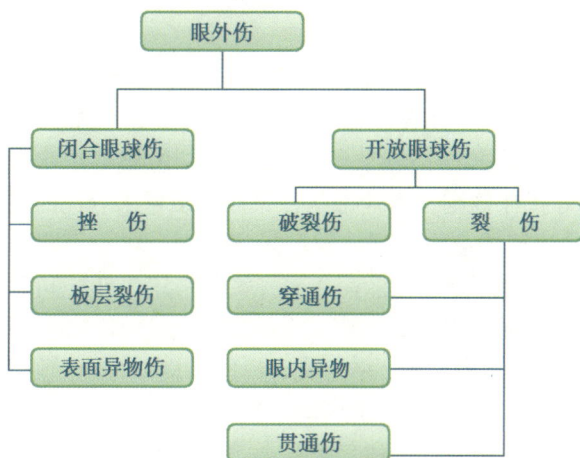

图 14-1　机械眼球伤分类

这个分类是以眼球作为参照组织,把球壁限定为角膜和巩膜。凡是球壁全层完整性发生破坏者划入开放眼球伤,球壁损伤未达全层划归为闭合眼球伤。图 14-1 中各方框所示的每种损伤类型的标准表达术语及其定义列入表 14-1。

表 14-1　机械性眼球外伤分类的标准表述术语及其定义

损伤类型	定义
闭合眼球伤	眼球壁无全层伤口
表面异物伤	由致伤物引起的闭合眼球伤。异物位于结膜和(或)角、巩膜但未造成球壁全层损伤,可由钝器和(或)锐器致伤
开放眼球伤	眼球壁全层伤口
破裂伤	眼球壁全层伤口,由钝物致伤,损伤是由外向内的机械力致眼压瞬间增高所造成
穿通伤	眼球壁只有入口的损伤,不存在出口损伤,通常由锐器致伤。倘有一个以上入口,应是由一个以上致伤物造成
球内异物	由入口进入眼内的异物
贯通伤	眼球壁有两个全层伤口(即有入口还有出口),通常由一个致伤物或飞行物所致

(二)分区

眼外伤的临床特征、预后和处理不仅与损伤类型相关,而且与损伤的部位和范围相关。

1. 开放性眼损伤分区

Ⅰ:局限于角膜(包括角巩缘)。

Ⅱ:角巩缘至角巩缘后 5mm 的巩膜。

Ⅲ:角巩缘 5mm 后的巩膜。

2. 闭合性眼损伤分区

Ⅰ:浅表损伤(限于球结膜、巩膜和角膜)。

Ⅱ:前节损伤(包括角膜至晶状体后囊间的眼内结构,包括睫状突但不含睫状体扁平部的前节结构)

Ⅲ:后节损伤(晶状体后囊以后的所有眼内结构)。

要点提示:

　　开放与闭合、贯通与穿通这些概念是以眼球为参照组织,不是以某种组织(如角膜或巩膜等)为参照的。眼球壁专指眼球的纤维膜,不包括葡萄膜和视网膜。

二、预防

　　工作中眼外伤的预防重点在防护、制度约束和安全生产教育。强酸强碱、化学毒物以及高温熔融金属的操作人员戴防护镜是最有效的预防措施。开山、采矿等从事爆破作业人员必须进行岗前培训、掌握操作要领、熟悉操作流程、遵守操作规则。产业部门在录用人员签署合同时,应当把安全责任严格界定清楚,增强从业人员在作业中的法律约束力和安全规范操作意识。对于不能遵守安全生产规则、不采取必要的安全防护措施而发生意外伤的情况,受害者个人将负有一定责任。同时,政府必须出台有关法律和法规对单纯追求生产指标和效益而无视员工生产安全、未进行新员工岗前培训、缺乏安全防护措施、安全生产管理混乱的企业采取相应的处罚措施。一些缺乏责任和良知,随意倾倒医疗垃圾,甚至将一次性废弃注射器卖给孩子当玩具的部门应承担一定的法律责任。

　　眼外伤很大一部分来自于生活中的意外和交通事故,预防是重点。通过多渠道、多层面、多角度的科普教育,如电视、广播、书刊、报纸等媒体的宣传,特别是从科学的高度宣传具有伤害潜力而又鲜为人知的致伤物、致伤场合、环境、容易致伤的环节以及防护知识。宣传还应当针对不同对象设计各种层面的宣传资料,如对未成年人进行宣传应当带有故事性和趣味性。同时,多角度的宣传教育也是有效的,例如从交通安全角度纠正只依赖安全气囊的错误做法,因为只有在使用安全带的情况下,安全气囊才不至于伤害人眼。

要点提示:

　　减少"眼外伤"的最重要方法:增强保护意识,学习有效预防措施。

第二节　眼外伤的病史采集、初步检查和急诊治疗

一、病史采集

　　病史询问包括受伤当时的情况、场合和致伤物,伤眼既往的视力和伤后的变化,以及有无飞溅物进入眼部、"热泪涌出"感等。对于儿童更要仔细询问患儿受伤时在场的目击者。

二、初步检查

　　物理学检查应包括伤眼的视力特别是光定位情况,其他还包括瞳孔对光反射、眼球运动情况、角膜外观形态以及有无异物等。

　　在缺乏裂隙灯的情况下,可以利用手电和放大镜进行初步检查。可利用直接检眼镜观察晶状体、玻璃体及眼底,另外使用间接检眼镜观察眼底可获得更多信息。眼内异物患者在角膜和晶状体尚未完全混

浊,玻璃体积血尚未弥散之前,使用直接或间接检眼镜观察的结果比 B 超和 X 线更为可靠。若不能看到异物,眼内积存气泡也是眼内异物的可靠依据。

三、急诊治疗

眼外伤的即时治疗:如检查发现有明显的眼球破裂伤证据,则应避免进行进一步眼部操作,后期可在无菌条件下进行伤口修复,必要时在全身麻醉下进行。

在手术修复之前,应避免应用散瞳药或局部的抗生素眼液,这样可能造成眼内污染或药物毒性作用。治疗中可使用消毒眼垫加眼盾包扎伤眼,全身给予广谱抗生素治疗,并注意预防破伤风的发生。局部用药,包括局部麻醉药、组织染色剂等必须是无菌的,最好为一次性使用。

医务人员应注意,严重的眼外伤若强行进行过多的眼科检查,可能造成进一步的损伤。

第三节　眼睑外伤

一、钝伤

眼睑钝伤最常见的原因是拳击伤或钝器损伤。眼睑肿胀、皮下淤斑是最常见的体征。有时可合并皮下气肿,检查时发现捻发音,提示眶壁(通常是眶内壁)骨折。这些患者需经散瞳后,从眼表到眼底进行充分检查,必要时行眶 CT 扫描检查。

二、眼睑裂伤

对眼睑解剖结构的熟练掌握是眼睑裂伤处理的基础。恰当的处理能有效地减少二次手术的发生,二次手术无论怎样成功都不能获得首次恰当处理的效果。

眼睑损伤的清创和手术修复原则:

(1)清创:对眼睑清创修复不同于躯干部位,不能轻易切除那些看似不可修复的组织,只要这些组织不变成黑色或腐烂,经过仔细清洗、消毒、清除异物仍可保留。尤其捻挫伤后组织变得松垮、水肿、易碎、变色,但只要这些组织不是坏死或形成脓疡都有很大的修复潜力。捻挫伤一般损伤面积较大,组织修复后的缺损问题就更为突出,因此保留损伤组织的完整性尤为重要。睑缘是游离缘,缺乏瘢痕或缺损对侧组织的对抗拉力,故眼睑软组织与其他部位相比,同样程度的组织缺损或瘢痕形成更易造成畸形或眼睑闭合不全,在处理眼睑外伤时必须尽量保留和修复眼睑组织。

(2)探查:对眼睑软组织损伤的清创处理应注意彻底检查伤口的深部,一是注意寻找隐藏在深部的异物;二是探查深部重要组织的损伤,如韧带、睑板、滑车和眶骨等。尤其是爆炸伤和捻挫伤,损伤部位组织结构严重紊乱,常常混有爆炸现场的各类异物,应当逐层认真探查清除。对于一期处理质量不高的病例,如果发现感染发生,常为深部隐匿异物所致,如不及时清除异物感染很难控制。久治不愈的感染会造成局部严重瘢痕畸形和瘘道形成以及周期性破溃、溢脓。

(3)修复眼睑重要支架组织:探查中如发现有内、外眦韧带或睑板损伤,首先应该将这些影响眼睑成形的重要组织缝合修复。假如遗漏了这些支架组织的损伤,只进行皮肤缝合,待组织消肿后便会出现畸形。发生这种畸形的关键原因是一期伤口缝合时遗漏了内眦韧带下支与下睑板内端的吻合(图 14-2)。

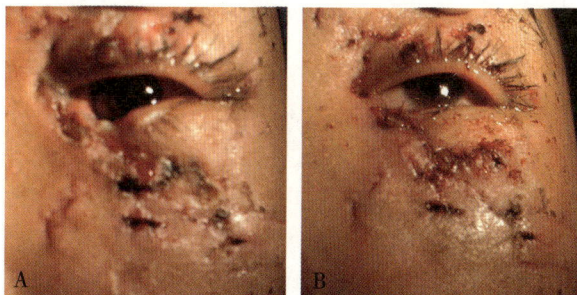

图 14-2　眼睑裂伤缝合

A. 下睑裂缝合术后 8 天。拆线后下睑缺损;B. 重新分离再建后缺损得到矫正、瘢痕化,畸形愈合

第四节　眼前节外伤

一、眼辐射性损伤

(一) 病因及分类

眼辐射性损伤分为非电离性和电离性两种辐射性损伤。波长 >100nm 的射线引起非电离性损伤,如紫外线、可见光、红外线、微波和射频。波长 <100nm 的射线引起生物组织的电离效应,称电离性损伤,如β线、γ线、中子射线和 X 线等。短波长(280nm 以下)的紫外线主要损伤角膜上皮,引起电光性眼炎。长波长的紫外线可被晶状体吸收,引起白内障。红外线主要损伤晶状体和视网膜,如玻璃、冶炼、铸造和电焊工人的白内障和日光性黄斑损伤。电离性眼损伤主要作用于晶状体,引起晶状体混浊,其中中子危害性最大,其次为 γ 线和 X 线,β 线穿透力差,但高能 β 线也可致晶状体混浊。迟发性电离辐射损伤会引起视网膜组织和血管的损害。核爆炸引起的眼损伤由光辐射、冲击波、早期核辐射和放射性沾染的综合效应引起,包括角膜、晶状体、视网膜等损伤。

(二) 诊断

有明确的辐射源接触史或从事特殊职业的人员出现眼睑、角结膜、晶状体、视网膜的特殊改变。

(三) 预防和治疗

1. 重在预防,包括对特殊职业作业人员的岗前培训,操作常规和防护知识,个人防护用具(如面罩、眼镜)和工作环境的防护设施的完善。

2. 电光性眼炎用低浓度的丁卡因(0.25%~0.5%)和表面润滑剂可缓解疼痛症状,一般在 24 h 后修复。

3. 有明显的晶状体和视网膜累积损害者应暂时或永久调离工作岗位。

4. 维生素 E、能量制剂、抗自由基药物、钙拮抗剂、促代谢药物对恢复可能有一定效果。

二、眼前节化学损伤

临床最常见的化学伤是酸、碱烧伤。一般说来,相同程度的烧伤,碱烧伤的预后更差,但严重的酸碱烧伤都会造成眼表组织广泛而严重的破坏,临床过程相似,后果严重。

(一) 临床表现

MeCulley 将眼前节化学损伤分为 4 个阶段:①伤后当时。②急性阶段(伤后数分钟至 1 周)。③早期修复阶段(1~3 周)。④晚期修复阶段(3 周以后)。在急性阶段,轻者主要是角、结膜上皮的脱落;严重者主要表现为角膜结膜组织的溶解破坏,包括可能发生的合并感染、溃疡形成、角膜穿孔等炎性改变和角膜缘的缺血性组织破坏。早期修复阶段主要表现为上皮的愈合,角膜实质组织的修复,溃疡的愈合,结膜肉芽组织的增殖,角膜缘新生血管的生成和生长。晚期修复过程主要表现为角膜的云翳、斑翳、白斑形成和纤维血管化,结膜瘢痕、睑球粘连、干眼及继发青光眼等。

(二) 诊断

1. 明确化学致伤物的眼部接触史。

2. 急诊处理时的探查和检查所见。

(三) 治疗

眼前节化学伤后当时的主要治疗:

1. 充分冲洗,用 pH 试纸检查结膜囊的 pH,如未达到正常值应再次冲洗。

2. 清除颗粒样致伤物质。

3. 清除失活组织。

4. 抗感染治疗。

5. 抗炎症治疗。

(四) 治疗

围绕促进愈合、控制溃疡发生、防止并发症发生 3 个重点进行。

1. 促进上皮创面修复方面,选下列一项或一项以上治疗方法:

(1) 泪液替代物和润滑剂(眼膏)或无菌血清。

(2) 严重的干眼用泪小点封闭术。

(3) 闭合眼睑(加压包扎,睑缝合术)。

(4) 治疗性软性角膜接触镜。

(5) 纤维连接蛋白。

(6) 表皮生长因子。

(7) 眼组织(结膜或角膜缘)移植。

(8) 羊膜移植。

2. 控制溃疡和促进愈合方面,伤后早期因角膜上皮受损需限制糖皮质激素的使用,除非上皮完全愈合。下列治疗选择一项或一项以上:孕激素(黄体酮)、维生素 C、枸橼酸、组织黏合剂和软性角膜接触镜,结膜覆盖和角膜移植术,如植片修补、板层移植、穿透移植术。

3. 防止并发症。可选下列一项或一项以上治疗方法:

(1) 抗青光眼药物(通常用减少房水生成药)。

(2) 睫状肌麻痹药。

(3) 结膜粘连分离(用玻璃棒分离)。

(4) 常效抗炎药物。

(5) 维生素 A。

(6) 施行穿透性角膜移植前行眼表组织移植。

> 拓展阅读 14-1　化学伤治疗过程中应注意的问题

要点提示:

化学伤的急救处理最关键:必须现场分秒必争地充分冲洗。上皮修复前禁用皮质激素。

三、热烧伤

眼表接触性烧伤可由沸水、沸油、炭火等溅入眼内引起。

(一) 临床表现

这类烧伤一般比较局限或表浅,损伤程度较轻,预后较好。而高温熔融金属溅入眼内引起的烧伤则在组织深处,后果严重。广泛的烧伤可致睑球粘连、结膜囊闭锁、眼球萎缩等严重并发症。

(二) 诊断

根据病史和眼部检查所见以及结膜囊内遗留的凝固的异物不难确定诊断。

(三) 治疗

1. 清除结膜囊内和组织内异物。

2. 预防感染。

3. 充分探查损伤范围和深度。

4. 皮肤创面换药。

5. 防止结膜囊粘连。

6. 促进组织愈合修复的措施,如羊膜移植、结膜移植、治疗性角巩膜移植术等。

7. 后期的复明性手术,如角膜移植和成形手术(如结膜囊再建等),一般需要在伤后半年进行。

四、钝挫伤

(一)结膜钝挫伤

结膜钝挫伤可致结膜出血或裂伤。结膜出血本身无须特殊处理可自行吸收,重要的是需要充分检查眼前节和眼底是否存在合并损伤,特别是要散瞳后充分检查眼底。检查视力和测量眼压也是常规检查。

(二)外伤性散瞳与缩瞳

外伤性缩瞳通常是由括约肌一过性痉挛引起,可在短时间内自行恢复,不须特殊治疗。外伤性散瞳轻者由括约肌一过性麻痹引起,重者由括约肌撕裂所致。轻者在近期内恢复,重者的恢复需要数周至数月不等。广泛而严重的外伤性散瞳可部分恢复,但最终瞳孔大于正常瞳孔。除非患者感到影响阅读或难以适应的灼目感,否则一般无须进行瞳孔成形手术。

(三)外伤性前房积血

前房积血常常有钝物打击眼球史。

1. 临床表现

伤后视力显著下降,眼压可有升高或降低,如出血不完全充满前房则出现红色血性液平。如有继发性青光眼发生则表现为患眼剧痛,并可出现呕吐等消化道症状。若前房积血长时间不吸收且合并顽固的继发性青光眼,则会引起角膜血染。少数病例在原发出血后的 2~5 天发生继发性出血,通常出血量大时,更易发生继发性青光眼和角膜血染。前房积血常常与虹膜根部离断并存,出血未吸收之前不易发现。

2. 治疗

前房积血主要为支持治疗和药物治疗。

(1) 限制活动。

(2) 头部抬高 30°。

(3) 必要时可行实验室检查,除外与凝血功能有关的疾患。

(4) 治疗期间禁用阿司匹林类药物。

(5) 糖皮质激素滴眼液点眼。

(6) 睫状肌麻痹药点眼。

(7) 口服止血剂,以抗纤溶制剂(如氨基己酸)为首选。

(8) 原发出血吸收后,仍应限制其活动直至伤后 7 天,以防再出血。

如果积血量大且持续不能吸收,或并发高眼压则需要手术治疗。"黑球"发生者不论眼压高低均应立即采取手术处理。因为这种病象意味着房水停止循环,血块与角膜内皮紧密接触使细胞代谢发生障碍,极可能造成角膜内皮损伤。

前房积血手术处理包括前房穿刺、前房冲洗和成形血块清除术。

五、角膜异物

角膜异物在裂隙灯显微镜下不难被发现,但重要的是异物摘除时需注意无菌操作以及异物摘除后感染的预防。由角膜深层进入前房的异物通常要在手术显微镜下联合前房内的辅助操作进行摘除,不可在裂隙灯显微镜下勉强操作。

六、角膜擦伤

角膜擦伤可由手指、指甲、硬毛巾、办公用纸、角膜接触镜以及不恰当的异物清除术等引起。表现为疼痛、流泪、异物感。检查时发现角膜上皮的缺损或糜烂。需要与单纯疱疹病毒性角膜炎和角膜浸润(溃疡)相鉴别。

治疗主要是抗生素眼膏和润滑剂,胶原膜可促进上皮愈合但病人常不易耐受。若用角膜接触镜进行治疗,应同时使用抗假单胞菌属(如铜绿假单胞菌)的药物(如妥布霉素眼膏等)。对于由角膜接触镜所致的擦伤不能采用眼部加压包扎,因为包扎有可能促进感染发生。

七、眼球穿孔伤

眼球穿孔伤(penetrating injury of eyeball)是开放性损伤中裂伤的一种类型(见图 14-1),通常由锐器或高速飞行物所致。眼前节穿孔伤严格地说是指角膜、角巩缘和前部巩膜裂伤。

眼球穿孔伤患者如果合并全身其他部位的损伤,在进行眼科评价和处理之前,必须先除外威胁生命的其他部位损伤。

(一) 检查与诊断

穿孔伤的病史询问包括受伤环境、时间、眼内异物可能的性质以及前期的处理。眼科检查的核心内容是:视力、相对性传入性瞳孔障碍、外伤类型和损伤部位(分区)。视力检查尤其是光感的检查必须反复进行,由于遮挡健眼不严密或由于患者在应激状态下的心理暗示作用,假阳性和假阴性的结果时有发生。然而伤后视力对判断伤情和预后是最为可信的指标。需要注意的是相对性传入性瞳孔障碍的检查。通常光照伤眼很难观察到伤眼的直接光反应,需要观察健眼的间接光反应。伤眼通常对光的敏感性显著下降,但光的微弱变化可引起健眼的直接光反应,影响结果的判断。临床上较为实用的方法是用一张全黑的 X 线胶片卷成一个圆桶,制成一个简单的遮光筒,固定在电筒的头端,检查时把圆桶的一端密闭,与伤眼眶缘接触达到不露光的程度,然后反复开闭电筒的光源,另用一弱光源(以能观察到瞳孔反应为度)从侧面持续提供观察照明,当光照伤眼时观察健眼的瞳孔反应,并反复测试。这样可比较准确地判断出伤眼是否存在相对性传入性瞳孔障碍。确切的相对性传入性瞳孔障碍测试结果有时甚至比视觉电生理检查更为可信。对于在外伤手术处理前损伤类型和部位仍不能确定的情况,须在手术记录中加以补充。前节外伤检查的重点是裂隙灯检查。在晶状体发生完全混浊和玻璃体积血弥散之前散瞳行间接检眼镜检查眼底,可发现辅助检查难以获得的直接体征。在屈光介质混浊的情况下,超声波检查、CT、UBM 都是重要的辅助检查方法,如 CT 对确定眼内金属异物有决定性意义,这是其他方法难以替代的。值得注意的是,在眼球壁开放的情况下,超声波、巩膜外加压、房角镜检查是禁忌的。

(二) 治疗

角膜、角巩缘和巩膜裂伤的手术修复,原则上,一是封闭与外界相通的伤口,恢复眼球的密闭环境;二是尽可能地保存视功能;三是在最初修复手术中尽可能消除未来威胁眼球结构和视功能的潜在危险因素。具体地说,外伤修复手术应遵循以下原则:

1. 显微手术原则。在条件允许的情况下尽可能采用显微手术处理眼球的外伤。

2. 充分估计到外伤眼的复杂性。外伤波及的范围往往比表面看到的广而复杂。不仅要在术前做仔细评价,而且在手术中要边处理边探查,及时消除隐患。

3. 与计划性手术不同,外伤修复手术还必须掌握伤道部位的处理方法。局限于角膜的伤口,在完成修复手术时应当使虹膜、晶状体囊膜、玻璃体组织与伤道内口完全分离。

图片 14-1　前房积血、角膜异物、角膜穿通伤

4. 角膜缘和前部巩膜裂伤(相当于开放 II 区损伤)伤道内部是外伤事件的中心部位,也是伤道自然瘢痕愈合引起严重并发症的祸源,因此是手术处理的关键。

第五节　眼后节外伤

一、外伤眼的评估

(一) 评价伤眼的 4 个重要参数

眼外伤类型、受伤部位(分区)、伤后最初视力和是否存在相对性传入性瞳孔障碍这 4 项,与外伤的程

度、诊治和预后关系密切,是评价眼外伤4个最基本和最关键的参数。

(二)辅助诊断措施

在屈光介质混浊不能进行眼底检查的情况下,辅助诊断措施显示出重要作用。超声检查对玻璃体后脱离、视网膜脱离、眼内异物等均有重要的辅助诊断价值。CT扫描对眼内金属异物、球壁异物具有决定性诊断意义,同时也具有法律界定性效应。MRI对眼内非金属异物、球后视神经的损伤均有重要的诊断价值,对眼内软组织的诊断价值虽然不及超声诊断重要,但在特殊的情况下可能具有重要的参考价值,如鉴别视网膜下的液体和血肿。在屈光介质透明的时候,OCT对黄斑区、视盘的病变具有非常重要的辅助诊断作用,如对脉络膜破裂、色素上皮下出血、黄斑裂孔、黄斑前膜、黄斑浅脱离以及病变与中心凹的关系、损伤病变的深度、病变切面之间的相互关系等都逐渐显示出非常重要的作用。

二、钝伤

(一)视网膜震荡

视网膜震荡(commotio retinae)是由作用于击打部位的冲击波传导损伤视网膜的外层所致。损伤后数小时视网膜变白,称之为Berlin水肿。常见于后极部,但也可发生在周边的其他部位。中心凹受累时可见“樱桃”红斑,视力可降至0.1。单纯Berlin水肿的病例预后较好,可在3~4周后恢复。而伴有出血和渗出的病例则预后差,我国的学者称之为视网膜挫伤,通常留下不同程度的视力永久损害,没有特殊的治疗方法。

(二)脉络膜破裂

当眼球沿前后轴受挤压时,球壁沿水平轴方向牵张,Bruch膜缺乏弹性连同表面的视网膜色素上皮和其下的脉络膜毛细血管可能被撕裂,并在附近发生视网膜下的出血。脉络膜破裂(choroidal rupture)可为单发或多发。常发生在后极部和视盘周围,呈弧形,凹面对向视盘。如果破裂恰好从黄斑中央通过,可能引起永久的视力损害。伤后前期没有特殊的治疗措施。

作为Bruch膜损伤修复反应的晚期并发症,偶然可发生脉络膜新生血管(choroidal neovascularization,CNV)。近黄斑的脉络膜破裂的患者应被告知有患CNV的危险性,并嘱患者用Amsler表经常自行测试。未累及中心凹的CNV可根据具体情况实施药物或手术治疗,但有复发可能。这种CNV的自然病程不像年龄相关性黄斑变性那样严重,因此不需激光治疗。

(三)玻璃体积血

玻璃体积血可由睫状体、视网膜、脉络膜的血管破裂引起,也可由视网膜的撕裂和巩膜破裂引起。有时出血在早期是局限的,后来才弥散开,所以要尽早用间接检眼镜行眼底检查,如眼底检查困难则需行超声检查,可发现视网膜脱离、视网膜裂孔、脉络膜脱离、玻璃体后脱离等;如合并后巩膜破裂可发现玻璃体定向性索条与破裂口相连;如出血来源不能确定,眼底可见红色反光的玻璃体积血,眼球运动时,玻璃体动度大且密度不均,提示出血自行吸收的潜力很大,不必急于手术,超声波密切随访,等待玻璃体积血吸收后,行眼底充分评价再确定进一步处理方案。黄斑裂孔、黄斑处的脉络膜破裂、视网膜脱离或其他危害视力的损害可不同程度地影响视力恢复。

(四)外伤性黄斑裂孔

视网膜在中心凹区域极其薄弱,钝挫伤可致全层黄斑裂孔。裂孔的发生可以是单一机制也可是复合机制,如钝挫性坏死和玻璃体牵引。裂孔可以在伤后立即发现,也可能在Berlin水肿后发生,或者在脉络膜破裂出血吸收后发现。外伤性黄斑裂孔通常不发生视网膜脱离,一般不须预防性光凝。近年来有人主张早期实施手术封闭黄斑裂孔,但效果尚未确定。

三、开放性损伤

眼球穿通伤在前节开放性损伤中已做了较详细的论述。以下重点讨论贯通伤和破裂伤。

(一)贯通伤

贯通伤(perforating injury)被定义为由同一致伤物引起的既有入口又有出口的开放性眼球伤。通常由锐器、刀剪、子弹、金属飞屑等致伤,外伤性增殖性玻璃体视网膜病变发生的时间更早。贯通伤的入口一般需要手术修复,而后部的出口一般不用手术缝合。合并中到重度玻璃体出血或其他损伤时,在伤后7天应行玻璃体切割术治疗。

(二)破裂伤

钝性致伤物作用于眼球导致眼内压骤然升高而致眼球壁破裂。常见的部位是巩膜沟(在角巩缘后1.5~2.5 mm,睫状前血管和神经进出眼球区域)和直肌止点附近。通常球结膜下出血严重(图14-3),前房深可伴积血,眼压低,光感差,常伴相对性传入性瞳孔障碍。超声波检查常表现为广泛脉络膜上腔出血(massive supra-choroidal hemorrhage,MSCH)。

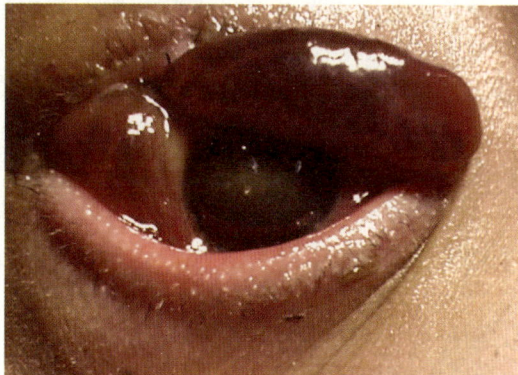

图14-3 巩膜破裂伤的结膜下血肿

巩膜破裂伤修复手术:巩膜损伤意味着Ⅱ区和Ⅲ区损伤,其对玻璃体、视网膜、黄斑区的威胁则随着巩膜伤口的后移和长度的增加而增加。因为巩膜伤口不像角膜那样显露,故充分暴露伤口是良好处理的前提。通常需要放置与伤口相邻直肌的牵引线,这样会使眼球翻转更为容易。如果伤口过大,为防止牵引眼球使眼内容物流失,则可在伤口的中点先缝合1~2针,然后再置直肌牵引线。

经过巩膜伤口缝合后,不提倡在伤口周围进行冷凝。类似的伤眼大多需要玻璃体切割手术才能获得彻底治疗。一期手术后大约1周尽快实施玻璃体切割手术。

(三)眼内异物

眼内异物(intraocular foreign body,IOFB)如果是活泼金属(如铜和铁),由于其自身的毒性,短期内即可造成眼的严重损害;远期可致锈沉着症,造成眼广泛损害,预后不良。污染严重的异物或有机异物,是外伤后眼内炎最常见的原因,应及时手术摘除。化学性质稳定的异物可进行充分评价后择期手术摘除。详细询问病史在眼内异物的诊断中占有重要地位,特别对确定异物性质、陈旧的疑似异物以及儿童患者尤其重要。超声波检查具有重要的辅助诊断价值,但无确诊意义。CT扫描可确诊金属异物并具有法律效应。MRI适用于非磁性异物诊断,磁性异物禁用。

图片14-2 视网膜震荡,脉络膜破裂伤,眼内异物伤

异物摘除手术分非磁性异物和磁性异物两种情况。非磁性异物除个别情况外,一般采用玻璃体切割手术摘除。磁性异物有眼外磁铁和玻璃体切割手术两种摘除方式。前者适用于前玻璃体内、屈光介质透明的眼内异物,后者适用于除此之外的绝大多数病例。

四、外伤后感染性眼内炎

外伤后感染性眼内炎在眼球穿通伤中发生率占2%~7%,最常见于眼内异物。临床过程进展迅速,表现为伤眼疼痛,前房严重的纤维蛋白渗出,前房积脓,玻璃体内出现黄白色反光,视网膜血管炎等。外伤后眼内炎的发生率可通过及时修复伤口、尽早摘除异物、预防性结膜下抗生素注射和严密随访等治疗措施降低。

引起外伤后眼内炎感染的常见病原微生物有表皮葡萄球菌、金黄色葡萄球菌、各类杆菌和真菌。杆菌属中蜡样杆菌(B cereus)占培养阳性的26%~46%,与受伤环境受泥土污染有关,该菌对万古霉素和阿米卡星敏感。外伤后眼内炎属院外感染,细菌毒力强、发展快、预后差。外伤后化脓性眼内炎,临床确诊后主张立即采取玻璃体切割手术治疗。对于疑似病例,无论是否实施了玻璃体腔内注药,

均应每隔 2 h 行光感检查,并仔细询问患者疼痛症状的变化,病情如有恶化应立即执行玻璃体切割手术。

五、交感性眼炎

交感性眼炎(sympathetic ophthalmia)是自身免疫反应性疾病,是对侧眼(交感眼)对伤眼(诱发眼)视网膜色素上皮或光感受器外节抗原成分的细胞免疫反应。表现为交感眼在伤后 2 周到 2 个月或更长时间发生和诱发眼类似的葡萄膜炎,反复发作,视力急剧下降。

对于伤后最初评价伤眼无望达到解剖和视功能修复者,为预防交感性眼炎发生可一期行眼球摘除手术。但通常的情况下,早期往往难以明确判断。

外伤后无光感眼眼球摘除问题:交感性眼炎的发生率较低约为 0.2%,且近年玻璃体手术技术进展迅速,约有 25% 原本认为需要摘除眼球的外伤眼可以通过积极的玻璃体手术救治,恢复眼内解剖结构,甚至恢复光感或以上视力。因此,目前对无光感眼的治疗策略是一期首选玻璃体探查术,术中确定是否摘除眼球。在实施探查术之前,必须让患者和家属明确术中行眼球摘除的可能性,并在知情同意书上签字。术中如发现没有解剖和视力恢复的潜力,可在术中或伤后 2 周之内行眼球摘除,预防交感性眼炎的发生。

六、视神经撕脱伤

筛板处突然向后的拉力可导致视神经的撕脱。多见于下列情况:①眼球的过度扭转和向前的脱位。②眼眶的穿通物使视神经突然向后牵拉。③眼压的骤然升高引起筛板的破裂。程度从部分撕脱到全部撕脱不等。部分撕脱类似视盘小凹,严重撕脱表现为视网膜血管缺失,视盘被出血所遮盖,通常伤眼完全失去光感。如果没有牵引性视网膜脱离发生则不会影响解剖预后。

七、视网膜光损伤

视网膜光损伤(solar retinopathy)可在观看日食或直接看太阳时发生。偶尔也可发生于不戴防护镜看电焊弧光。患者主诉色觉异常、视物变形、头痛。视力下降到 0.8~0.1 不等。大多数患者需要 3~6 个月恢复到 0.5~0.8 水平。临床的典型表现是:伤后最初几天中心凹出现一个黄白小点,几天后变成红色,周围环绕色素晕。约 2 周后,有小的红色板层孔或小坑形成。病变可位于中心凹或中心凹旁。本病发病机制是光化学作用引起的损伤,热作用起加强效应。目前没有特殊治疗方法,加强科普教育和常识教育是预防的关键。

第六节 眼 眶 外 伤

眼眶外伤可累及面部骨骼和附近的软组织。骨折可合并眶内容物、颅内结构和鼻房窦损伤,眶内出血、包裹的异物可引起眶内软组织的继发感染。主要表现为视力下降、眼内组织损伤、斜视及上睑下垂等。因此,对于眼眶外伤进行系统的眼科检查是必要的。

一、面中部骨折

对面中部骨折颌面外科通常用 Le Fort 骨折来描述。Le Fort 骨折分 3 种类型:

Le Fort I 型:在上牙上方穿过上颌骨的骨折,不累及眼眶。

Le Fort II 型:骨折累及鼻骨、泪骨和上颌骨,正面形成一个正立的锥形,并累及眶内壁和眶底。

Le Fort III 型:骨折造成颅面分离,即全部面骨与颅底分离,只靠软组织连接,眶底、眶内壁、眶外壁受累。

二、眶骨折

(一) 眶内侧骨折

1. 直接(鼻眶)骨折

直接(鼻眶)骨折通常由面部撞击外物引起。这类骨折常累及上颌骨额突、泪骨和构成眶内壁的筛骨。表现为鼻梁塌陷、眦距加宽。并发症包括脑、眼损伤,严重的鼻出血(筛前动脉损伤),脑脊液鼻漏,泪液引流系统损伤,内眦向外移位,合并有眶内壁和眶底的骨折。

治疗包括鼻骨的修复和内眦的钢丝固定。

2. 间接(粉碎性)骨折

间接(粉碎性)骨折常常是眶底粉碎骨折的延续,也可以单独发生于眶内壁。除非内直肌及其相关组织发生嵌顿,一般不予手术介入。由于眶内壁是眶下壁的延续,故手术以眼睑入路最为安全、简便。

(二) 眶底骨折

眶底的直接性损伤可向眶下缘方向延续。修复的适应证同间接(粉碎性)骨折。眶底的间接性粉碎性骨折一般不合并眶下缘骨折。目前认为,击打物作用于眶下缘引起向下的压陷力,导致眶底的皱折而发生粉碎性骨折。眶内组织是否通过骨折被推入上颌窦取决于眶压增高的程度。

由下直肌嵌顿引起的复视以及眼球上转和下转受限可通过眼球牵拉试验与眶水肿、出血、眼外肌损伤或支配神经损伤相鉴别。

复视伴有的眼球活动受限一般在 30° 以内。若影像学证实有直肌的嵌顿,2 周内仍不见缓解,眼球下陷 >2mm,且眶底有大范围的骨折(特别是合并眶内壁的骨折者),应考虑在 2 周内实施手术修复。

眶壁的缺损在松解嵌顿组织后需用可塑型的人工材料(如 Medpore)修补,以防眼球后退和组织嵌顿再发。

三、眶内异物

眶内异物可通过 CT 和超声波检查诊断。有机异物容易发生感染需要摘除,对于已经化脓的创口,在摘除异物后方能治愈。无机异物不会引起严重后果,而且手术引起副损伤的概率很高,一般不必手术摘除。对于必须摘除的异物通常要在三维动态 X 线透视机引导下摘除,否则很难成功。

外伤性视力丧失通常是由钝性前额损伤、颌面损伤、颅脑损伤或直接致伤物损伤视神经所致。可发生在视交叉以前的视路任何部位,以视神经管部、视神经入颅起始部常见,并可发生牵拉、撕脱、钝挫、受压、缺血等损伤。大剂量的皮质激素治疗可能有帮助,部分患者有手术指征。

思 考 题

1. 眼前节化学烧伤急救处理的关键是什么?
2. 判断眼球外伤预后的 4 个主要参数有哪些?
3. 眼球破裂伤是怎样定义的?
4. 眼睑裂伤修复的重点是什么?
5. 眼球穿孔伤处理的重点是在伤道内口还是伤道外口?
6. 眼内异物最严重的并发症是什么?怎样预防?
7. 开放性眼球伤与闭合性眼球伤哪个手术时机更重要?

8. 哪个眼眶壁骨折更容易发生眼球内陷？

（马志中 冯学峰 文和照片）

网上更多......

本章小结　　思考题简答要点　　自测题　　教学 PPT

15

第十五章
全身性疾病与眼部表现

本章学习思考要点

　　全身性疾病可以引起眼部的并发症,眼部的异常临床表现又可以反映全身疾病及其严重程度。本章就全身性疾病与眼部疾病进行了系统的阐述,通过本章学习,掌握以下要点:

- 学习本章重点掌握动脉硬化视网膜病变、高血压性视网膜病变、糖尿病的眼部表现、Sjögren 综合征的眼部表现以及药源性眼病等。
- 了解肾疾病、血液病以及神经科、儿科和皮肤、口腔科等全身性疾病的眼部表现。

关键词

　　全身性疾病　眼部并发症

思维导图 -

```
全身性疾病与眼部表现
        │
        ├── 内科病的眼部表现
        │
        ├── 外科病的眼部表现
        │
        ├── 眼与妇产科疾病
        │
        ├── 眼与儿科疾病
        │
        ├── 眼与神经科疾病
        │
        ├── 眼与耳鼻喉科疾病
        │
        ├── 眼与口腔科疾病
        │
        ├── 眼与皮肤科疾病
        │
        ├── 眼与性病
        │
        ├── 眼与传染病
        │
        └── 全身用药与眼部并发症
```

全身性疾病或全身用药会引起眼部并发症,如全身性血管病、代谢性疾病、传染病、皮肤病等都可能引起眼部损害;眼病又可以反映全身疾病的严重程度和状况,如高血压性视网膜病变、糖尿病性视网膜病变和葡萄膜炎等。由于眼球的特殊解剖位置——位于体表,可以在直视下观察到眼前节和眼底视网膜血管的变化,通过对眼部的检查,有助于全身性疾病的早期诊疗和用药。眼局部用药也可以引起全身反应或并发症,严重者可以致死。因此,眼局部用药时也要考虑到患者的全身状况,了解患者的全身性疾病史对于选择适宜的眼局部用药同样具有重要意义。在全身性疾病的诊疗过程中要考虑到可能引起的眼部并发症,而全身性疾病的及时诊治对早期干预和治疗眼部并发症具有十分重要的意义。

第一节 内科病的眼部表现

一、高血压与动脉硬化

(一)高血压性视网膜病变

原发性高血压按照病程的缓急,分为缓进型高血压与急进型高血压,也就是良性高血压与恶性高血压,两者的眼底改变不尽相同。高血压性视网膜病变(hypertension retinopathy,HRP)与年龄、病程长短有关。年龄越大、病程越长,眼底改变的发生率越高。

1. 慢性高血压性视网膜病变

长期缓慢持续的高血压使视网膜的动脉血管逐渐发生变化。高血压发病初期,视网膜动脉表现为功能性的血管痉挛,眼底表现为动脉血管的管径粗细不匀;随着病程的进展,视网膜动脉逐渐发生器质性改变,管壁开始硬化,透明度逐渐减低,动脉血管管壁光带加宽,呈铜丝状或银丝状外观,动脉管径日渐狭窄,动静脉比例由正常的2:3变为1:2或1:3。动静脉交叉处的静脉受硬化的动脉管壁压迫下陷,表现为该处静脉两端的血流被遮挡、静脉移位甚至静脉两端呈笔尖样改变。视网膜动脉的分支逐渐变成锐角。视网膜毛细血管前小动脉及毛细血管的管壁开始渗漏血浆,致使视网膜水肿,并出现火焰状的浅层出血及一些硬性渗出(图15-1);毛细血管可扩张并产生微动脉瘤,同时可因毛细血管的梗死而出现小的白色棉绒斑,严重者可发生视盘水肿。由于视网膜动静脉交叉处静脉管壁受压,致使静脉血流速度改变,形成涡流,加之该处静脉管壁的内皮细胞受损,因而该处容易发生视网膜分支静脉阻塞。

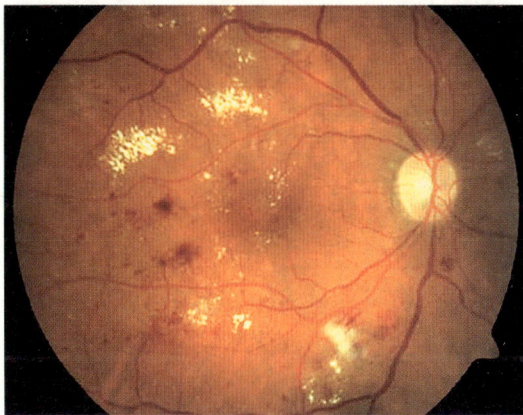

图15-1 高血压性视网膜病变Ⅲ级

要点提示:

临床上根据病变的进展和严重程度,将高血压性视网膜病变分为4级:

- Ⅰ级:主要为血管收缩、变窄。视网膜动脉普遍轻度变窄,特别是小分支,动脉反光带增宽,有静脉遮蔽现象,在动静脉交叉处透过动脉看不到其下的静脉血柱。
- Ⅱ级:主要为动脉硬化。视网膜动脉普遍和局限性缩窄,反光增强,呈铜丝或银丝状,动静脉交叉处静脉表现为偏移(Salus征)、远端膨胀(静脉斜坡)或被压呈梭形(Gunn征),并可呈直角偏离。
- Ⅲ级:主要为渗出,可见棉绒斑、硬性渗出、出血及广泛微血管改变。
- Ⅳ级:Ⅲ级改变加视盘水肿。

2. 急进性高血压性视网膜病变

短期内突然发生急剧的血压升高,引起视网膜及脉络膜血管代偿失调,视网膜血管显著缩窄,视网膜普遍水肿,眼底可见多处片状出血及大片棉绒斑及视盘水肿。眼底血管造影可见多处毛细血管闭塞或扩张以及微动脉瘤形成,视网膜及视盘有强烈的荧光素渗漏。急性高血压不仅损害视网膜血管,而且常发生高血压性脉络膜病变,引起脉络膜毛细血管大量液体渗漏;同时影响到视网膜色素上皮的屏障功能,因而产生浆液性视网膜脱离。荧光素眼底血管造影早期可见视网膜多数细小的荧光素渗漏点,造成后期大量液体积聚于视网膜深面而表现多湖状的荧光积存。

急进性高血压性视网膜病变常见于妊娠高血压综合征、恶性高血压以及嗜铬细胞瘤,其中以妊娠高血压综合征最为典型。

高血压还可因心力衰竭而表现为眼睑水肿,或因脑血管硬化引起的脑出血或梗死而出现瞳孔、视野、眼球运动等相应的改变。部分病人可因动脉硬化和高血压发生结膜下出血。

(二)动脉硬化性视网膜病变

动脉硬化一般包括动脉粥样硬化、动脉中层硬化、老年退化性动脉硬化、小动脉硬化等。

动脉粥样硬化主要累及大型及中型的肌弹力型动脉,以主动脉、冠状动脉以及脑动脉为多见。组织学上,人眼视网膜动脉除了视盘的主干及紧邻视盘旁的大分支血管外,其余分支的管径均在 $100\mu m$ 以下,且无肌层,属于小动脉,故动脉粥样硬化很少累及眼底的视网膜动脉,偶尔可发生在视网膜中央动脉进入视神经后至筛板之间的一段,从而引起视网膜中央动脉阻塞。

眼底见到的视网膜动脉硬化为老年退化性动脉硬化及小动脉硬化。前者多发生在 50~60 岁以上的老年人,表现为全身弥漫性动脉中层玻璃样变性和纤维样变性。后者常与原发性高血压同时存在,可能是对血压缓慢而持续升高的一种反应性改变。这两型的眼底表现可能不完全一样,但在临床上单凭眼底检查难以区别。

动脉硬化性视网膜病变(arteriosclerotic retinopathy)眼底表现为视网膜动脉血管弯曲度增加,动脉管径粗细不均,管壁的光反射带显著增宽,颜色浅淡,呈铜丝状或银丝状外观;在动静脉交叉处,由于动脉管壁失去了正常的透明性,遮蔽了后面的静脉,交叉处静脉受硬化动脉的压迫而被推移,两端下陷变尖或与动脉成垂直交叉。如果静脉跨越动脉之前,则静脉隆起呈驼峰状。由于硬化动脉管壁有较高的渗透性,尤其是在伴有高血压的情况时,易在视网膜上(尤其在后极部)发生渗出和出血。

二、亚急性细菌性心内膜炎

亚急性细菌性心内膜炎其眼部的表现主要分为细菌性的小栓子引起的脓毒症[如转移性眼内炎、脓毒性视网膜炎(septic retinitis)]以及心瓣膜赘生物脱落形成的栓子而致的血管机械性栓塞两种。转移性眼内炎多表现为急性化脓性葡萄膜炎、前房或玻璃体积脓、低眼压、眼球萎缩等。脓毒性视网膜炎则表现为视网膜出血和渗出。出血可为浅层火焰状、深层点状以及视网膜前出血,并出现中心有白点的出血(Roth 斑)和视网膜血管炎等改变。栓子脱落引起的血管机械性阻塞,依阻塞部位及血管大小而有不同表现:眼睑、结膜等小血管阻塞可发生细小的出血;视网膜、视神经血管的阻塞,则因主干和分支阻塞部位的不同表现为视力丧失、相应的视野缺损、视盘水肿或视神经萎缩。

三、肾疾病

临床上肾小球肾炎分为急性和慢性两型。

急性肾小球肾炎眼部除可表现为眼睑水肿外,眼底也可因血压改变而引起视网膜血管痉挛、视网膜出血及渗出等改变。但病变可逆,可因疾病的痊愈而恢复正常。

慢性肾小球肾炎的眼底改变多为器质性,表现为视网膜动脉呈铜丝状或银丝状、动静脉交叉压迫、视网膜弥漫性水肿、硬性渗出、视网膜出血及棉绒斑,如伴有视盘水肿,常为预后不良的征兆。

慢性肾功能不全者可出现角膜带状变性和白内障;肾透析者可出现明显视网膜水肿;肾移植患者因糖皮质激素和其他免疫抑制剂的使用,可发生白内障和巨细胞病毒感染综合征等。

四、维生素缺乏

维生素是人体新陈代谢所必需的物质。由于很多食物都含有丰富的维生素,因而日常的饮食已足够维持人体需要。如果摄入不足或消耗过多,可引起维生素缺乏。

(一)维生素 A 缺乏

正常血液中的维生素 A 含量为(50~70)U/L,低于 20U/L 将引起维生素 A 缺乏症状,如夜盲、干眼症以及角膜软化症。

维生素 A 中毒表现为头痛、呕吐、视盘水肿等颅内高压症状,以及眼睑皮肤、结膜、巩膜等处因胡萝卜素沉着而变黄等症状。但停药后即可恢复。

(二)维生素 B₁ 缺乏

维生素 B₁ 缺乏者约 70% 有眼部症状,如结膜角膜上皮损害引起的干眼症、球后视神经炎、视神经萎缩或眼球运动神经麻痹等。

(三)维生素 B₂ 缺乏

维生素 B₂ 缺乏时眼部表现为睑缘炎、结膜炎、酒糟鼻性角膜炎、角膜缘周围新生血管形成以及白内障等。

(四)维生素 PP 缺乏

维生素 PP 即烟酸,缺乏时可引起皮肤、胃肠道、神经系统损害。眼部表现为视神经炎或视网膜炎。

(五)维生素 C 缺乏

维生素 C 缺乏可引起眼睑、结膜、前房、玻璃体、视网膜和眼眶等处出血。此外,白内障的发生也可能与维生素 C 的含量不足有关。

(六)维生素 D 缺乏

维生素 D 缺乏的儿童往往伴随骨骼发育异常,可出现眼眶狭窄,并伴发眼球突出、眼睑痉挛以及屈光不正等。也可由于钙的缺乏,发生低钙性白内障。维生素 D 摄入过量,可因钙的沉着引起结膜、角膜带状混浊,此外,也可发生斜视、眼眶骨化、眼球震颤、视盘水肿、虹膜炎及白内障等。

五、贫血

贫血(anemias)(我国成人血红蛋白男性 <120g/L、女性 <110g/L)眼部表现依据贫血的性质与程度不同而异。急性大量失血可引起结膜苍白,眼底表现为视网膜动、静脉血管变细,眼底颜色变淡,并可见棉绒斑、视盘水肿。若合并有前部缺血性视神经病变,视力可以明显下降或致完全失明。

慢性少量的长期失血,则表现为结膜苍白、眼睑水肿,眼底可见视网膜色泽变淡,血管稍细,或有少量视网膜出血。恶性贫血者可有视网膜脉络膜出血,一般认为红细胞少于 250 万 /μL 者,则可产生视网膜脉络膜出血。

六、白血病

白血病(leukemias)主要表现为异常的白细胞及幼稚细胞的大量异常增生,导致外周血中白细胞发生质和量的变化。临床表现为发热、感染、出血、贫血、肝脾大等全身症状。眼部病变多发生在血液循环丰富的组织,如视网膜、脉络膜、视神经等处。眼底表现有视网膜神经纤维层或视网膜前出血,有些出血斑中心可见白点(图 15-2),这是白血病眼底出血比较典型的改变,称为 Roth 斑。如出血位于黄斑部可引起视力减退,白血病也常表

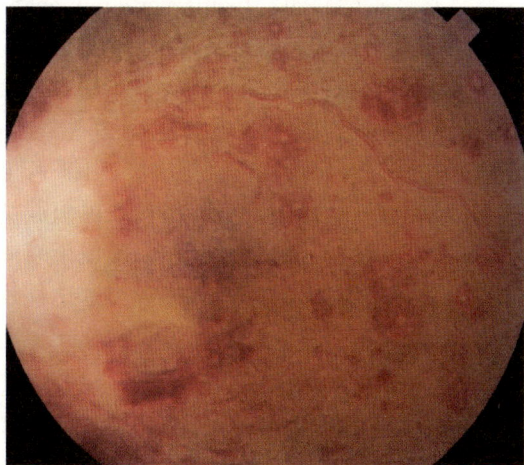

图 15-2　白血病视网膜病变

现有眼底静脉血管扩张、迂曲。血管颜色变暗，并有微动脉瘤形成和毛细血管闭塞，以及视网膜深层点状出血等改变。白血病的白细胞浸润可引起眼眶占位性病变，从而发生眼球突出，称为绿色瘤。多见于小儿，多为双侧对称，且常伴有颞部突出，致使面部呈"蛙面"状。如果浸润发生在视神经处，可引起失明。

七、结节病

结节病（sarcoidosis）是一种多系统损害的慢性肉芽肿性疾病。本病虽可见于各种年龄，但更多发生于 20~40 岁的年轻人。25%~50% 的结节病患者可发生眼部并发症，最常见的是葡萄膜炎，表现为慢性肉芽肿性虹膜睫状体炎，有羊脂状 KP、虹膜 Koeppe 和 Busacca 结节、虹膜后粘连以及前部玻璃体中可有雪球状混浊团等，也可表现为急性或慢性非肉芽肿性虹膜睫状体炎。虽然结节病对眼球后段的损害较前段少，但有时也可见到视网膜及脉络膜上的黄白色小结节，沿静脉血管旁分布，表现为"烛泪"状或视网膜静脉周围炎样的血管旁白鞘，有时也可发生黄斑囊样水肿、视网膜新生血管、视盘水肿及以视神经肉芽肿等。此外，眼睑皮肤、眼眶、睑结膜及球结膜可出现结节，并可伴有泪腺肿大以及因泪腺浸润所致的干性角膜炎。

八、红细胞增多症

红细胞增多症（polycythemia rubra vera）眼底表现为视网膜呈青紫色，静脉明显扩张迂曲，呈腊肠状，血管的光反射带增宽，距视盘愈近愈显著。动静脉管径之比超过 1:3，均较正常者深，呈紫红色。在缺氧情况下有毛细血管扩张、微动脉瘤和新生血管形成，视盘充血或水肿，有时还可见视网膜出血，偶有静脉阻塞和玻璃体积血。此外，眼睑皮肤及结膜血管也充盈呈紫红色。上述改变随血内红细胞、血红蛋白和血容量的增加而加重。

九、败血症

败血症是指病原菌侵入血液循环而发生的全身性感染。眼球及其附属器官均可因其而发生炎症或脓肿，如眼睑、眼眶或泪囊的蜂窝织炎或脓肿，化脓性虹膜睫状体炎或转移性眼内炎等。

第二节　外科病的眼部表现

一、与外伤有关的视网膜病变

（一）远达性视网膜病变

远达性视网膜病变（Purtscher's retinopathy）是车祸、地震、房屋或矿井倒塌等所致的对头胸腹部的急性挤压伤而引起的一眼或双眼的视网膜病变。患者视力下降，但视力下降程度依黄斑病变的程度而定。眼睑和结膜充血、水肿，眼球突出。眼底检查在视网膜和视盘周围常见棉绒斑、出血和水肿，可伴有视盘水肿或玻璃体积血。荧光素眼底血管造影显示小动脉阻塞及渗漏。发病机制可能为：系统性组织严重损伤后，激活补体，导致颗粒细胞凝集，白细胞栓子形成；局部的视网膜血管损伤，引起补体介导的白细胞凝聚和阻塞。挤压性损伤或长骨骨折，可引起类似的视网膜表现。通常视网膜内出血散布于黄斑周围，而脂肪栓子造成的棉绒斑一般较小，常位于较周边区。在没有外伤的情况下，其他一些疾病凡能激活补体的也可引起类似的眼底改变，称为类远达性视网膜病变。例如，急性胰腺炎、胶原血管病（如系统性红斑狼疮）以及分娩引起的视网膜病变。

（二）Terson 综合征

Terson 综合征是由急性颅内出血引起的玻璃体、内界膜下或玻璃体后出血。发病机制不清，推测是由眼内静脉压急剧升高而造成视盘周围和视网膜血管破裂。根据颅内出血的病史，排除眼自身出血性疾病后，如患者有突然的视力下降，检查时有玻璃体或视网膜出血，则可做出诊断。约 2/3 的蛛网膜下腔出血患者伴有眼内出血,约 6% 伴玻璃体积血。多见于 30~50 岁,也可发生于任何年龄。

（三）Valsalva 视网膜病变

Valsalva 视网膜病变是腹腔内压力突然升高(如咳嗽、呕吐、举重、大小便用力),使眼内静脉压上升,导致视网膜浅表的毛细血管破裂出血。出血位于内界膜下,通常较小,偶有 1~2 PD,可无明显临床症状,或视力仅稍有下降,预后好,出血在数天至数月内自行消退。

二、颅脑外伤

颅脑外伤常由于外伤部位、暴力程度、受伤方式的不同而出现眼部不同部位或不同程度的损伤。颅骨骨折常可同时伴有视神经管骨折,骨折片压迫视神经而致失明。由于病人多处于昏迷或严重衰竭情况,易忽略其眼部体征,以致丧失早期手术减压的机会而发生视神经萎缩。因此,颅脑外伤时应特别注意双侧瞳孔的光反射检查。如发现一侧瞳孔直接光反射消失,而间接光反射存在,则表明该侧视神经受损,应及时行 X 线检查,如发现视神经管骨折,应争取及早手术治疗。颅底骨折多伴有双侧眼睑、结膜及眼眶皮下淤血。颅前凹骨折者,除引起眼睑皮下淤血外,还可因眼眶内血肿而致眼球突出或眼眶皮下气肿。

硬膜外血肿使颞叶的钩回疝入小脑幕切迹。钩回疝的一个重要体征就是先有同侧瞳孔短时间的缩小,继而瞳孔散大而固定,呈动眼神经麻痹的症状。如能及早发现这一体征,多可挽救病人生命,因此应时刻警惕颅脑外伤后的瞳孔变化。

硬膜下血肿多因外伤引起颅内小静脉破裂所致,发病较缓慢,引起颅内压的慢性增高,出现头痛、呕吐、视盘水肿等颅内高压症状。常被误诊为颅内肿瘤,应特别注意。颅脑外伤可引起颅内压增高,双眼视盘水肿,或展神经麻痹。严重颅脑外伤还能引起不同部位的视路损伤而产生相应的视野偏盲,或眼球运动神经麻痹。

三、面部疖肿及体内深部脓肿

面部血液循环丰富,且面部静脉无静脉瓣,因此当疖肿等化脓性感染发生在面部,尤其是在眉尖及两侧口角之间所谓的危险三角区时,不恰当地处理或自行挤压,常使脓毒性栓子进入面静脉、内眦静脉,经眼静脉进入海绵窦,而引起海绵窦静脉炎或海绵窦血栓形成。体内深部感染或脓肿可因败血症引起转移性眼内炎或球后脓肿。

第三节　眼与妇产科疾病

在妊娠 5 个月以后,孕妇出现水肿、血压增高、蛋白尿,严重时有头痛、头晕甚至抽搐、昏迷,称为妊娠期高血压疾病(pregnancy induced hypertension, PIH),又称妊娠高血压综合征,简称妊高征,这是妊娠特有的以高血压为主要病变的综合征。根据血压的高度及水肿、蛋白尿的程度,一般将妊高征分为轻、中、重三度。轻度妊高征仅出现血压高或水肿。中度妊高征指血压在 160/100 mmHg 以上,并同时出现水肿或蛋白尿。重度妊高征可分为:①先兆子痫:在中度妊高征基础上出现头痛、眼花、视物模糊等;②子痫:出现抽搐甚至昏迷。

妊高征眼部表现为眼睑皮肤及结膜水肿。球结膜血管改变也较常见:首先为结膜小动脉痉挛,以后可发生毛细血管弯曲以及结膜贫血等改变。这些血管的改变往往比视网膜血管改变早。严重的妊高征患者球结膜的小血管多呈蛇形状态,这种结膜的血管改变在分娩后 1 周可仍然存在,一般产后 6 周左右才逐渐恢复正常。

妊高征的眼底改变与急性高血压性视网膜病变基本相同,初期为视网膜动脉血管痉挛,随之视网膜动脉显著狭窄,视网膜普遍水肿,可出现棉绒斑及出血,病人常因高血压性脉络膜病变引起浆液性视网膜脱离。然而这种浆液性视网膜脱离及眼底出血、棉绒斑及视网膜动脉血管的改变在产后血压恢复正常以后,多能自行恢复。

妊高征视网膜病出现的时间、程度的轻重,与胎儿及孕妇的健康密切相关。出现早而病变广泛者,胎儿病死率较高,孕妇产后的视力较差;反之则胎儿病死率低,孕妇的视功能可无改变。在发生严重的视网膜病变时,应考虑终止妊娠以保护孕妇视力。

第四节　眼与儿科疾病

一、产伤

新生儿经过产道时因难产使用产钳分娩者,因头部受挤压,或产钳安置不当,常可发生一些眼部损伤,如眼睑出血、挫伤或上睑下垂;结膜出血、水肿;角膜上皮擦伤、角膜基质层水肿或后弹力层皱褶;前房积血、虹膜根部离断;视网膜出血或玻璃体积血;晶状体脱位或外伤性白内障;眼肌麻痹、眼眶骨折,甚至眼球脱位。部分患儿因头部受挤压发生颅内出血,或因静脉窦撕裂而引起颅内血肿,从而发生颅内高压、蛛网膜下隙出血,导致视盘水肿、视网膜前出血、玻璃体积血或眼球运动神经的麻痹及瞳孔障碍。不少婴幼儿的一些原因不明的弱视、斜视、视神经萎缩、眼球震颤、眼球凹陷等均可能与产伤有关。

二、麻疹

麻疹初期患儿常有畏光、流泪、结膜充血等急性卡他性结膜炎表现,后期可因继发感染而产生脓性分泌物,重者可发展成为角膜溃疡。有时因高热,营养摄入不足或消耗过大,发生维生素 A 缺乏,而导致角膜软化。少数患儿因继发感染及全身抵抗力下降引起败血症,发生转移性眼内炎,最终引起眼球萎缩。

三、流行性腮腺炎

流行性腮腺炎是由腮腺炎病毒引起的急性传染病。妊娠期妇女若患腮腺炎,其出生的婴儿往往会有小眼球、小角膜、角膜混浊及先天性白内障等眼部先天异常。

儿童患腮腺炎,可有眼睑充血、水肿,上睑下垂,睑裂变窄,或可伴有急性泪腺炎。少数病例发生结膜炎、浅层点状角膜炎或深层角膜炎。有的患儿于腮腺炎痊愈后 10 天左右发生虹膜睫状体炎。也有患儿出现视网膜静脉充盈、迂曲,甚至发生血管阻塞。少数患儿并发视盘炎或球后视神经炎。

四、白喉

白喉患者常可发生卡他型、假膜型或坏死型膜性结膜炎,以致眼睑红肿、触痛,结膜充血;脓性分泌物紧密黏附于结膜表面很难除去。除去假膜后,其下的结膜多有出血,但一般愈后结膜不产生瘢痕。少数严重者结膜可留下瘢痕,并伴发眼睑内翻、倒睫。有时因膜性结膜表面粗糙,可引起角膜炎症及溃疡。白喉患者常因毒素损伤神经系统而发生眼肌麻痹和调节功能障碍,一般在发病后 2~8 周时发生,但预后良好。

五、百日咳

百日咳临床特征为阵发性痉挛性咳嗽。由于剧烈咳嗽,常可引起眼睑水肿,眼睑皮下出血及结膜下出血,严重者可有前房积血、视网膜出血,甚至玻璃体积血。除玻璃体积血较难吸收外,其余各部出血均可于咳嗽减轻时自行吸收,预后良好。

六、急性细菌性痢疾

急性细菌性痢疾患者可因失水而引起眼睑皮肤干燥及眼球内陷,也可因营养不良导致维生素 A 缺乏,发生角膜软化;中毒性痢疾患者有时可出现视网膜动脉痉挛和视网膜水肿,少数患者可伴有结膜炎、虹膜睫状体炎或视神经炎,累及大脑枕叶皮质时可引起皮质盲。

第五节　眼与神经科疾病

一、肝豆状核变性

肝豆状核变性（hepatolenticular degeneration）又称 Wilson 病，为常染色体隐性遗传，多发生在 10~25 岁。本病主要是铜的代谢障碍，血清中铜的含量减低，而脑、内脏以及眼部则有铜沉着。临床上表现为肝硬化及脑基底节豆状核病变导致的锥体外系的共济运动障碍，如震颤、肌强直或可伴有智力减退等。眼部可有特征性的角膜棕绿色色素环（Kayser–Fleischer 环）。裂隙灯检查可见角膜缘处有 2~3mm 宽的色素颗粒组成的环，位于角膜后弹力层及角膜深层中，靠近角膜缘部色浓，近角膜中心侧色淡，呈黄绿色或棕黄色。少数人有夜盲，晶状体前囊或囊下葵花状混浊。

二、重症肌无力

本病可突然发生，也可缓慢起病。眼外肌受累为首发症状者最为常见，一般眼内肌不受累。有眼部症状者占本病的 90%，患者可有上睑下垂、复视、眼外肌运动障碍等症状。随着病情的进展，可以逐渐发生四肢、躯干肌或延髓支配的肌肉受累（分别占 50% 及 20%~40%）。也有病变仅发生在眼肌，而全身其余肌肉均不受累，称为眼型重症肌无力。

诊断重症肌无力的主要依据为：①晨轻夕重，疲劳时加重；②疲劳试验：使病肌反复地收缩，如令病人反复运动其眼睑、眼球或肢体，或令肌肉持续收缩，如向上凝视等，若出现暂时性瘫痪或无力，而休息后即恢复者为阳性；③药物试验：新斯的明试验最为常用，对可疑病例肌内注射新斯的明 0.5~1.0mg，症状在 15~30 min 内明显缓解者即可诊断。

三、多发性硬化

多发性硬化（multiple sclerosis）为中枢神经系统的脱髓鞘性疾病，多发生于 20~40 岁之间，神经系统症状形式多样，因病灶部位不同而表现不同。眼部最常见的损害为单眼或双眼球后视神经炎，视力可于 1~2 天内迅速减退甚至失明，但一般均可在数周内恢复，很少发生完全失明，但是容易复发。据统计，有 50% 的患者发生球后视神经炎，约有 33.3% 患者的首发症状即为球后视神经炎，视野中多有巨大的中心暗点，如病变距眼球较远则眼底多正常。视神经损害较重者可导致视神经萎缩。此外也可表现为眼肌麻痹、眼球震颤、上睑下垂、霍纳综合征等。

四、视神经脊髓炎

视神经脊髓炎（neuromyelitis optica）又称 Devic 病，是一种累及视神经和脊髓的急性或亚急性脱髓鞘疾病，常有复发与缓解，其病因不明。临床表现多为双侧急性视神经炎或球后视神经炎，以及在发生视神经炎的同时或前后发生的脊髓炎。病人视力多急剧下降至光感或完全失明。眼底表现为视盘充血、水肿（视神经炎型）或正常眼底（球后视神经炎型）。此外，尚有瞳孔光反射迟钝或消失、视野巨大的中心暗点或向心性缩小等改变，偶可伴有眼外肌麻痹。

五、脑肿瘤

脑肿瘤引起的眼部症状有两大类：第一类是因为肿瘤的不断长大，占据了颅腔内位置，引起颅内压增高，从而发生视盘水肿（图 15-3），以及晚期的继发性视神经萎缩。视盘水肿的早朝，患者可发生阵发性黑矇，而晚期则多因继发性视神经萎缩而致盲。

脑肿瘤的第二类症状则根据肿瘤生长部位而表现不同的眼征。额叶肿瘤可引起患侧原发性视神经萎缩，对侧视盘水肿，即所谓的 Foster-Kennedy 综合征。垂体肿瘤则引起双眼原发性视神经萎缩及双眼颞侧偏盲。颞叶肿瘤表现为肿瘤对侧的上象限同侧偏盲。顶叶肿瘤则表现为病灶对侧的下象限同侧偏盲。枕叶肿瘤多出现肿瘤对侧的同侧偏盲，且常伴有黄斑回避。蝶骨嵴脑膜瘤则表现为第Ⅲ、Ⅳ、Ⅵ及第Ⅴ脑神经眼支的损害。脑干肿瘤则因中脑、脑桥、延髓等部位的不同而分别表现为第Ⅲ、Ⅳ或Ⅵ、Ⅶ脑神经的损害，以及侧方同向运动麻痹。小脑肿瘤则多有视盘水肿以及眼球震颤等体征。小脑脑桥角肿瘤亦表现为视盘水肿、角膜反射消失以及面神经损害引起的眼睑闭合不全（兔眼症）。

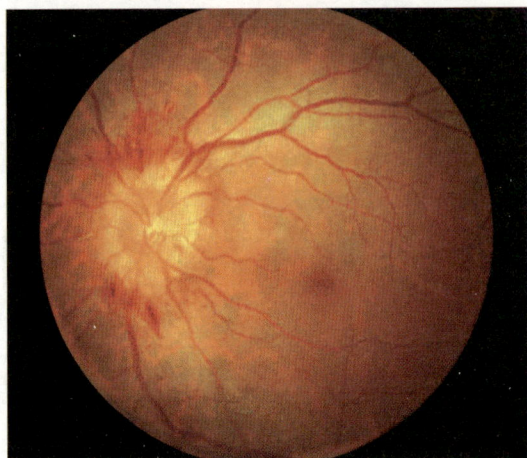

图 15-3　视盘水肿

六、脑血管病

（一）出血性脑血管病

出血性脑血管病包括脑出血和蛛网膜下腔出血。

1. 脑出血

脑出血以内囊—基底节区出血最为常见，急性期，患者意识不清，瞳孔缩小或不等大，双眼向病灶侧凝视，但清醒时此征不明显。如病情允许检查视野，可查见双眼同侧偏盲。若病灶侧瞳孔散大，血压波动，呼吸不规则或暂停，提示有脑疝形成，脑干受累。脑桥出血可呈现中枢性高热、双眼瞳孔针尖样缩小和四肢瘫痪三种特征性体征。小脑出血可出现眼球震颤、共济失调等小脑体征。

2. 蛛网膜下腔出血

本病主要是由于颅内脑底部的先天性动脉瘤、动脉粥样硬化瘤和脑部浅表动静脉畸形破裂，血液直接流入蛛网膜下隙所致，也可由于脑实质出血穿破脑室或皮质进入蛛网膜下隙。患者可表现为脑神经麻痹，视网膜小动脉狭窄或节段性收缩，视网膜静脉充盈、扩张，视网膜出血或视网膜前出血。严重者可出现视盘水肿。蛛网膜下隙出血可进入玻璃体腔，形成玻璃体积血，称为 Terson 综合征。

（二）缺血性脑血管病

本病包括短暂性脑缺血发作和脑梗死（脑血栓形成和脑栓塞），根据血管阻塞部位不同而表现不同的眼部症状。颈内动脉阻塞可引起患侧缺血性视神经病变、视网膜中央动脉阻塞甚至中央静脉阻塞、视网膜中央动脉血压降低，供血不足，表现为患侧眼一过性黑矇或持续性视力丧失，视神经萎缩，甚至无脉症等眼底病变；大脑中动脉的阻塞则可引起双眼病灶对侧的同侧偏盲。基底动脉阻塞可引起瞳孔缩小及第Ⅲ、Ⅳ、Ⅵ脑神经麻痹；大脑后动脉阻塞则表现为皮质盲或双眼病灶对侧的同侧偏盲伴黄斑回避。

（三）脑血管瘤

脑血管瘤也因位置不同而眼部体征各异。颈动脉海绵窦段动脉瘤因视神经或视交叉受压而引起视力减退或双眼颞侧偏盲，此外还可有第Ⅲ、Ⅳ、Ⅵ脑神经麻痹及角膜反射迟钝，眼静脉回流受阻。大脑前动脉及前交通动脉瘤则因视神经或视交叉受压而引起视力障碍或双眼颞侧偏盲，但无第Ⅲ、Ⅳ、Ⅵ脑神经损害。大脑后动脉或后交通动脉瘤则可引起第Ⅲ脑神经麻痹。脑动脉瘤除因机械压迫引起上述改变外，还可因瘤壁破裂而引起蛛网膜下腔出血，产生相应的体征。

七、脑膜炎及脑炎

（一）脑膜炎

脑膜炎患者可因眼球运动神经受损而引起眼肌麻痹、结膜炎、角膜浅层溃疡和实质层浸润。昏迷者可发生暴露性角膜炎。呼吸衰竭时有瞳孔异常，早期瞳孔缩小或时大时小，继而瞳孔散大，对光反射迟钝或消失。可见视神经炎、视神经视网膜炎或视神经萎缩、转移性眼内炎或全眼球炎等。

（二）脑炎

脑炎患者有眼痛、畏光等症状。脑干和枕叶、颞叶病变较重时，可表现为上睑下垂、眼球震颤、眼外肌麻痹、眼睑闭合不全;结膜炎、角膜知觉迟钝或消失;瞳孔扩大、缩小或不等大,对光反射迟钝或消失。眼底视盘充血、水肿,视网膜静脉扩张,动脉明显变细,视网膜水肿,可出现出血及渗出斑。少数有视盘炎、视神经萎缩及皮质盲。

第六节　眼与耳鼻喉科疾病

一、扁桃体炎

扁桃体内常可潴留不少致病菌,而形成慢性病灶,细菌或其产生的毒素不断进入血内,引起菌血症或毒血症,从而导致葡萄膜组织过敏,而发生虹膜睫状体炎或全葡萄膜炎。有时急性扁桃体炎也可伴发急性结膜炎,重者尚可侵犯角膜,引起角膜溃疡。

二、鼻窦炎

眼眶的 4 个壁中有 3 个与鼻窦紧邻,鼻窦的炎症常可侵犯眼眶,引起眼眶蜂窝织炎、眼眶脓肿。鼻窦炎也可引起眼眶的反应性水肿,使眼睑充血、水肿,眼球轻度前突等。临床上应仔细与眼蜂窝织炎鉴别。前者反应较轻,且无明显触痛;后者炎症较重,疼痛、触痛明显。

三、鼻窦肿瘤

鼻窦源性肿瘤或囊肿常侵入眼眶,肿瘤不断向眼眶发展,致使眼球前突,临床上常误诊为眶内原发性肿瘤。但鼻窦源性瘤引起的突眼,其眼球位置可因鼻窦不同而表现不一。上颌窦病变使眼球向前向上突出,眼球下转受限;额窦病变则使眼球向前向下突出,上转受限;筛窦肿瘤使眼球向前向外突出,眼球内转受限;蝶窦和筛窦后组病变多使眼球向正前方突出而无明显偏位,但可因视神经的受损而出现视盘水肿及视神经萎缩。鼻窦肿瘤可引起眼外肌麻痹,而有相应的斜视及眼球运动障碍。

四、鼻咽癌

鼻咽癌是我国常见的恶性肿瘤之一,往往早期即发生转移。25%~42% 的鼻咽癌病人具有眼部症状,不少病人首先因眼部症状而就诊于眼科。眼部的损害可有:①肿瘤经颅底破裂孔等处侵入中凹,引起第Ⅲ~Ⅶ脑神经及视神经的受损;②经鼻腔入筛窦而后进入眼眶;③经翼腭窝、眶下裂入眼眶,引起突眼、眼外肌麻痹以及斜视等症状;④可因三叉神经的受损而有眼球及眼眶疼痛、角膜感觉消失、麻痹性角膜炎或溃疡,也可表现为霍纳综合征。总之,凡遇有眼眶内肿瘤或眼肌麻痹者应考虑有鼻咽癌的可能。

五、中耳炎

化脓性中耳炎严重病例可有急性化脓性乳突炎,炎症累及颞骨岩部,引起颞骨岩部的尖端处脓肿或局部脑膜炎,从而导致患侧第 Ⅴ、Ⅵ脑神经或兼有面神经损害,称为 Gradenigo 综合征。严重者还可能发生大脑颞叶脓肿,除有发热、中毒症状外,还兼有头痛、呕吐、视盘水肿等颅内压增高体征,视野检查可发现病灶对侧的双眼上象限同侧偏盲。如炎症引起乙状窦或横窦血栓性静脉炎时,则将导致视盘水肿。中耳炎也可因内耳受到波及而产生眼球震颤及眩晕。

第七节　眼与口腔科疾病

一、下颌瞬目综合征

下颌瞬目综合征,又称 Marcus Gunn 综合征(Marcus Gunn jew-winking syndrome),是一种较为少见

的先天性上睑下垂与下颌的共同运动。患者多为单眼上睑下垂,当张口或下颌向侧方运动时,下垂之上睑立即提起,睑裂开大甚至超过健眼,闭口时上睑又恢复下垂位置。咀嚼时,眼睑随下颌的咀嚼运动不停地瞬目。这种现象被认为可能是由于先天性三叉神经与动眼神经中枢或末梢有异常的联系之故。

二、牙槽脓肿与拔牙感染

牙槽脓肿多由龋齿引起,细菌毒素或组织蛋白分解物进入血液循环,引起眼部过敏反应而成为一些眼病的病灶,可引起角膜炎症、葡萄膜炎症等。因此眼科临床上对上述疾病病因尚不明确者,常需检查口腔,根治病灶。牙槽脓肿脓液通过上颌骨或上颌窦,可直接引起眼眶感染,发生眼球突出、眼眶蜂窝织炎或骨膜炎及骨髓炎。

拔牙后感染,细菌入血引起菌血症,可发生化脓性虹膜睫状体炎、化脓性眼内炎或眶蜂窝织炎。

第八节　眼与皮肤科疾病

一、红斑狼疮

红斑狼疮多见于 20~40 岁的女性,可分为局限性和播散性两型。

局限性红斑狼疮或称盘状红斑狼疮,好发于面部,典型的病例整个面部红斑可跨过鼻梁而呈蝴蝶状外观。鼻、唇和口腔黏膜也往往受累,病变呈淡红色和灰白色不规则形小片,可有萎缩、糜烂或出血。

播散性红斑狼疮又称系统性红斑狼疮(systemic lupus erythematosis,SLE),根据起病的缓急、症状的轻重和病程的长短而分为急性和亚急性两类。几乎所有眼部组织均可受累,外眼损害主要为眼睑红斑及水肿,眼内以巩膜炎、结膜炎及干性角结膜炎最为常见,葡萄膜炎不很常见,眼底最主要的改变是后极部视网膜在急性期可出现棉绒斑,但在缓解期可以消失。部分病人可有视网膜血管炎、视网膜动脉或静脉阻塞、视网膜深层及浅层的出血、视盘水肿、继发性视神经萎缩以及因神经系统的损害而引起的复视及眼球震颤等。

二、干燥综合征

干燥综合征(Sjögren syndrome)是一种以侵犯涎腺和泪腺为主的自身免疫性疾病。特征是全身多发性干燥症,包括眼部、皮肤、黏膜、泪腺、涎腺及其他排泄管腺存在分泌障碍。多见于中老年女性。眼部由于结膜角膜干燥常有异物感、刺痛、眼干涩及畏光等症状。眼睑皮肤干燥或轻度水肿,结膜干燥、充血,角膜上皮点状脱落,荧光素染色呈阳性,泪膜破裂时间变短。

三、白塞综合征

白塞综合征(Behcet syndrome)是以葡萄膜炎、口腔黏膜和外阴部溃疡、皮肤损害为特征的一种自身免疫性疾病。眼部表现为反复发作的全葡萄膜炎,呈非肉芽肿性,部分患者可伴有前房积脓,眼底可表现为视网膜炎、视网膜血管炎。随着病情的发展,可出现并发性白内障、继发性青光眼等。除眼部表现外尚可累及血管、神经系统、皮肤及关节等,因此它是一种多系统受累的疾病(详见第七章)。

四、史－约综合征

史－约综合征(Stevens-Johnson syndrome)为一种严重的皮肤黏膜病,多发生于对药物或食物严重过敏者,儿童和青年更易罹患。眼部表现为眼睑红肿、糜烂,严重的结膜、角膜炎,结膜有大量的脓性分泌物或假膜形成。愈后结膜面呈大片瘢痕,可致睑球粘连、眼睑内翻、倒睫以及泪腺管阻塞,从而引起眼干燥症。严重病例可发生角膜溃疡、穿孔,或眼内化脓性感染,使视力丧失或眼球萎缩。

五、麻风

麻风(leprosy)是由麻风分枝杆菌引起的一种慢性传染病,主要侵犯皮肤和周围神经。约50%以上的麻风病人有眼部损害,其中超过10%的病人因麻风病而失明。麻风在眼部损害可表现为:眉毛、睫毛部分或全部脱落;眼睑出现结节,粗糙变厚,导致上睑下垂、眼睑萎缩、眼睑外翻或眼睑闭合不全(兔眼);可出现卡他性结膜炎,结膜分泌物中发现大量麻风分枝杆菌;角膜易发生上皮脱落、溃疡或浅层点状角膜炎,甚至深层角膜炎,也可因三叉神经受损而发生神经麻痹性角膜炎;麻风病人也可发生虹膜睫状体炎,虹膜表面出现粟粒性小结节或孤立性麻风结节;此外,麻风可导致眼球运动神经麻痹,而出现眼肌运动障碍。角膜的深层炎症、溃疡或因角膜暴露及三叉神经损害致角膜混浊,是麻风致盲的主要原因之一。

第九节　眼 与 性 病

一、淋病

淋病(gonorrhea)是由淋病双球菌引起的性传播疾病,眼部表现为淋球菌性结膜炎,在新生儿表现尤为严重,常致眼睑、结膜高度充血水肿,结膜大量脓性分泌物,易侵犯角膜产生角膜溃疡、角膜穿孔而致失明。

二、梅毒

梅毒在眼部的表现可分为先天性与后天性梅毒两大类。

(一) 先天性梅毒

梅毒螺旋体可通过胎盘传给胎儿,引起先天性梅毒,其眼部表现主要是角膜基质炎及脉络膜视网膜炎。后者在眼底周边部表现为许多细小棕色或黑色尘状色素小点,掺杂有黄灰色脱色素斑点,形成典型的"椒盐"状眼底;也有表现为大的孤立病灶,或与视网膜色素变性改变相似。部分患者可出现视神经萎缩。

(二) 后天性梅毒

由梅毒螺旋体直接接触感染引起。一般可分为三期。早期梅毒可表现为接触部位的皮肤或黏膜发生下疳,眼睑、结膜偶有下疳发生。约5%的二期梅毒患者可出现急性虹膜睫状体炎,常与皮疹同时出现,多在初期感染后4~6个月发生。其表现与一般虹膜睫状体炎并无明显差异,但有时也可在虹膜表面出现结节,或形成典型的梅毒性蔷薇疹。少数患者也可出现脉络膜视网膜炎或单侧角膜基质炎,甚至视网膜血管阻塞或脉络膜梅毒瘤。三期梅毒多在感染后20~30年发生,临床表现为神经梅毒,如脊髓痨、脑膜血管梅毒及麻痹性痴呆。大约90%的脊髓痨患者有瞳孔缩小、光反射消失而近反射正常的典型的Argyll-Robertson瞳孔。20%的脊髓痨患者可伴有原发性视神经萎缩。脑膜血管梅毒多损害颅底部脑膜,因而可引起眼球运动神经的麻痹以及视神经炎和继发性视神经萎缩。麻痹性痴呆者偶可伴有Argyll-Robertson瞳孔及视神经萎缩和眼肌麻痹。

三、获得性免疫缺陷综合征

获得性免疫缺陷综合征又称艾滋病(acquired immune deficiency syndrome,AIDS)。可通过性接触、血液及母婴传播,常发生于性混乱和同性恋、静脉注射毒品、输血及使用血液制品者。在本病的不同时期均可累及眼部,引起视力损害或丧失。

1. 微血管病变

表现为球结膜微血管管腔不规则、节段性血柱,毛细血管瘤、小动脉狭窄等;眼底视网膜棉绒斑,后极部片状、火焰状出血及Roth斑,毛细血管瘤及血管白鞘等;黄斑区视网膜水肿和渗出。

2. 眼部感染

①巨细胞病毒性视网膜炎;②弓形虫性视网膜脉络膜炎;③眼带状疱疹,可为首发症状,表现为皮疹

重、病程长,常合并角膜炎、葡萄膜炎;④水痘－带状疱疹病毒性视网膜炎或急性视网膜坏死;⑤角膜炎,可为单纯疱疹性、真菌性或细菌性;⑥眼内炎,多为真菌性。

3. 眼部肿瘤

①卡波西肉瘤,肉瘤位于眼睑、结膜、睑板腺、泪腺、虹膜或眼眶等部位。以下睑、下穹隆部为最早发生部位。肉瘤呈暗红、青紫或鲜红色,扁平斑状、片状、结节状或弥漫性、孤立或多发性;②眼眶淋巴瘤:现为上睑下垂、眼球运动障碍、瞳孔对光反射迟钝或消失。

4. 神经性眼部异常

有脑血管性并发症时,第Ⅲ、Ⅳ、Ⅵ脑神经障碍,引起上睑下垂、眼肌麻痹、视盘水肿、视盘炎、球后视神经炎、视神经萎缩;偶见巩膜炎、虹膜睫状体炎、葡萄膜炎或继发性青光眼。

第十节　眼与传染病

一、钩端螺旋体病

钩端螺旋体病患者急性期体温升高时,可发生结膜充血、结膜下出血以及巩膜黄染,这些体征一般均随疾病的痊愈而逐渐消退。少数病例可伴发角膜炎、角膜混浊、巩膜炎、球后视神经炎或眼外肌麻痹。在恢复期后数周至数月常可因葡萄膜炎致视力下降,轻重程度不一,重者多呈急性虹膜睫状体炎,或急性全葡萄膜炎,而轻者可表现为仅有少许角膜后沉着及玻璃体粉尘状混浊的慢性葡萄膜炎。一般来说,钩端螺旋体病引起的葡萄膜炎的预后较好,对糖皮质激素反应良好。也有一些患者可伴发视网膜脉络膜炎,在视网膜血管旁可出现黄白色棉绒斑或视网膜出血。

二、流行性出血热

流行性出血热是一组以发热、出血及肾损害为主要临床表现的急性传染病,其病理改变主要是全身小血管和毛细血管的广泛损害,病原体是汉坦病毒。眼部表现依疾病的病程而异。发热期多可表现为结膜充血、毛细血管扩张,或伴有结膜轻度水肿。低血压和少尿期结膜水肿较为显著,且可伴有眼睑水肿,同时还有结膜下出血和视网膜出血,以及视网膜水肿和血管痉挛。有的还有眼眶疼痛,甚至眶内出血者。视网膜出血是流行性出血热的严重表现,可能是全身器官出血的指征之一,是病情严重、预后不良之征兆。多尿期及恢复期时,随着病情缓解,眼部症状也逐渐消失。

三、疟疾

疟疾是由疟原虫引起的传染病,临床上以间歇性寒战、高热、出汗、贫血及脾大为特征。眼部表现多样,有时可见眼睑水肿、睑缘炎、流泪、结膜充血或结膜下出血、巩膜炎以及角膜缘处浅层血管呈螺旋状迂曲等改变。疟疾中较常见的是角膜并发症,如角膜缘疱疹、树枝状角膜炎、盘状角膜炎、深层角膜炎以及麻痹性角膜炎和角膜溃疡等。少数疟疾患者可发生虹膜睫状体炎。恶性疟疾易发生视网膜出血,严重者偶有视网膜前出血,甚至玻璃体积血。出血吸收缓慢,可形成增殖性玻璃体视网膜病变,引起牵引性视网膜脱离。视网膜也可出现水肿,重者可有视网膜脱离。发热期可因视网膜血管的痉挛而发生周期性视力障碍。部分患者痊愈期后发生脉络膜炎,甚至转移性眼内炎。发热期患者也可出现视盘炎、球后视神经炎以及眼外肌麻痹等表现。少数患者可有眼眶疼痛,甚至发生眶蜂窝织炎或眼眶脓肿。此外,治疗疟疾的药物奎宁常可引起中毒性视神经视网膜病变。

四、结核病

结核病是由结核分枝杆菌引起的一种可累及全身多脏器的慢性传染病。在眼部的表现形式多样,除晶状体外,眼部各组织均可发生结核。眼部结核多继发于全身结核,尤以肺结核为主。据统计,大约1%

以下的肺结核患者有眼部结核。但眼部结核多发生于身体其他部位的原发结核已经痊愈或钙化时，很少发生于活动性结核患者。

结核性眶骨膜炎较为常见，多发生在儿童或青年，易形成瘘管或死骨，病程迁延，经久不愈。眼睑结核初为大小不一的硬结，以后发生干酪样坏死，形成溃疡及瘘管，经久不愈。痊愈后形成瘢痕，致使眼睑外翻。

结膜上的溃疡型结核较为少见。结膜结核更多表现为泡性结膜炎，多见于青少年。其发生原因与对结核菌蛋白过敏有关。病变如发生在角膜缘处，则称为泡性角结膜炎。最易在角膜发生的结核改变为角膜基质炎，为角膜对结核菌蛋白的一种过敏反应，多发生在年轻女性，病程较长，易反复发作。巩膜也可因对结核菌蛋白的过敏而产生表层巩膜炎、前巩膜炎或后巩膜炎。前部睫状区巩膜的炎症如向角膜扩展，形成三角形或舌状的角膜浸润区，称角巩膜炎或硬化性角膜炎。偶尔结核菌可直接损害巩膜，引起巩膜局限性干酪样坏死、溃疡，导致巩膜全层穿破。

内因性葡萄膜炎中，结核占相当重要的地位。结核性葡萄膜炎也有多种表现，结核性虹膜睫状体炎虹膜表面可见 Koeppe 结节、角膜后出现羊脂状 KP，也有表现为虹膜团球状结核者。渗出性虹膜睫状体炎则为葡萄膜组织对结核菌的过敏性炎症。全身粟粒性结核可在脉络膜出现小的黄白色结节，一般多同时伴有结核性脑膜炎。有时脉络膜可有一团球状结核瘤，多位于后极部，严重影响视力。

视网膜、视神经的结核较少见。视网膜静脉周围炎有人认为与结核有关，为年轻男性患者较为常见的眼病之一。

第十一节　全身用药与眼部并发症

一、洋地黄

少数病人服用洋地黄后可引起视物模糊及视物变色症。病人多有视物模糊、视力减退；视物变色，物体被视为黄色、绿色、棕色、红色或白色；病人也可有畏光或闪光感；少数病人尚可有暗点或弱视。这可能是由于视网膜光感受器的直接中毒或因洋地黄引起的球后视神经炎或中枢性抑制所致。

二、胺碘酮

短期内大量用药时，部分病人出现灯周光环，药物减量后即消失。用药 2 周以上者，易产生角膜内色素沉着，表现为角膜下半部上皮内棕黄色微粒沉着，停药后很快消失。

三、乙胺丁醇

在长期应用乙胺丁醇的患者中，有 2% 的患者可发生视神经炎。这种眼部并发症多发生于剂量≥25mg/kg者。视神经炎多损害视盘黄斑束，因而产生视力减退、视野中心暗点及色觉障碍。少数病人可有视神经束膜炎，引起周边视野缩窄。也有因视交叉受损，引起双眼颞侧偏盲者，这种视神经损害常为可逆的，停药后视力、视野可逐渐恢复。当视神经炎恢复后，再继续用乙胺丁醇治疗，很少有复发者。

四、氯喹

长期或大剂量使用氯喹，可导致角膜和视网膜的损害，一般认为总剂量超过 100g 或长期服用超过 1 年，眼部都可发生损害。角膜的损害表现为角膜上皮或上皮下有氯喹的沉着，在裂隙灯显微镜下可见细小的灰白色小点呈环形沉着于角膜。病人可出现视力下降、虹视等症状，这种角膜改变为可逆的，停药后可自行消退，有时甚至不需停药也可自行消失。然而氯喹对视网膜的损害则为一种不可逆的病变，表现为黄斑区的色素沉着，围以环状色素脱失区，外周再围以色素沉着，因而表现为"靶心"状改变，尤以荧光素眼底血管造影时，这种"靶心"状改变更为醒目。病人中心视力下降，伴有中心暗点。晚期整个视网膜萎缩,血管变细,视盘可呈蜡黄色。视野可呈向心性缩小。氯喹对视网膜的毒性为一种积蓄作用,中毒后即使停药,病变仍继续发展,有时甚至在停药数年后,才发生视网膜损害。

五、奎宁

大剂量的奎宁可损害视网膜神经节细胞,并引起视网膜小动脉收缩以及视野向心性缩小,有时可呈管状视野。此外,还可有耳聋及中枢神经系统损害。奎宁中毒通常停药后可以好转,然而如继续服用,可引起不可逆的改变,如视野缩小、暗适应损害以及视力丧失等。少数病人可以有虹膜色素上皮萎缩,以及瞳孔对射反应迟钝,可能是由于虹膜缺血所致。

六、氯丙嗪

长期服用氯丙嗪总剂量超过 350g 者,可发生晶状体和角膜的改变;超过 500g 者,几乎全部病例均有上述改变。晶状体改变表现为瞳孔区的晶状体前囊、前囊下浅棕色或灰白色小点沉着,并可逐渐向晶状体深入而形成白内障。角膜下半部分的内皮或实质层也可出现类似的混浊点,但上睑遮盖部分无损害,这些损害是不可逆的,但一般对视力无影响。从损害的部位来看,这种改变多因长期服用氯丙嗪后与日光或紫外线的照射有一定关系。

七、避孕药物

口服避孕药物对一些敏感病人可能引起血管阻塞性疾病。吸烟、原有高血压、偏头痛以及血管性疾病的妇女尤易发生。视盘水肿、视盘炎或球后视神经炎以及视网膜出血在服用避孕药物的妇女较未服用避孕药物的妇女更为常见。此外,也可表现出因脑梗死而引起的眼部改变。一些配戴角膜接触镜的病人在服用避孕药物期间,可因角膜水肿而不能耐受角膜接触镜,产生畏光、刺激等症状。

八、利福平

全身应用利福平治疗结核病,有 5%~14% 的患者可出现橘红色、粉红色或红色泪液,可引起疼痛性渗出性结膜炎或睑缘结膜炎。

九、糖皮质激素

糖皮质激素广泛用于临床,长期大量应用或滥用糖皮质激素,常可导致眼部损害。

1. 激素性青光眼

全身或局部长期应用糖皮质激素可引起激素性青光眼(corticosteroid-induced glaucoma),严重者可有杯盘比扩大、视野缺损等典型改变。其发病机制可能是激素影响了黏多糖的代谢,黏多糖堆积于小梁,引起房水流出困难,眼压升高,一般停药后眼压可下降。

2. 晶状体后囊下皮质混浊

长期使用糖皮质激素可引起晶状体后囊下皮质混浊。多见于因类风湿关节炎等疾病而服用糖皮质激素者,而其他疾病如哮喘、溃疡性结肠炎等则很少见有此类白内障发生。

3. 角膜炎

长期局部使用糖皮质激素还可以使角膜发生细菌性感染、单纯疱疹病毒性角膜炎以及真菌性角膜炎,甚至可导致角膜穿孔。

4. 伤口愈合缓慢

全身或局部长期应用糖皮质激素因影响成纤维细胞的再生,可使伤口愈合减慢;然而小剂量短期使用,如白内障摘除或角膜移植术后局部滴用或结膜下注射,一般均无明显影响。

5. 使眼部病灶扩大

长期或大剂量药物可使原已静止的眼弓形虫病、眼结核病等病灶扩大,病情加重,炎症复发。

6. 局部用药引起上睑下垂等

局部用药偶可引起轻度上睑下垂、瞳孔散大及调节力的减弱,有的患者还可以引起近视。

7. 视盘和黄斑水肿

长期大量用药有引起视盘水肿和黄斑水肿的报道,尤多见于儿童。也有引起双眼突出及虹膜睫状体炎者。

8. 中心性浆液性视网膜脉络膜病变

长期或大剂量的糖皮质激素可引起黄斑区色素上皮屏障功能受到破坏,而发生中心性浆液性视网膜脉络膜病变,或使原有病变加剧,甚至发生泡状视网膜脱离。因此,对中心性浆液性视网膜脉络膜病变一般均主张禁用糖皮质激素。

思 考 题

1. 临床上高血压性视网膜病变如何分级?
2. 长期大量应用或滥用糖皮质激素,导致眼部的常见并发症有哪些?

(徐国兴 文和照片)

网上更多 ......

本章小结　　思考题简答要点　　自测题　　教学 PPT

16

第十六章

眼遗传性疾病

本章学习思考要点

　　人类疾病大部分属于遗传病或受遗传因素的影响,其中部分表现为眼部问题,严重者影响视觉功能甚至致盲。通过本章学习,掌握以下要点:

- 掌握与遗传相关的概念,了解疾病发生的遗传机制。
- 掌握三种孟德尔遗传方式的判断标准及系谱特点,了解常见眼科遗传病的遗传方式。
- 了解呈母系遗传的眼科疾病:Leber 遗传性视神经病变的遗传特征和发病机制。
- 了解常染色体异常综合征和性染色体异常综合征的临床表现。
- 了解临床咨询、产前诊断在眼科临床的应用。掌握遗传携带者的确定在遗传咨询及发病风险估计中的作用。
- 掌握几种常见的眼科遗传相关疾病的临床表现、发病机制以及常用的遗传学检测方法。

关键词

　　遗传　遗传性疾病　孟德尔遗传方式　遗传咨询　遗传学检测

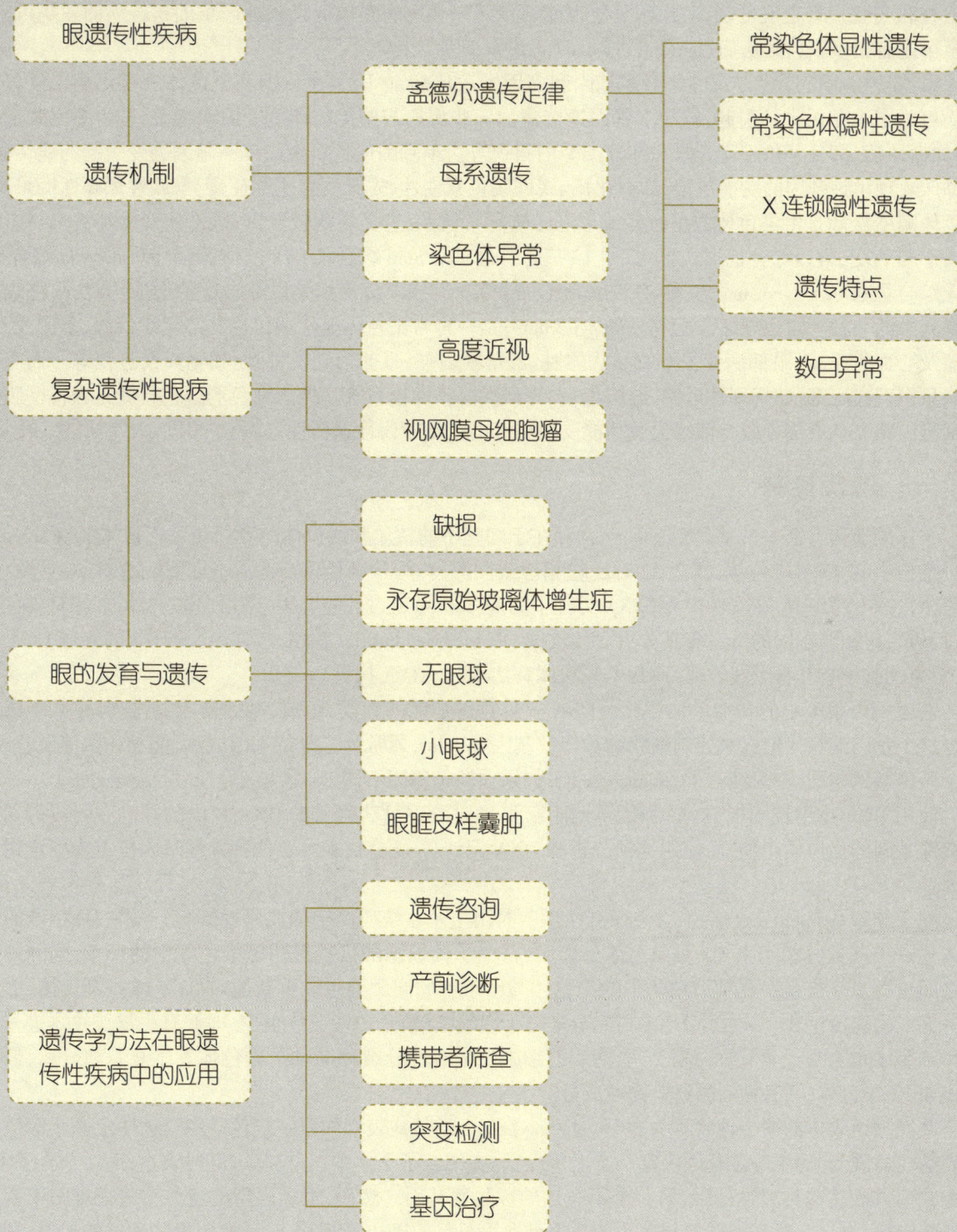

眼遗传性疾病

遗传机制
- 孟德尔遗传定律
  - 常染色体显性遗传
  - 常染色体隐性遗传
  - X 连锁隐性遗传
  - 遗传特点
  - 数目异常
- 母系遗传
- 染色体异常

复杂遗传性眼病
- 高度近视
- 视网膜母细胞瘤

眼的发育与遗传
- 缺损
- 永存原始玻璃体增生症
- 无眼球
- 小眼球
- 眼眶皮样囊肿

遗传学方法在眼遗传性疾病中的应用
- 遗传咨询
- 产前诊断
- 携带者筛查
- 突变检测
- 基因治疗

第一节　眼遗传性疾病的遗传机制

很多疾病都受遗传因素的影响,据统计,90% 的人类疾病属于遗传病或受遗传因素的影响,在已知的 4 000 多种遗传病中,10%~15% 为眼部疾病,另有 10%~15% 表现为包括眼部异常的多器官或多系统疾病。目前对眼遗传病的研究已取得不少进展,对一些已明确与基因相关的疾病的诊断常通过详细的临床检查和实验室检查便可确诊,临床医生也能够预测一些发病率极低且病情严重的遗传病的发病风险。但至今还有很多家族性疾病(familial disease)的致病基因仍未确定。

眼遗传疾病按遗传方式可分为多基因和多因素遗传病、单因素遗传病和染色体畸变疾病。某些遗传病可由多个基因异常引起,称为多基因遗传病。一些疾病与遗传和环境等因素相关,称为多因素遗传病,如糖尿病、部分开角型青光眼和部分类型的斜视等。单基因遗传病指由单一基因突变引起的遗传病,其临床表现由该基因的功能决定,如白化病、视网膜色素变性、先天性静止性夜盲、家族性黑矇性痴呆等。染色体畸变疾病是由染色体数量改变或形态结构异常所致,这类疾病较严重,眼部病变常伴有全身多器官畸形与病变,常以综合征形式出现,如 13 三体综合征(Patau 综合征)、18 三体综合征(Edwards 综合征)唐氏综合征(Down syndrome,又称 21 三体综合征)等。有些眼部疾病是以综合征的形成出现,眼部表现只是其中的一种。如马方综合征(Marfan syndrome)是一种常染色体显性遗传性结缔组织疾病,多累及眼、骨骼及心血管系统,眼部病变主要有晶状体脱位、角膜扁平、眼球轴延长、视网膜剥离及近视等。而有些疾病只表现在眼部,如病理性近视、红绿色盲、先天性静止性夜盲等。先天性色弱或色盲就是由视网膜视锥细胞内感光色素部分或全部缺失及功能受损引起的色觉障碍性遗传性疾病。

一、遗传机制

个体的遗传特征——基因型(genotype)存在于细胞中的核质和线粒体的 DNA 中。正常体细胞(somatic cell)胞核中有 23 对染色体,其中 22 对比较相似或同源,称为常染色体(Autosomal),第 23 对染色体由性染色体(X 和 Y)组成,在女性中为(XX),男性中为(XY)。可通过芥喹吖因、胰蛋白酶、吉姆萨等对染色体进行显带,根据其不同的形态将其分组。线粒体 DNA(mitochondrial DNA,mtDNA)为环状的双链 DNA 分子,每个细胞中有几百个线粒体,而每个线粒体有 2~10 个 DNA 拷贝。

基因型由很多小的功能单位(基因,DNA 上具特殊功能的片段)组成,基因常成对排列,在某个位点可由这个基因的替代形式来控制性状的称等位基因(allele),通常为二等位基因,也可能存在多等位基因。两个等位基因相同,称为纯合子(homozygous);如果这两个基因不同,则称为杂合子(heterozygous)。

使用 DNA 重组技术把 DNA 片段插入细菌后,通过测序可获得目的 DNA 片段的准确序列或得到某些特殊基因的蛋白质产物,而使用连锁分析和 DNA 探针(probe)技术可定位特异性基因位点或确定突变基因。

配子细胞(gamete cell)指生物进行有性生殖时由生殖系统所产生的成熟性细胞,可由一种特殊的分裂方式——减数分裂产生,23 对染色体分离后,每个子代细胞随机获得同源染色体中的一条,同源染色体之间也可发生交换。受精后精子中的染色体与卵子中的同源染色体重新配对形成 46 条染色体,形成独一无二的遗传组合。线粒体 DNA 则完全来自于卵细胞(精子中线粒体很少,即便有少量线粒体进入受精卵细胞中也会被泛素化而降解)。受精后的细胞发生有丝分裂(mitosis),染色体发生复制和分离,最后形成 46 条染色体,具有相同的遗传物质成分。

基因型所表达的遗传性状称为表型(phenotype),人的某些表型如眼睛颜色是由染色体上两个等位基因表达而显现的。每个等位基因决定一个遗传性状。在纯合子个体中,等位基因同时表达;而在杂合子中,决定表型并表达的称显性基因,另一个不表达的称隐性基因。然而,很多表型的遗传方式很难归于孟德尔遗传定律。目前,对基因调控与表达的认识已取得长足的进步,如随着对环境因素的理解的加深,发现孟德尔遗传规律存在一些缺陷,即不能就一些遗传性疾病做出合理的解释。孟德尔遗传是指基因中的核甘酸序列发生改变并传递给后代而发病。基因核苷酸序列本身没有发现改变,但基因表达产生可遗传的、可逆的、可调的变化,称之为表观遗传学(epigenetics),主要包括 DNA 甲基化、组蛋白修饰、非编码 RNA、X 染色体失活、基因印迹等。表观遗传学是对孟德尔遗传规律的一个很好的补充。孟德尔遗传定律仍然在很多遗传病的诊断和遗传风险的预测上具有很大的价值。多数遗传方式归因于染色体异常,或为多因素(多个基因或环境因素)所引起,而母系遗传则常归因于线粒体 DNA 缺陷。

(一) 孟德尔遗传定律

孟德尔遗传主要分为 3 种方式:常染色体显性遗传(Autosomal dominant)、常染色体隐性遗传(Autosomal recessive) 和 X- 连锁隐性遗传(X-linked recessive)。

1. 常染色体显性遗传

等位基因中一个显性基因发生异常,但另一个等位基因正常。男性和女性杂合子患者即使与正常者婚配,仍有 50% 的概率把致病基因传给下一代,以图 16-1 家系为例,如果一个家系满足了以下条件,可被认定为常染色体显性遗传:①男性和女性均可被遗传,且患病的机会均等;②在两代或更多代之间发生连续传递;③此家系中 50% 的个体可能为患者。

很多眼遗传性疾病均为此种遗传方式:如青少年型青光眼(juvenile glaucoma)、马方综合征(Marfan syndrome)、先天性静止性夜盲(congenital stationary night blindness)(图 16-2)、成骨不全症(osteogenesis impertecta)、多发性神经纤维瘤 1 型和 2 型(neurofibromatosis 1,2)、脑视网膜血管瘤病(von Hippel-Lindau disease) 及结节性硬化症(tuberous sclerosis)。此类严重的遗传病由于自然选择法则使得患者大多不能生育,故发病率极低。

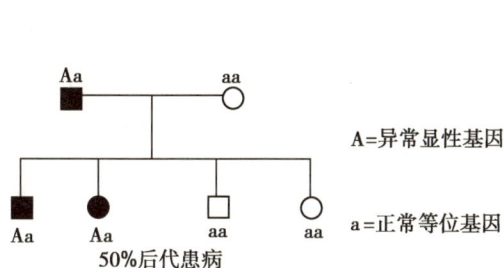

图 16-1　常染色体显性遗传

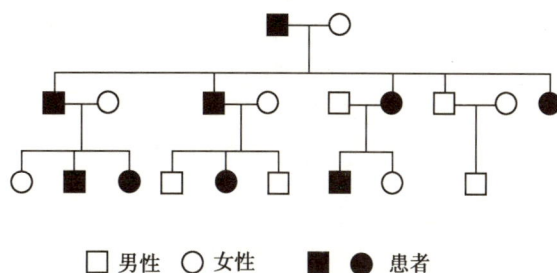

图 16-2　先天性静止性夜盲家系(常染色体显性遗传)

显性遗传性疾病在不同代之间可发生从轻到重或从重到轻的表型变化。如多发性神经纤维瘤 1 型,有些患者只表现为牛奶咖啡斑,而有些患者则表现出多系统、多器官受累症状(如脊柱侧凸、胫骨假关节、智力障碍、脑膜瘤、神经纤维瘤和眼的虹膜结节等)。对严重的疾病,如视神经胶质瘤或某些中枢神经系统的肿瘤,其后代是否患病或何时患病无法预测。在一些显性遗传病中,其后代在连续几代中病情呈逐渐加重,称之为遗传早现(anticipation)。在很多神经系统疾病,如亨廷顿舞蹈病(Huntington disease)中可见此现象,此病由 DNA 上大量的三碱基(CAG)n 重复所引起,其症状的严重性还可能与突变基因是否来自父亲或母亲有关。有些个体存在某种基因型,但不表达任何表型,称为不完全外显。这种不完全外显的常染色体显性遗传方式将很难与常染色体隐性遗传方式相区别。在一些疾病,如血红蛋白 S 病,杂合子个体可表现出中间表型,称为共显性遗传(codominant inheritance)。

常染色体显性视神经萎缩(autosomal dominant optic atrophy,ADOA),又称 Kjer 型视神经萎缩,呈常染色体显性遗传,是一种呈进行性视力减退的遗传性视神经病变。该病常在儿童期发病,平均发病年龄为 7 岁,发病率为 1∶10 000~1∶50 000。表现为隐匿性渐进性视力减退,双颞侧视盘苍白,中心或旁中心暗点,色觉障碍(常表现为蓝黄色盲)。组织病理学表现为视网膜神经节细胞退行性变。但该疾病的表型变异性较大,各家族之间甚至同一家族的不同个体之间也有明显差异,如视力的减退程度由轻、中度到重度不等,甚至完全正常。色觉障碍主要为蓝黄色盲,但也可表现为红绿色盲或全色盲。有些表现为单纯视神经萎缩,有些则伴有各种不同的全身或局部症状,如不同程度的听力下降、上睑下垂、眼外肌麻痹等。

近年随着生物分子学技术的进步,对 ADOA 的致病机制逐渐有所了解。1994 年,首先发现 3 号染色体的端粒区(3q23-qter)与该病紧密连锁,并将该致病位点命名为 OPA1,目前,该基因已明确定位于 3q28-29 区域。OPA1 是目前唯一明确的 ADOA 致病基因,大约 90% 的 ADOA 与该基因的突变有关。OPA1 编码一种保守的动力相关 GTP 酶(GTPase),它是与线粒体形态与功能相关的线粒体蛋白,为迄今发现的与人类疾病相关的第一个动力蛋白。目前已发现 100 多个 OPA1 突变与 ADOA 相关,包括缺失和插入突变、无义突变、错义突变和剪接突变等。这些突变分布于 OPA1 基因编码区,但多数位于 GTPase 区。另外。本病还与 OPA3(19q13.2-q13.3)、OPA4(18q12.2-q12.3)及 OPA5(22q12.1-q13.1)基因突变有关。

2. 常染色体隐性遗传

等位基因必须都发生异常才会患病,因此由双亲每人提供一个异常的隐性基因,双亲是携带者(基因型异常但表型正常,图 16-3)。

一些疾病很难确定是否是常染色体隐性遗传,以下一些条件可作为判断是否为常染色体隐性遗传的标准:①男女发病机会相等。②近亲婚配史。近亲婚配家系比正常婚配家系发病率更高,则此疾病为隐性遗传病的可能性更大。近亲婚配家系中受累的个体可分别从有共同祖先的双亲中获得一个相同的致病基因,导致两个婚配者同时携带致病基因的机会大大增加。③双亲为携带者的婚配中,子女得病概率为 25%,两个致病基因同时传给一个个体的概率为 25%。50% 的后代可能为携带者(表型正常但带有致病基因的杂合子),25% 的后代可能表型正常(基因型也正常)。常染色体隐性遗传有时很难确定,即使在没有发病史的家系中若有几个兄弟姐妹均患病,有可能为常染色体隐性遗传。

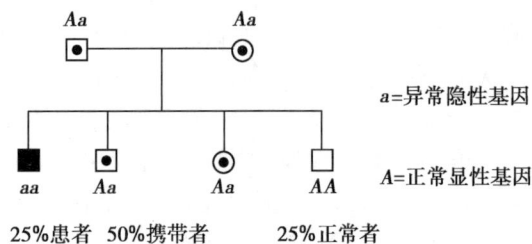

图 16-3　常染色体隐性遗传(两个携带者婚配)

目前已发现有很多眼病为常染色体隐性遗传。如 Laurence-Moon-Biedl 综合征、先天性代谢缺陷病(inborn errors of metabolism,IEM)、眼皮肤白化病(oculocutaneous albinism,OCA)、半乳糖激酶缺乏症(galactokinase deficiency)及家族黑矇性痴呆(Tay-Sachs disease,TSD)。

眼皮肤白化病,为眼科常见的常染色体隐性遗传病(图 16-4)。

本病是由眼部组织色素先天性减少或缺乏所致,故称为眼皮肤白化病。临床上分为 2 型:①酪氨酸酶阴性型:此型患者白化程度完全,缺陷终生保持,即终生无色素的完全性白化病;②酪氨酸酶阳性型:此型随年龄的增长,皮肤、毛发和眼睛多少会长出一些色素,故又称为不完全性白化病。两类眼皮肤白化病属于不同基因位点的常染色体隐性遗传。白化病患者的眼睛具有特征性,常伴有白色或淡黄色眉毛和睫毛。由于缺乏色素,小儿期虹膜是透明淡灰色,但成人期往往呈青灰色、淡褐色,巩膜变薄,脉络膜、视网膜因无色素,眼底变橙红色而且瞳孔遮光不全,故畏光,并常眨眼,呈所谓昼盲状态,夜间视力反而比正常人要好。有时还伴有其他眼异常,如眼球水平震颤、瞳孔变形、晶状体缺乏、小眼球、视网膜中心凹缺乏等。

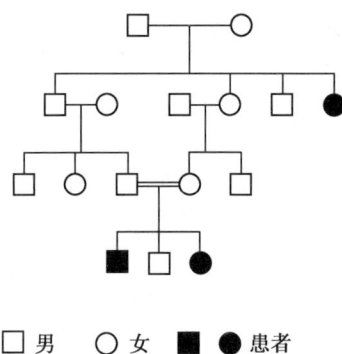

□ 男　○ 女　■ ● 患者

图 16-4　眼皮肤白化病家系
(常染色体隐性遗传)
该家系中,男性与(表)姐妹结婚

3. X 连锁(性连锁)隐性遗传

由于体细胞中 X 染色体存在随机失活现象,男性只有一条 X 染色体,若发生失活,X 染色体上的很多基因功能不能被 Y 染色体上的基因补偿,常引起男性发病。而在女性中由于另一条 X 染色体上的对应基因功能正常可发生补偿而不发病。X 连锁隐性遗传病发病者多为男性,并把致病基因传给女儿。患者和外祖父为患者,其母亲则为携带者。X- 连锁隐性遗传的判断标准为:①家系中男性发病多于女性,故常只看到男性患者;②致病基因由母亲携带者传给儿子;③没有父到子的传递方式,男性患者的女儿都为携带者。

眼科常见的 X 连锁隐性遗传病为红绿色盲(图 16-5)、某些视网膜色素变性(retinitis pigmentosa)等。由于体细胞中的 X 染色体存在嵌合现象,两条染色体中的一条可能发生随机失活(Lyon hypothesis,莱昂假说)。当 X 连锁遗传性疾病中携带者为女性时,有时可以检测到此现象。

红绿色盲,属于 X 连锁隐性遗传病,表现为患者不能区分红色和绿色,决定此病的红绿色盲基因是隐性的,位于 X 染色体上(X^R 示正常基因,X^r 示致病基因)。男性患者的基因为 X^rY,女性患者的基因型为 X^rX^r,女性携带者基因型为 X^RX^r。如果女性色盲患者与正常男性结婚,儿子都为患者,女儿均为携带者;男性患者与正常女性结婚,儿子均正常,而女儿则均为携带者;女性色盲携带者与正常男性结婚,后代中儿子将有 1/2 可能发病,女儿不发病,但有 1/2 为携带者;如果女性色盲携带者与男性色盲患者结婚,后代中儿子有 1/2 可能发病,女儿有 1/2 可能发病,1/2 为携带者。父亲色盲基因传女不传子,儿子色盲基因肯定来自母亲,母亲色盲儿子必色盲,色盲患者男性多于女性。

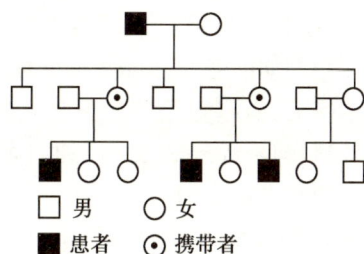

图 16-5　红绿色盲家系(X- 连锁隐性遗传)

拓展阅读 16-1　遗传病患病概率计算

(二) 母系遗传

母系遗传的遗传性状主要来自母亲,不遵循孟德尔遗传规律。该遗传方式最初是对 Leber 遗传性视神经病变(Leber's hereditary optic neuropathy,LHON)进行研究时发现的。母系遗传是由于线粒体 DNA(完全来源于个体的母亲)缺陷所致。线粒体遗传病的遗传方式和发病规律与核基因遗传有明显不同。线粒体病的遗传特点为:①线粒体 DNA 具有半自主性,能够进行自我复制,但由于核 DNA(nuclear DNA,nDNA)编码大量维持线粒体结构和功能的大分子复合物及氧化磷酸化酶的亚单位,mtDNA 的功能又受核 DNA 的影响。②mtDNA 为母系遗传,由于在受精时精子中只有极少量线粒体进入受精卵中,受精卵中大部分线粒体来自卵母细胞,呈现母系遗传特征。③具有阈值效应。在特定组织中,野生型和突变型 mtDNA 分子可并存于同一细胞内(异质性),突变型 mtDNA 积累到一定程度,超过阈值时,能量的产生就会急剧下降,一旦线粒体不能提供足够的能量维持正常细胞、组织和器官功能所需时,就可引起细胞发生退行变性甚至坏死,导致一些组织和器官功能的减退,出现相应的临床症状。④突变率极高,比核 DNA 高 10~20 倍。

母系遗传方式仅通过母亲传递给后代,并可能对所有后代产生影响,男性患者后代并不发病,男女发病机会均等。几乎所有的 LHON 家系中,线粒体 DNA 点突变会影响到与氧化磷酸化相关蛋白基因的表达,最常见的突变为 Wallace 突变,即 11778 位点突变。LHON 的遗传方式实际上并不满足以上提及的条件,如常表现为明显的性别倾向,好发于男性等,这提示还可能存在其他因素(如核基因、线粒体单体型、环境因素等)影响表型表达。图 16-6 为一个典型的母系遗传家系。

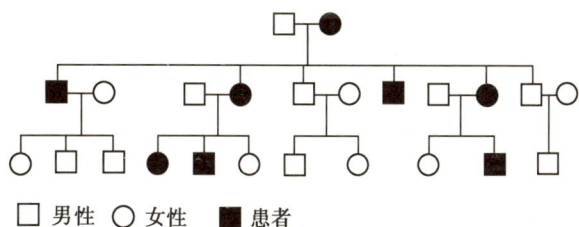

图 16-6　Leber 遗传性视神经病变家系(母系遗传)

Leber 遗传性视神经病变,呈母系遗传方式,是一种主要累及视盘黄斑束纤维,导致视神经退行性变的遗传性疾病。表现为中青年的急性、亚急性中心视力丧失,导致中心性暗点和盲点。本病男性患者居多,常于 20~30 岁时发病。自 1988 年美国的 Wallace 等发现 LHON 与 mtDNA 突变有关以来,目前报道与 LHON 有关的位点有 50 多个,其中 90% 以上的 LHON 由 G11778A、G3460A 和 T14484C 三个原发位点中的一个突变所致。①G11778A 突变:11778 位点突变使患者氧化磷酸化复合物 I(NADH 脱氢酶)的 ND4 亚单位基因第 11778 位点的碱基由 G 置换为 A,使 ND4 340 位点上的精氨酸被组氨酸取代,11778 位点突变导致了 ND4 亚基的空间构型改变。②G3460A 突变:3460 位点突变为 LHON 患者线粒体 ND1 第 3460 位点由鸟嘌呤 G 突变为腺嘌呤 A，使 ND1 亚基第 52 位中度保守的丙氨酸变为苏氨酸。③T14484C 突变：14484 突变使 ND6 亚基第 64 位低度保守的甲硫氨酸变为缬氨酸。④继发性突变和其他突变：有些点突变在正常人群中存在，本身不足以引起 LHON，但与三个原发位点一起可提高家系的外显率（penetrance）和增加患者表现度（expressivity），称之为继发突变。如 ND5 亚基 G13708A 突变改变一个中度保守的丙氨酸为苏氨酸，但是在正常对照频率为 4%；而 T3394C 则改变了一个高度保守的组氨酸为酪氨酸，而正常人频率为 1%。有些线粒体继发突变位点对原发突变表型可起调控作用，如 A4435G 可导致甲硫氨酰 tRNA（tRNA^{Met}）的结构和功能发生改变，携带 A4435G 突变的 G11778A 先证者，其永生淋巴细胞系中的甲硫氨酰 tRNA（tRNA^{Met}）水平只有正常对照的 50% 左右；A15951G 可导致苏氨酰 tRNA（tRNA^{Thr}）的结构和功能的改变，在正常对照中频率为 1.2%，A4435G 和 A15951G 突变均增加了 LHON 家系的外显率和表现度，并被命名为 LHON 调控子（LHON-Modulator），为线粒体遗传病领域的一个新概念。

新的 Leber 病的诊断标准是在"Mimura（1986 年）的 Leber 病诊断标准"的基础上，根据近年来的研究成果制定的。

（1）诊断依据：①线粒体原发位点突变。②线粒体继发位点突变。③典型临床表现。④母性遗传。

（2）诊断标准：具有①＋③或①＋④或②＋③＋④为确诊；具有②＋③或②＋④为高度可疑，排除颅脑疾病可确诊；具有③＋④或者③或④为可疑患者，排除颅脑疾病可诊断，需要定期随访复查。

（三）染色体异常

各种生物染色体的形态、结构和数目都是相对稳定的。每一生物细胞内特定的染色体组成称染色体组型。取体细胞有丝分裂中期的染色体制成玻片标本，并与染色体照片对比分析，进行染色体分组，并对组内各染色体的长度、着丝点位置、臂比和随体有无等形态特征进行观测和描述，从而阐明生物的染色体组成，确定其染色体组型，这种过程称为染色体组型分析，也称核型分析。细胞遗传学研究依照染色体特征（如长度和着丝粒位置）将其分为 7 组。细胞遗传学研究证实，某些临床症状与染色体数目异常有关，三体（trisomy）和单体（45 条染色体）最常见。由于此类疾病是由整个基因的增加或减少所致的遗传异常，这些综合征表现为多器官畸形。多数为异常受精，常导致流产和死产。以下为常见的几种综合征。

1. 染色体数目异常综合征

（1）13 三体综合征（Patau 综合征）：无眼球、小眼球、视网膜发育异常、视神经萎缩、葡萄膜缺损以及白内障为其主要的眼部症状，脑发育缺陷、腭裂、心脏病、多指（趾）以及肝血管瘤为最严重的其他系统病变。通常在 6 个月死亡。

（2）18 三体综合征（Edwards 综合征）：这种罕见综合征的主要特征为：生长发育迟缓，先天性心脏病以及肾功能异常。角膜和晶状体混浊，单侧上睑下垂和视神经萎缩。

（3）唐氏综合征（Down 综合征）：尽管唐氏综合征是一种常见的疾病，但其遗传方式长期以来没有定论。1932 年，Warrensburg 认为该病由染色体异常所致；1958 年的细胞遗传学研究认为，该病是由 21 号染色体异常所致。其主要临床表现为：身材矮小，扁圆形愚型面容，鞍状鼻，厚嘴唇，舌大，脂溢性皮炎，发软，肥胖，外生殖器小，指短，横褶纹，先天性心脏病，智力发育迟缓以及精神分裂症。眼部症状主要包括：虹膜超常增生，眼裂狭小伴外眼角倾斜、斜视、内眦赘皮、白内障、高度近视（33%）、圆锥角膜，以及虹膜 Brush field 斑。在超过 35 岁的大龄产妇生育的小孩中，唐氏综合征的发病率明显增加。

2. 性染色体异常综合征

（1）Turner 综合征：是一种单体性（45 条染色体）异常。受累女性个体仅有 1 条 X 染色体。临床上表现为生长发育迟缓，卵巢及女性外生殖器不发育，无月经，蹼颈（翼状颈皮），内眦赘皮，肘外翻以及上睑下垂。眼部表现为：色盲发病率很高（8%）。女性发病率（0.4%）与男性的发病率相同，隐性基因遗传不能解释此现象，患者发病主要是由于没有另一条染色体上正常的基因进行功能补偿。

（2）Klinefelter 综合征：是一种三体性（多 1 条 X 染色体）异常。男性的基因型为 47 条染色体：44 条常染色体及3条性染色体XXY。患者表现为不育、小睾丸、类无睾体格和男性乳房发育症。眼科研究显示，与正常女性一样，由于隐性的X染色体功能被正常显性基因所补偿，其色盲的发病率很低。

要点提示：

记住几种常见的遗传方式和特点，在临床上便于推断遗传性疾病的遗传方式，初步推测患者及后代的发病风险，为遗传咨询提供指导。

二、复杂遗传性眼病

（一）高度近视

近视眼是指在无调节状态下平行光线经眼屈光系统屈折后，成像在视网膜前，使远距离物体不能清晰地在视网膜上成像。近视眼按近视程度分：轻度近视眼，小于 –3.00 D，中度近视眼，–3.00~6.00 D；高度近视眼，大于 –6.00 D。高度近视又可根据是否有眼部病理性改变而分为两大类，一类是单纯性高度近视，其近视度数高，发展到一定时期可稳定，眼部没有严重的病理性改变；另外一类是病理性近视，由遗传因素所引起，常可能发生严重影响视力的一系列并发症。病理性近视的主要临床特征是：后巩膜扩张致葡萄肿形成，眼轴延长，引起高度近视性屈光不正；眼底视网膜、脉络膜退行性病变，黄斑裂孔、脉络膜新生血管等并发症；具有进展性，患者随着年龄的增加，眼轴逐渐延长，近视屈光度逐渐增高，眼底病变及视功能损害逐渐加重，甚至失明。病理性近视是一种应引起足够重视的严重眼病。

高度近视表型复杂，可有多种遗传方式。据统计，父母均为高度近视时，子女发病的概率大大增加，20世纪70年代进行的近视眼双生子研究发现，单卵双生子遗传度为0.65，双卵双生子为0.46，提示病理性近视受遗传和环境的双重控制。国内也曾进行过两次大规模的近视双生子研究，发现病理性近视中，同卵双生子的近视一致率为100%，遗传度为1；也说明遗传在病理性近视中起很大作用。

目前报道的病理性近视遗传模式有常染色体显性遗传、常染色体隐性遗传及X连锁染色体隐性遗传。较早的研究报道，病理性近视的基因位点分别为：*MYP*1（OMIM：310460），是第1个被认定的高度近视基因位点；*MYP*2（OMIM：160700，定位于18p11.13约17.6 cM的范围内D18S1138~D18S59，是目前由多个独立的研究组共同发现的近视基因位点）；*MYP*3（OMIM：603221）、*MYP*5（OMIM：608474）、*MYP*11（OMIM：609994）、*MYP*12（OMIM：609995）、*MYP*13（OMIM：300613）、*MYP*15（OMIM：612717）、*MYP*16（OMIM：612554）、*MYP*18（OMIM：613626）等。除此之外，近年来还有一些报道提示与低、中度近视相关的位点：包括 *MYP*6（OMIM 608908）、*MYP*7（OMIM 609256）、*MYP*8（OMIM 609257）、*MYP*9（OMIM 609258）和 *MYP*10（OMIM 609259）等。

病理性近视遗传方式的复杂性及异质性，致使致病基因定位困难，致病机制仍不明确，有待进一步深入研究。

（二）视网膜母细胞瘤

视网膜母细胞瘤是婴幼儿眼病中最严重、危害最大的一种恶性肿瘤，发生于视网膜，具有家族遗传倾向。该病少数没有家族史，为散发病例。视网膜母细胞瘤和其他遗传性肿瘤生成的"二次打击"假说认为，在细胞水平上，肿瘤的发生是一个渐进的过程，有两种不同的突变才能够产生杂合状态。遗传性病例中，第一次突变发生于生殖细胞，并且传递给胚胎发育的每一个体细胞，而第二次突变随机发生在体细胞中。在这种情况下，双侧视网膜的细胞都有可能发生第二次突变并形成肿瘤。而非遗传性视网膜母细胞瘤是同一个体细胞发生两次独立的突变，因而在双侧视网膜同时都发生二次突变的可能性较少。13q14的缺失与视网膜母细胞瘤相关。非遗传性病例中，由于突变发生在视网膜细胞，不能遗传。而在遗传性病例中，第一次突变发生在生殖细胞，第二次突变发生在视网膜细胞。

在遗传性病例中，肿瘤发生呈常染色体显性的遗传特征，在视网膜母细胞瘤患者中，50%为儿童。遗传性视网膜母细胞瘤患者呈现双侧、多灶型分布，并且在儿童期发病。然而，非遗传性视网膜母细胞瘤患者则呈现单眼、局灶性发病,发病年龄比较大。生殖细胞突变的个体也被认为可以增加继发肿瘤(特别是骨肉瘤晚期)发生的危险性。

为了解视网膜母细胞瘤的发生发展,应对视网膜母细胞瘤患儿及其兄弟姐妹进行筛查。筛查主要是在全身麻醉状态下对患者进行眼科学检查,以便在筛查过程中确定遗传性视网膜母细胞瘤患者。

有家族史的视网膜母细胞瘤单眼或双眼患者均被认为是遗传性视网膜母细胞瘤;相反,无家族史的双眼视网膜母细胞瘤患者被认为是生殖细胞性或者体细胞性(即非遗传性)。

常用的遗传检测方法包括:基因测序,可以鉴定具有遗传倾向的遗传性视网膜母细胞瘤。在遗传性病例中,遗传检测也被用以确定患者的兄弟姐妹及后代的患病风险,这将有利于对临床表现明显的视网膜肿瘤的发展进行监测。

> **要点提示:**
>
> 有些疾病尽管也遵循孟德尔遗传定律,但不同的基因发生突变或同一基因突变位点不同,可呈现不同的遗传方式。如果父母基因突变位点不同,后代可出现不发病,造成遗传方式不遵循孟德尔遗传定律的假象,应注意判别。

三、眼的发育与遗传

发育(development)是基因按照特定的时间与空间进行程序化表达的过程。从发育遗传学的角度,发育是性状的发育,是物种和个体的遗传属性的表达和展现,是生物体的基因型与内外环境因子相互作用,并逐步转化为表型的过程。发育的信息则来自于细胞内的基因,物种特征与个体特征都是由个体所携带的基因组信息所决定,并通过发育体现出来。每一个细胞都带有完整的决定物种和个体遗传特性的烙印,对应于它所携带的基因组。基因组编码该个体的遗传信息,使个体通过发育逐步表现出它的物种属性与个体特征。发育在本质上是基因的程序化表达,即基因在时间与空间上有序表达、选择性表达的结果。基因的程序化表达通过基因之间的相互作用来实现。对个体发育的控制实际上就是在分子水平上对基因表达的调控,在细胞层次上对细胞分裂与分化命运的调节与决定。遗传是发育的基础,发育是遗传的体现,两者相互依存。遗传物质的有序表达决定了细胞的有序分裂与分化,最终在整体上实现个体的发育。

胚胎发育是受精的基因组按照一定的时空选择性表达的过程,这些基因表达严格受胞质成分、细胞空间位置、基质成分、激素水平及细胞因子等因素的影响,细胞分化、增殖、组织诱导和形态发生等构成了胚胎发育过程的实质内容。

人眼的胚胎发育包括了细胞从胚胎远端部分进行的互动诱导作用以及形态发生运动等一系列有序活动。眼发育过程中任一环节因遗传、环境或其他因素的干扰而出现异常或错误,均可引起眼的发育障碍,导致眼部的表现异常。以下为常见的几种发育异常性眼病,其发病机制往往与某些基因在特定时间和空间内的表达受到环境等因素影响导致表达过低或过高,甚至不表达或表达异常相关。

(一)缺损

缺损(coloboma)是指在胚胎第5~8周,由胚裂闭合不全所导致的特定眼部组织的缺失,可分典型性和非典型性缺损两类。缺损有多种临床表现,可以是部分或完全的,部位包括虹膜、视网膜、脉络膜或视盘。

(二)永存原始玻璃体增生症

永存原始玻璃体增生症(persistent hyperplastic primary vitreous,PHPV)也称为永存胚胎性血管,是一种临床罕见的先天性疾病,由原始玻璃体的退化失败而引起。绝大多数患者为单眼发病,除白瞳外,尚有小眼球、小角膜、浅前房、小晶状体。灰白色膜样组织覆盖于晶状体后囊,中央部分较厚,偶有玻璃体动脉残留。晶状体周围还能见到睫状突。一旦晶状体后囊膜破裂,则晶状体皮质发生肿胀混浊,堵塞房水通道,引发青光眼。晶状体皮质吸收后为纤维膜替代(膜状假晶状体)。如果在眼底犹可窥见时,常能检出玻璃体内机化条索、视盘前膜及其边缘视网膜的牵引皱褶。

（三）无眼球

无眼球（anophthalmia）是指由于发育缺陷所致的一眼完全性缺失，常在眼球位置留有一小的囊性残基，称为临床性无眼球。无眼球可以是双侧或单侧。双侧病例提示有早期致畸事件的发生。大多数病例是散发的，但也有染色体异常的遗传病例报道。

（四）小眼球

小眼球（microphthalmos）是无眼球的后继相关发育异常，常表现为体积小而组织结构紊乱的眼球。小眼球可以是独立的，也可合并眼部或全身的异常；可以是散发或遗传的，伴随不同程度的视功能异常。先天性小眼球有多种类型：仅表现为眼球体积小，不伴有其他异常者称为单纯性小眼球，较少见；多数先天性小眼球伴有眼部其他畸形，如眼前节发育不全、先天性白内障、脉络膜视网膜缺损、视网膜发育不良、视神经缺损等。该病散发病例居多，也有家族遗传的报道，遗传方式有常染色体显性遗传、常染色体隐性遗传和 X 连锁隐性遗传。目前的研究认为，与先天性小眼球相关的致病基因或位点有：MITF、SOX2、PAX6、MCOP 和 NNO2 等。

（五）眼眶皮样囊肿

眼眶皮样囊肿（orbital dermoid cyst）是一种迷芽瘤，可能是胚胎时期表面上皮的残余物被夹在骨缝中，病变不断脱落形成囊肿。可在眼眶内多处发生，常见于眼眶的上方和颞侧，较大的囊肿可使眼球移位。系先天性发育异常，出生时就存在。

> **要点提示：**
>
> 在发育过程中，基因可按时空特异性发生表达和不表达，如果引起不表达或低表达，会引起发育异常相关疾病。发育疾病多不遗传，而遗传指基因本身发生异常（如突变、插入、缺失或重组等）而导致机体不发育或发育导常，遗传性疾病致病基因一般都会遗传给后代，但后代不一定发病，应注意两者的区别。

第二节　遗传学方法在眼遗传性疾病中的应用

一、遗传咨询

遗传咨询由临床医生和遗传学工作者解答遗传病患者及其亲属提出的有关遗传性疾病的病因、遗传方式、诊断、预防等问题，估计患者的子女再患某病的概率，并提出建议及指导，以供患者及家属参考。遗传咨询对预测严重疾病患者下一代发病风险是很有价值的。临床医生和遗传学工作者需要具备一些基本的遗传知识和咨询技巧。然而，有些疾病可能有不止一种遗传方式（如色素性视网膜炎有三种或者更多种遗传方式），因此，在遗传咨询过程中，详细询问家族史是非常重要的。此外，对妊娠期间母亲健康状况的询问可能会发现某些疾病（如先天性白内障）是由发育异常所致，而与基因无关。

近亲婚配增加了常染色体隐性遗传病的患病率，主要原因就是两个婚配个体同时携带某个相同的隐性致病基因的机会大大增加。

二、产前诊断

在一些病例中，通过产前诊断可以为患者提供某些特殊遗传病的发病风险预测。其中包括染色体异常或者特殊结构蛋白质缺乏（酶缺乏病）。目前，通过连锁分析（如 X 连锁色素性视网膜炎）或 DNA 探针等手段可以检测基因水平的异常。

对妊娠 14~16 周的母亲通过羊膜穿刺获得羊水细胞已经成为一种安全可行的产前诊断技术。通过这种方法检测的遗传性疾病种类也在快速增长，但细胞遗传学分析需要 3 周时间。绒毛膜绒毛样本具有一些优点,它可以在妊娠期 8~12 周进行,并可以在 24 h 内获得结果,但其安全性仍有待进一步确定。脐带穿刺术指妊娠期 18 周在 B 超监视下,用一细针经腹壁进入胎儿脐带抽取胎儿血样进行检测。而在 18~20 周时可经胎儿镜直接观察胎儿的外形、性别、有无畸形等。

三、携带者筛查

遗传携带者的确定使对疾病遗传方式的预测更为精确,通过对患者亲属的检查来确定疾病的遗传特征。可以进行检测的疾病有以下三种类型:

(1) 常染色体显性遗传疾病:表现为轻度或临床症状不明显(低表现度),其遗传给后代的概率为 50%,遗传咨询对携带者的鉴定具有重要作用。

(2) 存在杂合状态的常染色体隐性遗传疾病:由于致病基因可以被正常等位基因补偿,也可能表现为亚临床症状,这些症状是由于隐性致病基因所致。如果双亲均携带致病基因,其后代具有 25% 的发病风险。

(3) X 连锁隐性遗传病的女性携带者:患病父亲的女儿必定是隐性基因携带者,父亲的女儿表现为亚临床症状,可把携带者与非携带者区分开来(如视网膜色素变性)。

四、突变检测

作为基因自发化学改变的结果,当基因突变发生在生殖细胞中时,这种改变会表现出新的临床特征。突变的原因尚不太清楚,但是,外部环境因素,如:热、X 线以及放射性物质等均能诱导突变的发生。一般来说,新的临床特征是有害的(如导致疾病),但是,有些突变是有益的,并且可以用达尔文的物种进化论来解释。

某种突变在特异基因中重复发生并最终导致疾病。血友病(X 连锁遗传)和视网膜母细胞瘤(13 号染色体的某一位点受累)均被认为是基因突变所致。具有这种严重表型的疾病很少重复出现,因此疾病的发病率对突变具有较强的依赖性。突变引起表型并不严重的疾病时呈常染色体显性遗传、常染色体隐性遗传,还是 X 连锁遗传方式主要依赖于突变基因的类型。视网膜色素变性的遗传学研究表明,相同的临床表型可能由不同突变所致。通过对基因突变的检测,可以明确疾病的遗传方式及致病机制,为临床诊断、治疗及预防提供帮助。常用的检测方法有:

(1) 单链构象异构多态分析技术(single-strand conformation polymorphism,SSCP):基本原理是依据单链 DNA 在某一种非变性环境中具有其特定的第二构象。DNA 序列甚至单碱基变化都能导致这种空间构象的改变,在非变性聚丙烯酰胺凝胶电泳中,构象不同导致电泳迁移率不同,从而将正常链与突变链分离出来。

(2) 限制性酶切片段长度多态性(restriction fragment length polymorphism,RFLP):可以用于检测 DNA 片段有无突变和突变的相对比例。点突变可能产生新酶切位点或失去以前的酶切位点,DNA 在限制性内切酶作用后形成特定大小的 DNA 片段,在电泳作用下,通过 DNA 片段大小不同来区别是否发生突变。

(3) 变性高效液相层析法(denaturing high-performance liquid chromatograph,DHPLC):主要用来分析突变异质性双链结构。样本在变性条件下,依靠双链碱基组成的构象差异,突变的有无和突变的比例最终表现为洗脱峰形的差异。

(4) 等位基因特异性寡核苷酸(allele-specific oligonucleotide,ASO):等位基因特异性寡核苷酸杂交是基于分子杂交原理而建立的经典的突变检测方法。待测基因经 PCR 扩增后,分别与标记的野生型和突变型寡聚核苷酸探针杂交,杂交时由于严格遵循序列特异性,所以可以根据靶基因与两探针结合的强弱以判断是否存在突变。

(5) 直接测序(Sequencing):首先通过 PCR 获得大量模板,然后用带有 3′-OH 末端的一条单链寡核苷酸引物,在聚合酶作用下以 DNA 为模板,不断地将 4 种 dNTP 加到引物的 3′-OH 末端,使引物延伸,合成出新的互补 DNA 单链。如果加入一种特殊核苷酸——双脱氧核苷三磷酸(ddNTP),因它在脱氧核糖的 3′

端位置缺少一个羟基,故不能同后续的 dNTP 形成磷酸二酯键,即可形成一种全部具有相同的 5′– 引物端和以 ddN 残基为 3′ 端结尾的一系列长短不一片段的混合物。然后在变性聚丙烯酰胺凝胶电泳板上进行电泳,每组制品中的各个组分将按其链长的不同得到分离,制得相应的放射性自显影图谱,从所得图谱即可直接读得 DNA 的碱基序列,从而检测出碱基突变与否。

(6) 基因芯片(DNA 芯片):其方法是用不同的荧光标记的突变型和野生型单链,分别与载体上已知的寡聚核苷酸杂交,由于固定在 DNA 芯片上的已知的寡聚核苷酸序列是某个完整基因交叠衔接的 DNA 片段,因此可以通过激光共聚焦扫描对杂交荧光信号的有无进行检测分析,从而发现突变位点。

五、基因治疗

基因治疗是指将正常基因植入靶细胞代替遗传缺陷的基因或关闭、抑制异常表达的基因,以达到预防和治疗疾病目的的一种临床治疗技术。常用的几个策略有以下几种:

(1) 基因修复:原位修复有缺陷的基因,使其在质和量上均能得到正常表达。但目前在技术上尚难做到。

(2) 基因代替:去除整个变异基因,用有功能的正常基因取代之,使致病基因得到永久的更正。

(3) 基因抑制或失活朦:导入外源基因除去干扰,抑制有害基因的表达。

(4) 基因增强:是将目的基因导入病变细胞或其他细胞,目的基因的表达产物可以补偿缺陷细胞的功能或使原有的功能得到加强。

要点提示:

随着人类医学水平的进步及分子生物学技术的发展,很多遗传性疾病可以在早期预防、诊断及治疗。如 Leber 先天性黑朦性痴呆的 *RPE*65 基因发生突变,经转入正常的基因后,已呈现了良好的治疗效果,眼科疾病的基因治疗初现曙光。掌握更多的遗传性知识有助于给患者良好的建议,减少遗传性疾病的发生。

思 考 题

1. 名词解释:基因型,表型,等位基因,遗传早现,共显性遗传,携带者。
2. 试述常染色体显性遗传的判断标准。
3. 试述常染色体隐性遗传的判断标准。
4. 试述 X 连锁(性连锁)隐性遗传的判断标准。
5. 试述视网膜母细胞瘤的"二次打击"假说。

(瞿佳 文和图)

网上更多 ......

本章小结　　思考题简答要点　　自测题　　教学 PPT

17

第十七章

低视力康复和防盲治盲

本章学习思考要点

　　很多眼科疾病可导致患者低视力与盲,眼科医生不仅要诊治和预防这些致盲眼病,并且应当关注低视力与盲患者的康复,积极参加防盲治盲工作。通过本章学习,掌握以下要点:

- 盲与低视力的标准。
- 我国常见的致盲性眼病。
- 我国的防盲治盲状况。
- 低视力康复的主要方法。

关键词

　　盲　低视力　致盲性眼病　防盲治盲　低视力康复

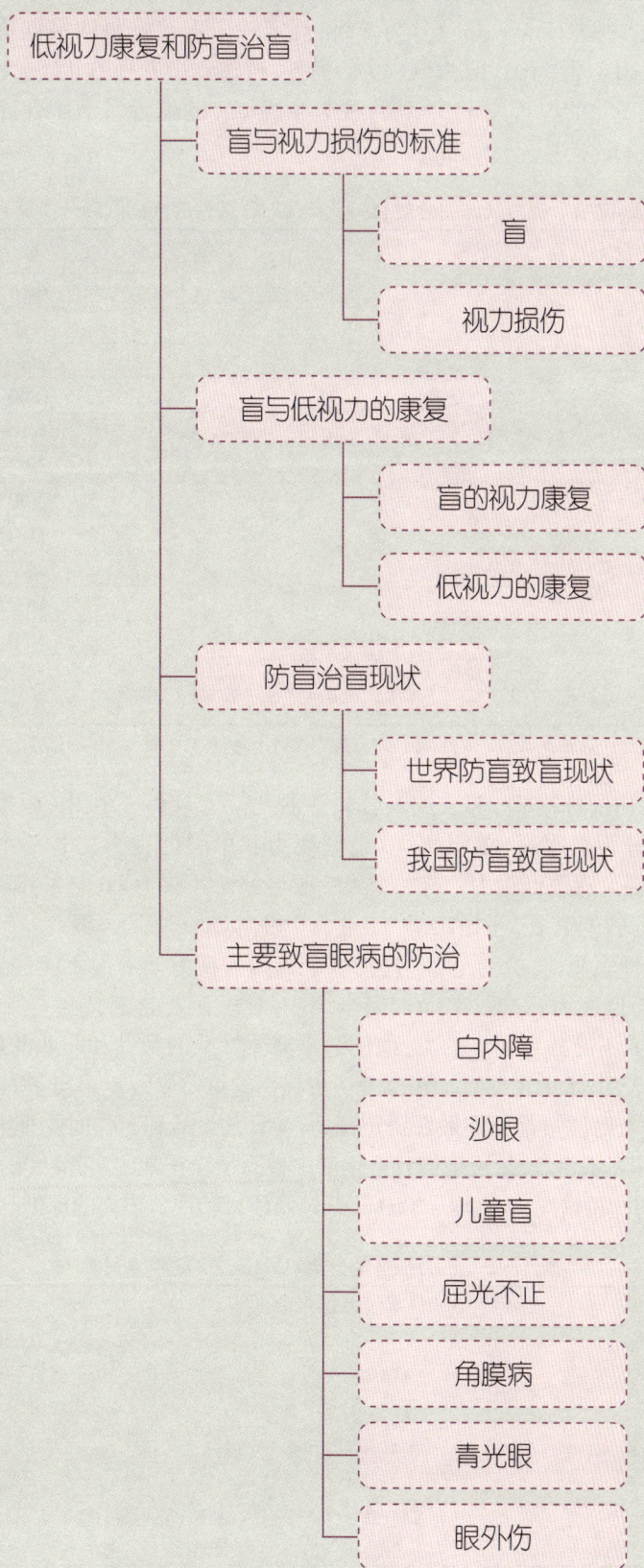

低视力康复和防盲治盲

盲与视力损伤的标准

盲

视力损伤

盲与低视力的康复

盲的视力康复

低视力的康复

防盲治盲现状

世界防盲致盲现状

我国防盲致盲现状

主要致盲眼病的防治

白内障

沙眼

儿童盲

屈光不正

角膜病

青光眼

眼外伤

第一节　盲与视力损伤的标准

世界卫生组织（WHO）定义视力损伤标准如表 17-1，并鼓励各国的研究者和机构采用该标准。这一标准将盲（blindness）和低视力（low vision）分为 5 级，规定一个人较好眼的最佳矫正视力 <0.05 时为盲，较好眼的最佳矫正视力 <0.3、但≥0.05 时为低视力。另外，考虑到患者视野状态，无论中心视力是否损伤，中心视野半径≤10°，但 >5° 的患者属于 3 级盲；视野半径≤5° 的患者属于 4 级盲。我国于 1979 年第二届全国眼科学术会议上决定采用这个标准。

表 17-1　视力损伤的分类（1977 年 WHO 采用的疾病国际分类法）

视力损伤的分类		最佳矫正视力
低视力	1	6/18
		3/10（0.3）
		20/70
	2	6/60
		1/10（0.1）
		20/200
盲	3	3/60（3 m 处指数）
		1/20（0.05）
		20/400
	4	1/60（1 m 处指数）
		1/50
		5/300
	5	无光感

注：中心视野半径≤ 10°，但 >5° 的患者归于 3 级盲；即使中心视力没有下降，视野半径≤ 5° 的患者归于 4 级盲

在上述盲与视力损伤的标准中，都采用最佳矫正视力。在实际工作中，根据患者双眼视力损伤程度不同，将盲与低视力分为双眼盲、单眼盲、双眼低视力和单眼低视力。若一个人双眼最好矫正视力都 <0.3、但都≥0.05 时，则为双眼低视力。若一个人一眼最好矫正视力 <0.05，另眼≥0.05 时，则为单眼盲。另外，根据特殊职业和驾驶的需要，还提出了"工业盲"和"机动车盲"等概念。"工业盲"是指一个人由于低视力而不能从事一种职业，"机动车盲"是指一个人因为视力低下而不能注册驾驶执照。由于各国社会经济状况不同，盲与低视力标准目前尚未完全统一，对于盲人的定义并不特别严格。1999 年 WHO 曾定义盲人为视力损伤而不能独自行走的人，他们通常需要社会的帮助和职业的扶持。

之后全球防盲实践表明，未矫正屈光不正也是视力损伤的重要原因。相当多的屈光不正患者并没有佩戴矫正眼镜，如果仅在检查时测量他们的最好矫正视力，在日常生活和工作时的视力仍未提高，采用上述标准就会漏掉这些未矫正屈光不正者，忽视他们日常生活中视力低于正常的实际状况，从而低估全球的盲和视力损伤的严重程度。针对这种情况，WHO 从 2003 年开始修改盲和视力损伤的标准（表 17-2）。

表 17-2　视力损伤的分类（WHO，2009 年 4 月）

视力损伤类别	日常生活远视力低于	等于或好于
0 级 无或轻度视力损伤		0.3（6/18）
1 级 中度视力损伤	0.3（6/18）	0.1（6/60）
2 级 重度视力损伤	0.1（6/60）	0.05（3/60）
3 级 盲	0.05（3/60）	0.02（1/60，指数 /1 m）
4 级 盲	0.02（1/60，指数 /1 m）	光感
5 级 盲	无光感	
9 级	不能确定	

第二节　盲与低视力的康复

目前估计全世界视力损伤的人群为 1.8 亿,其中 4000 万 ~4500 万是盲人。根据流行病学调查,估计我国盲人数为 700 万,低视力患者数为 1 200 万人。许多人因为视力损伤而不能工作或阅读,更多患者生活不能自理,需要他人照顾。眼科医生的责任不仅仅是对致盲眼病做出诊断、治疗和预防,更需要了解并积极参加低视力与盲的康复工作。

对于盲和低视力患者并非毫无办法,可以采用康复(rehabilitation)的措施提高患者视觉活动能力。低视力的康复常常不是针对眼病本身,而是通过光学或非光学的方法充分发挥患者残余视力的作用,帮助患者重新获得独立生活的能力,提高生活质量,同时减轻低视力患者的家庭与社会负担。

低视力康复工作起源于 20 世纪 30 年代的美国,我国于 20 世纪 80 年代设立低视力门诊,为低视力患者提供康复治疗。但是,目前很多眼科临床医生和患者对低视力知识仍了解甚少,导致我国只有很少的患者接受康复服务。

对于大多数盲与低视力患者,首先需要眼科医师的正确诊断和合理治疗。对于常规治疗后视功能仍有损伤,但尚残余一定视功能的患者,我们都应积极提供康复治疗。流行病学的调查显示,导致盲与低视力的常见眼病是老年性白内障、青光眼、沙眼、老年性黄斑变性、高度近视黄斑变性和糖尿病视网膜病变等。这些患者都是低视力康复的对象。

低视力康复的目标是使盲与低视力患者尽可能过正常生活。但因为发生视力损伤的患者年龄、性格、经济状况和受教育程度不一样,所以每个人对视力损害的适应程度不同。低视力康复必须因人而异,对患者的康复采用个体化措施。

一、盲的视力康复

老年人可能较容易接受盲,但对于年轻人,盲将带来巨大的就业和社会压力。对于突然发生的盲,患者可能难以接受;但若是逐渐丧失视力或出生时就失明,患者则可能相对平静。因此,眼科医生除了对致盲眼病进行预防和诊治外,还需给突然面临失明的患者提供帮助。

当患者有可能失明但不是必然时,眼科医生应确保患者保持乐观和信心;当失明不可避免时,应坦诚并及时告知患者,给患者及家属以鼓励和支持。对于仍有残余视力的患者,应帮助他们适应失明。尽早将失明不久和不可避免失明的患者介绍到专门的康复机构,帮助其利用各种资源恢复日常生活和工作的能力。

活动训练是盲人视力康复中最重要的内容。发达国家一些专门机构和大学提供盲人训练课程,包括自我照顾、做家务和社区活动。还可以通过导盲犬、激光手杖、障碍感应发生器等解决活动问题。盲人可以通过学习应用盲文以及盲人电子阅读仪等发声的助视器(low-vision aids)进行阅读。近年来,人工视觉研究取得一些进展,也给盲人带来希望。

对于年轻的盲人患者,通过专业技术培训,建立现实的职业目标尤为重要。一些国家盲人依靠社会保障和地区补助来生活,并实施视力康复计划。我国主要通过民政和残疾人联合会开展工作,建立盲童学校,进行文化和专业技术培训。

二、低视力的康复

低视力的康复工作应该在群体、社区等不同水平开展。首先,应唤起眼科医师和视光医师对低视力的康复意识,同时利用各种宣传方式,唤起公众和低视力患者的康复意识;加强低视力的社区康复工作,如人行盲道的建设管理等;另外,还需要医院眼科或专门的低视力门诊对低视力患者提供帮助。

只要低视力患者的日常生活受到影响,就应开始采用有效的干预措施。康复应该考虑到患者的视功能水平、理想的康复视力和辅助治疗设施。对于患者而言,应该面对视力损伤通常是进行性下降的事实。患者越快适应辅助设施,就能越快利用这些设施(包括光学或非光学)提高视力,使他们可利用残余视力工作和学习,提高生活质量。

低视力的综合管理主要包括如下几个方面:

1. 病史采集

采集患者病史和接受的治疗,了解低视力对患者日常生活的影响,询问患者对自身疾病的理解和低视力康复的目的和效果。表 17-2 列举的是一些受低视力影响的日常行为。

表 17-2　一些通常受低视力影响的日常行为和建议采用的辅助措施

日常行为	光学辅助	非光学辅助
买东西	手持放大镜	光线,颜色提示
出去吃饭	手持放大镜	手电筒,便携式电灯
认钱	双光镜,手持放大镜	分格放置钱币
存放点心	双光镜	颜色提示,固定的储存计划
阅读	手持放大镜,双光镜,立式放大镜,闭路电视	好的照明设备,大字体高对比度字体,分开阅读
写作	手持放大镜	好的照明设备,粗体笔,黑色墨水
打电话	望远镜	大字体,手写电话簿
过马路	望远镜	拐杖,找领路人
找出租车和汽车站	望远镜	
看药瓶标签	手持放大镜	彩色标记,大字体
看炉子刻度	手持放大镜	彩色标记
读体温表	手持放大镜	放大的刻度
看标记	眼镜	靠近一些
看体育比赛	望远镜	坐前排
用电脑	中间加眼镜	高对比颜色,大字体

2. 视功能检查

首先明确患者的屈光状态。最好选择 ETDRS 视力表(ETDRS chart),当视力在 20/20~20/200 时,应在 4 m 处检查;当视力在 20/200~20/400 之间时,应在 2 m 处检查;当视力低于 20/400 时,应在 1 m 处检查。低视力患者通常都有对比敏感度的下降,建议不要采用投射视力表。另外,还要评估患者主导眼、对比敏感度和色觉。

3. 近视力与阅读能力评估

用单个字母或短单词测试低视力患者的近视力,再用分级文章和视力辅助设备来评估其阅读能力。

4. 助视设备的选择和患者的指导

根据患者视力和对比敏感度等检查结果决定助视设备的屈光范围,同时也要注意患者阅读视野内的暗点和对比敏感度的影响。通过计算视力的倒数来决定起始屈光度数值。例如,如果视力为 20/160,那么最初应用 8D 的透镜。

矫正视力的设备通称为"助视器"。助视器是指能够改善或提高低视力患者视觉及活动能力的任何一种装置或设备。在低视力康复中,助视器仅是辅助器具,并非治疗手段。常用的低视力助视器分为5类:①凸透镜助视器,如眼镜、手持放大镜(图17-1)和立式放大镜(图17-1);②望远镜系统,包括眼镜式和手持式望远镜(图17-1);③非光学设备,如大字体印刷、照明、阅读台、标记设施、发音钟表、计时器和刻度等;④深色镜片和滤光片,包括抗反射透镜;⑤电子阅读系统,如电子助视器(图17-2)、闭路电视阅读机、光学打印扫描仪、带有大字体程序的电脑以及装有声控装置的计算机等。值得注意的是一些实用的非光学设施可以辅助和代替助视设备,如很多低视力患者抱怨对比度差,存在眩光,可以戴浅灰色滤光镜减少光的强度,戴琥珀色或黄色的滤光片有助于改善对比敏感度。

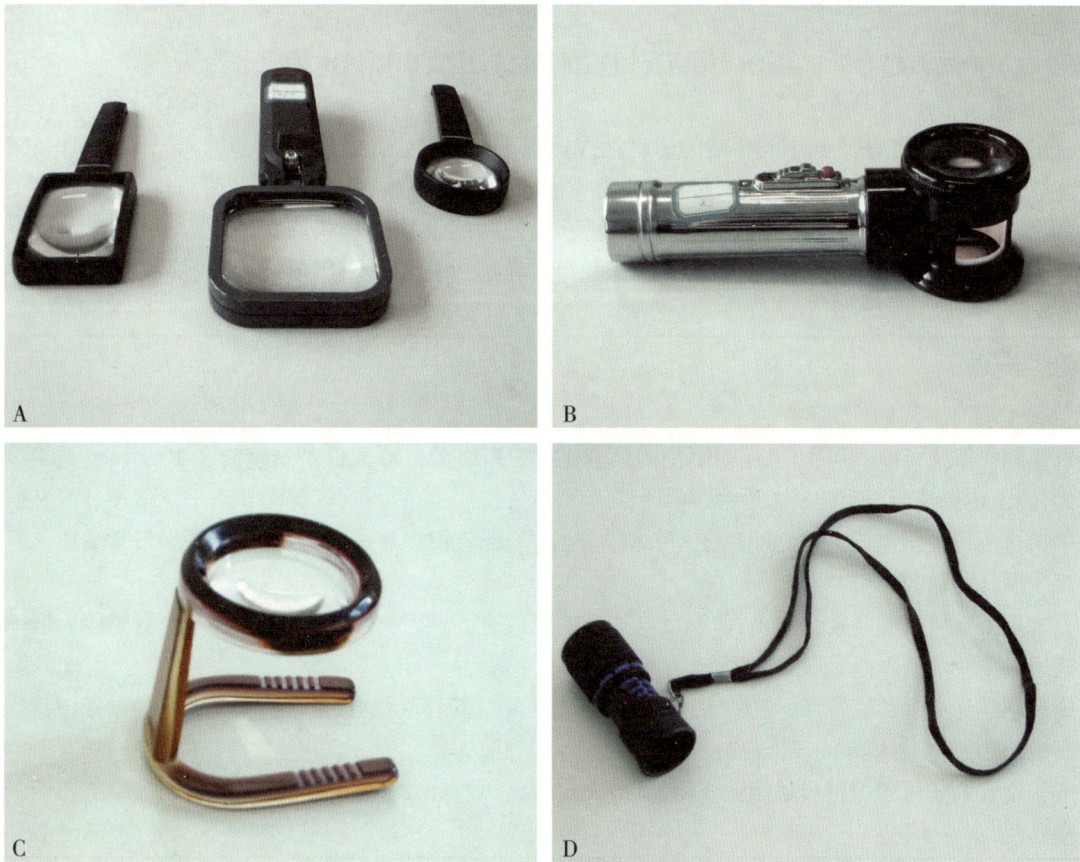

图 17-1　助视器
A. 为手持放大镜;B. 为带光源的手持式放大镜;C. 为立式放大镜;D. 单筒望远镜

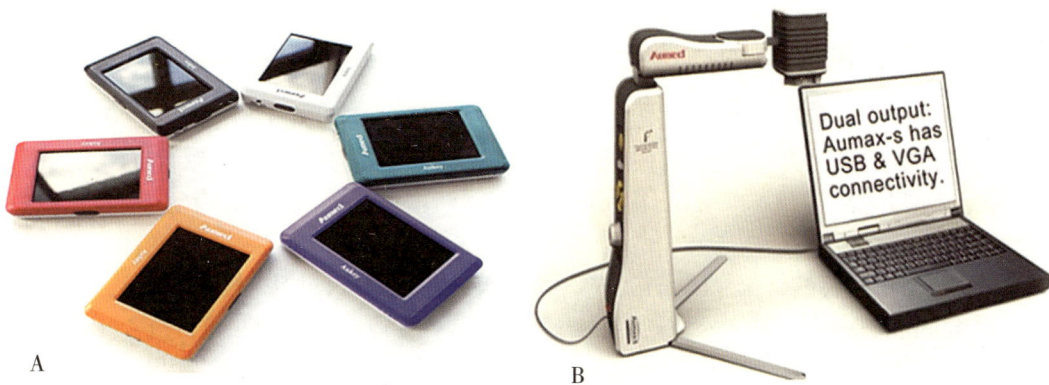

图 17-2　手持式
A. 手持式电子助视器;B. 台式电子助视器

治疗计划应考虑到眼部疾病对视力和视野的影响,视功能损害的类型和程度也影响助视器的类型和效果。例如,角膜病和白内障患者往往出现畏光和对比敏感度下降,因此注意关注其对比敏感度变化,选择助视器时应选择放大的字体而不是照明立式放大镜;老年性黄斑变性患者存在中心暗点和对比敏感度降低,阅读时戴眼镜,购物时用手持放大镜;对于存在周围性暗点(如视网膜色素变性)患者可选择浅灰色滤光镜或琥珀色的滤光片以减少畏光。

患者必须在专业人士指导下学习使用各种助视器,并熟练掌握。指导人员应向患者介绍助视器的结构和功能,解答患者问题,并在一段时间内鼓励患者使用,特别是对于老年低视力患者。医务人员可以通过学习训练计划来管理低视力患者,绝大部分患者在医生的指导下可以成功提高视力,提高生活质量。

5. 随访

在2~3周内检查患者助视器的应用情况,并适时调整,还可以通过电话随访。

拓展图片 17-1　盲和低视力康复(8张图像成一组,连续播放)

在康复工作中应该注意到不同年龄的患者治疗重点不同。对于儿童低视力患者,早发现、早治疗和早期接受康复治疗非常重要。康复训练中,家长作用至关重要,家长应反复训练患儿,提高其通过视觉以外的感觉功能来获取外界信息的能力。对于老年患者,主要通过验光配镜和配戴助视器进行康复训练,以提高其生活自理能力。

要点提示:

不同的助视器有不同的优点和缺点:

- 眼镜的优点是可以不用手持,但必须把阅读资料放在焦点上。如10D的透镜放在10cm上,透镜度数越大,阅读距离越近。但距离太近会影响光线。
- 手持放大镜使眼与放大镜之间存在一个很大的空间,能方便患者进行购物、认标签等日常活动。但若患者手颤,则不利使用。
- 立式放大镜可以固定在底座上,其高度与透镜的度数有关。因为影响光线,多提供自身照明。但一些眼病患者不能耐受因此而形成的眩光。
- 望远镜从无穷远到近处都可以聚焦。对于低视力患者,短时间视物最简单的设备是手持单筒望远镜。但其视野明显缩小,景深浅,难以在行走时使用。
- 电子阅读系统可以保持自然阅读姿势,其放大倍数大,视野大,亮度和对比度可调,无需外部照明。但价格昂贵,不易携带。

第三节　世界及我国的防盲治盲现状

一、世界的防盲治盲现状

盲和视力损伤是世界范围内的公共卫生、社会和经济问题。全世界盲的患病率为0.7%,约有3 700万盲人。发展中国家的情况更为严重,约占90%。目前60%的盲人生活在非洲撒哈拉沙漠以南地区、中国和印度。随着人口老龄化和人口增长,盲人数目还在不断增加,估计到2020年,全球盲人数将比现在增加1倍。

从世界范围来看,致盲的首位原因是白内障,约占47%。其余致盲原因中,青光眼占12%,老年性黄斑变性占9%,角膜混浊占5%,糖尿病性视网膜病变占5%,各种原因引起的儿童盲占4%,沙眼占4%,河盲占1%,其他原因占13%。

就致盲原因而言,可以将盲分为可避免盲和不可避免盲。可避免盲是指应用现有的知识和措施,一些致盲性眼病可以预防和控制,如沙眼和河盲;一些致盲性眼病通过治疗可以恢复视力,如白内障。不可避免盲是指应用现有的知识和治疗方法还不能预防和治疗的致盲性眼病,如老年性黄斑变性和视网膜色素变性等。根据WHO估计,全球80%的盲人是可以避免的。

盲与视力损伤存在一些特点。不同年龄人群盲与低视力患病率明显不同,0~14岁盲的患病率为0.08%,老年人群中患病率明显增加,60岁以上人群为4.4%。盲与视力损伤的患病率和主要原因与社会经济发展密切相关。经济发达地区盲患病率为0.3%,其主要原因是老年性黄斑变性、糖尿病视网膜病变等疾病;发展中国家盲患病率为0.6%,以白内障和感染性眼病为主,在卫生条件差、营养缺乏以及寄生虫流行的地区,沙眼、维生素A缺乏和河盲等眼病导致的视力损伤大量发生。

近几十年来,WHO等国际组织和各国政府为防盲治盲做了大量工作。1999年2月,WHO和一些国际非政府组织发起了"视觉2020,享有看见的权利"行动,目标在于加强全球合作,在2020年根治可避免盲。这次行动确定白内障、沙眼、河盲、屈光不正和低视力为行动重点。"视觉2020"行动主要通过下列几个方面的努力来解决:①预防和控制眼病。②培训眼保健人员。③加强现有的眼保健设施与机构。④采用适当和能负担得起的技术。⑤动员和开发人力和财力资源用于防盲治盲。

拓展阅读17-1 "视觉2020"

二、我国的防盲治盲现状

我国曾是盲与视力损伤情况十分严重的国家。20世纪50年代以前,以沙眼为主的眼部传染病、维生素A缺乏、外伤和青光眼是主要的致盲眼病,其中沙眼的患病率高达50%~90%。新中国成立后,各级政府大力防治沙眼。经过积极防治,全国沙眼患病率和严重程度明显降低。1984年,国家成立全国防盲指导组,统筹全国的防盲治盲工作。1980年以来全国调查显示,白内障成为我国首要致盲原因,全国残疾人联合会把白内障复明工作纳入工作范围。1991年,国务院批准实施的《中国残疾人事业"八五"计划纲要》中明确规定了白内障复明任务。全国省、市、自治区相继成立了防盲指导组,建立和健全了防盲治盲网络,运用各种方式开展工作。

根据1980年后我国各地流行病学调查报告,估计我国盲患病率为0.5%~0.6%,盲人数为670万,双眼低视力患病率为0.99%,双眼低视力人数为1 200万。盲和低视力患病率农村高于城市,女性高于男性,随年龄增加而增加。调查结果显示,我国目前盲的主要原因依次是白内障(46.1%)、角膜病(15.4%)、沙眼(10.9%)、青光眼(8.8%)、视网膜脉络膜病(5.5%)、先天或遗传性疾病(5.1%)、视神经病(2.9%)、屈光不正或弱视(2.9%)和眼外伤(2.6%),其中半数以上的盲与视力损伤是可以预防和治疗的。

目前我国的防盲治盲工作以多样化形式开展。通常的形式是建立县、乡、村三级眼病防治体系,将防盲治盲工作纳入我国初级卫生保健体系。通过开展评选"防盲先进县"活动,极大推动我国防盲治盲工作的开展。另外,组织眼科手术医疗队和手术车到农村和边远地区巡回开展手术,也是一个有效的措施。我国的防盲治盲工作也得到了WHO和一些非政府组织的大力支持。但是,其中也存在一些问题,如何提高工作效率和工作质量以及均衡城乡眼科医疗资源都是急需解决的问题。

要点提示:

"视觉2020"行动对于沙眼制定"SAFE"防治策略,即手术、抗生素、面部清洁和环境改善(surgery, antibiotic, facial cleanings, and environmental improvement)。

第四节 几种主要致盲眼病的防治

一、白内障

白内障是世界范围内也是我国的首要致盲原因,估计全球约有 2 500 万此类患者,目前我国有近一半的盲是由白内障导致的。随着人口老龄化,此类患者日益增加,我国每年新增白内障盲人约 40 万。治疗白内障是防盲治盲工作的首要任务。

目前认为,白内障不能被预防,其发生可能与幼年时严重腹泻和长期紫外线暴露相关,但具体原因不清楚。手术是目前白内障治疗唯一有效的方法,通过手术可将大多数盲人恢复到接近正常视力。每年每百万人中所做的白内障手术数,称为白内障手术率(cataract surgical rate,CSR),可代表一个地区眼保健水平的高低。各国之间的 CSR 差别很大,如美国约为 5 500,非洲为 200,中国为 400。我国城乡经济和文化差异较大,并且医疗资源主要集中在大城市,因此广大农村白内障手术率较低,手术效果也不理想。

解决白内障手术治疗的主要措施包括:①提高手术成功率,尽可能恢复患者视力;②降低手术费用,特别对于贫困患者;③集中解决积存的白内障患者,定期处理新发患者,优先治疗双眼盲患者;④扩大社会市场作用,以提高白内障手术设备使用率。

二、沙眼

沙眼是世界上社会经济不发达国家和地区常见的可预防性致盲眼病。主要集中在非洲、中东和亚洲。在我国,沙眼曾是主要致盲眼病,经过 50 多年的努力,现在患病率和严重程度明显下降,目前我国沙眼已很少致盲。

预防沙眼发生主要在于改善居住环境、培养良好卫生习惯、提高身体免疫力以及积极治疗。SAFE 战略是成功控制沙眼的关键,其主要内容包括睑内翻和倒睫的手术矫正、急性感染时抗生素的应用、充分的面部清洁和环境改善。抗生素治疗推荐采用阿奇霉素。沙眼致盲主要发生在成年人,其原因为沙眼并发症,如眼睑内翻倒睫以及角膜瘢痕,因此,积极手术治疗眼睑内翻和倒睫可以降低其致盲率。

三、儿童盲

虽然儿童盲比例较低,但因为其存活时间长,给社会和家庭带来巨大的负担,因此需要引起足够的重视。估计全世界有儿童盲 150 万人,其中 100 万人生活在亚洲,30 万人在非洲。不同国家儿童致盲原因不同,发达国家主要是遗传性因素,而发展中国家以营养不良和感染性疾病为主。常见致盲眼病包括维生素 A 缺乏、新生儿眼炎、沙眼和先天性或遗传性疾病以及未成熟视网膜病变等。在我国,感染因素和营养缺乏所致的盲已不多见,遗传性因素成为主要原因。

预防维生素 A 缺乏的措施主要是加强营养、改善环境和积极补充维生素 A 治疗。新生儿出生时给予广谱抗生素滴眼液可预防新生儿眼炎。预防早产儿视网膜病变导致的盲,关键在于早期筛查和发现。对于先天性或遗传性疾病,应加强宣传,注意妊娠期保健,禁止近亲结婚,开展遗传宣传,提倡优生优育,从而有效降低致盲率。例如,针于妊娠期妇女感染风疹病毒或弓形虫,可注射相应的疫苗和抗体,以降低先天性感染的发生率;对于一些遗传性眼病患者,应积极进行遗传咨询。另外,加强儿童的教育和监护,可以降低烟花鞭炮、锐器等意外伤害所致盲的发生率。

四、屈光不正

盲与低视力是根据最好矫正视力界定的,目前视力损伤的判断没有考虑屈光不正的因素。实际上,很多屈光不正患者日常生活中没有进行矫正或充分矫正。因此,未矫正的屈光不正是盲和低视力的重要原因。

"视觉 2020"行动提出向屈光不正患者提供矫正眼镜和低视力矫正的方案。该行动通过初级保健服务、学校中视力普查、提供低价格眼镜,努力为大多数人提供经济上可承受的屈光服务和矫正服务。根治屈光不正导致的低视力与盲主要需要解决三个方面的问题,即开发验光配镜的人力资源、生产实用便宜的眼镜以及提供方便的验光服务。

我国是近视眼的高发地区,占总人群的30%,6~7岁学龄前儿童患病率为3.9%~9.1%,小学生约为33.5%,中学生为50%,大学生约为70%。15岁儿童近视发病率已经超过33.3%,近视随年龄增长而增加。因此要加强对屈光不正的防治研究,培训足够的验光人员,普及验光配镜设备,使屈光不正患者得到及时正确的矫正。另外,还需要防治高度近视的并发症导致的视力损伤,如视网膜脱离和黄斑病变。

五、角膜病

各种角膜病引起的角膜混浊是致盲的主要原因之一,占我国致盲性眼病的第2位,约占全国盲人数的25%。过去主要病因是沙眼导致的角膜并发症,现在主要是感染性角膜炎症,包括单纯疱疹病毒性、细菌性和真菌性角膜炎。另外,角膜外伤、角膜变性以及角膜接触镜和角膜屈光手术并发症也是角膜盲的重要原因。

感染性角膜病是可以预防的,积极正确地治疗可以降低其视力损伤。对于已经发生的角膜混浊,目前唯一有效的治疗方法是角膜移植术,在我国三级医院都能施行。我国由于社会伦理和习俗影响,角膜供体很难获得。据统计,美国每年开展角膜移植手术约36 000例,但我国每年只有1 200余例,远远不能满足角膜盲患者的需要。因此,应加强科普宣传,争取社会支持,健全器官移植法是目前防治角膜病导致盲的迫切任务。

六、青光眼

青光眼是我国的主要致盲眼病,其严重性在于其致盲的不可治愈性。我国调查研究显示,青光眼患病率为0.6%,40岁以上人群患病率为1.6%,青光眼患者中致盲率高达15.8%。因此,青光眼是我国防盲治盲工作的一个重点。

一般而言,青光眼难以预防,但只要早期发现、合理治疗,绝大多数患者可终生保持有用的视功能。在人群中进行早期筛查非常必要,包括眼压监测、视野检查、视盘照相和前房角检查等。重视对有青光眼家族史人群的筛查,加强对青光眼患者的科普教育,提高患者依从性,定期随诊可以降低致盲率。

七、眼外伤

眼外伤是导致单眼盲的主要原因,也是双眼视力损伤的原因之一。儿童眼外伤常见的原因是危险运动和尖锐的玩具,成人眼外伤多为职业性外伤。

眼外伤重在预防。例如,危险工作和危险体育运动时配戴防护眼镜;工业人员在使用工具前进行培训;加强对儿童的监护,不让其接触尖锐物品。对于初级卫生保健人员,重视眼外伤的初步处理可降低眼外伤所致的盲,包括:正确处理角膜异物、眼化学伤、穿通伤以及对患者及时转诊。

思 考 题

1. 盲与低视力的标准是什么?
2. "视觉2020"行动重点是什么?
3. 低视力康复主要措施是什么?

(邢怡桥 文,邢怡桥 于旭东 照片)

网上更多……

本章小结　　思考题简答要点　　自测题　　教学PPT

18

第十八章
现代中医眼科概述

本章学习思考要点

　　中医眼科学,是我国人民几千年来在与疾病作斗争的过程中积累的宝贵财富。现代中医眼科不仅继承传统的中医理论和方法,也借鉴西医学一些相关知识,在专科基本理论和疾病诊断、防治等诸方面又有着本学科的鲜明特点,通过本章学习,掌握五轮学说概要、眼科疾病的常见病因病机及辨证诊治特点,培养中医学的眼科辨证思维。

- 熟悉眼与脏腑经络的关系。
- 熟悉内外障辨证。
- 熟悉中医眼科常见内治法。

关键词

　　中医眼科　病因病机　辨证论治

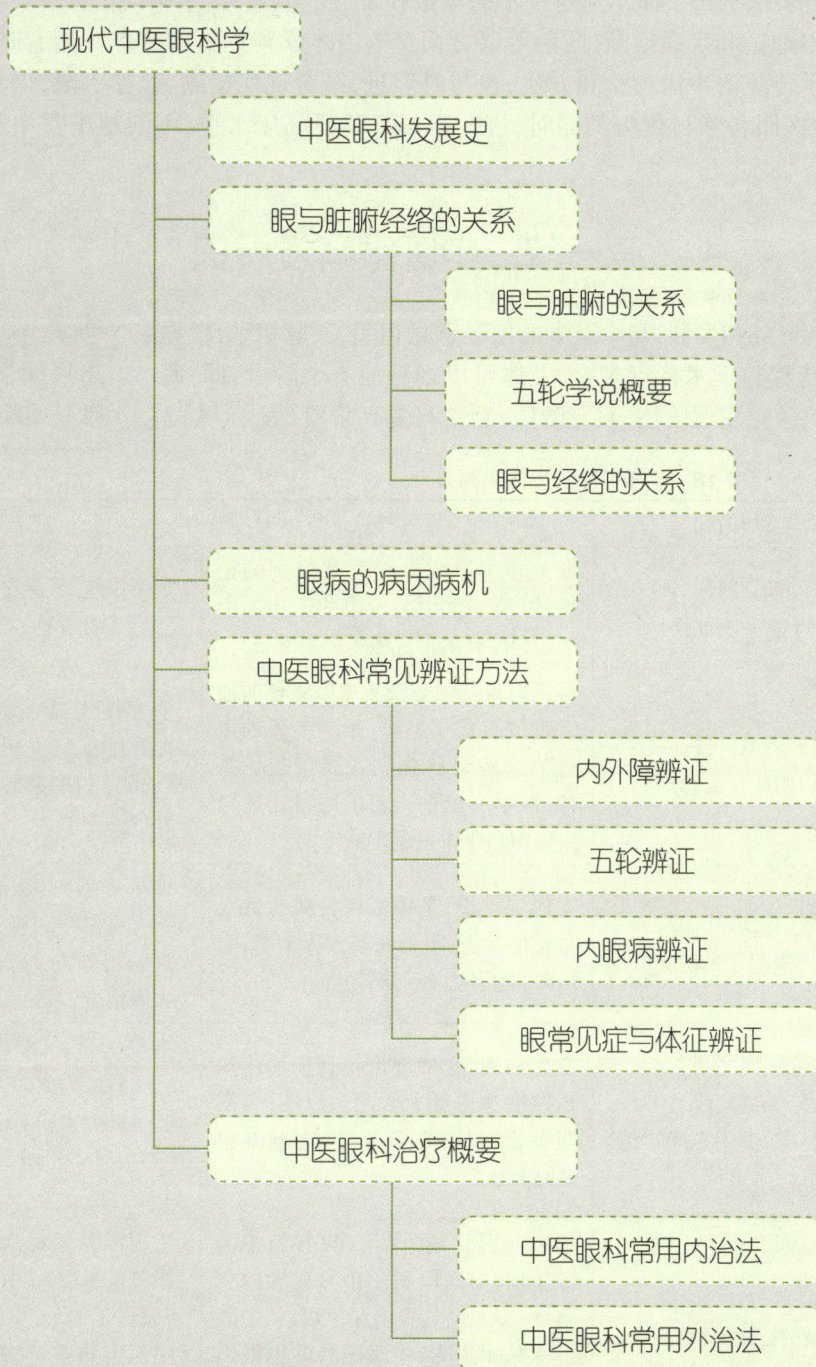

"目,窍之一也。光明视见,纳山川之大,及毫芒之细,悉云霄之高,尽泉沙之深"(元·倪维德《原机启微》),眼目主视觉,是人体十分重要的感觉器官,人类所获得的外界信息,绝大部分通过眼的视觉功能来完成。中医眼科学是以中医学基础理论为指导,认识和研究眼的解剖、生理、病因、病理和眼病的各种临床表现、诊断、辨证、治疗与预防的一门临床学科,其任务是防治眼病,维护人体视觉器官的健康。

中医眼科学,是中医药学的重要组成部分,是我国人民几千年来在与疾病作斗争的过程中,逐渐形成和发展起来的一门临床学科,它的形成和发展,与社会的发展以及整个中医学的发展息息相关。中医眼科学的基本理论和辨证论治体系建立在中医基本理论的基础之上,与此同时,中医眼科学在每一个时期的成长和进步也是对中医学术与技术的丰富和发展。但是,由于眼的位置、结构和功能特殊,中医眼科在专科基本理论和疾病诊断、防治等诸方面又有着本学科的鲜明特点。随着时代的进步,现代中医眼科不仅继承传统的中医理论和方法,也与时俱进,结合现代检测、诊疗手段,借鉴西医学一些相关知识,在发挥中医眼科学科优势的同时,进一步提高科研临床水平,不断地丰富中医眼科学术理论体系。

第一节　中医眼科发展史

中医眼科学的形成和发展,与中医学的发展息息相关、一脉相承,根据其不同时期发展历程与学术特点来看,大体可以划分为 5 个阶段,即:萌芽阶段、奠基阶段、独立发展阶段、兴盛阶段、衰落与复兴阶段(表 18-1)。

拓展阅读 18-1　中医眼科发展史

表 18-1　中医眼科发展史简表

	发展时期	发展特点	代表著作
中医眼科发展简况	萌芽阶段 (上古—南北朝)	散见于书籍文献的眼及眼病的记述,医药书籍中关于眼的论述为中医眼科学科的形成做了前期准备	《黄帝内经》《神农本草经》《伤寒杂病论》《山海经》《淮南子》《晋书》
	奠基阶段 (隋朝—唐朝)	耳目口齿科的分设为中医眼科的独立发展奠定了基础,眼科专著的出现为中医眼科独立发展创造了条件,医学文献中丰富的眼科记述对中医眼科学术发展影响巨大	《隋书·经籍志》所载《陶氏疗目方》《疗耳目方》《龙树眼论》《刘皓眼论准的歌》《诸病源候论》《千金要方》《外台秘要》
	独立发展阶段 (宋朝—元朝)	太医局单设,是中医眼科成为独立学科的标志;眼科医著大为丰富,中医眼科基本理论逐渐完善	《太平圣惠方》眼科专篇、《圣济总录》《重修政和经史证类备用本草》《世医得效方》《秘传眼科龙木论》《银海精微》
	兴盛阶段 (明朝—清·鸦片战争以前)	专著涌现,基础理论与临床治疗知识深度和广度大大超过以往;名家与医著对中医眼科基础与临床知识总结并创新	《本草纲目》《原机启微》《审视瑶函》《目经大成》《普济方》《龙树眼论》《针灸大成》《张氏医通》《古今图书集成·医部全录》《证治准绳·杂病》
	衰落与复兴阶段 (清·鸦片战争以后至今)	1840 年鸦片战争到 1949 年新中国诞生前,中医眼科学由兴盛转向衰落;中华人民共和国诞生以后,中医学术枯木逢春,中医眼科学也得到复兴和发展	《中医眼科六经法要》《眼科阐微》《眼科菁华录》《中国眼科学》《中西医眼科汇通》《中西汇通医经精义》《中医眼科学》《中西医结合眼科》《眼科临症录》

第二节　眼与脏腑经络的关系

眼属五官之一，司视觉，具有视万物、察秋毫、辨形状、别颜色之功。中医认为，眼通过经络与脏腑和其他组织器官密切联系，共同构成人体这一有机整体。脏腑经络的功能失调可以反映于眼部，甚至引起眼病；而眼部疾病也可影响相应的脏腑，以致引起全身性反应。因此，在研究眼的生理、病理和临床诊治眼病时，须根据眼与脏腑经络的关系，全面观察与分析。

一、眼与脏腑的关系

眼与脏腑的关系，在《灵枢·大惑论》认识到："精之窠为眼，骨之精为瞳子，筋之精为黑眼，血之精为络，其窠气之精为白眼，肌肉之精为约束，裹撷筋骨血气之精而与脉并为系，上属于脑，后出于项中。"《审视瑶函·内外二障论》云："眼乃五脏六腑之精华上注于目而为明。"说明眼的结构及其功能都与五脏六腑精气作用密切相关。《太平圣惠方·眼论》所述："明孔遍通五脏，脏气若乱，目患即生；诸脏既安，何辄有损。"则反映了脏腑与眼病发生的关系。

1. 眼与心的关系

（1）心主血脉，诸脉属目：全身经脉皆上聚于目，承送血液；血之于目，有重要的充养作用，是目视睛明的重要条件。全身血脉皆连属于心，脉中之血受心气推动，循环全身，上输于目，而目受血养，方得以彰明。

（2）心主藏神，目为心使：神，指人的精神、意识、思维乃至整个生命活动的外在表现，均由心主宰，心具有接受外来事物或刺激并做出相应反应的功能，而视觉的产生即在其中。

（3）心主神明，为五脏六腑之大主：五脏六腑之精气皆为心所使，而目赖脏腑精气所养，视物又受心神支配。因此，人体脏腑精气的盛衰，以及精神活动状态均可反映于目，故目又为心之外窍。中医望诊中的望目察神亦即由此而来。

2. 眼与肝的关系

（1）肝开窍于目，目为肝之外候：目为肝脏与外界相通的窍道，肝所受藏的精微物质能上输至目，维持其视觉功能。同时，若肝脏发生病理改变，则可从眼部表现出来。

（2）肝主藏血，目受血能视：肝主藏血，具有贮藏血液，调节血量的功能。虽然五脏六腑之精气皆上注于目，但由于肝为目之外窍，故肝血对视觉功能的影响最大。

（3）肝气通目，辨色视物：肝主疏泄，能调畅气机，推动血和津液运行；气能生血、生津，又能行气、行津。而目为肝窍，肝气直接通达于目，故肝气的调和与否直接影响到眼的视觉功能。肝气调和，则气机调畅，升降出入有序，有利于气血津液上输至目，目得所养而能辨色视物。反之，则影响视觉。

（4）肝主疏泄，调摄泪液：泪液的分泌和排泄与肝的疏泄功能有关，若肝的功能失调，不能收制泪液，则会出现泪下如泣。同时泪液有润泽和保护目珠的作用。

（5）肝脉上连目系，气血通达于目：十二经脉之中，唯肝脉以本经直接上连目系，充分沟通表里，保证了眼与肝的气血运行，使两者联系更为紧密。

3. 眼与脾的关系

（1）脾输精气，上贯于目：一方面，脾主运化，为气血生化之源，后天之本。唯脾运健旺，方能气血充足，目有所养而目光敏锐；反之，则目失所养，视物不明。另一方面，脾主升清，主精微物质上输头目，目得之则能明视万物。视觉功能的正常有赖于脾之精气上输。

（2）脾主统血，血养目窍：脾主统血，《景岳全书·杂证谟》曰："盖脾统血，脾气虚则不能收摄。"因此，虽然脉为血府，目为宗脉之所聚，目得血而能视，但血液能在目络中运行有序而不外溢，还有赖于脾气的统摄。若脾气虚弱，血失统摄，则可发生眼部出血及目窍失养。

（3）脾主肌肉，眼动如常：即脾主运化，有生养肌肉之功。眼睑肌肉及眼带（眼外肌）有赖于脾之精气充养,方能眼睑开合自如,目珠转动灵活。

4. 眼与肺的关系

(1) 肺为气主,气和目明:肺主气,司呼吸,影响着全身之气的生成,同时调畅气机,使气血流畅而敷布全身,温煦充养全身组织器官,而目得其养则明视万物;反之,目失所养则视物昏暗。

(2) 肺气宣降,目窍通利:肺气宣发,能布散气血津液至全身;肺气肃降,能通调水道,维持正常的水液代谢。肺之宣发与肃降,相互制约,互济协调,使眼络通畅,精微敷布,玄府开通,目窍通利。此外,肺主表,肺之宣降有序,使目得卫气与津液的温煦濡养,而卫外有权,目亦不病。

5. 眼与肾的关系

(1) 肾主藏精,涵养瞳神:肾既藏先天之精,亦藏后天之精。眼的形成,有赖于精;眼之能视,凭借于精。

(2) 肾寓阴阳,目视精明:肾寓真阴真阳,化生五脏之阴阳,为全身阴阳之根本。阴阳乃目视精明之基础,因此肾所寓阴阳直接影响到眼的视觉功能。

(3) 肾生脑髓,目系属脑:肾主骨生髓,诸髓属脑。脑与髓乃异名同类,均为肾精所化生,肾精充足,髓海丰满,则目视精明;若肾精不足,髓海空虚,则头晕目眩、视物昏花。

(4) 肾主津液,上润目珠:即肾脏对体内水液的代谢与分布起着重要作用,五脏六腑的津液在肾的调节下,不断输送至目,则为目外润泽之水及目内充养之液。

6. 眼与六腑的关系

五脏六腑互为表里,相互依赖,在生理上,脏行气于腑,腑输精于脏;病理上,脏病及腑,腑病及脏或脏腑同病。故眼不仅与五脏有密切关系,而且与六腑亦有不可分割的联系。六腑主受纳、司腐熟、分清浊、传糟粕,将消化吸收的精微物质传送到周身,以供养全身包括眼在内的组织器官。六腑的功能正常,目得所养,才能维持正常的视功能。

综上所述,眼之能辨色视物,有赖于各脏腑所化生受藏的精、气、血、津液的濡养及神的主宰。目中无比重要的神膏、神水、神光、真精、真气、真血皆赖精、气、血、津液和神等所变化和维持。人体是一个有机整体,无论脏与脏、脏与腑,抑或腑与腑之间,均有经络相互联系,它们在生理上相互协调,相互依存;在病理上相互影响,相互传变。因此,临证之时,应仔细观察,全面分析。

二、五轮学说概要

五轮学说将眼局部分为5部分,即胞睑、两眦、白睛、黑睛和瞳神,划分为肉轮、血轮、气轮、风轮和水轮,分别与内在五脏相应,借以说明眼解剖、生理、病理及其相互关系,以指导临证辨证施治(图18-1)。

1. 肉轮

肉轮指胞睑(含睑结膜),内应于脾,脾主肌肉,故称肉轮。胞睑在眼珠前方,分上下两部分,保护眼珠。位上者称上睑或上胞,位下者称下睑或下胞,上下睑之间的裂缝称睑裂。胞睑的游离缘称睑弦或胞沿或眼弦,生有排列整齐的睫毛。胞睑具有司开合,挡灰遮光、润泽眼珠等卫护之功。因脾与胃相表里,故常认为肉轮的生理病理与脾胃有关。

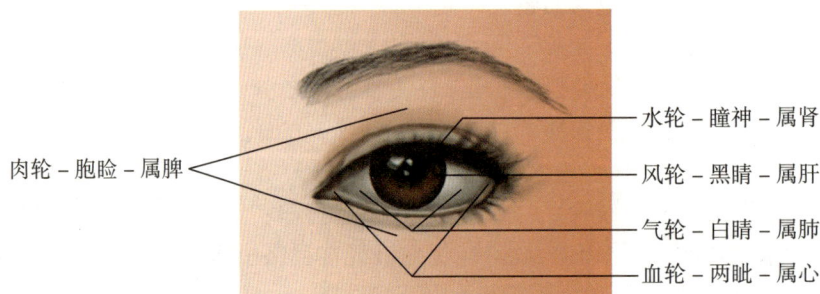

水轮 – 瞳神 – 属肾
风轮 – 黑睛 – 属肝
气轮 – 白睛 – 属肺
血轮 – 两眦 – 属心
肉轮 – 胞睑 – 属脾

图 18-1 五轮部位与五脏分属

2. 血轮

肉轮指两眦(含泪阜、半月皱襞、上下泪点及眦部结膜血管),内应于心,心主血,故称血轮。上下眼睑交接处为目眦,鼻侧称内眦或大眦;颞侧称外眦或锐眦或小眦。大眦处上下眼睑间各有一细小窍,称泪窍,为排泄泪液通道的起点。两眦血络及泌出之泪,均有润养眼珠之功。因心与小肠相表里,故常认为血轮的生理病理与心、小肠有关。

3. 气轮

气轮指白睛(含前部巩膜与球结膜),内应于肺,肺主气,故称气轮。白睛表面覆有一层透明的膜样组织(球结膜),具有润泽眼珠的作用;里层质地致密而坚韧,具有保护珠内组织之功。因肺与大肠相表里,故常认为气轮的生理病理与肺、大肠有关。

4. 风轮

风轮指黑睛(角膜),内应于肝,肝主风,故称风轮。广义的黑睛除角膜外还包括今之前房和虹膜。黑睛位于眼珠前部中央,质地透明而坚韧,是保证神光发越的重要组织,又具保护瞳神之功。因肝与胆相表里,故常认为风轮的生理病理与肝、胆有关。

5. 水轮

水轮指瞳神(含瞳孔及眼内组织),内应于肾,肾主水,故称水轮。瞳神有狭义与广义之分,狭义的瞳神是指黄仁中间之圆孔,具有阳看能小、阴看能大的功能。广义的瞳神包括晶珠、神水、神膏、视衣、目系等,是视觉发生的重要部位。因肾与膀胱相表里,故常认为水轮的生理病理与肾、膀胱有关。

三、眼与经络的关系

经络内属于脏腑,外络于肢节头面,在人体有沟通表里上下,联络脏腑器官,并借以行气血,营阴阳之功,将人体脏腑组织器官连接成一个有机的整体。经络与眼有着密切联系,眼的正常视觉功能的实现,离不开经络不断输送的脏腑气血濡养。

1. 眼与十二经脉的关系

十二经脉又名十二正经,是经络系统的主体。三阴三阳表里相合,首尾相贯,其旁支别络纵横交错,承载营血运行于周身,始于手太阴,终于足厥阴,周而复始,如环无端,运行不息。从经络循行的路径来看,十二经脉或直接或间接地与眼发生着联系,密布于眼周,源源不断地将脏腑气血输送至眼。其中,手足三阳经及手少阴心经、足厥阴肝经均与眼有直接联系,而足少阴肾经、足太阴脾经、手太阴肺经及手厥阴心包经则间接与眼发生联系(图18-2)。

2. 眼与十二经别的关系

十二经别是十二正经离入出合的别行部分,是正经别行深入体腔的支脉。经别于肘膝离正经、入胸腹,于头项出体表,合于阳经经脉的循行分布,加强了脏腑之间的联系,也使十二经脉与人体各部分的联系更趋周密,如阴经经别在头项部合于其相表里的阳经经脉,即加强了阴经经脉同头面部的联系。

3. 眼与十二经筋的关系

十二经筋是十二经脉之气结聚于筋肉关节的体系,行于体表,不入内脏,是十二经脉的外周连属部分,其分布与十二经脉的体表通路基本一致。

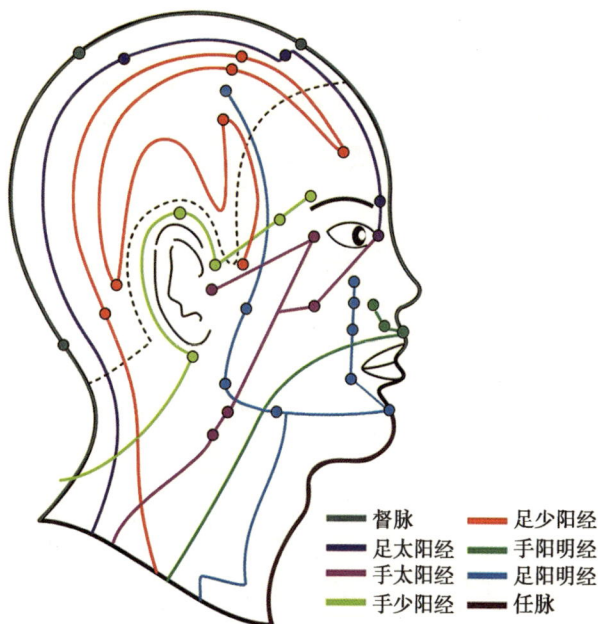

图18-2 眼部经脉循行

经筋的作用主要是约束骨骼,利于关节活动,以保持人体正常的运动功能。足三阳之筋均至眼周,手三阳之筋则经过头面至额角。手足三阳之筋,网维结聚于眼及其周围,共同作用,支配着胞睑的开合、眼珠的转动。足厥阴肝经之筋虽未直接分布至眼,然而,肝为罢极之本,主全身之筋,故其经筋与眼仍有重要关系。

4. 眼与奇经八脉的关系

奇经八脉是十二正经之外的八条经脉,与脏腑无直接络属关系,彼此间无表里配合关系。它们循行分布于十二经脉之间,具有沟通十二正经之间的联系,调节十二经气血的作用。其中督脉、任脉、阳跷脉、阴跷脉及阳维脉与眼有直接联系。

中西医眼部解剖名称对照见表18-2。

表18-2　中西医眼部解剖名称对照表

中医解剖名称	西医解剖名称
眼珠(目珠、睛珠等)	眼球
白睛(白眼、白仁、白珠)	球结膜、球筋膜及前部巩膜
黑睛(黑眼、黑仁、黑珠、乌睛等)	角膜
黄仁(眼帘、睛帘、虹彩)	虹膜
神水	房水
瞳神(瞳子、瞳仁、瞳人、金井)	狭义指瞳孔,广义指瞳孔及其后之眼内组织
晶珠(睛珠、黄精)	晶状体
神膏(护睛水)	玻璃体
视衣	视网膜
目系	视神经、包裹视神经的鞘膜及血管
胞睑(约束、眼胞、眼睑、睥)	眼睑
上胞(上睑、上睥)	上眼睑
下睑(下胞、下睥)	下眼睑
睑弦(眼弦、睥沿)	睑缘
睫毛	睫毛
睑裂	睑裂
内眦(大眦)	内眦
外眦(锐眦、小眦)	外眦
泪泉	泪腺
泪窍(泪堂、泪孔)	狭义指泪点,广义指泪道
眼带(睛带)	眼外肌
眼眶(目眶)	眼眶

第三节　眼病的病因病机

病因是指导致人体产生疾病的原因,亦即致病因素。病机指疾病发生、发展及变化的机制。两者既有联系,也有区别。例如,脾胃虚弱,水湿不运,聚湿成痰,这个“痰”即为脾胃虚弱的病理产物;同时“痰”可以阻塞经络,影响气血运行,因此它又是致病因素。中医学认为,人体是一个有机的整体,眼作为一个独立的器官,与脏腑经络关系密切,共同维持眼部正常的生理平衡,影响或破坏眼生理平衡的因素就是眼病的病因,在病因的作用下眼部可产生多种病理反应,出现多种症状与体征,根据症状、体征及病史来推求病因,从而为治疗用药提供依据,这就是中医的"审因论治"、"辨证求因",所以全面了解眼的病因病机知识(表18-3),对于提高临床诊疗水平具有重要意义。

拓展阅读 18-2　眼病的病因病机

表 18-3　眼病的病因病机

病因	六淫	风	风为阳邪,具有升发、向上、向外、善行而数变,常兼夹他邪为患的特点
		寒	寒为阴邪,主收引,其性凝滞,具有易伤阳气,易阻脉络,易使经脉拘急的特点
		暑	暑为阳邪,易伤津耗气,多夹湿而阻碍脾运
		湿	湿为阴邪,其性黏滞、重着,具有易阻气机,易伤阳气,病多污秽的特点
		燥	燥为阳邪,其性干涩,有明显的季节性,常发生于秋季,易耗伤体内阴精
		火	火为阳邪,其性炎上,主升、主动,具有灼津伤络,迫血妄行,易致肿致疡的特点
	疠气		性有寒热,发病急骤、来势迅猛、传染性强
	七情		情志内伤,则精血暗耗;情志失度,则气机逆乱;情志抑郁,久则化火
	饮食		包括饮食内伤和饮食不节
	劳倦		劳力、劳心过度能耗散真元之气;房劳伤精损肾亦损伤真元;久视劳伤心神,暗耗阴血
	眼外伤		包括异物入目、撞击伤目、刺伤伤目、烧灼伤目等
	其他		包括先天因素、衰老、局部病变继发、全身病变引起、药物不良反应等
病机	脏腑功能失调	心和小肠	心火亢盛,心阴亏虚,小肠实热
		肝和胆	肝气郁结,肝火上炎,肝风内动,肝胆湿热,肝血亏虚
		脾和胃	脾虚气弱,脾不统血,脾胃湿热,胃火炽盛
		肺和大肠	外邪伤肺,肺气虚,肺阴虚,肺热壅盛
		肾和膀胱	肾阴亏虚,肾阳虚衰,肾精不足,热结膀胱
	经络玄府失调	经络失调	包括经络滞塞、目失濡养,邪循经入、致生眼疾;经络失调、表现于目
		玄府失调	包括外邪入里、玄府郁闭,气机失常、玄府不利,脏腑失调、玄府阻滞
	气血津液失调	气病	气虚气陷,气滞气逆
		血病	血虚,血热,血瘀
		津液病	津液亏损,水液停滞

第四节　中医眼科常用辨证方法

中医眼科辨证方法内容丰富,除各科通用的八纲辨证、病因辨证、脏腑辨证、六经辨证、气血津液辨证等基本方法外,还有眼科的特殊辨证方法,如内外障辨证、五轮辨证、内眼病辨证及眼常见症辨证。

一、内外障辨证

眼科病症虽多,但根据发病部位划分,可分为外障与内障两大类,是眼科运用较多的一种眼病分类方法。《医宗金鉴·眼科心法要诀》说:"障,遮蔽也。内障者,从内而蔽也;外障者,从外而遮也。"

1. 外障

病位　指发生在胞睑、两眦、白睛、黑睛的眼病。相当于西医学之外眼病。

病因　多因六淫外袭或外伤所致,亦可由疠气攻目,或由痰湿内蕴、脏腑积热、脾虚气弱、阴虚火炎等引起。

病变特点　外症突出，征象明显，如目涩痒痛、畏光流泪、胞睑难睁、红赤肿胀、白睛红赤、胬肉攀睛，黑睛生翳，上胞下垂等。

2. 内障

病位　指发生在瞳神、晶珠、神膏、视衣、目系等眼内组织的病变。内障分狭义与广义之分，狭义内障专指晶珠混浊，相当于西医学之白内障；广义内障则包括发生于瞳神及其后一切眼内组织的病变，相当于西医学之内眼病。

病因　多因七情过激、脏腑亏损、气血不足、阴虚火炎、气滞血瘀所致；亦可由外邪入里，眼珠外伤等引起。

病变特点　多为外眼正常，视觉异常，如暴盲、青盲、视瞻昏渺、视瞻易色、高风雀目等；亦可见瞳神有形色改变者，如绿风内障、瞳神紧小、瞳神干缺、圆翳内障等。

二、五轮辨证

《审视瑶函·五轮不可忽论》说："夫目之有轮，各应乎脏，脏有所病，必现于轮。"五轮辨证是运用五轮学说，通过观察眼部各轮的症状与体征，来推断相应脏腑内蕴病变的方法，实际上是一种从眼局部进行脏腑辨证的方法。由于五轮在辨证中主要是确定病位，临床尚应与八纲、病因、脏腑辨证等辨证方法相结合，方能正确指导临床。

1. 肉轮　即为胞睑、眼睑，其病变常与脾和胃有关。

实证　胞睑红肿灼痛，多为脾胃积热；睑弦赤烂而痒，多为湿热兼风；胞睑皮下硬结，不红不痛，多为痰湿结聚；睑内颗粒累累，色红而坚，多为血热壅滞；睑内颗粒大小不一，排列不整，状如铺路之卵石，奇痒难忍，多为风湿热之邪互结。胞睑青紫肿胀，有外伤史，多为目络受损，瘀血停滞。

虚症　上胞下垂，无力抬举，多为脾虚气陷，或风邪中络；胞睑肿胀，不红不痛，按之虚软，多为脾肾阳虚，水湿上泛；胞轮振跳，多为血虚生风，或心脾两虚；胞睑频眨，不由自主，多为脾虚肝旺，燥热伤津，阴虚血少；睑内色泽较淡，多为脾虚血少。

2. 血轮　即为两眦，其病变常与心和小肠有关。

实证　两眦红赤糜烂，多为心火上炎；内眦红肿疼痛，触之有硬结，多为心经热毒；内眦按压泪窍溢脓，多为心脾积热；眦部赤脉粗大鲜红，多为心经实火；胬肉头尖体厚，红赤显著，发展迅速，多为心肺风热，心火炽盛。

虚症　两眦赤脉细小淡红，干涩不舒，或胬肉淡红菲薄，发展缓慢，多为心经虚火，阴血不足。

3. 气轮　即为白睛，其病变常与肺和大肠有关。

实证　白睛红赤，颜色鲜红，多为外感风热，或肺经实热；白睛暗红，结节隆起，多为肺经瘀热；白睛红赤肿胀，多为肺热亢盛；白睛水肿，多为肺气失宣。

虚证　白睛血丝淡红稀疏，多为肺经虚火；白睛干涩少津，多为肺阴不足；白睛枯涩，失去光泽，多为阴津不足，津液耗损。

4. 风轮　即为黑睛，其病变常与肝和胆有关。

实证　黑睛星翳初起，多为外感风邪；黑睛生翳，状如凝脂，多为肝胆火炽，热毒炽盛；黑睛混浊，如镜面呵气之状或深层有赤脉深入，多为肝胆热毒，湿热蕴蒸，兼有瘀滞。黑睛浅层赤膜下垂，或血翳包睛，多为肺肝热盛，血热壅滞。

虚证　黑睛翳陷，久不平复，或星翳日久不愈，时隐时现，多为正虚邪留，气阴两虚。

5. 水轮　即为瞳神，包括瞳孔及其以后一切眼内组织。按五轮学说，瞳神属肾，其病变主要责之于肾。由于肝肾同源，其病变常与肝肾有关。

实证　瞳神散大，头目胀痛难忍，多为风火攻目，肝郁气逆，痰火上壅；瞳神紧小，眼珠坠痛拒按，多为肝经风热，肝胆火炽，风湿夹热。

虚证　瞳神干缺,视物昏朦,多为肝肾阴虚,虚火上炎;晶珠混浊,瞳神变白,多为肝肾亏虚,精血不足。

虽然五轮学说在眼科运用较普遍,有一定的指导意义,但其也有明显的局限性。如白睛发黄,病位虽在气轮,但病多不在肺,病因常与肝胆湿热有关;再如瞳神疾患,病因病机较为复杂,其不仅与肾有关,还与其他脏腑有密切关系。因此,临床宜整体与局部相结合,具体问题具体分析,综合辨证。

三、内眼病辨证

内眼组织包括晶状体、玻璃体、视神经、视网膜、黄斑、脉络膜等,属中医瞳神范畴,内眼病即为中医之内障眼病。

1. 辨晶状体病变

晶状体混浊,老年人多为肝肾亏虚,精血不足,或肝热上扰,脾虚气弱所致;并发其他眼病者,多为肝胆火炽,或湿热内蕴,邪气上犯所致。此外,头眼部外伤及先天禀赋不足也可引起。

2. 辨玻璃体病变

玻璃体呈尘状、丝状或网状混浊,眼内有炎症性病变或病史者,多为湿浊上犯,肝胆热毒引起;玻璃体呈棕黄色点状、条状或团块状混浊,眼内有出血性病变或病史者,多为热伤目络,气滞血瘀;玻璃体呈丝状、蜘蛛状混浊,或白色雪花样混浊,眼底有退行性病变者,多为肝肾亏虚,或气血虚弱。

3. 辨视盘病变

视盘充血　色泽鲜红,境界模糊者,多为肝胆火炽,肝郁化火,邪毒上壅所致;色泽暗红,境界不清者,多为肝郁气滞,脉络瘀阻。

视盘水肿　高起呈蘑菇状,多为气血瘀滞,血瘀水停,或为痰湿郁遏,气机不利;若颜色淡红者,多属肾阳不足,命门火衰,水湿蕴积所致。

视盘色泽改变　视盘色淡或苍白,境界清楚,多为肝肾亏虚,气血不足,肝郁血虚,目络瘀滞,目系失养所致;视盘淡白,境界模糊者,多为余邪未清,目中玄府瘀滞;视盘颜色蜡黄,边界欠清,多为肾阳不足,肝肾亏损,目络滞涩有关。

4. 辨视网膜病变

(1) 视网膜出血:早期出血,量多而颜色鲜红者,多为脏腑热盛,火灼目络,或阴虚阳亢,虚火灼络;出血日久,颜色紫暗者,多为气滞血瘀,脉络瘀阻。若为反复出血,新旧血液夹杂,或有机化膜、新生血管者,多为阴虚火旺,灼伤目络;或脾虚气弱,血失所统,溢于络外;或正虚邪留,痰瘀互结。此外,头眼部外伤,损伤目络,亦可引起视网膜出血。

(2) 视网膜水肿:局限性水肿,可由肝郁气滞,脾虚有湿,脏腑热盛,阴虚火旺所致;或因脉络瘀滞,血瘀水停引起。弥漫性水肿,多因脾肾阳虚,水湿上犯;外伤性视网膜水肿,则为气滞血瘀所致。

(3) 视网膜渗出:新鲜渗出,多为肝胆火炽,湿热蕴蒸,阴虚火旺所致;陈旧性渗出物,或机化物形成,多为痰瘀互结,气滞血瘀,或肝肾不足所致。

(4) 视网膜退行性病变:多因肝肾亏虚,气血不足,视衣失养。

(5) 色素沉着:多属肾阴亏虚,或命门火衰。

5. 辨视网膜血管病变

视网膜静脉迂曲扩张,多为肝郁气滞,气血瘀阻,或脏腑热盛,血热夹瘀。视网膜动脉变细,反光增强,或动静脉交叉处有压迹,多为肝肾阴虚,阳亢风动。视网膜血管阻塞,多为气滞血瘀,或气虚血瘀,或痰热上壅所致。视网膜血管细小,视网膜色泽变淡,多为气血不足,或肝肾亏虚,虚中夹瘀。

6. 辨黄斑病变

(1) 黄斑水肿与渗出:水肿多为肝郁犯脾,水湿停聚;或脾肾阳虚,水湿上犯。渗出多为痰湿结聚,气滞血瘀,或郁热伤津,热搏血结致瘀而成。

(2) 黄斑出血:多为劳伤心脾,脾虚失统,气不摄血;或因火热炽盛,灼伤目络,迫血妄行;或因外伤目络,血溢络外。

(3) 黄斑色素沉着或变性:多为肝肾不足,脾肾亏虚,或虚中夹瘀所致。

四、眼常见症与体征辨证

1. 辨眼常见症

(1) 辨目痛:外障引起的目痛多为疼痛、灼热刺痛,多属阳证;内障引起的目痛多为酸胀疼痛,牵拽痛、眼珠深部疼痛,多属阴证;目赤涩痛,眵多黏结,多为外感风热;胞睑赤痛肿硬,大便燥结,多为阳明实火;白睛微红微痛,干涩不舒,多为津亏血虚;目珠胀痛如突,多为气血郁闭;隐隐胀痛,多为阴精不足,阳亢于上;眼珠深部疼痛,多为肝郁气滞,或肝火上炎。痛连颞颥,为少阳经受邪;痛连巅顶后项,属太阳经受邪;痛连前额鼻齿,为阳明经受邪。暴痛属实,久痛属虚;持续疼痛属实,时发时止属虚;肿痛属实,不肿而痛属虚;赤痛难忍火邪实,隐隐作痛精气虚;痛而燥闷肝气实,痛而恶寒阳气虚;痛而拒按为邪实,痛而喜按为正虚。

(2) 辨目痒:目痒有因风、因火、因湿和因血虚等不同,但临床上以风引起居多。目赤而痒,迎风尤甚,多为外感风热;睑弦赤烂,眵泪胶黏,瘙痒不已,或睑内颗粒肥大,痒如虫行者,多为湿热兼风;痛痒兼作,红赤肿甚,多为邪毒炽盛;痒涩不舒,时作时止,多为血虚生风。目病将愈而痒者,多为邪退火息,气血渐复。

(3) 辨目涩:目涩即为眼内异物感不适。有沙涩与干涩之分。目沙涩疼痛,畏光流泪,多为外感风热,或肺热壅盛,或肝胆火炽,或为异物入目所致;目干涩不舒,多为肺阴不足,津液耗损,或为肝肾阴虚,精亏血少所致。

(4) 辨羞明:羞明即为畏光。羞明伴目赤肿痛,多为外感风热,或肝胆火炽;羞明伴干涩不舒,红赤不显,多为津亏血少,阴虚火炎;羞明伴眼睑欲闭,乏力倦怠,多为脾气不足,或阳虚气陷。

(5) 辨视觉异常:视近尚清,视远模糊,多为阳气不足,或久视伤睛;视远尚清,视近模糊,多为阴精亏损。外眼端好,而视物昏朦者,多为血少神劳,肝肾虚损。视力骤降,甚至盲无所见,多为肾阳不足,肝肾亏虚。晶珠混浊,视力缓降,多为年老肾亏,精气不足。眼前蚊蝇飞舞,黑影飘浮,多为湿浊上泛,虚火灼络,肝肾精亏。视瞻有色,视直为曲,视大为小,视物变形,多为脾湿上泛,肝郁血虚,肝肾不足。瞳神散大,白睛混赤,视力剧降,多为风火攻目,肝郁气逆,痰火上壅;瞳神紧小,抱轮红赤,视物模糊,多为肝胆火炽,风湿夹热,阴虚火旺。视一为二,目珠偏斜,多为风痰阻络,目络瘀滞。视物不清,翳膜遮睛,目赤涩痛,多为肝经风热或肝胆热毒。

2. 辨眼常见体征

(1) 辨目赤:目赤主要表现为白睛红赤、抱轮红赤、白睛混赤(图18-3)。

1) 白睛红赤:位于白睛浅层,起于周边,颜色鲜红,呈树枝状,推之可动。点0.1%肾上腺素后,红赤消失,相当于西医学之结膜充血。主要见于暴风客热、天行赤眼、金疳等白睛浅层病变。

2) 抱轮红赤:位于白睛深层,环绕黑睛周围发红,颜色紫暗,呈毛刷状,推之不动,点用0.1%肾上腺素后,红赤不消退,相当于西医学之睫状充血。主要见于聚星障、花翳白陷、混睛障、瞳神紧小等病变。

3) 白睛混赤:白睛红赤与抱轮红赤同时存在,相当于西医学之混合充血。主要见于凝脂翳、绿风内障、瞳神紧小等病变。

(2) 辨目肿:目肿表现在胞睑、两眦、白睛和黑睛。

胞睑红肿如桃,灼热疼痛,多为脾胃积热,热毒壅盛;胞睑肿胀

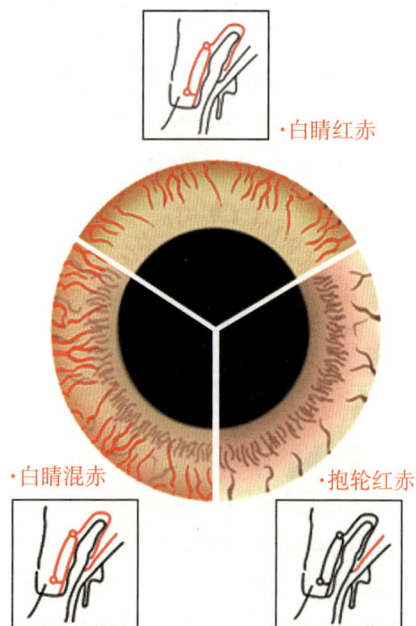

·白睛红赤

·白睛混赤　　·抱轮红赤

图18-3　白睛红赤、抱轮红赤、白睛混赤

骤起,微红而痒,多为外感风邪;胞睑虚肿如球,不红不痛,皮色光亮,多为脾肾阳虚,水气上泛;胞睑红肿湿烂,多为湿热熏蒸;胞睑肿胀青紫,多为气滞血瘀。内眦突发红肿高起,疼痛拒按,多为风热上攻,心火炽盛。白睛红赤肿胀,多为风热犯肺,肺热壅盛;白睛赤紫肿胀,多为肺经虚热,热与血结;白睛肿胀不红,状如鱼泡,多为肺失宣降,气机壅滞。黑睛水肿,雾状混浊,多为肝胆火炽,风火攻目,或为肝郁气逆,痰火上壅,阳亢风动所致。

(3)辨目眵:眵即为眼分泌物。眵多硬结为肺经实热,眵稀不结为肺经虚热,眵多黄稠为热毒炽盛,目眵胶黏或呈黏丝状,多为湿热所致。

(4)辨目泪:热泪如汤多为外感风热或肝火炽盛,热毒上攻;迎风流泪,多为肝血不足,风邪外引;冷泪长流,多为气血不足,肝肾亏虚,或泪道狭窄阻塞所致。

(5)辨翳膜:翳与膜是外障眼病常见的形态变化,古代眼科医籍论述较多,临床易于混淆,故应予以分辨。

1)翳:有狭义与广义之分。狭义的翳专指黑睛混浊,广义的翳包括黑睛与晶珠的混浊(图18-4)。

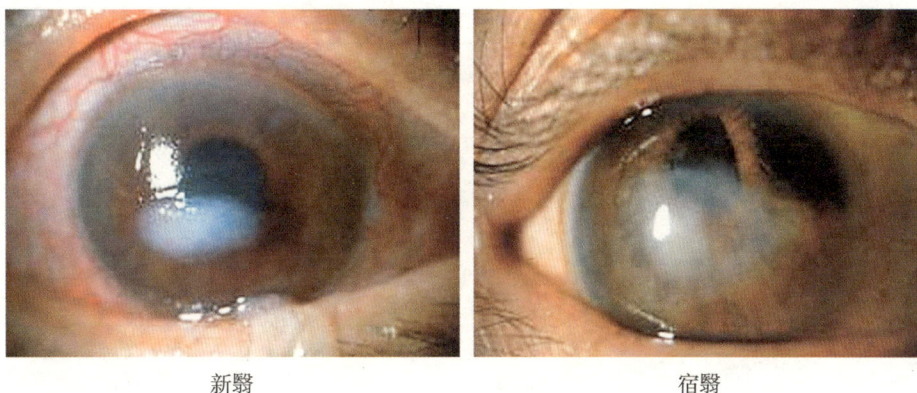

新翳　　　　　　　　　　　　　　宿翳

图18-4　新翳与宿翳

新翳:指黑睛混浊,表面粗糙,境界模糊,有发展趋势,多伴有不同程度的目赤疼痛、羞明流泪等症,相当于西医学之角膜炎症性病变。如聚星障、花翳白陷、凝脂翳、混睛障等,均属新翳范畴。

宿翳:指黑睛混浊,表面光滑,境界清楚,无发展趋势,无目赤疼痛、羞明流泪等症,相当于西医学之角膜瘢痕。宿翳分为四类:冰瑕翳是指翳菲薄,如冰上之瑕,须在集光灯下方能查见者,相当于西医学之角膜薄翳;云翳是指翳稍厚,如蝉翅,似浮云,自然光线下可见者,相当于西医学之角膜斑翳;厚翳是指翳厚色白如瓷,一望可知者,相当于西医学之角膜白斑;斑脂翳是指翳与黄仁黏着,瞳神变形不圆者,相当于西医学之粘连性角膜白斑。

2)膜:自白睛或黑白交界之际起障一片,或白或赤,渐渐向黑睛中央蔓延者,称之为膜。如赤膜下垂、胬肉攀睛等,即属于膜的范畴。若膜上赤丝密集者,称为赤膜;赤丝稀疏,红赤不显者,称为白膜。

(6)辨目偏斜:双眼自幼偏斜,视力低下,多因先天禀赋不足,或屈光不正所致;眼珠突然偏斜,转动受限,视一为二,多因风痰阻络、目络瘀滞引起。

(7)辨目突与珠陷

1)目突:眼珠胀痛突起,转动受限,白睛红赤肿胀,多因风热火毒上攻于目;双侧眼珠突起,如鹘鸟凝滞,多为肝郁气滞,目络滞涩;或素体阴虚,肝阳上亢所致;眼珠骤然突出眶外,与头位改变有关,多因眶内血络受损,血溢络外;单眼渐进性突出,常为眶内肿瘤所致。

2)珠陷:眼珠向后缩陷,多因肾津亏虚或津液耗损,或眶内瘀血机化所致;眼珠萎缩塌陷,多因眼珠破损,眼内容物外溢,或因瞳神紧小失治误治而成。

(8)辨目瞤:眼珠瞤动即为眼球震颤。自幼眼珠震颤,多为先天禀赋不足,眼珠发育不良;突发性眼珠震颤,多为风邪外袭或肝风内动所致。

第五节　中医眼科治疗概要

眼科治疗可分内治、外治两大类,内障眼病以内治为主,外障眼病多须配合点眼、洗眼、敷眼、手术等外治。此外,针灸、按摩、推拿等方法,眼科亦常配合应用,因此,眼病的治疗方法是多种多样的。根据眼与脏腑经络相关的理论,重视内治法是中医治疗眼病的特色。不论外感或内伤眼病,皆可根据眼部表现,结合全身症状进行辨证,用内治法来调整脏腑功能或攻逐病邪(表18-4)。即使对某些确须用外治法或手术疗法治疗的眼病,亦可配合用内治疗法,收到内外配合的治疗效果。眼科外治法是运用具有祛风、清热、除湿、活血通络、祛瘀散结及退翳明目等各种不同作用的药物和手术治法,从外部直接施治的方法(表18-5)。由于眼科的特殊性,中医眼科自古即重视外治法。外治法在眼科应用甚广,特别在外障眼病的治疗中占重要地位,有的眼病甚至单独采用外治法即可收效。现代中医眼科不仅继承了点、敷、熏洗等传统的外治方法,而且吸收了现代医学知识,并有所改进和发展。

表18-4　中医眼科常用内治法

	祛风法	疏散风热法
眼科常用内治法		疏散风寒法
	清热法	清热泻火法
		清热解毒法
		泻火通腑法
		清热凉血法
	祛湿法	清热除湿法
		健脾化湿法
		温阳利湿法
	滋阴降火法	
	理血法	凉血止血法
		益气止血法
		活血祛瘀法
	疏肝理气法	
	补益法	补气法
		补血法
		气血双补法
		滋养肝肾法
		温补肾阳法
	软坚散结法	
	退翳明目法	

例如,糖尿病视网膜病变属中医学"消渴内障"。古代医家认识到消渴最终可致盲。本病治疗原则是根据气阴两虚、肝肾不足、阴阳两虚而致脉络瘀阻、痰浊凝滞的本虚标实基本病机,以益气养阴、滋养肝肾、阴阳双补治其本,通络明目、活血化瘀、化痰散结治其标。

古代医家利用钩、割、镰、烙、针等器械进行手术医治。这些手术方法及器械受历史条件所限,未能尽善尽美,但在千余年前就能应用,却是难能可贵的。

表 18-5　中医眼科常用外治法

眼科常用外治法	中医传统外治法	钩割法	用钩钩起眼部须割除的病变组织,用刀或铍针割除之
		镰洗法	用锋针或表面粗糙之器物轻刺或轻刮患部,然后用水冲洗的治法
		熨烙法	将特制的烙器或火针加热,熨烙患部的治法
		针法	针法可分三棱针法、铍针法及针拨内障法
	临床常用外治法	点眼药法	按辨证需要,直接将所需的药物点入眼局部,使药力直达病所,用以达到消肿痛、退红赤、去眵泪、止痒涩、除翳膜、放大或缩小瞳孔的目的
		熏洗法	本法包括熏法与洗法,熏法是利用药液煮沸后的热气蒸腾上熏眼部,洗法是将煎剂滤清后淋洗患眼,一般多是先熏后洗,合称熏洗法
		敷法	敷法适用于外障眼疾及瞳神紧小、外伤眼疾、血灌瞳神等症。敷法分药物敷与非药物敷两类
		冲洗法	用药汁、盐水、清水等冲洗眼部的方法。现代采用结膜囊冲洗及泪道冲洗法两种方法
		注射法	是现代常用的外治方法,包括结膜下注射及球后注射两种方法

拓展阅读 18-3　中医眼科治疗概要

拓展阅读 18-4　中医特色优势病种——消渴内障

拓展阅读 18-5　中医特色优势病种——白涩病

思 考 题

1. 简述五轮的名称、解剖部位、五脏分属。
2. 简述六淫的特性、致病特点。
3. 眼科常用内治法分为几种?

(段俊国　文和图)

网上更多……

　　本章小结　　　思考题简答要点　　　自测题　　　教学 PPT

汉英名词对照

（按汉字拼音排序）

5- 氟尿嘧啶 5-fluorouracil, 5-Fu

A

Argyll-Robertson 瞳孔 Argyll-Robertson pupil

阿柏西普 ablifercept

阿托品 atropine

阿昔洛韦 acyclovir

埃迪瞳孔 Adie pupil

安昔他滨 ancitabine

暗适应 dark adaptation

B

白点状视网膜变性 retinitis punctata albescens

白内障 cataract

白内障囊内摘除术 intracapsular cataract extraction, ICCE

白内障囊外摘除术 extracapsular cataract extraction, ECCE

白内障手术率 cataract surgical rate, CSR

白塞综合征 Behcet disease

白血病 leukemia

瘢痕性类天疱疮 cicatricial pemphigoid

板层角膜移植 lamellar keratoplasty , LKP

半乳糖激酶缺乏症 galactokinase deficiency

半乳糖性白内障 galactose cataract

包涵体性结膜炎 inclusion conjunctivitis

暴露性角膜炎 exposure keratitis

杯 / 盘比 cup/disc ratio, C/D ratio

倍他洛尔 betaxolol

吡诺克辛钠 pirenoxinumnatricum

扁平角膜 applanation

变性高效液相色谱分析 Denaturing high-performance liquid
　　Chromatograph, DHPLC

表层巩膜炎 episcleritis

表现度 expressivity

表型 phenotype

丙美卡因 proxymetacaine

并发性白内障 complicated cataract

病毒性结膜炎 viral conjunctivitis

病理性近视 pathologic myopia

波前像差引导的个体化切削 wavefront-guided ablation

玻璃体 vitreous

玻璃体后脱离 posterior vitreous detachment, PVD

玻璃体混浊 vitreous opacities

玻璃体积血 vitreous hemorrhage

玻璃体基底部 vitreous base

玻璃体液化 syneresis, or liquefaction

玻璃疣 drusen

不规则散光 irregular astigmatism

布比卡因 bupivacaine

布林佐胺 azopt

部分调节性内斜视 partially accommodative exotropia

C

蚕食性角膜溃疡 Mooren's ulcer

测序 Sequencing

常年性过敏性结膜炎 perennial allergic conjunctivitis

常染色体 autosomes

常染色体显性视神经萎缩 autosomal dominant optic atrophy,
　　ADOA

常染色体显性遗传　autosomal dominant

常染色体隐性遗传　autosomal recessive

超急性细菌性结膜炎　hyper acute bacterial conjunctivitis

超声乳化白内障吸除术　phacoemulsification

成骨不全症　osteogenesis impertecta

成肌纤维细胞　myofibroblast

成熟期　mature stage

充血缓解剂　decongestants

初发期　incipient stage

穿透性角膜移植　penetrating keratoplasty, PKP

垂直分离性斜视　dissociated vertical deviation, DVD

春季角结膜炎　vernal keratoconjunctivitis

纯合子　homozygous

磁共振成像　magnetic resonance image, MRI

刺激眼　exciting eye

促神经激素　neurotrophin

醋酸泼尼松龙　prednisolone

D

Duane 眼球后退综合征　Duane retraction syndrome, DRS

大角膜　megalocornea

带状光检影镜　streak retinoscpes

带状疱疹病毒性睑皮炎　Herpes zoster dermatitis of eyelid

单纯近视散光　simple myopia astigmatism, SMA

单纯疱疹病毒　herpes simplex virus, HSV

单纯远视散光　simple hyperopia astigmatism, SHA

单链构象异构多态性　Single-strand conformation polymor-phism, SSCP

单疱病毒性睑皮炎　herpes simplex dermatitis of eyelid

单眼性斜视　monocular strabismus

倒睫　trichiasis

等位基因　alleles

等位基因特异性寡核苷酸　Allele-Specific Oligonucleotide, ASO

地塞米松　dexamethasone

地图 - 点状 - 指纹状角膜营养不良　map-dot-finger print

dystrophy

点状白内障　punctate cataract

点状光检影镜　spot retinoscopes

碘苷　idoxuridine

电光性眼炎　electric ophthalmia

电子计算机 X 线断层扫描术　computed tomography, CT

淀粉样变性　amyloidosis

丁卡因　dicaine

东莨菪碱　scopolamine

动脉硬化性视网膜病变　arteriosclerotic retinopathy

动眼神经麻痹　third nerve palsy

对比敏感度　contrast sensitivity

对光反射　pupillary reaction, pupillary response

多发性神经纤维瘤 1 型和 2 型　neurofibromatosis 1, 2

多发性硬化　multiple sclerosis, MS

多粘菌素B　polymycin B

E

恶性黑色素瘤　malignant melanoma

恶性青光眼　malignant glaucoma

F

Fuchs 角膜内皮营养不良　Fuchs endothelial dystrophy

Fuchs 综合征　Fuchs syndrome

发散　divergence

发育性青光眼　developmental glaucoma

防盲治盲　blindness prevention and treatment

房角固定型　angle-fixated

房角后退性青光眼　angle-recession glaucoma

房角切开术　goniotomy

房水　aqueous humor

房水引流错向性青光眼　aqueous misdirection glaucoma

放射状角膜切开术　Radial keratotomy, RK

飞秒激光　femtosecond laser

飞蚊症　muscae volitants, or floaters

非穿透性小梁手术　non-pentrating trabecular surgery, NPTS

非共同性内斜视　incomitant esotropia

非共同性斜视　noncomitant strabismus

非甾体类抗炎药　nonsteroidal anti-inflammatory drugs, NSAIDS

非增生性糖尿病性视网膜病变　nonproliferative diabetic retinopathy, NPDR

非正视　ametropia

分辨视力　resolution acuity, VA

分散　divergence

氟比洛芬钠　flurbiprofen sodium

氟康唑　fluconazole

氟美松龙　fluorometholone

氟尿嘧啶　5-fluorouracil, 5-FU

辐辏　vergence

负相对调节　negative relative accommodation, NRA

复合近视散光　compound myopia astigmatism, CMA

复合远视散光　compound hyperopia astigmatism, CHA

G

GTP 酶　GTPase

Gullstrand 简易模型眼　Gullstrand simplified eye

Gullstrand 精密模型眼　Gullstrand exact model eye

干扰素　interferon

干眼　dry eye

干燥综合征　Sjögren syndrome

甘露醇　mannitol

甘油　glycerin

杆菌肽　bacitracin

肝豆状核变性　hepatolenticular degeneration

感觉缺陷性眼球震颤　sensory defect nystagmus, SDN

高血压性视网膜病变　hypertension retinopathy, HRP

高眼压症　ocular hypertension

高褶虹膜　plateau iris

更昔洛韦　ganciclovir

弓形暗点　arcuate scotoma

巩膜　sclera

巩膜葡萄膜炎　sclerouveitis

巩膜炎　scleritis

共同性内斜视　concomitant esotropia

共同性斜视　concomitant strabismus

共显性遗传　codominant inheritance

谷氨酸兴奋毒素　excitotoxins

光动力学疗法　photodynamic therapy, PDT

光感受器细胞　photoreceptor cells

光学相干断层扫描　optical coherence tomography, OCT

规则散光　regular astigmatism

过熟期　hypermature stage

H

汉谟拉比法典　the Code of Hammurabi

和表皮样囊肿　epidermoid

河盲　river blind

核 DNA　nuclear DNA, nDNA

核性白内障　nuclear cataract

亨廷顿舞蹈病　Huntington's disease

恒定性外斜视　constant exotropia

横纹肌肉瘤　rhabdomyosarcoma

红霉素　erythromycin

红细胞增多症　polycythemia rubra vera

虹膜后粘连　posterior synechia of the iris

虹膜夹型　iris-claw

虹膜睫状体炎　iridocyclitis

虹膜嵌顿术　iridencleisis

虹膜震颤　iridodonesis

虹膜痣综合征　iris nevus syndrome

后弹力层　Descemet's membrane

后发性白内障　after cataract

后巩膜加固术　posterior scleral reinforcement, PSR

后巩膜葡萄肿　posterior scleral staphyloma

后马托品　homatropine

后囊膜浑浊　posterior capsular opacification

后囊下白内障　posterior subcapsular cataract

后葡萄膜炎　posterior uveitis

花冠状白内障　coronary cataract

坏死性基质性角膜炎　necrotizing stromal keratitis

环丙沙星　ciprofloxacin

黄斑　macula lutea

黄斑回避　macular sparing

黄斑裂孔　macular hole

黄斑囊样水肿　cystoid macular edema, CME

黄斑视网膜前膜　epiretinal membrane of macula

黄色瘤　xanthelasma

磺胺醋酰钠　sulfacetamide sodium

混合散光　mixed astigmatism, MA

获得性免疫缺陷综合征　acquired immune deficiency syndrome

获得性上斜肌麻痹　acquired superior oblique muscle palsy, ASOP

霍纳综合征　Horner syndrome

J

机械法准分子激光角膜上皮瓣下磨镶术　epipolis laser in situ keratomileusis, Epi-LASIK

基因　gene

基因型　genotype

基质层　stroma

基质性角膜炎　stromal keratitis

激素性青光眼　corticosteroid-induced glaucoma

极性白内障　polar cataract

急性闭角型青光眼　acute angle-closure glaucoma

急性或亚急性细菌性结膜炎　acute or subacute bacterial conjunctivitis

急性视网膜坏死综合征　acute retinal necrosis syndrome,

ARN

棘阿米巴角膜炎　acanthamoeba keratitis

集合　convergence

计算机角膜地形图　corneal topography

季节过敏性结膜炎　seasonal allergic conjunctivitis

继发性青光眼　secondary glaucoma

加替沙星　gatifloxacin

家族黑矇性痴呆　Tay-Sachs disease, TSD

家族性的　familial

甲基纤维素　methylcellulose

甲状腺相关性眼病　thyroid associated ophthalmopathy

间接检眼镜　indirect ophthalmoscope

间歇性斜视　intermittent tropia

减数分裂　meiosis

睑板腺功能障碍　meibomian glanddysfuction, MGD

睑板腺囊肿　chalazion

睑结膜瘢痕　tarsal conjunctival scarring

睑裂斑　pinguecula

简略眼　reduced eye

渐变多焦点镜片　progressive addition lens, PAL

浆液性视网膜脱离　serous retinal detachment

交叉柱镜　jackson cross cylinder, JCC

交感性眼炎　sympathetic ophthalmia

交感眼　sympathetic eye

交替灯光照射实验　Marcus-Gunn test

交替性斜视　alternative strabismus

角膜　cornea

角膜白斑　corneal leucoma

角膜斑翳　corneal macula

角膜变性　corneal degeneration

角膜病　corneal disease

角膜地形图　corneal topography

角膜地形图引导的个体化切削　topography-guided ablation

角膜后沉着物　keratic precipitates

角膜混浊　corneal opacification

角膜基质环植入术　intrastromal corneal ring segments, ICRS

角膜胶原交联术　corneal collagen cross-linking, CXL

角膜接触镜　contact lens

角膜浸润　corneal infiltration

角膜溃疡　corneal ulcer

角膜老年环　corneal arcus senilis

角膜鳞状细胞癌　corneal squamous cell carcinoma

角膜瘘　corneal fistula

角膜内皮斑　endothelial plaque

角膜内皮炎　endothelitis

角膜皮样瘤　corneal dermoid

角膜曲率计　keratometer

角膜屈光手术　keratorefractive surgery

角膜软化症　keratomalacia

角膜色素环　Kayser-Fleischer ring

角膜上皮干细胞　corneal epithelial stem cell

角膜上皮基底膜营养不良　epithelial basement membrane dystrophy

角膜上皮内上皮癌　intraepithelial epithelioma

角膜塑形镜　orthokeratology, OK

角膜新生血管　corneal neovascularization

角膜炎　keratitis

角膜映光法　hirschberg test

角膜缘　limbus

角膜缘干细胞　limbal stem cell

角膜缘上皮干细胞功能障碍　limbal stem cell dysfunction

角膜缘上皮干细胞缺乏　limbal stem cell deficiency

角膜薄翳　corneal nebula

接触性睑皮炎　contact dermatitis of eyelid

拮抗肌　antagonist

结节病　sarcoidosis

结节性硬化症　tuberous sclerosis

结膜　conjunctiva

结膜结石　conjunctival concretion

结膜鳞状细胞癌　squamous cell carcinoma

结膜滤泡　conjunctival follicle

结膜囊肿　conjunctival cyst

结膜皮样瘤　dermoid tumor

结膜乳头状瘤　conjunctival papilloma

结膜色素痣　conjunctival nevi

结膜上皮内新生物　conjunctival intraepithelial neoplasia, CIN

结膜血管瘤　conjunctival angioma

结膜炎　conjunctivitis

睫状后长动脉　long posterior ciliary artery

睫状后短动脉　short posterior ciliary artery

睫状环阻滞性青光眼　ciliary-block glaucoma

睫状肌麻痹剂　cycloplegics

睫状肌麻痹剂　cycloplegics

睫状前动脉　anterior ciliary artery

睫状前静脉　anterior ciliary vein

睫状神经节　ciliary ganglion

睫状体　ciliary body

金霉素　chlortetracycline

近点　near point

近点距离　near point distance

近反射　near response

近视　myopia

近视性黄斑变性　myopic macular degeneration

近用视力　near vision,NV
晶状体　lens
晶状体板　lens placode
晶状体不全脱位　subluxation
晶状体蛋白过敏性葡萄膜炎　phacoanaphylactic uveitis
晶状体后纤维增生症　retrolental fibroplasias
晶状体颗粒性青光眼　lens particle glaucoma
晶状体泡　lens vesicle
晶状体溶解性青光眼　phacolytic glaucoma
晶状体脱位　dislocated lens
颈动脉夹层动脉瘤　carotid artery dissection

静脉串珠　venous beading
静态检影　static retinoscopy
局部麻醉药　topical anesthetics
局部外用　topical ocular therapy
局部应用激素类　topical corticosteroids
巨大裂孔　giant break
巨细胞动脉炎　giant cell arteritis,GCA
锯齿缘离断　ora serrata dialysis
聚乙烯醇　polyvinyl alcohol
菌丝苔被　elevated lesion and necrosis

K

康柏西普　conbercept
康复　rehabilitation
抗病毒药物　antiviral agents
抗代谢药物　antimetabolites
抗青光眼药物　drugs used in the treatment of glaucoma
抗细菌药物　antibiotic agents
抗血管内皮生长因子　anti-vascular endothelial growth factor, Anti-VEGF

抗血管内皮生长因子药物　anti-vascular endothelial growth factor drugs, anti-VEGF
抗真菌药物　antifungal agents
颗粒状角膜营养不良　granular dystrophy
客观验光　objective refraction
孔源性视网膜脱离　rhegmatiogenous retinal detachment,RRD
框架眼镜　spectacles
溃疡性睑缘炎　ulcerative blehparitis

L

Leber 先天性黑矇　Leber's congenital amaurosis,LCA
LHON 调控子　LHON-modulator
莱昂假说　Lyon hypothesis
老年性黄斑
老年性黄斑变性　senile macular degeneration，SMD
老视　presbyopia
雷珠单抗　ranibizumab
泪膜　tear film
泪膜破裂时间　tear break-up time,TBUT
泪器　lacrimal apparatus
泪液缺乏型　deficient aqueous production
棱镜度　prismatic diopter
立体视检查　stereopsis testing
立体视觉　stereoscopic vision
利多卡因　lidocaine

利福平　rifampicin
连锁分析　linkage studies
两性霉素B　amphotericin B
裂伤　laceration
裂隙灯　slitlamp microscope
淋病　gonorrhea
鳞屑性睑缘炎　squamous blehparitis
鳞状细胞乳头状瘤　squamous cell papilloma
流行性出血性结膜炎　epidemic hemorrhagic conjunctivitis
流行性角结膜炎　epidemic keratoconjunctivitis
硫酸锌　zinc sulfate
氯霉素　chloramphenicol
卵黄状黄斑变性、卵黄状营养不良　vitelliform dystrophy/ degeneration

M

麻风　leprosy
马方综合征　Manfan syndrome
脉络膜　choroid
脉络膜破裂　choroidal rupture
脉络膜上腔大出血　massive supra-choroidal hemorrhage, MSCH
脉络膜新生血管　choroidal neovascularization，CNV

慢性闭角型青光眼　chronic angle-closure glaucoma
慢性滤泡性结膜炎　chronic follicular conjunctivitis
慢性细菌性结膜炎　chronic bacterial conjunctivitis
盲　blindness
毛果芸香碱　pilocarpine
毛细血管瘤　capillary hemangioma
霉唑　clotrimazole

咪康唑　miconazole

弥漫性角膜内皮炎　diffuse endothelitis

弥漫性结膜感染　diffuse conjunctival inflammation

免疫环　immunology ring

免疫性基质性角膜炎　immune stromal keratitis

免疫性结膜炎　immunologic conjunctivitis

N

内睑腺炎　hordeolum interunm

内皮细胞层　endothelium

内眦赘皮　epicanthus

那他霉素　natamycin

脑视网膜血管瘤病　von Hippel-Lindau disease

逆规散光　astigmatism against the rule, AAR

年龄相关性白内障　age-related cataract

年龄相关性黄斑变性　age related macular degeneration, AMD

年龄相关性黄斑变性　age related macular degeneration, ARMD

粘连性角膜白斑　adherent corneal leucoma

凝胶　gelatin

脓毒性视网膜炎　septic retinitis

诺氟沙星　norfloxacin

O

OCT 血管造影技术　OCT angiography

P

哌加他尼钠　pegaptanib

盘沿　rim

盘状角膜内皮炎　disciformendothelitis

泡性角结膜炎　phlyctenularkeratoconjunctivitis

胚板　embryonic plate

配偶肌　yoke muscles

配偶肌定律　Hering's law

配子细胞　gamete cell

膨胀期　intumescent stage

皮样囊肿　dermoid

皮样囊肿　dermoid

皮质类固醇性青光眼　corticosteroid-induced glaucoma

皮质性白内障　cortical cataract

匹罗卡品　pilocarpine

贫血　anemia

平滑肌肉瘤　leiomyosarcoma

葡萄膜　uvea

葡萄膜炎　uveitis

普鲁卡因　procaine

Q

漆裂纹　lacquer crack

牵拉性视网膜脱离　traction retinal detachment, TRD

牵牛花综合征　morning glory syndrome

前弹力层　Bowman's membrane

前弹力层下屈光性角膜成形术　sub-Bowman's keratomil-eusis, SBK

前房　anterior chamber

前房积血　hyphema

前房积脓　hypopyon

前房积血　hyphema

前房角　angle of anterior chamber

前房角镜　gonioscope

前房闪辉　anterior chamber flare

前房细胞　anterior chamber cell

前葡萄膜炎　anterior uveitis

强直性脊柱炎　ankylosing spondylitis

强直性瞳孔　tonic pupil

切迹　notch

青光眼　glaucoma

青光眼减压阀　Krupin / Ahmed glaucoma value

青光眼睫状体炎危象　glaucomatocyclitic crisis

青少年青光眼　juvenile glaucoma

青少年型青光眼　juvenile glaucoma

氢化可的松　hydrocortisone

庆大霉素　gentamycin

球结膜下出血　subconjunctival hemorrhage

球镜　diopter of spherical power, DS

球形角膜　keratoglobus

球形晶状体 – 短矮畸形综合征　Marchesani syndrome

屈光　refraction

屈光不正　refractive error

屈光不正性弱视　ametropic amblyopia

屈光参差　anisometropia

屈光参差性弱视　anisometropic amblyopia

屈光度　diopter

屈光力　refractive power

屈光手术　refractive surgery
屈光性近视　refractive myopia
屈光性远视　refractive hyperopia
去氧肾上腺素　phenylephrine
全白内障　total cataract

全葡萄膜炎　generalized uveitis or panuveitis
缺损　coloboma
缺血性视神经病变　ischemic optic neuropathy, ION
染色体　chromosome
绕核白内障　perinuclear cataract

R

人工晶状体　intraocular lens
人工泪液　artificial tears
妊娠期高血压疾病　pregnancy induced hypertension, PIH
日光损伤视网膜病变　solar retinopathy
融合储备力检查　fusion potential

融合交叉柱镜　fusion cross cylinder, FCC
弱视　amblyopia
Sturm 光锥　Sturm's conoid
Sturm 间隙　interval of Sturm

S

噻吗心胺　timolol
三棱镜加角膜映光法　Krimsky test
三体　trisomy
散光　astigmatism
散光性角膜切开术　astigmatic keratotomy, AK
散瞳药　mydriatics
色苷酸钠　sodium cromoglicate
色觉　color vision
沙眼　trachoma
沙眼衣原体　chlamydia
闪光感　light flashes, or photopsia
闪辉性玻璃体液化　synchysis scintillans
上睑下垂　blepharoptosis
上皮细胞层　epithelium
上皮型角膜炎　epithelial keratitis
神经板　neural plate
神经保护　neuroprotection
神经交互支配定律　Sherrington's law
神经鞘瘤　neurilcmoma
神经鞘膜　sheath of nerve
神经纤维瘤　neurofibroma
神经营养性角膜病变　neurotrophic keratopathy
史－约综合征　Stevens-Johnson syndrome
世界卫生组织　World Health Organization, WHO
视凹　optic pits
视杯　optic cups
视动性眼球震颤　optokinetic nystagmus, OKN
视放射　optic radiations
视交叉　optic chiasm
视觉器官　visual organ
视觉诱发电位　visual evoked potential, VEP
视觉注意力　visual attention
视力　visual acuity

视力损伤　visual impairment
视路　visual pathway
视盘　optic disc
视盘玻璃疣　optic disc drusen, ODD
视盘水肿　papilledema
视盘小凹　optic pit
视泡　optic vesicles
视神经　optic nerve
视神经发育不全　optic nerve hypoplasia
视神经脊髓炎　neuromyelitis optica
视神经胶质瘤　optic nerve glioma
视神经胶质瘤　glioma of optic nerve
视神经脑膜瘤　optic nerve meningioma
视神经脑膜瘤　meningioma of optic nerve
视神经乳头缺损　coloboma of the optic nerve
视神经撕脱　avulsion of the optic nerve
视神经萎缩　optic atrophy
视神经炎　optic neuritis
视束　optic tract
视网膜　retina
视网膜电图　electroretinogram, ERG
视网膜分支动脉阻塞　branch retinal artery occlusion, BRAO
视网膜分支静脉阻塞　branch retinal vein occlusion, BRVO
视网膜静脉阻塞　retinal vein occlusion, RVO
视网膜母细胞瘤　retinoblastoma, RB
视网膜色素变性　retinitis pigmentosa
视网膜色素变性　retinitis pigmentosa, RP
视网膜色素上皮层　retinal pigment epithelium, RPE
视网膜神经纤维层缺损　retinal nerver fiber layer defect, RNFLD
视网膜脱离　retinal detachment, RD
视网膜微血管异常　intraretinal microvascular abnormalities, IRMA

视网膜震荡　commotion retinae

视网膜中央动脉　central retinal artery

视网膜中央动脉阻塞　central retinal artery occlusion, CRAO

视网膜中央静脉　central retinal vein

视网膜中央静脉阻塞　central retinal vein occlusion, CRVO

视野　visual field, VF

视紫红质　rhodopsin

手足搐搦性白内障　tetany cataract

双氯芬酸钠　diclofenac sodium

双眼　OU

顺规散光　astigmatism with the rule, AWR

丝裂霉素 C　mitomycin C, MMC

丝裂霉素C　mitomycin-C, MMC

丝状角膜炎　filamentary keratitis

四环素　tetracycline

T

探针　probe

糖尿病性白内障　diabetic cataract

糖尿病性黄斑水肿　diabetic macular edema, DME

糖尿病性视网膜病变　diabetic retinopathy, DR

特发性黄斑前膜　idiopathic macular epiretinal membrane

特发性脱髓鞘性视神经炎　idiopathic demyelinating optic
　neuritis, IDON

特发性眼眶炎性疾病　idiopathic orbital inflammatory
　diseases

特应性结膜炎　atopic conjunctivitis

体细胞　somatic cells

调节　accommodation

调节幅度　amplitude of accommodation

调节性内斜视　accommodative esotropia

同型胱氨酸尿症　homocystinuria

酮康唑　ketoconazole

酮咯酸氨丁三醇　ketorolac tromethamine

瞳孔　pupil

V

突变　mutation

W

托吡卡胺　tropicamide

妥布霉素　tobramycin

Vogt- 小柳原田综合征　Vogt-Koyanagi-Harada syndrome

外侧膝状体　lateral geniculate body

外睑腺炎　hordeolum externum

外伤性视神经病变　traumatic optic neuropathy

外显率　penetrance

微环境　niche

微小切口飞秒激光基质透镜切除术　small incision lenticule

extraction, SMILE

微血管瘤　microaneurysm

韦格纳肉芽肿病　Wegener's granulomatosis

伪装综合征　masquerade syndrome

伪足　branching hyphal infiltrate

卫星灶　satellite lesion

未矫正屈光不正　uncorrected refractive error

纹状区　striate area

涡静脉　vortex vein

X

无晶状体的屈光状态　aphakic refractive error

无晶状体眼　aphakia

无眼球　anophthalmia

X 连锁　X linkage

X 连锁隐性遗传　X-linked recessive

系统性红斑狼疮　systemic lupus erythematosis, SLE

细菌性角膜炎　bacterial keratitis

细菌性结膜炎　bacterial conjunctivitis

下颌瞬目综合征　Marcus Gunn jew-winking Syndrome

先天性白内障　congenital cataract

先天性鼻泪管阻塞　congenital nasolacrimal duct obstruction

先天性大角膜　megalocornea

先天性代谢缺陷病　inborn errors of metabolism, IEM

先天性的　congenital

先天性睑裂狭小综合征　congenital blepharophimosis syndrome

先天性晶状体异位　ectopia lentis

先天性静止性夜盲　congenital stationary night blindness

先天性青光眼　congenital glaucoma

先天性球形晶状体　spherophakia

先天性上睑下垂　congenital ptosis

先天性上斜肌麻痹　congenital superior oblique palsy, CSOP

先天性无虹膜症　aniridia

先天性小角膜　microcornea

先天性斜视　congenital strabismus

先天性眼睑缺损　palpebral coloboma
先天性婴幼儿型内斜视　congenital/infantile esotropia
先天性运动性眼球震颤　congenital motor nystagmus
纤维膜　fibrous tunic
显斜　heterotropia manifest strabismus
显性　dominant
线粒体 DNA　mitochondrial DNA
线状角膜内皮炎　linear endothelitis
限制性酶切片段长度多态性　Restriction Fragment Length Polymorphism, RFLP
腺相关病毒　Adeno-associated virus, AAV
相对性传入性瞳孔障碍　relative afferent pupillary defect, RAPD
小角膜　microcornea
小梁切除术　trabeculectomy
小梁网　trabecular meshwork
小切口飞秒激光基质透镜切除术　small incision lenticule extraction, SMILE
小眼球　microphthalmos

协同肌　synergist
斜视　strabismus
斜视性弱视　strabismic amblyopia
斜向散光　oblique astigmatism
携带者　carrier
新霉素　neomycin
新生儿淋球菌性结膜炎　gonococcal conjunctivitis
新生血管性青光眼　neovascular glaucoma
星状玻璃体变性　asteroid hyalosis
形觉剥夺性弱视　form deprivation amblyopia
性染色体　sex chromosome
溴莫尼定　brimonidine
悬韧带　zonular fibers
选择性激光小梁成形术　selective laser trabeculoplasty, SLT
雪旺氏细胞瘤　Schwannoma
血管瘤　infantile hemangioma
血管内皮生长因子　vascular endothelial growth factor, VEGF
血管收缩剂　vasoconstrictors
血影细胞性青光眼　ghost cells glaucoma

Y

咽结膜热　pharyngoconjunctival fever
眼表　ocular surface
眼表疾病　ocular surface disease, OSD
眼胆固醇沉着症　cholesterolosis
眼底黄色斑点症　fundus flavinaculatus
眼电图　electrooculogram, EOG
眼睑　eyelids
眼睑恶性黑色素瘤　malignant melanoma of eyelid
眼睑基底细胞癌　basal cell carcinoma of eyelid
眼睑疼挛　blepharospasm
眼睑鳞状细胞癌　squamous cell carcinoma of eyelid
眼睑内翻　entropion
眼睑皮脂腺癌　sebaceous cell carcinoma of eyelid
眼睑缺损　coloboma
眼睑外翻　ectropion
眼睑血管瘤　hemangioma of eyelid
眼科局部抗感染用药　topical anti-infective ophthalmic drugs
眼科学　ophthalmology
眼眶　orbit
眼眶动静脉畸形　arteriovenous malformation
眼眶蜂窝组织炎　orbital cellulitis
眼眶骨折　orbital fracture
眼眶海绵状血管畸形　orbital cavernous malformation
眼眶皮样囊肿　orbital dermoid cyst
眼眶异物　orbital foreign body
眼内炎　endophthalmitis

眼内异物　intraocular foreign body, IOFB
眼皮肤白化病　oculocutaneous albinism, OCA
眼球　eye ball
眼球穿孔伤　penetrating injury of the globe
眼球贯通伤　perforating injury of the globe
眼球内注射　intraocular injections
眼球破裂伤　rupture of the globe
眼球外注射　periocular injections
眼球震颤　nystagmus
眼外肌　extraocular muscles
眼外肌运动检查　extraocular movement, EOM
眼外伤　ocular trauma
眼压　intraocular pressure, IOP
眼用润滑剂　lubricating agents
氧氟沙星　ofloxacin
遗传　hereditary
遗传早现　anticipation
异山梨醇酯　isosorbide
抑制检查　suppression testing
益康唑　econazole
翼状胬肉　pterygium
吲哚菁绿血管造影　indocyanine green angiography, ICGA
隐斜　phoria
隐性　recessive
隐性眼球震颤　latent nystagmus
婴儿性白内障　infantile cataract

婴幼儿型青光眼　infantile glaucoma
樱桃红斑　cherry-red spot
荧光素眼底血管造影　fundus fluorescein angiography,FFA
营养不良　dystrophy
硬性透氧性接触镜　rigid gas-permeable contact lens,RGP
拥挤现象　crowding phenomenon
永存原始玻璃体增生症　persistent hyperplastic primary vitreous,PHPV
优先注视法或称选择观看法　preferential looking tests,PL
有丝分裂　mitosis
有髓鞘神经纤维　myelinated retinal nerve fibers
右眼　OD

诱导多能干细胞　Induced pluripotent stem cells,iPS
原发性闭角型青光眼　primary angle-closure glaucoma,PACG
原发性虹膜萎缩　essential iris atrophy
原发性开角型青光眼　primary open angle glaucoma,POAG
原发性青光眼　primary glaucoma
圆锥角膜　keratoconus
远达性视网膜病变　Purtscher's retinopathy
远点　far point
远点距离　far point distance
远视　hypermetropia,hyperopia
远用　distance vision,DV
晕轮　halos

Z

杂合子　heterozygous
早产儿视网膜病变　retinopathy of prematurity,ROP
增生前期病变　preproliferative diabetic retinopathy,PPDR
增生性糖尿病性视网膜病变　proliferative diabetic retinopathy,PDR
展神经麻痹　sixth nerve palsy
遮盖法　cover test
遮盖试验　cover test
真菌性角膜炎　fungal keratitis
蒸发过强型　over evaporation
正常眼压性青光眼　normal tension glaucoma
正视　emmetropia
正相对调节　positive relative accommodation,PRA
直接检眼镜　direct ophthalmoscope
制霉菌素　nystatin
中间葡萄膜炎　intermediate uveitis
中心性浆液性脉络膜视网膜病变　central serous chorioretinopathy,CSC
周边虹膜成形术　irioplasty

周边虹膜切除术　iridectomy
轴性近视　axial myopia
轴性远视　axial hyperopia
主觉验光　subjective refraction
助视器　low-vision aids
柱镜　diopter of cylindrical power,DC
准分子激光屈光性角膜切削术　photorefractive keratectomy,PRK
准分子激光上皮下角膜磨镶术　laser epithelial keratomileusis,LASEK
准分子激光原位角膜磨镶术　laser in situ keratomileusis,LASIK
眦部睑缘炎　angular blehparitis
综合验光仪　phoropter
最小弥散圆　circle of least confusion
最正之最佳视力　maximum plus to maximum visual acuity,MPMVA
左旋布诺洛尔　levobunolol
左眼　OS

主要参考文献

［1］崔浩,王宁利.眼科学.2版.北京:人民卫生出版社,2014.

［2］段俊国.中医眼科学.北京:人民卫生出版社,2012.

［3］范先群.眶颧整形外科学.浙江:科技出版社,2013.

［4］葛坚,王宁利.眼科学.3版.北京:人民卫生出版社,2015.

［5］李凤鸣.中华眼科学.3版.北京:人民卫生出版社,2015.

［6］黎晓新.现代眼科手册.北京:人民卫生出版社,2014.

［7］刘祖国.眼科学基础.2版.北京:人民卫生出版社,2011.

［8］吕帆.眼视光器械学.2版.北京:人民卫生出版社,2011.

［9］宋琛,马志中.眼科手术学.2版.北京:人民军医出版社,2008.

［10］瞿佳.视光学理论和方法.2版.北京:人民卫生出版社,2011.

［11］瞿佳.眼镜学.2版.北京:人民卫生出版社,2012.

［12］王光霁.视光学基础.2版.北京:高等教育出版社,2015.

［13］王宁利 张轶民.眼科学.2版.北京:北京大学医学出版社,2014.

［14］王勤美.眼视光特检技术.2版.北京:高等教育出版社,2015.

［15］魏文斌编译.Wills眼科手册.6版.北京:科学出版社,2014.

［16］徐国兴.眼科学基础.2版.北京:高等教育出版社,2014.

［17］徐亮.低视力学.2版.北京:人民卫生出版社,2011.

［18］杨培增.葡萄膜炎诊断与治疗.北京:人民卫生出版社,2009.

［19］赵堪兴,杨培增.眼科学.8版.北京:人民卫生出版社,2014.

［20］左伋.医学遗传学.6版.北京:人民卫生出版社,2013.

［21］American Academy of Ophthalmology. Basic and Clinical Science Course. San Francisco: American Academy of Ophthalmology,2015–2016.

［22］Black EH, Nesi FA, Calvano CJ,Gladstone G, Levine MR. Smith's Ophthalmic and Plastic Reconstructive Surgery.3rd ed. St Louis:Mosby-Year Book,2012.

［23］Duke-Elder S. The Eye. Taxes: Butterworth,1968.

［24］Duke-Elder S. System of Ophthalmology. Vol XIV, part 1. St. Louis: The CV Mosby Company,1972.

［25］Gerstenblith AT, Rabinowitz MP. Wills eye manual. 6th ed. Philadelphia: Lippincott Williams & Wilkins,2012.

［26］Hoyt CS,Taylor D. Pediatric Ophthalmology and Strabismus. 4th ed. Edinburgh:Saunders/Elsevier,2013.

［27］Krachmer JH, Mannis MJ, Holland EJ. Cornea-Fundamentals, Diagnosis and Management. 3rd ed. Philadelphia: Elsevier Saunders,2011.

［28］Riordan-Eva P,Cunningham ET Jr. Vaughan & Asbury's General Ophthalmology. 18th ed. Stamford：McGraw-Hill,2011.

［29］Ronald B, Rabbetts. Clinical Visual Optics. 4th ed. Port Melbourne/Butterworth Heinemann,2007.

［30］Shaarawy TM, Sherwood MB, Hitchings RA , Crowston JG. Glaucoma. 2nd ed. Philadelphia：Elsevier Saunders, 2014.

［31］Grosvenor T. Primary Care Optometry.5th ed. Port Melbourne：Butterworth Heinemann,2007.

［32］Yanoff M, Duker JS. Ophthalmology. 4th ed. Philadelphia：Elsevier Saunders,2013.